U0934077

《健康管理一册通》编委会

主　　编　周建宣

副 主 编　洪文伟　林意志　陈民理

编　　委　黄奕铁　戴端平　黄少明　洪黎清

　　　　　黄晓东　洪云峰　盛上典　黄琨辉

学术秘书　王炳理　黄全福　李欣蓉

编　　者　（按姓氏笔画为序）

　　　　　王进昆　江涛源　苏世鑫　陈民理　陈贤庆

　　　　　陈清凉　周庆良　周建宣　郑佩璇　洪黎清

　　　　　黄少明　黄东红　黄奕铁　黄晓东　戴端平

健康管理一册通

【第二版】

周建宣◎主编

厦门大学出版社
XIAMEN UNIVERSITY PRESS
国家一级出版社
全国百佳图书出版单位

图书在版编目(CIP)数据

健康管理一册通/周建宣主编. —厦门:厦门大学出版社，2016.5
ISBN 978-7-5615-5203-2

Ⅰ.①健… Ⅱ.①周… Ⅲ.①健康—卫生管理学—基本知识 Ⅳ.①R19

中国版本图书馆 CIP 数据核字(2014)第 213543 号

出 版 人 蒋东明
责任编辑 眭 蔚
封面设计 蒋卓群
责任印制 许克华

出版发行 厦门大学出版社
社　　址 厦门市软件园二期望海路 39 号
邮政编码 361008
总 编 办 0592-2182177　0592-2181253(传真)
营销中心 0592-2184458　0592-2181365
网　　址 http://www.xmupress.com
邮　　箱 xmupress@126.com
印　　刷 厦门市明亮彩印有限公司

开本 787mm×1092mm　1/16
印张 21
字数 524 千字
版次 2016 年 5 月第 2 版
印次 2016 年 5 月第 1 次印刷
定价 60.00 元

厦门大学出版社
微信二维码

厦门大学出版社
微博二维码

序

李克强总理指出，县级公立医院是我国医疗服务体系的主体，服务着九亿农村居民，是解决群众看病难、看病贵问题的关键环节。县级公立医院的医务人员与人民群众联系最密切，在夜以继日地为区域民众身心保驾护航中，他们最能直接地把自己掌握的医学知识、人文涵养润物细无声地传递出去。因而他们最知民众对身心健康想什么，盼什么，要什么。福建省南安市医院一批朝气蓬勃的医务人员，在认真完成了医疗服务、科研教学等繁重工作任务后，对医学知识的传播、健康生活的科普工作情有独钟，加班加点，集腋成裘，图文并茂地完成了这本医学科普书。读后觉得有内涵，有知识，有收获，是一本难得的医学科普、健康自我教育、终生管理的好图书。

本书分门别类地将相关医学科普知识细分成十六章，有选择有重点地娓娓道来，层次分明地展开，让对保健知识有不同渴求的读者能在有限的时间内，有的放矢地找到自己的健康管理之道。如“保健微观谈”这章从健康标准的定义到“防未病”的亚健康是非，再到健康的四大基石，让读者对健康管理有一个大致、客观了解。再而，健康生活中，大众关注的诸如起居、运动、调养、养生、急救、病症等，本书从不同角度、不同侧面有侧重展示了管理的不同内涵。继之，临床各科立足于自己的学科专业，通俗易懂、深入浅出地阐述了相关临床学科如何预防、管理相关常见病、多发病，从而在一个相对独立的领域内，让读者能恰到好处地学到一些实用、有效的预防与初步的治疗办法，有病治病，无病防身，普及与传播相关的专业知识。

著名医师爱德华·特鲁多曾罹患结核病，却建立了美洲的第一个结核病研究所，并为之奋斗一生。他留下了一段永远启迪后来医师的行医哲语：有时去治愈，常常去帮助，总是去安慰（To cure sometimes, to relieve often, to comfort always）。是的，治疗并不是医师悬壶济世的唯一手段，在帮助与安慰中，积极传播预防为主观念，普及知识，让民众能“防未病”，能在亚健康状态之前，懂得如何管理自己的健康，必然要成为21世纪临床医师的职业素质。其实，传播科学生活、健康管理知识，也是临床医师削减繁重治疗任务的有效辅助方式。我们欣喜地看到，辛勤劳作于基层一线的医务人员，拿起了笔杆，敲打着键盘，把自己学有所得奉献出来，把自己的学识普及开来，从而让读者在身心愉悦的学习中，立竿见影地管理起自己的身心健康。

当然，本书所述从内涵到外延，还不尽完美，甚至个别地方还值得商榷。但，正因为它所展开、普及的医学知识的综合性、先进性、实用性、合理性与可操作性，因而我相信定能给读者带来健康管理的新知识、新体验、新收获；也希望作者能随着时空推移，医学科学知识的不断创新发展，健康管理知识与时俱进，进一步充实、提升与修正，使本书再版时，能让读者有新惊喜、新感悟、新收获。

很高兴能先睹为快，乐见其成，并欣然为序。

福建医科大学副校长
教授、博士生导师　吴小南
于甲午年夏

前 言

从嗷嗷待哺到皓首银须，身心健康，快乐生活与工作，是每个人梦寐以求的。人生不能没追求，但没有健壮体魄，追求完美人生无疑是无根之木、无源之水。生老病死，是人类自然常态规律。适者生存，顺乎自然，祛病抗衰是身心康健的根本所在。亘古至今，医生都当之无愧是人类身心康健的保护者。他们不断创新的专业学识、临床经验、体验感悟，是人们珍爱生命、强健体魄的源泉。古希腊名医、被后来者拥为医学之父的希波克拉底说过："医生有三大法宝：语言，药物，手术刀。"实践证明，语言的力量占一半。病人的本能就是病人的医生，而临床医生是在帮助本能。"有时去治愈，常常去帮助，总是在安慰。"今天，我们对语言的理解，应该是医学信息的传送，是医学知识的播种，是医疗技术的普及，是爱心的传递，是医学人文呵护的正能量。信息是知识有用的前提，医生应该，也有责任、有义务将自己娴熟运用于临床的医学知识传播发挥到极致，让人们在医学科学知识的普及中汲取有益于身心健康的营养，从而祛病抗衰延年。

南安市医院是三级医院，在这里活跃着一群有理想、有朝气、有爱心、有知识、有技术的医药护理技术骨干。在日复一日艰辛地完成临床诊疗工作之余，他们思维火花竞相迸放，乐于将自己拥有的医学知识进行传播与普及，乐于回应广大民众在就诊中对身心健康的追问。他们利用业余时间，或伏案疾书，或键盘飞舞，把自己对身心保健的经验、体验、思考付诸行动。几易其稿，春风化雨，终成此书。或许，这种自发的医学科普的光与热并不太灿烂绚丽，有点无序；但字里行间，还是能让人感悟出博大精深、不断发展的医学知识，尽力展示的医学人文关怀，以及深深地对人类健康的追求与对生活执着的爱。

由于医学科学的不断进步，同时限于编写者群体的知识结构与人文素养的不完整性，因而，本书的科学性、知识性、趣味性以及可读性都难说完美。可以说，肯定有表述不完整、说理不清楚甚至是错误的地方，万望读者在阅读中能给予宽容、海涵与批评指正，有幸再版时，我们一定认真修正。其实，现今保健书籍汗牛充栋，本书充其量为沧海一粟，若能将它融入保健知识普及的海洋，共同滋润、呵护民众的身心健康，发一份光和热，则编写者的精神、干劲及心血也算物有所值了。

在本书的编写过程中，参考了大量国内外医学文献，是这些文献的真知灼见让本书更具有前沿性、可读性及趣味性。在此，我们诚挚地向这些文献的作者表示衷心的感谢！福建医科大学副校长、博士生导师吴小南教授在百忙之中，拨冗为本书作序，让本书增色无限，在此，向他表达深深的敬意与感谢！本书的策划、编写、出版得到了福建省南安市政府、厦门大学出版社、印尼艺成基金会、南安市卫生局、科技局及众多卫生界同仁的指导与关心，在此也一并表示衷心感谢！

本书第一版出版发行后，根据读者反馈比较集中的建议，我们适时增补了四章：妇科常识、小儿养护、呵护口腔及防控传染病。同时对全文进行了再次校订，使本书的知识面有了拓展，可读性有了提升，在整体格局不变前提下，以更确切、更清新风貌呈现。

福建省南安市医院院长
丙申年春谨识于武荣州　　周建宣

目　录

第一章 保健宏观谈

第一节 保健需生理和心理并重

健康，对每个人来说，都是梦寐以求的。没有健康的体魄，愿望、理想、奋斗目标与勤奋努力都难免是一厢情愿的。世界卫生组织（WHO）对健康的定义是：健康并不仅是指一个人没有疾病或虚弱，而是指一个人在生理、心理、社会上的完善状态。可见健康是一种多元的、宽领域的、动态的、阶段性的状态。生理健康是心理健康的物质基础，心理健康是生理健康的精神支柱；生理与心理都健康才能让人快乐地融入社会，成为一个健康的社会人。世界卫生组织还认为，在生理、心理、社会环境三个领域内，健康的主要影响因子有四个：遗传约占15%，社会环境和自然环境分别占10%与7%，医疗条件占8%，个人生活方式占60%。这些分布不均的数字给我们的提示是，健康金钥匙其实是掌握在每个人手中的，与你的日常生活方式息息相关。恰如2 500多年前西医的鼻祖、古希腊名医希波克拉底对医学的感叹：病人的本能就是病人的医生，医生是帮助病人的本能的，医生的治疗手段有三：语言、药物、手术刀，语言的作用超过一半。

翻开尘封厚重的人类保健史，其主体就是一部以生物、生理为主的保健史的经验总结。时至今日，现代保健精英们还是难逃桎梏、一如既往地把关注点聚集于人类机体的生物、生理层面。当然从体系上说，现代医学的细分法学术构架决定了它的保健体系比中医的传统学说更坚守生物、生理层面的修复与保健。中医则是从阴阳五行、八纲、脏腑、经络等中医基础理论出发，围绕着人体结构与组织的功能展开保健诊疗。中、西医学都把主要关注与研究集中在人体的生理与生物学层面上，因而，时至今日，被广大民众接受的绝大多数健康的生活方式还主要集中在人体的生理与生物学功能上。我们津津乐道的，并在潜意识里快乐接受的如生活规律、适当运动、饮食合理、摒弃陋习、有张有弛、预防保健等科学的生活方式，已经成了我们“正常”快乐生活的主要指标。然而作为万物之首的人，并不是简单地生活在生理指标正常、生物学意义上的功能完美上，更多的是生活在心理上、在精神上。特别是现代，随着人类对生活居住环境改造的强力推进，今天对于大多数民众来说，饮食起居等基本的生理生活需求大都可以得到满足，甚至大多数人可以说是衣食无忧了。现代人更多的生活需求并不完全是生理需要，更多的是心理与精神生活上的渴求，而这种非生理需求对于人类健康状况的影响正越来越明显。

美国心理学家亚伯拉罕·马斯洛在1943年提出的人类需求层次理论指出，人类的需求像阶梯，从低到高依次为生理上的需求、安全上的需求、情感与归属的需求、尊重的需求、自我实现的需求五个层次。随着人类社会的进步,这个理论越来越被大多数人接受。所谓需求从另一个角度看,其实就是人类快乐、健康生存的需求。我们经常说人逢喜事精神爽,当一个人的某种生理、非生理性需求得到满足后,可以变成身心健康的最大源泉与动力。通过人体自身的调节,包括神经系统、内分泌系统,一些不利于健康的因素、条件与进程就会及时地进行自我修正,人体的生理、心理、功能等都能进入新的层次,在新的水平上进行下一轮的活力循环。在马斯洛的人类需求五层次中,后四个层次的需求都与心理、精神、社会密不可分,而这四个层次要让生活在人类社会不同层次的人都达到,显然是不可能的。绝大多数人都希望自己能在社会生活与分工中富贵花开、飞黄腾达、出人头地,然而这对于绝大多数人来说是一厢情愿的。所以当我们需要健康生活时,更多的保健方式必须从心理、精神与社会生活中寻找新的途径与方式。

当然,我们不是全盘否认从生理层面寻找保健路径,自从有人类活动起,生理保健就是人类生存的前提。今天,近现代"科学"的健康与保健方法方式深入人心,我们的保健总结与实施措施琳琅满目,这些对于提升人类的身体质量、功能大有裨益。然而对于心理精神与社会层面的保健,如果全靠"科学"的方法方式进行,却令人难免黯然,总是无功而返。比如对失眠者进行默诵简单的阿拉伯数字催眠,很多失眠者却越数越精神,难以达到催眠的目的。

总之,生理保健应与精神非生理层面的保健结合起来,管理自己的健康,人才能健康快乐地生活。

第二节　人身三宝:精、气、神

精、气、神本是古代哲学中的概念,指形成宇宙万物的原始物质,含有元素的意思。中医认为精、气、神是人体生命活动的根本。古代讲究养生之人,把"精、气、神"称为人身的三宝。如人们常说:"天有三宝日、月、星,地有三宝水、火、风,人有三宝神、气、精。"所以,保养精、气、神是健身、抗衰老的主要原则,尤其是当精、气、神逐渐衰退变化,步入老年时期时,更应珍惜此"三宝",古人对此非常重视。荀子认为:"养备而动时,则天不能病;养略而动罕,则天不能使之全。"说的是两个意思:一个是说要注意精、气、神的物质补充,二是强调不可滥耗"三宝"。

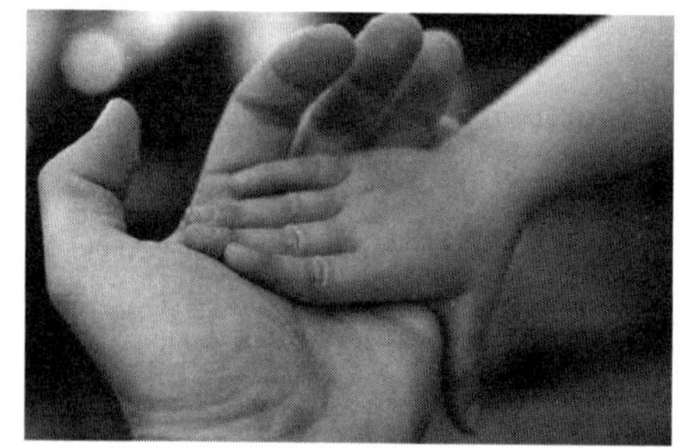

幸福的双手

精,是构成人体、维持人体生命活动的物质基础。从广义上说,包括精、血、津液。中医说的精,指人体的真阴(又称元阴),不但具有生殖功能,促进人体的生长发育,而且能够抵抗外界各种不良因素影响而免发疾病。阴精充盛,则生长发育正常,抗病能力也强。精的来源有先、后天之分,先天之精秉受于父母,在整个生命活动中作为"生命之根"而起作用,先天之精需不断的物质补充,才能保证精不亏,发挥其功能。后天之精是来自饮食的营养物质,亦称水谷精微。有了营养物质的不断补充,才能维持人体生命活动。古人云:"肾为先天之本,脾为后天之本。"所以说,人脾胃功能的强健,是保养精气的关键,即古训所强调的"得谷者昌，失谷者亡”；“高年之人，真气耗竭，五脏衰弱，全赖饮食以自气血”。故注意全面均衡营养饮食，是保证后天养先天的重要手段。《千金方》说：“饮食当令节俭，若贪味伤多，老人肠胃皮薄，多则不消，彭享短气。”这样反不利于健康。怎样才算“饮食有方”呢？归纳前人经验，不外乎定时、定量、不偏、不嗜而已。只有在饮食得宜的基础上，才能考虑药物滋补的问题。服用补益药物时，一定要在医生的指导下“辨证施补”，不然也可能会适得其反。总之，合理的食补和药补对于身体的保养是很重要的。

气，是生命活动的原动力。中医的气有两个含义，既是运行于体内微小难见的物质，又是人体各脏腑器官活动的功能。因此中医的气，既是物质，又是功能。人的呼吸吐纳、水谷代谢、营养敷布、血液运行、津流濡润、抵御外邪等一切生命活动，无不依赖于气化功能来维持。《寿亲养老新书》中谓：“人由气生，气由神往。养气全神可得其道。”书中还归纳出了古人养气的一些经验：“一者，少语言，养气血；二者，戒色欲，养精气；三者，薄滋味，养血气；四者，咽津液，养脏气；五者，莫嗔怒，养肝气；六者，美饮食，养胃气；七者，少思虑，养心气。”此七者强调了“慎养”。由于气是流行于全身、不断运动的，所以人体也要适当地运动，促进脏腑气机的升降出入，有利于维持机体的正常生理功能。古人倡“人体欲得劳动，但不可使之极（过度）”。我国流传下来的多种健身运动及气功，就是以动养气理论为基础的宝贵遗产。

神，是精神、意志、知觉、运动等一切生命活动的最高统帅。它包括魂、魄、意、志、思、虑、智等活动，通过这些活动，能体现人的健康情况。如目光炯炯有神，就是神的具体体现。古人很重视人的神，《素问·移精变气论》说“得神者昌，失神者亡”。因为神充则身强，神衰则身弱，神存则能生，神去则会死。中医治病时，用观察病人的“神”来判断病人的预后，有神气的，预后良好；没有神气的，预后不良。这也是望诊中的重要内容之一。

精、气、神三者相互滋生、相互助长、相互转化，一荣俱荣，一损俱损。从中医学角度讲，人的生命起源是“精”，维持生命的动力是“气”，而生命的体现就是“神”的活动。所以说精充气就足，气足神就旺，人就感觉“爽”；精亏气就虚，气虚神也就少，人就感觉不“爽”。反过来说，中医评定一个人的健康情况，或是疾病的顺逆，都是从这三方面来考虑的。因此，古人称精、气、神为人身“三宝”是有它一定道理的。古人有“精脱者死，气脱者死，失神者死”的说法，由此也不难看出，“精、气、神”三者是人生命存亡的根本。而不管人的生活质量表述为幸福快乐还是“爽”，也全靠精气神为根。

现代医学同样认为，人作为万物之首的高级动物，精神活动是其生存的核心特征。大脑作为精神活动的高级中枢，集中表现了人的精气神的全部表征与调节。人的精神活动通过七情六欲外向表达，通过神经内分泌、体液免疫等内在调节系统调整身心内环境，从而让人在生活中尽可能达到心旷神怡，充满活力。

第三节　人是活在未来的

人是活在未来的。一个人若没有未来，就被剥夺了精神灵感上的期盼，被剥夺了人作为万物之首的灵魂。而没有了精神上的寄托和期盼，就失去了精神家园，这样的人，纵使千保养万维护，都难免是行尸走肉，难逃一劫。

生老病死，人之生存常态，宏观上这些是不以人的意志而转移的。但从保健角度看人生，所谓的“老”与“病”与人的精神状态均密切相关。精气存，则虽人老仍心安身健，童颜皓发，虽体病但起沉疴于简单调养之中。

岁月催人老，但人之老与机械装备之使用时限是完全不同的概念。从年少童真、青春年华、年富力强到不惑耳顺，人的一生，社会角色、身体状况在不断地改变。都是一成不变地向着衰老走，但行进速度与其中的起伏跌宕每个人并不相同。机体的自我修复能力是人的本能，但修复能力的强弱是千差万别的，即使有着相同的生活环境与生存条件。这其中，人的精神状态、心理负担、喜怒忧思的心路历程起着常人难以想象的主导作用。一个人长期处于紧张奔波疲乏的状态，对于机体的破坏力肯定是巨大的，时间越长，可修复的弹性就越小；年龄越大，修复的完整性就越差。但这也不是一成不变的生物学量变到质变的过程。一个人只要富于理想，有目标、有未来，精神力量的支撑可让机体的修复能力倍增，这也是生物学无法完整解释的。有研究者神奇地发现，经过饥寒交迫、九死一生的二万五千里长征的老红军战士，新中国成立后，尽管政治运动不断，身心摧残不已，但除了意外者，基本都是高寿之人。我们可以假设他们是特殊材料组装的另类人，但我们更应该想象他们之所以拥有非凡的活力，与追求崇高理想抱负及对人民无限忠诚的意念是息息相关的。人老心不老，身体自然好；人未老心已老，身体肯定不会好。所以人生百年，不仅仅需要基本的物质对机体的补给，更需要精神与目标的追求。有了目标，不但让人活得有意义，而且让人活出精神、活出活力。

未成年前，孩子们对未来并没有太多的幻想与追逐，他们有着旺盛的生机与活力，他们只希望快乐地生活。由于朝气蓬勃，活力无限，他们对身体健康几无担忧与烦恼。人之初，上天也公平地给了他们应有的生机与活力，他们只是单纯地生存在现实中，未来对于他们来说，只是一种遥不可及的幻影，与他们没有太多的关系。然而随着年龄攀升，阅历渐丰，家庭事业、上有老下有小等人之常理的社会人必备元素源源不断地加入，每一个人就像一头埋头拉犁的牛，把一切的艰难扛在肩上，把一切的希望寄托于未来，包括未来的承载体——身体的康安。正如俗语说的：无病无痛，梦幻无限；有病有痛，随便随便。小灾小病时，或许对精神心理的影响不是太明显，但大灾大病时，除了机体生理功能的医疗康复外，由于当事人的恐慌情绪弥漫，其实更多的预后是与思考未来、与人的精神心理是否健康有关系的，甚至是起着决定性作用。

中老年保健方法林林总总，但即使有相同的环境、相同的保健方法、相同的生活规律，也不可能有相同的保健结果。究其原因，除了人的先天基因等遗传因素外，对保健、养生、自体活力的心态，对身体未来的信心都是不可忽视的因素。这也是为什么有的人坚持保健、锻炼，但仍让人感觉其精气神总是不足，病恹恹的；而有些人不一定每天都锻炼，但他们总是精神饱满，体力充沛。至于遇到大灾大病时，对未来的信心更是起着决定性的作用。同一组织类型的病种，同一规范的治疗方案，治疗结果可能会大相径庭。有的神奇康复，活力萌生；有的江河日下，一去不复返。在临床治疗中，当医生面对一个癌症病人时，是否告诉他真实的病情，经常会是一个棘手的问题。因为即使在当代，癌症也是一个让人谈虎色变、容易置人于死地的疾病，尽管现代有很多的治疗办法。把病情告诉病人，病人能否经受得起诊断结论的打击是一个很现实的问题，因为只要结论是正确的，结局即可预测。人的本质是十分脆弱的，让一个人真切地明白自己的病情与不治之症挂钩，能够坚强面对这种精神打击、心理折磨的人其实是不多的。至少，让他们面对，也必须给予一个相对长的精神调适与心理缓冲期，而不告知真实病情正是起到了缓冲的作用。我们可以看到，许多癌症病人，尽管已经规范地按照治疗原则进行手术、化疗、生物、中医等治疗，但即使是在疗程结束时，只要医生不告诉他们确定的诊断，他们还在期盼着最后一分钟会出现修正奇迹。可见，人对自己身体健康的信念、信心也是存在于未来的。有了对未来自身健康的信心，加上身体方面的保健、治疗等，才能起到事半功倍之效；没有了对未来的渴望，很可能费尽千辛万苦的保健治疗都难免功亏一篑。

（周建宣）

周建宣，1982年毕业于福建中医学院医疗专业，中医内科主任医师。现任南安市政协副主席、南安市医院院长、泉州市中医学会副会长，国家“百千万”人才工程入选者。系福建省人大九届、十届、十一届、十二届代表，泉州政协八届、九届、十届、十一届委员、常委。2006年获福建省优秀医院管理者。获福建省卫生科技进步三等奖、泉州市科技进步二等奖、南安市科技进步一等奖各一项，发表论文五十多篇，出版《吴光烈临床经验集》和《医海心路》两部专著。

第二章　保健微观谈

第一节　健康定义与标准

一、健康的现代定义

世界卫生组织关于健康的定义又有新发展，指出：所谓健康，就是在身体上、精神上、社会适应上完全处于良好的状态，而不是单纯指疾病或病弱。也就是说，它不仅涉及人的心理，而且涉及社会道德方面的问题，生理健康、心理健康、道德健康三方面构成健康的整体概念。

生理健康是指人的身体能够抵抗一般性易感疾病和传染病，体重适中，体形匀称，眼睛明亮，头发有光泽，肌肉皮肤有弹性，睡眠良好等。

生理健康是人们正常生活和工作的基本保障，达不到这一点，就谈不上健康，更谈不上长寿。

心理健康是指人的精神、情绪和意识方面的良好状态。包括智力发育正常，情绪稳定乐观，意志坚强，行为规范协调，精力充沛，应变能力较强，能适应环境，能从容不迫地应付日常生活和工作压力，经常保持充沛的精力，乐于承担责任，人际关系协调，心理年龄与生理年龄相一致，能面向未来。

心理健康同生理健康同样重要，临床实验表明，良好的心态能促进人体分泌出更多有益的激素，能增强机体的抗病能力，促进人体健康长寿。

道德健康也是健康新定义中的一项内容。主要指能够按照社会道德行为规范准则约束自己，并支配自己的思想和行为，有辨别真与伪、善与恶、美与丑、荣与辱的是非观念和能力。

把道德纳入健康范畴是有科学依据的。巴西著名医学家马丁斯研究发现，屡犯贪污受贿的人易患癌症、脑出血、心脏病和精神过敏症。品行端正，心态淡泊，为人正直，心地善良，心胸坦荡，则会心理平衡，有助于身心健康；相反，有违社会道德准则，胡作非为，则会导致心情紧张、恐惧等不良心态，有损健康。试想，一个食不香、睡不安、惶惶不可终日者，何以能谈健康！据测定，这类人很容易发生神经中枢、内分泌系统功能失调，其免疫系统的防御能力也会减弱，最终会在恶劣心态的重压和各种身心疾病的折磨下，或者早衰，或者早亡。

二、身体健康十条标准

世界卫生组织给健康提出了十条标准：

1. 有足够充沛的精力，能从容不迫地应付日常生活和工作的压力。
2. 处事乐观，态度积极，乐于承担责任，不挑剔事务的巨细。
3. 善于休息，睡眠良好。
4. 应变力强，能适应环境的各种变化。
5. 能够抵抗一般易感疾病和传染病。
6. 体重得当，身体均匀，站立时，头、肩、臂位置协调。
7. 眼睛明亮，反应敏锐，眼睑不发炎。
8. 牙齿清洁，无空洞，无痛感，牙龈颜色正常，无出血现象。
9. 头发有光泽，无头皮屑。
10. 肌肉、皮肤有弹性，走路感到轻松。

三、杰哈塔的心理健康定义

目前，在心理学理论中，特别是在人格心理学和临床心理学中，美国心理学家杰哈塔(Jahoda M.)的"心理健康"定义最为著名，他提倡一种"积极的精神健康"(positive mental health)，对于现代社会中的人们来说很有教益。主要包括以下六个方面：

1. 自我认知的态度。心理健康的人能对自我作出客观的分析，对自己的体验、感情、能力和欲求等作出正确的判断和认知。

2. 自我成长、自我发展和自我实现的能力。心理健康的人的心态绝对不会是消极、厌世或万念俱灰的。他会努力去实现自己内在的潜能，自强不息，即使遇到挫折，也会成长起来，去追求人生真正的价值。

3. 统一、安定的人格。心理健康的人能有效地处理内心的各种能量，使之不产生矛盾和对立，保持均衡心态。他对人生有一种统一的认知态度，当产生心理压力和欲求不满时，有较高的抗压力及坚韧的忍耐力。

4. 自我调控能力。对于环境的压力和刺激，能保持自我相对的稳定，并具有自我判断和决定的能力。不依附或盲从于他人，善于调节自我情绪，果断地决定自己的发展方向。

5. 对现实的感知能力。心理健康的人在现实生活中不会迷失方向，他能正确地认知现实世界，判断现实。

6. 积极地改善环境的能力。心理健康的人不会受环境的支配、控制，而是顺应环境，适应环境，并积极地变革环境，使之更适应人的生存。在这样的环境中，他热爱人类，适当地工作和游戏，保持良好的人际关系，并有效率地处理、解决问题。

由此可见，心理健康是指人的内心世界与客观环境的一种平衡关系，是自我与他人之间的一种良好人际关系的维持，不仅能获得自我安定感和安心感，还能自我实现，具有为他人的健康贡献、服务的能力。

四、我国学者的心理健康定义

1. 有幸福感和安定感；
2. 身心的各种机能健康；
3. 符合社会生活的规范，自我的行为和情绪适应；

4. 具有自我实现的理想和能力；

5. 人格统一和调和；

6. 对环境能积极地适应，具有现实志向；

7. 有处理、调节人际关系的能力；

8. 具有应变、应急及从疾病或危机中恢复的能力。

五、总结

综合上述文献，我们可以清楚地把握健康定义的内涵、外延与发展现状。显而易见，健康是需要医学知识来支撑与引导的，没了医学知识，健康就变成了无根之木、无水之源。但是，医学既不是自然科学也不是社会科学，实际上，它是自然科学与社会科学的综合，或者称为边缘学科更贴切一点。因而医学并不是"纯科学"，在人类求索保健的征途上，永远都需奋进，永远都没达到理想彼岸。医学有局限性，因为它研究人类自身，而人类的未知数最多，医学伦理限制了它的诸多研究方法。当方法学受局限时，健康的求索就显得勉为其难，因而健康的定义与内涵也在永不停歇地变化，健康的表述也在不断更新，于是，健康就变为一个永不衰败的常辩常新的课题。

上述是关于健康的医学专业化的论述，其实，保持健康的体魄需要知识，需要理论武装，但在生活中有时要靠直觉、感悟以及信念。

第二节　关于亚健康

亚健康是一种临界状态。处于亚健康状态的人，虽然没有明确的疾病，但却出现精神活力和适应能力下降，如果这种状态不能得到及时的纠正，非常容易引起身心疾病。亚健康即指非病非健康状态，这是一类次等健康状态，是介乎健康与疾病之间的状态，故又有"次健康"、"第三状态"、"中间状态"、"游移状态"、"灰色状态"等称谓。世界卫生组织将机体无器质性病变，但是有一些功能改变的状态称为"第三状态"，我国称为"亚健康状态"。

一、亚健康类型

1. 身体成长亚健康：学生营养过剩和营养失衡同时存在，体质较弱。

2. 心理素质亚健康：来自家庭、学校的压力，引发青少年的逆反心理、反复心理、自卑心理、厌学心理等，抗挫折能力较差。

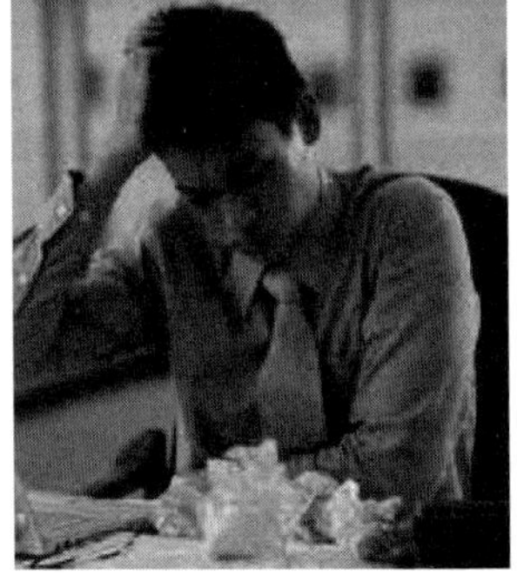

3. 情感亚健康：本应关心社会，对生活充满热情，但实际上他们对很多事情都很冷漠，使自己的"心理领空"越来越狭小。

4. 思想亚健康：思想表面化，脆弱、不坚定，容易接受外界刺激并改变自我。

5. 行为亚健康：表现为行为上的程式化，时间长了容易产生偏激行为。

二、亚健康自测方法

1. 经常吃油炸食品、高热量食物、腌制食品。

2. 经常抽烟、喝酒、熬夜，作息时间不规律。

3. 经常便秘，大便臭味，冲不净；脸上长斑、长痘，皮肤灰暗。

4. 脑供血不足，表现为头痛、头晕，失眠多梦，记忆力下降，反应迟钝，注意力不集中，肢体麻、胀、痛，步态不稳等。

5. 心慌、胸闷、胸口痛，有时是左上肢及背部痛，进一步会出现上楼或劳动出气困难，严重时可能会有绞痛感等。

6. 精神压力大，烦躁、焦虑，易激怒，情绪低落，悲观、厌世，不愿与外界接触。

7. 免疫力差，浑身乏力，易疲倦，经常性感冒、口腔溃疡等。

8. 性能力下降。中年人过早地出现腰酸腿痛，性欲减退或男子阳痿，女子过早闭经，都是身体整体衰退的第一信号。

9. “将军肚”早现。25～50 岁的人，大腹便便，是成熟的标志，也是高血脂、脂肪肝、高血压、冠心病的伴侣。

10. 脱发、斑秃、早秃，每次洗发都有一大堆头发脱落。

我们可以对照以上“信号”进行自我检查，具有上述两项或两项以下者，则为“黄灯”警告期，目前尚无须担心；具有上述 3～5 项者，则为一次“红灯”预报期，说明已经具备“过劳死”的征兆；6 项以上者，为二次“红灯”危险期，可定为“疲劳综合征”——“过劳死”的“预备军”。另有三种人易“过劳死”：一是富贵（有势）之人，特别是只知道消费不知道保养的人；二是有事业心的人，特别是称得上“工作狂”的人；三是有遗传早亡血统又自以为身体健康的人。

三、亚健康的防范

1. 饮食有度

食很重要。对于饮食无规律、营养不规律、暴饮暴食的上班族而言，“食”对于调养身体亚健康意义非凡：一些不起眼的五谷杂粮，能够降血脂、弃脂肪、利肠胃等，五谷杂粮，什么都吃点，好处多多。

暴饮暴食能引起肥胖、胃病、肠道疾病等，是身体亚健康一个比较重要的起因，拒绝暴饮暴食，规律饮食，肠胃各机能才能正常运转，营养均衡，离亚健康也就远了一步。

2. 工作上合理安排

工作永远都做不完，合理安排是一种技能。要善于把工作切块，善于把握完成每一块需要的时间，然后一块一块地进行排序，并逐个完成，做到时间安排合理，今日事今日毕。这样不仅能提升效率，减轻由工作太多而带来的心理压力，而且能增加成就感。

3. 养成良好的睡眠习惯

我们都知道，长期的睡眠时间不足，容易导致疲劳积累、情绪暴躁以及思维能力下降；睡眠质量不好，也容易导致颈椎病等疾病的缠身。

贪恋工作或者贪玩是一种习惯，准点睡觉、准点起床也是一种习惯。哪种习惯能成为生活的主旋律，取决于你下的决心。有时，不妨给自己换上一套全新的床上用品，引导自己养成良好的睡眠习惯，也不失为一种方法。

4.戒烟限酒

医学证明，吸烟时人体血管容易发生痉挛，局部器官血液供应减少，营养素和氧气供给减少，尤其是呼吸道黏膜得不到氧气和养料供给，抗病能力也就随之下降。少酒有益健康，嗜酒、醉酒、酗酒会削减人体免疫功能，必须严格加以控制。

5.心理健康

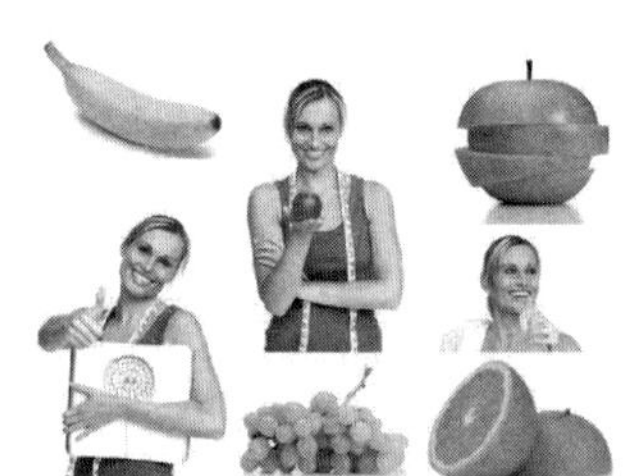

善待压力，把压力看作是生活不可分割的一部分，学会适度减压，以保持健康、良好的心境。

6.全面补充营养素

全面均衡营养，具体可参见下一节。

7.经常锻炼

加强自我锻炼可以提高人体对疾病的抵抗能力，保持精力旺盛。

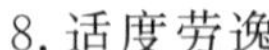

8.适度劳逸

适度劳逸是健康之母，人体生物钟正常运转是健康的保证，而生物钟“错点”便是亚健康的开始。

四、平衡观在亚健康调治中的作用

中医理论所谓“阴平阳秘，精神乃治”及“阴阳平衡即健康”的理念，为亚健康状态的调治指明了方向。临证做到“谨察阴阳之所在而调之，以平为期”(《素问·至真要大论》)，理应收到较好效果。

1.指导辨证论治。中医认为，人体以阴阳为代表的脏腑，精、气、血、津液的充盈和功能协调是最佳状态，一言以蔽之，“阴平阳秘”即完全健康。一旦阴阳之间这种平衡状态出现偏离，可以概括为阴虚、阳虚、气虚、痰湿等诸证，人体就会出现各种趋向病理的亚健康状态。

2.指导药物干预。利用药物“温、热、寒、凉”之气，“升、降、沉、浮”之性，可单味，也可复方，逆其病势，“寒者热之，热者寒之，虚则补之，实则泻之”，以期平衡。如症见神疲乏力，少气懒言，精神萎靡之气虚证，可补气以调虚。对于声高气急、烦躁易怒、舌红苔黄燥的郁热证，可泻实以调情志。

3.指导保健品的选择及饮食调节。市售保健品标注功能繁多，都声明无毒副作用，但其性能多有寒热之异，偏补者居多，偏泻者亦不乏。现今认为，中老年亚健康的发生与乱用保健补品有一定的相关性。因此在使用时，要全面了解它的功效特点，根据体质的寒热虚实有选择地选用。饮食要营养全面合理，既要重视五味对人体的促进作用，又要防止五味太过而损伤五脏。《素问·藏气法时论》中所说“五谷为养，五果为助，五畜为益，五菜为充，气味合而服之，以补益精气”，当是对合理饮食的极好指导。

4.指导养生。中医几千年的养生实践积累了丰富的经验，创造出多种方法：运动、气功、导引吐纳等。平衡观要求在方法选择上注意劳逸结合，平衡适度。如喜可让人情志愉悦，血脉通利，但过喜则“气缓”。适量运动可促进血行，疏通经络，改善体质，增强机能，但过劳则伤津耗气。总之要“法于阴阳，合于术数，饮食有节，起居有常，不妄作劳”，以适合个体为度，以“阴阳平和”为法。

亚健康是一种临界状态，处于亚健康状态的人，虽然没有明确的疾病，但出现精神活力和适应能力的下降，如果这种状态得不到及时纠正，非常容易引起身心疾病，包括心理障碍、胃肠道疾病、高血压、冠心病、癌症、性功能下降等，具体的症状可能表现为注意力不集中、心情烦躁、失眠、消化功能不好、食欲不振、腹胀、心慌、胸闷、便秘、腹泻、疲惫，甚至有昏昏欲去的感觉。然而体格检查并无器官上的问题，所以主要是功能性的问题。处于亚健康状态的人，除了疲劳和不适外，不会有生命危险。但如果碰到高度刺激，如熬夜、发脾气等应激状态，也很容易成为急危重病的发病基础，必须引起足够的重视。

第三节　健康的四大基石

世界卫生组织对人类健康的要素进行了综合，整合为16个字：合理膳食，适量运动，戒烟限酒，心理平衡。最近，健康基石还有另一种表述：适当的运动、充足的睡眠、乐观的心态、均衡的营养。想来，后一表述的合理性相对会比较全面一点。当然，对于健康基石的理解还可从不同的角度出发，而随着时代的进步，有着新的理解与内涵。

世界卫生组织指出，在健康长寿的影响指数中，遗传占15%，社会交往占10%，医疗占8%，气候占7%，自我保健占60%。由此可见，人们自己的生活思想和保健行为对自己的健康是最重要的。人类正面临健康受损的危机，内因及遗传因素所占的作用并不是主要的，只占15%～20%，80%～85%是由外因造成的。外因可以通过内因来调控人类的健康。

随着社会经济的发展和科技进步，当前人类的健康模式和疾病谱发生了重要改变。过去主要危害人民健康的不少传染病已被消灭或控制，而一些慢性非传染性疾病，如心脑血管病（高血压、脑卒中、冠心病）、恶性肿瘤、糖尿病等，以及精神疾患、意外伤害已成为威胁人们生命与健康的常见病、多发病。由于这些疾病的发生与个人不健康的生活方式和行为习惯有密切关系，因此又称为“生活方式病”。预防这些疾病的根本办法是提倡自我保健，改变不良行为习惯，建立科学、文明、健康的生活方式。

世界卫生组织针对严重影响人们健康的不良行为与生活方式，提出了健康四大基石的概念，并指出做到这四点，便可解决70%的健康行为问题，使平均寿命延长10年以上。然而在大自然面前，人类似乎显得非常脆弱，面对强大的自然灾害、困扰身心的社会问题，我们经常显得力不从心。我们既然活着，就应该珍惜自己的健康，因为有了健康，才有一切；失去健康，将失去一切。影响健康的因素有：医疗8%，气候7%，社会10%，遗传15%（基因10%，饮食5%），自我保健60%，其中人为因素共计83%，即60%+8%+10%+5%。健康是人与自然的一种平衡关系，包括身体健康、心理健康和适应社会的能力三个方面。

健康的四大基石的具体内涵如下：

一、积极乐观的心态

这是健康最重要的因素之一。天天好心情，身体的免疫系统也会非常强大，癌细胞自然没有生存的空间。遇事能够拿得起放得下，不慌不忙，不急不躁，心态平和，保持乐观的心态，这是健康最基本的要素。处人心态——不攀不比；处事心态——君子爱财取之有道；饮食心态——菜好菜坏一个样。很多人自杀不是物质生活不好，也不是身患绝症，而是无法面对现实，心态灰暗抑郁，无法排解，而最终导致悲剧。

二、充足的睡眠

人体主要由交感神经和副交感神经进行活动的调节。在日常活动与工作时，交感神经兴奋，协调人的积极主动与能动性；在睡觉或休息时，副交感神经兴奋，让人可以休息或睡觉，使身心能得到应有的休整与恢复。当机体需要休整恢复时，人体就会通过一些活动的低落表现出来，如打电话时心不在焉，工作时哈欠连天等。睡眠充足，人的机体能够得到很好的修复，第二天又可以以饱满的热情投入学习、工作和生活中。人的机体得到睡眠的休整，就能保持健康和活力。

三、适量的运动

运动能带来诸多的好处，适量的运动对身体健康非常有益，因而列为健康的四大基石之一。具体不同季节、不同年龄应该怎样运动等，可参考本书相关章节内容。

四、均衡的营养

均衡的营养也是健康的一大基石。通过合理的膳食来获得均衡的营养。我国营养学会对合理膳食概括为两句话：第一句是“一、二、三、四、五”，第二句是“红、黄、绿、白、黑”。一是每天一袋奶；二是每天 250 g 碳水化合物，相当于主食 300 g，也可因人而异；三是每日 3 份高蛋白食品，如 50 g 瘦肉、100 g 豆腐、一个鸡蛋、25 g 黄豆、100 g 鱼虾或 100 g 鸡鸭；四是四句话，有粗有细，不甜不咸，三四五顿，七八分饱；五是每日 500 g 蔬菜及水果（400 g 蔬菜，100 g 水果）。红是一天一到两个西红柿，和（或）红葡萄酒每日 50～100 mL，但酒千万不要喝太多；黄是指黄色蔬菜，如胡萝卜、红薯、南瓜、玉米等；绿是绿菜；白是燕麦粉及燕麦片；黑是黑木耳，每日 10～15 g。

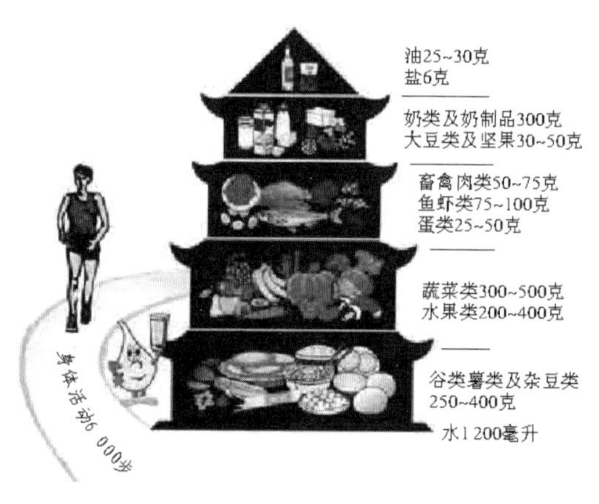

关于四大基石，民众可遵循，定有收益。同时，我们也可看看皇帝是怎样养生的。乾隆是清朝第四任皇帝，雍正皇帝的第四个儿子，公元 1736—1795 年在位，长达 59 年，可谓独领帝王风骚一时，终年 89 岁。乾隆是我国历史上 230 多个皇帝中最长寿的皇帝，被世人称为“古稀天子”。乾隆的保健养生之道如何呢？

1. 弯弓习武，巡游四方。乾隆十分喜好弯弓习武等运动。据说乾隆皇帝在春夏之交接见武将后，常与他们比试射箭，切磋武功，甚可延至秋天出塞。崇尚习武、射箭可使人心情舒畅，精神焕发，精力集中，畅通气血。乾隆还喜爱追逐打猎。打猎时，身体在大自然中穿行，呼吸新鲜空气，荡涤宫中沉闷，欣赏鸟语花香，更可使人心胸开阔、心旷神怡。乾隆在位共计 6 次巡游江南，5 次西巡五台山，3 次东巡泰山。每次巡游时间长短不一，多在数月之间。在巡游中，不仅开阔了眼界，锻炼了意志，还增强了体力。而且乾隆在位期间，始终保持着早睡早起的好习惯。正如史书所记载:“晨起必须卯刻,若在长夏时天已向明,至冬月才五更尽也。”

2.赋诗作画,品茗唱歌。乾隆喜赋诗,每天必作数首。他常把苦思冥想的诗传给官员评阅,每每遇引用典故之处,他还会让官员作出解释。乾隆对诗文有较高造诣。赋诗可锻炼人的脑力,抒发情怀。现代研究证明,人的大脑具有很强的可塑性,只要不断向大脑输入信息,脑细胞就会不断发育,脑功能就会不断得到加强,从而可以延缓大脑的衰老。乾隆还喜欢习书作画。习书作画需要运笔,运笔需要指力、腕力、臂力的协调配合,需要思想意念的高度集中,从而达到心身合一的境界。它不仅能陶冶人的性情,还锻炼了身体。饮茶也是乾隆的喜好之一,言及“一杯可清心,两腋清风生”。研究表明,饮茶可以降低血脂,清热醒神,消除机体的疲劳状态。乾隆对音律也很感兴趣,在每年祭灶的日子里,乾隆皇帝常自击鼓板,吟唱《访贤曲》。参加这些运动可使乾隆保持乐观的心态。

3.服用药饵,补养延年。乾隆常服的补益增寿的方药有六种以上,其中最主要的当属龟龄集和松龄太平春酒。龟龄集以龟龄作方名,取长寿之意,是明代方士邵元节献给嘉靖皇帝的御用方剂,具有温肾助阳、填精补血的功效。乾隆十分用心地服用龟龄集,时常询问药房的龟龄集尚存多少,每次对制备龟龄集的处方和相关事宜均亲自过问。龟龄集的药物组成为鹿茸(去毛)770 g、人参 620 g、熟地 180 g、穿山甲(苏合油制)240 g、生地 240 g、石燕(鲜姜炙)300 g、肉苁蓉(酒蒸)270 g、麻雀脑 100 个、地骨皮 120 g、杜仲(盐水炒)60 g、炙甘草 30 g、天冬 120 g、枸杞子(蜜炙)90 g、牛膝(黄酒炙)120 g、大蜻蜓(去足翅)60 g、海马(苏合油制)300 g、大青盐(炒)240 g、淫羊藿(牛乳炙)60 g、蚕蛾(去足翅)27 g、硫黄 9 g。将上述药物中的麻雀脑、硫黄装入猪大肠内,用清水煮至硫黄和麻雀脑融合至一起时,倒出混合物并晒干,之后将余药轧成粗末,与之混合,将药末装入银桶内蒸 32 个小时,将粗末倒出后晾干装瓶,每瓶可装 2 克,每日可服一瓶,分早、中、晚 3 次服下。现今,龟龄集已被制成散剂、胶囊剂和酒剂等多种剂型。临床研究证实,此方不但具有保护肝脏的功效,还能加快蛋白质和核酸的代谢,对人体有多方面的保健作用,且安全无毒,可以长期服用。松龄太平春酒则是在乾隆十五年四月初七日,由刘沧州献入宫廷,经太医刘裕铎审查、增减药味后上奏的滋补健身酒剂。此酒具有养血活血、健脾行气安神的功效,被乾隆皇帝认为是长寿仙方。此酒的制作方法是:取熟地 4 两、当归 1 两、茯神 1 两、枸杞 4 钱、红花 4 钱、龙眼肉 8 两、整松仁 1 斤、玉泉酒 20 斤、干烧酒 40 斤,将上述药物洗净后完全浸泡入干烧酒中,加小火煎煮 20 分钟左后,去药取汁,再与玉泉酒混合即成。

乾隆的养生方法持之以恒,直到暮年,乾隆仍身康体健。当年英国大使马嘎尔尼在日记中写道:“观其风神,年虽八十三岁,望之如六十许人,精神矍铄,可以凌驾少年。”

(周建宣)

第三章 起居保健

第一节 生活起居概述

起居，在现代意义上来讲是指“日常生活作息”。合理地安排起居作息，妥善处理生活细节，保持良好习惯，建立符合自身生物节律的活动规律，可保持身心健康，延年益寿。

中国古代很早就建立起了一套“天人相应”的起居养生思想体系。其精髓可概括为：人与天地、四时、万物都是一体的，人是自然的一部分，人体的生理变化规律必然和自然界的四时变化规律相一致。传统养生学认为，“精、气、神”是人体生命活动的根本。人们起居有常，作息合理，才能够保养人的精神，使人精力充沛，面色红润，目光炯炯，神采奕奕。

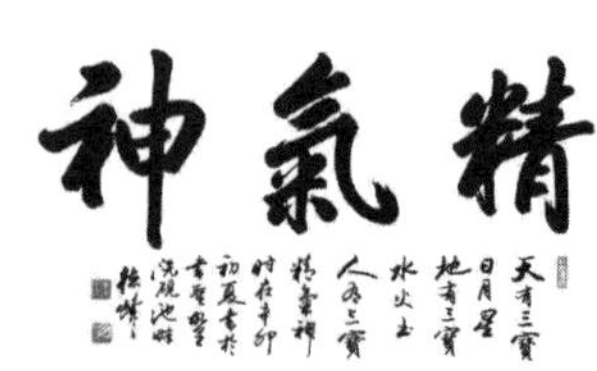

《黄帝内经》记述：“上古之人，其知道者，法于阴阳，和于术数，饮食节，起居有常，不妄作劳，故能形与神俱，而尽终其天年，度百岁乃去。”也进一步表达了生活起居涉及起居有常、安卧有方、不妄作劳、居处适宜及衣着宜忌等内容。

第二节 起居有常

一、安卧有方

1. 日出而作，日落而息

人与自然息息相关。人们的起卧休息只有与自然界阴阳消长的变化规律相适应，才能有益于健康。人们应在白昼阳气隆盛之时从事日常活动，而到夜晚阳气衰微的时候，就要安卧休息，也就是古人所说的“日出而作，日落而息”，现代的理念称之为“生物钟”，这样可以起到保持阴阳运动平衡协调的作用。一年之中，四时的阴阳消长对人体的影响尤为明显。根据季节变化和个人的具体情况制定出符合生理需要的作息制度，并养成按时作息的习惯，使人体的生理功能保持在稳定平衡的良好状

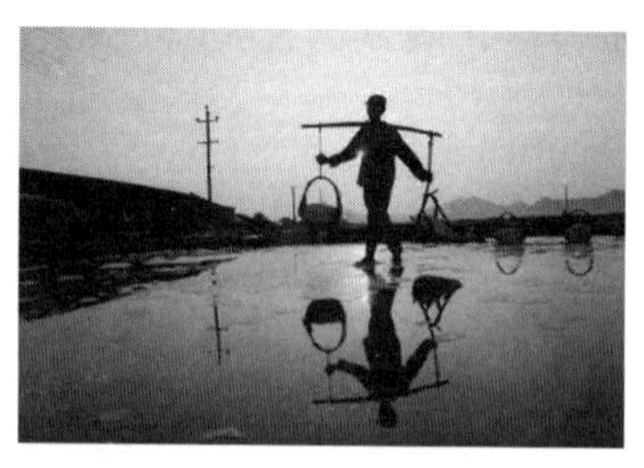

态中，这就是起居有常的真谛所在。

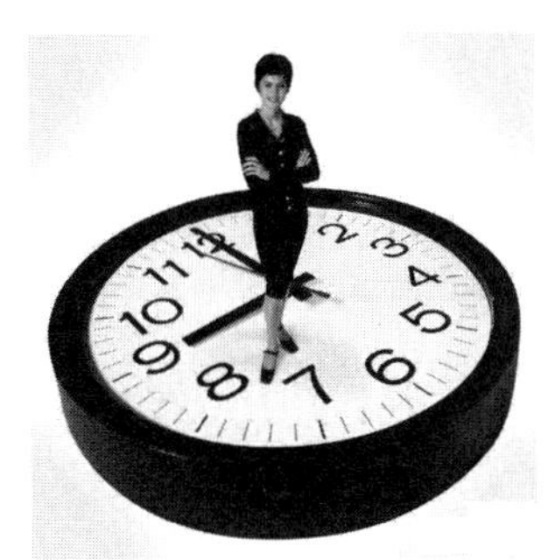

规律的生活作息能使大脑皮层在机体内的调节活动形成有节律的条件反射系统，这是健康长寿的必要条件。培养规律的生活习惯最好的措施是主动地安排合理的生活作息制度，做到每日定时睡眠、定时起床、定时用餐、定时工作学习、定时锻炼身体、定时排大便、定期洗澡等。把生活安排得井井有条，生机勃勃，精神饱满地工作、学习。这样对人体健康长寿是大有益处的。

2.起居有时，睡眠充足

增进睡眠的方法：

(1)鸡鸣后睡醒，用两手呵气一二口，用来呼出夜间体内产生的“积毒”。

(2)双手全掌，把手搓热，摩擦鼻两旁(即迎香穴处)，用手温熨两目5～7遍，并揉、捏、扯、拽两耳5～7次。

(3)双手抱脑后，用中指、食指弹击脑后(即“鸣天鼓”)各24次。

(4)床的摆放最好选择南北朝向，顺和地磁引力，头朝南或北睡眠，有益于健康。因为在人体的血液循环系统中，主动脉和大静脉最重要，其走向与人体的头脚方向一致，主动脉与大静脉朝向、人体睡向和地球南北的磁力线方向三者一致时，人最容易入睡，睡眠质量也最高。

二、居住适宜

居室的采光、通风、噪音和居室内外的环境美化和净化，与人的健康和长寿也密切相关。

(1)住宅尽量选择“依山傍水”的地理位置，周边有良好的园林绿化。

(2)尽量选择朝向东、东南或西南的房子。这种朝向的优点是采光充足，日照时间长，通风良好，冬暖夏凉。

(3)适当调节室内温度和湿度。

(4)适当绿化庭院。

三、谨防劳伤

华佗《中藏经》：“人体欲得劳动，但不当使其极耳。”《素问·举痛论》：“劳则气耗。”

在劳作中，要坚持循序渐进、量力而行的原则，注意适度的劳动，不能逞强斗胜，切忌久视久坐。

四、饮食有节

饮食有节，就是要求吃饭有节制，时间有规律，即定时定量，不过饥过饱，不过冷过热，不暴饮暴食，不挑食，不偏食，做到精粗兼备，荤素搭配。

春食凉，夏食寒，以养于阳；秋食温，冬食热，以养于阴。

五、注意细节

宋朝张端义《贵耳集》:"梳头浴脚长生事,临睡之时小太平。"

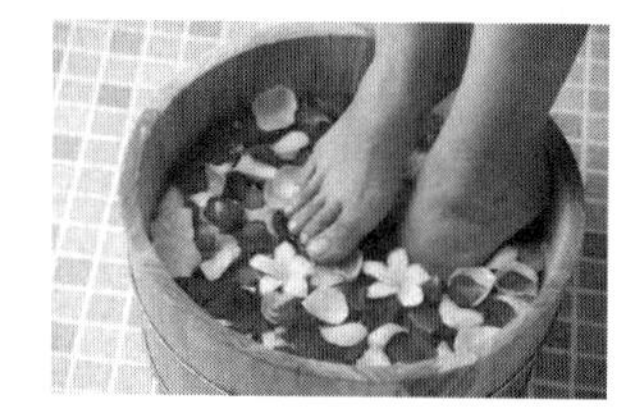

现代科学研究证明:人体的头和脚是顶天立地、上下两个终端,密集经脉穴位,是生命的督府,养生之要处。而晨起梳头,刺激丰富的头部经络兴奋活血,有利于提升白天的精、气、神;傍晚临睡前的浴脚,可以舒筋活血、改善微循环,有利于睡眠。

六、保健得当

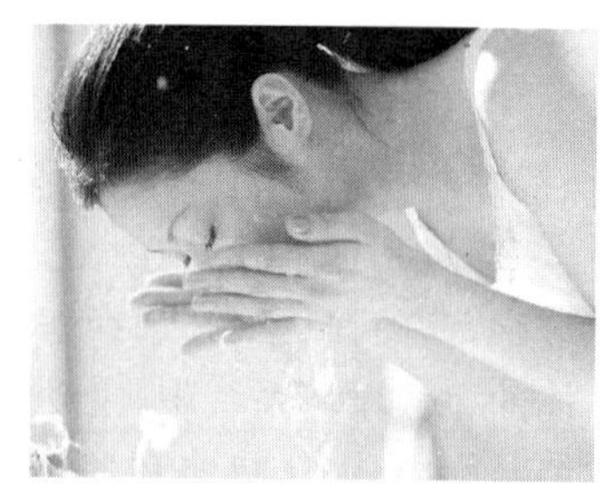

冷面:用冷水(水温 20 ℃左右)洗脸。在一般情况下从水龙头流出来的水基本上就是 20 ℃左右的冷水,可以直接用来洗脸。

温齿:用温水(水温 35 ℃左右)刷牙和漱口。人体口腔内的温度是恒定的,牙齿和牙龈在 35 ℃左右。

热足:每晚在临睡前用热水(水温 45～50 ℃)泡脚和洗脚。用热水泡脚洗脚,从中医讲可以促进人体的气血运行。

七、防病治病

对于已经有病在身的人来说,"起居有常"更是尤为重要。在患病的起居调摄中,患病后一般应避免劳作,注意休息静养。无论行走、劳动、言谈、思虑、读写、娱乐等,都不利于疾病的治疗和身体的康复,因而应减少此类活动。

外界的干扰容易扰动心神,故休息时应保持安静,居室要保持空气新鲜,要布置得温馨宁静而幽雅,避免拥挤和嘈杂。

病后休息静养是必要的,但不可闲逸过度、久卧少动。适当地运动可以促进气血流通,增进食欲,但运动量和运动方式要根据病情和自身体力活动能力而定。

大病初愈要遵循循序渐进的原则,待体力渐复,元气渐充,才可逐步恢复正常的活动和劳作。

第三节　四时起居保健

"顺四时而适寒暑"是中医养生理论中一条极其重要的原则。

一、春季起居

春季系冬夏转换交替的季节,冷暖气流互相交争,时寒时暖,乍阴乍晴,天气变化无常。气候的不稳定使对气候敏感的人有诸多不适应,对此,敏感之人要注意起居调摄。古人言"春夏养阳",是指在春夏之时,自然界阳气生发,万物生机盎然,这时人们应该充养、保护体内阳气，使之充沛并不断旺盛起来。春季中人体的新陈代谢与肝脏关系极大。人体尽量从自然界汲取生气，并动员机体的阳气，化生气血、津液等物质，以补充冬季的消耗。在这个季节，人们应该早睡早起，衣着宽松，适当地运动，使精神轻松愉快，保持体内的生机，不要过分劳累或发脾气。

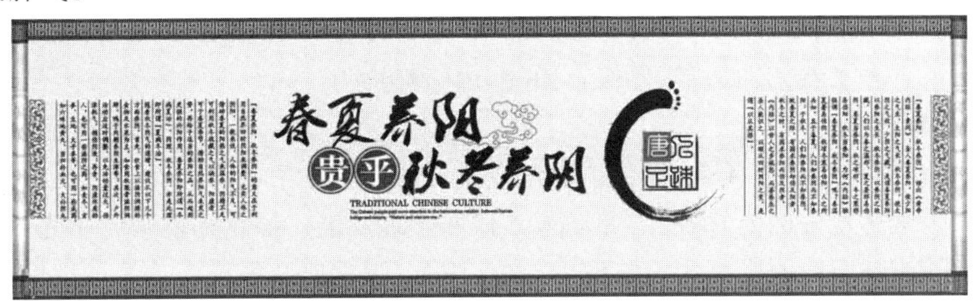

1. 早睡早起

俗话常说：早睡早起精神好。春季，晚上不要睡得太迟，早上要早起，养成早睡早起的习惯，以适应自然界的生发之气。有了良好的休息睡眠，人体才能得到调整和补充，进一步促使机能承受紧张度能力的增加，减少白天的困倦。还有一点值得注意的是，春日里尽量不要熬夜，以免诱发和加重春困。

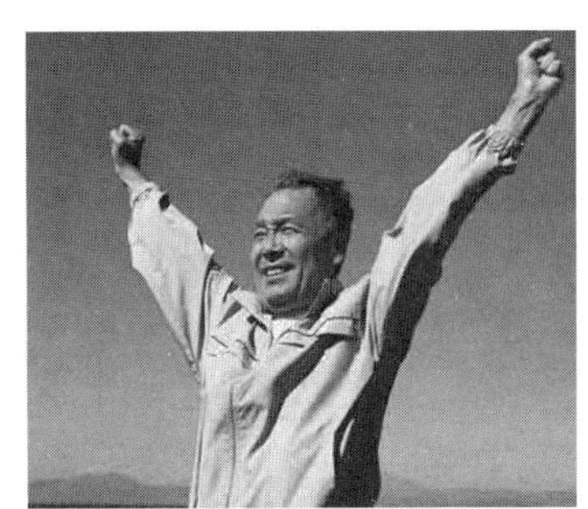

2. 衣着宜宽松

春季起床后宜披散着头发，松开衣扣，舒展形体，在庭院中信步漫行，这样易使思维迅速活跃起来。此外，春季着装衣裤不宜过紧。现在一些年轻女孩为追求曲线美，过早卸去厚重的冬衣，而穿起紧身衣裤，其实这很不利于健康，原因在于：女性的阴道常分泌一种酸性液体，使外阴保持湿润，有防止细菌侵入和杀灭细菌的作用，若裤子穿得过紧，就不利于阴部湿气蒸发。长时间过热过湿的环境，为细菌繁殖创造了有利条件，容易引起炎症。

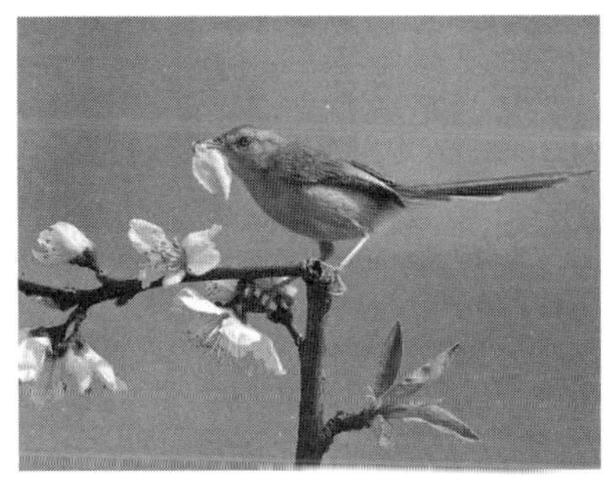

3. 适当地运动

经过一夜睡眠后，人体松软懈怠，气血周流缓慢，方醒之时，总觉懒散而无力。此时伸伸懒腰，并配以深吸深呼，则有吐故纳新、行气活血、通畅经络关节、振奋精神的作用，可以解乏、醒神、增气力、活肢节。因而，应重视晨练，通过锻炼来激发机体的阳气非常必要。

春季的运动方式最适合选择郊外运动项目，诸如踏青出游、散步、登山等。在寒冷的冬季，体温调节中枢和内脏器官的功能有不同程度的下降。经过一季的静养，肌肉和韧带长时间不活动，更是萎缩不展，收缩无力，此时外出踏青赏景，既锻炼了身体，又陶冶了精神。特别是春天的郊野，空气清新，花红叶绿，百鸟争鸣，置身于如此优美的大自然怀抱，心情自然舒畅起来。

自古以来，人们就有踏青春游的风俗，通过郊外活动，适时宣泄不快，可以通过深呼吸来缓解不良情绪，或者通过唱歌来表达自己的喜怒哀乐，所以，踏青出游不失为春季养生的好方法。

4.莫忘“春捂”

春季最易使人患感冒、脾胃病、过敏性疾病等。传统养生理论强调“春捂”，是因为人们刚刚度过“冬藏”阶段，代谢功能、抗病能力较低。强调“春捂”正是为了使人在体内产热量下降后免遭春寒侵袭。春暖花开，如过早地顿减衣物，一旦寒气袭来，会使血管痉挛，血流阻力增大，影响机体功能，造成各种疾病，所以“春捂”习惯要保持，尤其是清晨与夜晚，穿衣、盖被宁可偏多，重点在于背部和腿部，以保存阳气，增强抵抗力。

5.家居绿化

绿色有益于人的健康长寿，绿色植物可吸收滞留在空气中的大量尘埃，过滤吸收放射性物质，消除生活环境中的噪音，改善和调节人体的生理功能。绿色还能吸收阳光中对眼睛有害的紫外线，有益于眸明眼亮和消除疲劳，并使嗅觉、听觉以及思维活动的灵敏性得到改善。在阳台上种些花卉，摆上盆景，可美化环境，又对人体健康有好处。如在室内，可栽种能净化空气的花，如吊兰、米兰、月季、文竹等。

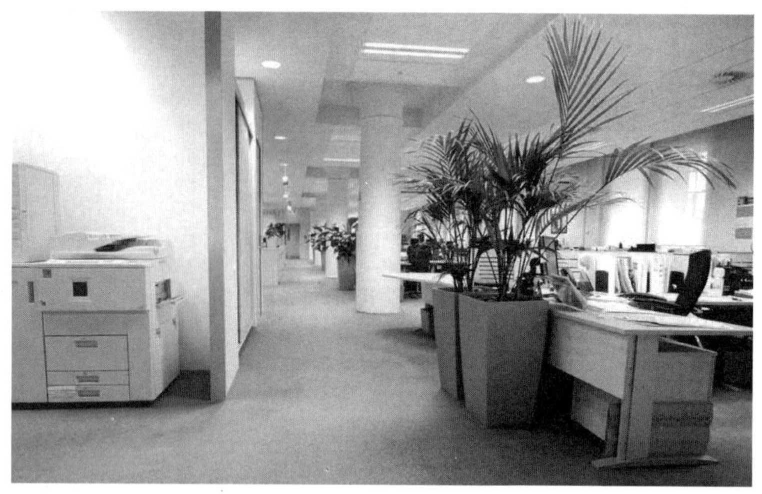

二、夏季起居

《素问·四气调神大论》：“夏三月，此谓蕃秀。天地气交，万物华宝，夜卧早起，无厌于日，使志无怒，使华英成秀，使气得泄，若所爱在外，此夏气之应，养生之道也。”入夏之后，自然界中阳气渐盛，万物茂美，开花结果，此时应坚持早起床，早出户锻炼身体，使阳气宣发于外，来顺应夏令阳气的特点。

由于天气炎热的关系，夏季饮食起居会受到一定的影响，如不注意，会使许多疾病的发病率提高，特别是一些上了年纪的人更应注意。做到以下夏季养生六定律就能少生病、不生病。

1.保证睡眠

进入初夏时节，人体的新陈代谢加快，心脑血液供给不足，常使人烦躁不安，倦怠懒散。

在夏季，第一应做到起居有序，一般宜晚睡早起，年老体弱者则应早睡早起，尽量保证每天有7小时的睡眠时间；第二，应注意卧室通风、凉爽；第三，要保持平静的心境，力求“心静自然凉”；第四，要有适当的午睡时间，夏季午睡一方面可弥补夜晚睡眠的不足，另一方面可

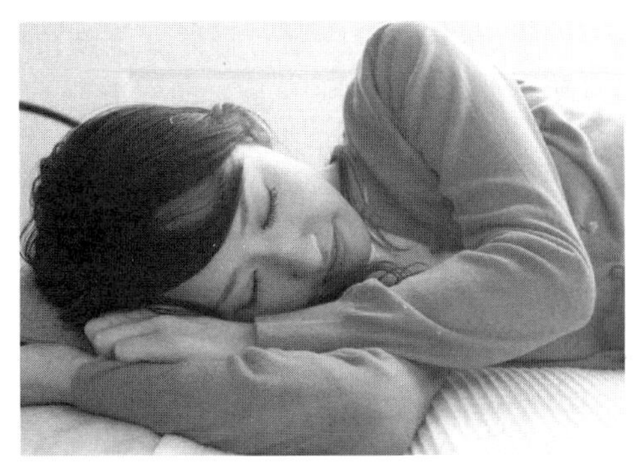

使大脑和身体各系统都得到放松，有利于下午的工作和学习，也是预防中暑的有力措施。

夏季睡"子午觉"对我们的健康最有好处。按照中医养生的观念，睡眠与醒寤是阴阳交替的结果。阴气盛则入眠，阳气旺则醒来，所以《黄帝内经》说："阳气尽则卧，阴气尽则寐。"子时是晚11时至凌晨1时，此时阴气最盛，阳气衰弱；午时是中午11时至下午1时，此时阳气最盛，阴气衰弱。从中医的角度来说，子时和午时都是阴阳交替之时，也是人体经气"合阴"及"合阳"的时候，有利于养阴及养阳，如在这两个时间段熟睡对人身体有好处。尤其子时是一天中阴气最重的时候，这个时候休息，最能养阴，睡眠效果最好，而且睡眠质量最好，可以起到事半功倍的效果。子时也是中医的经脉运行到肝、胆的时间，此养肝的时间应该熟睡。如果因熬夜而错过了这个时间的睡眠，肝胆就得不到充分的休息，可表现为皮肤粗糙、黑斑、面色发黄等。午时"合阳"时间则要小寐，即使不能够睡觉，也应"入静"，使身体得以平衡过渡。

有些中青年，特别是脑力劳动者，工作压力过大，自己也不注意按时入睡，晚上夜生活过多，多错过睡子午觉的时机，极易产生睡眠障碍，不利于体力和脑力的恢复，长此以往，会让人处于亚健康状态，对健康的危害是很大的。所以一定要提高睡好子午觉的认识，为自己的将来储蓄健康。

2.夏季的着装有讲究

夏季衣服以轻、薄、柔软为好。衣料的透气性、吸热性愈好，愈能有效地帮助人体散热，使人穿着舒适而凉爽。夏天宜穿浅色服装，以防辐射热。忌以深色、黑色为主，这些衣服特别吸热。

3.盛夏居室的布置

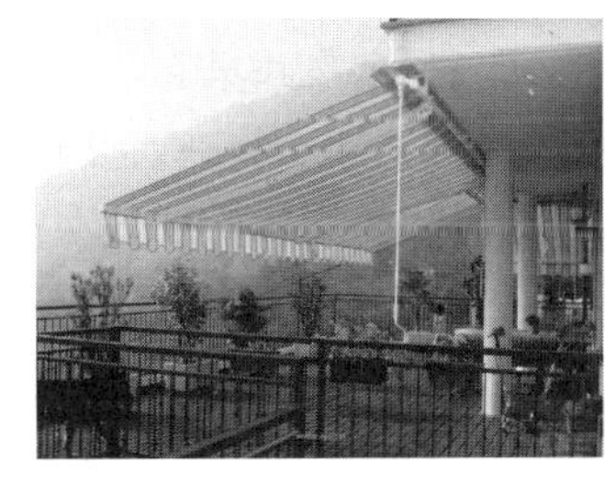

首先，要将多余的或暂时不用的家具搬掉，使居室拥有较宽敞的空间。每天将南北两向的门窗打开，呼吸对流而生的自然风，可使居室满屋生凉透爽。其次，用淡绿、浅蓝、瓦灰、乳白等色彩装饰墙面、天花板、窗帘、沙发套，能让人舒适爽凉。最后，在向阳的外窗户上方装上凉篷，将烈日直射带来的热量阻之窗外。减少嘈杂的噪音亦是求凉生爽的诀窍之一。

4.夏天尽可能避免用凉水冲脚

经常用凉水冲脚，脚遇寒，会通过血管传导而引起周身一系列复杂的病理反应，最终导致各种疾病。

5.吹电风扇的学问

盛夏最佳取凉的设施还是扇子，扇子虽然已是"老古董"了，但其健身效果却是其他任何现代降温设备所无法比拟的。摇扇是一种运动，可锻炼肢体(若有意识地换用左手摇扇，还可收到活化右脑、开发右脑潜能、预防中风的意外之效)。同时，扇子获得的风也最宜人。

随着电风扇的普及，摇扇子的人越来越少了。但吹电风扇也需讲究，风不宜过大，不宜对人直吹，不宜持续固定对身体某个部位吹风，宜吹吹停停。如果出汗较多时，不要立即在静坐或静卧的情况下吹风。

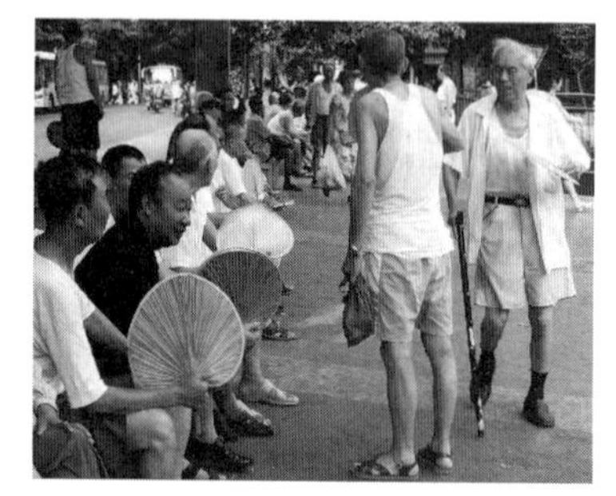

6. 保持心情舒畅

在夏天要使精神像含苞待放的花一样秀美，切忌发怒，机体的气机宣畅，通泄自如，情绪外向，要对外界事物有浓厚的兴趣。

夏季起居四大禁忌：空腹饮茶，冷水洗浴，夜卧贪凉，夜食生冷。

三、秋季起居

夏末秋初，湿为主气。

《素问·生气通天论》说："因于湿，首如裹。"表现出胸脘闷胀、食欲不振、口中淡黏或干苦，排出物及分泌物黏滞不爽，在肺则痰液黏稠，在肠则见大便溏而不爽，在病程上多缠绵难愈，且易反复发作，如湿温、湿痹等症。易引发急性肠炎、中毒性痢疾、中毒性消化不良等疾病，慢性肠炎、慢性菌痢也易发作和加重。

秋季，燥为主气。

口鼻干燥，咽喉干燥，口中燥渴，皮肤干燥甚则皲裂，随后进一步伤及肺部，使肺部宣发、肃降功能受到影响，出现干咳痰少、痰液稠黏、痰中带血、大便干结等。临床中肺结核、肺癌、白喉的死亡率在秋季最高。支气管哮喘也在此季节高发。

秋季养生与养肺紧密相关。要让身体与秋天的气候相适应，使肺气不受秋燥的损害，就要调理养肺。若不注意秋季养肺，损伤了肺气，消化不良、腹泻等疾病就找上门来。所以秋天来了，养肺要跟上，这样冬天才能少生病、不生病。

秋季养生主要有以下 5 点：

1. 起居：要早睡早起，适当延长睡眠时间。收敛神气，不要急躁发怒，使肺气不受秋燥的损害。注意添加衣物，防止因受凉伤及肺部。

2. 锻炼：要增加户外运动。秋季是外出锻炼的大好季节，每人可根据自己的情况选择不同的项目，如登山、打太极、游泳、骑单车等，可促进心肺功能。

3. 饮食：应以防燥护阴、滋肾润肺的食品为主，宜少辛多酸。多吃酸的，如苹果、橘子、山楂、猕猴桃等，能收敛肺气；少吃葱、姜等辛辣食物，可避免发散泻肺。银耳、豆腐、百合、蜂蜜、糯米、粳米、豆芽等也有润肺作用。此外，秋季主养收，可适当进补，经常吃些山药、鸡汤、骨汤等，但切忌进补过量，伤害脾胃。

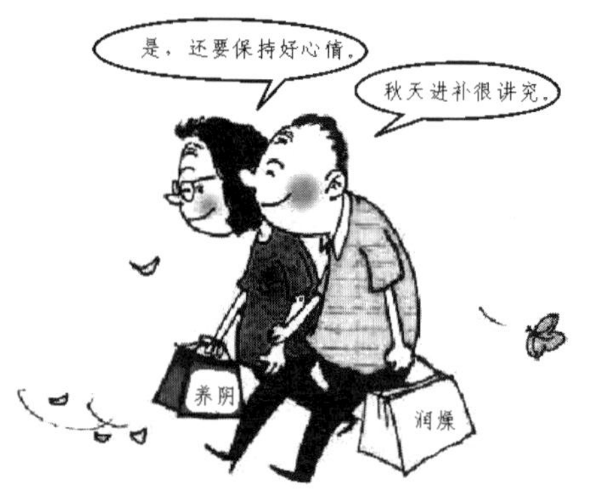

4. 喝水：在秋季应保持一定的湿度，饮水量要保证每天至少 600 mL。干燥的秋天使人的皮肤日蒸

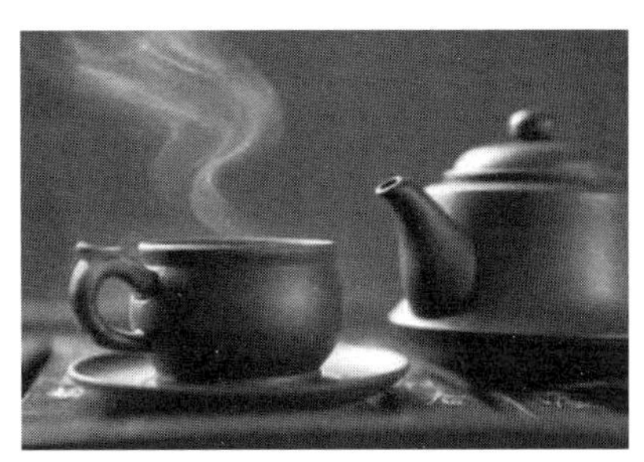

发水分在600 mL以上，秋天必须补水。通常，秋季每天要比其他季节多喝水500 mL以上，才能保持肺脏与呼吸道的正常湿润度，但要注意多次少量。

5.练功：拍胸练呼吸。每晚临睡前，坐在椅子上，身体直立，两膝自然分开，双手放在大腿上，全身放松，吸气于胸中，同时抬手用掌从两侧胸部由上至下轻拍，呼气时从下向上轻拍，持续约10分钟。

四、冬季起居

冬季，寒为主气，气温降低，气压升高，寒冷还使血液的理化性质发生变化，这对高血压、心脏病、脑血管疾病和其他循环系统疾病的患者十分不利，脑溢血和中风易发生，心肌梗死和冠状动脉血栓形成的死亡率较高。

寒冬季节使体内的排泄物通过体表排泄量减少，加重了肾脏的排泄负担；慢性肾炎易在冬季加重，冬季死亡率也较高。

寒邪侵袭易导致人体水液澄澈清冷，如鼻流清涕、大便稀水等；太阳辐射对人体传导减弱造成人体脏腑功能相应减退，易四肢不温、手足麻木。

冬季的起居应顺应以下规律：

1.睡眠

冬季作息应遵循“守阳养阴”的原则，与太阳同步。应早睡晚起，不宜“闻鸡而起”，起床的时间最好在太阳出来之后。因为早睡可以保养人体阳气，保持温热的身体，而迟起可以保养人体阴气，待日出再起床，就能躲避严寒，求其温暖，避开清晨、黎明的寒气。

忌蒙头睡觉，被窝内空气不流畅，再加上人体散发出来的体臭汗臭味、呼出气中的二氧化碳、肠道排出的有害气体，致使被窝内空气混浊。如果蒙头睡觉，会使体内氧饱和度下降，严重的话则会影响大脑生理功能，于次晨起床时会出现头昏脑涨、精神萎靡、食欲不振、记忆衰退等症状。

睡前不宜饱食，因为进食，尤其吃“消夜”会增加胃肠负担，影响睡眠质量。若睡前有明显饥饿感，少量进食后也宜休息片刻后再睡。早在《黄帝内经》就有“胃不和则卧不安”之说，民间也有“晚饭少一口，活到九十九”之谚语。

睡前不宜大量饮茶，因睡前饮水过多会使膀胱充盈，排尿频繁，特别是老年人，肾气常虚，固摄功能减退，过多饮水势必增加夜尿而影响休息。且睡前饮茶过多，茶叶中含有的咖啡因能兴奋中枢神经，使人难以入睡。

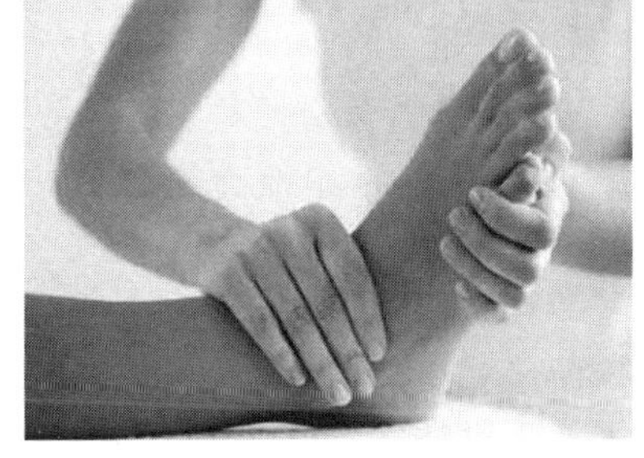

睡前温水洗脚与足底按摩，历代养生家均把睡前热水洗脚作为养生祛病、延年益寿的一项措施。热水洗脚与足底按摩，可疏通经脉，促进血行，有利于消除疲劳，提高睡眠质量。现代医学研究证明，经常刺激脚掌能调节植物神经和内分泌功能，防治心脑血管疾病。

忌当风露宿，以免感邪致病。

2.饮食

我国民间向来有冬季进补的养生习惯，因为冬季万物潜伏，阳气内藏，人体处于收纳的时节，这时补充的营养更容易吸收，正是中医所谓的“万物皆生于春，长于夏，收于秋，藏于冬，人亦应之”的道理。冬季调理身体，可改善人体的阴阳平衡、旺盛脏腑的气血功能，提高机体的抗病能力。

冬季饮食对正常人而言，应当遵循“秋冬养阴”、“无扰乎阳”的原则，也就是说既不要吃生冷的东西，也不能吃过于辛燥发散的食物，以免伤阳气，同时又要注意防止温补太过，郁积化热，而最好吃一些滋阴潜阳、热量较高的膳食，如黑木耳等。

又因为冬季是以养肾气为主的，而肾对应的味是咸，根据五行相克，水克火，而火对应的是心脏，对应的味是苦，所以冬季饮食上应少咸。冬季本来肾气旺盛，多食咸会助肾之旺，转而为亢，亢盛就是不正常的了；宜增苦，因为水克火，所以食苦可以助心气，以防旺盛之肾水克心火。

另外，冬季进补不但要因人而异，还要注意地域的差异。地理环境和生活习惯不同，人体的生理特点和病理改变也不尽相同。所以，在饮食和进补方面还要恪守以下三条原则。

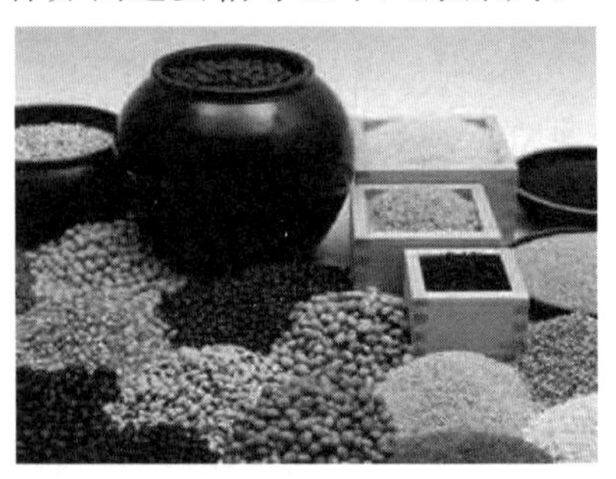

一是食物要有保温功能。多吃一些能增加热能供给，富含脂肪、蛋白质和碳水化合物的食物，比如肉类、蛋类、鱼类及豆制品等。

二是食物要有御寒功能。医学研究表明，人怕冷与其体内缺乏矿物质有关。因此，应注意补充矿物质。中国人一般以“五谷为养、五果为助、五畜为益、五菜为充”，只要不偏食，就可以保证人体对钾、铁、钠等矿物质的需求。

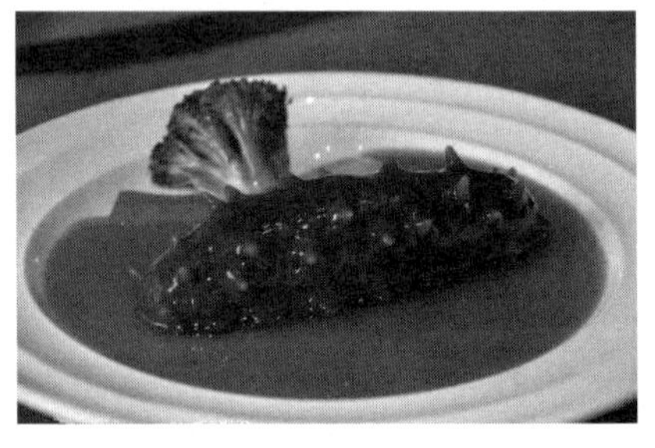

三是食物要有防燥功能。冬季气候干燥，人们常有鼻干、舌燥、皮肤干裂的症状，这个时候多吃一些富含维生素 B_2、维生素 C 和含黏液质的食品十分必要。维生素 B_2 多存于动物的肝、蛋、乳中；维生素 C 主要存在于新鲜蔬菜和水果中；含黏液质的食品如蜂蜜、海参、木耳、水梨、蹄筋等，能提高血液中胶质含量，增加细胞内水分的保存。

冬季饮食应把握“适当清淡”的原则，由于冬季寒冷，人们喜食温热食物抵御寒邪，但必须注意的是，现代人营养多已过剩，加上生活紧张忙碌，睡眠不足，许多人容易有虚火上升的情况，因此，若常有便秘、痔疮、失眠、长痘痘等症状的人，不可滥补；而胃肠病、痛风、高血压、糖尿病、肾脏病、心脏血管疾病患者，尤应避免吃麻辣火锅。

3.起居

主要是应该注意避寒保暖，守阳养阴。一是要注意头部保暖。如果不注意头部保暖，头部血管会因为天气寒冷而收缩，就会产生头疼等症状；二是要背部保暖，不然会出现颈椎、腰椎疼痛等症状；三是要注意脚部保暖，由于脚离心脏最远，血液供应少且慢，因此脚的皮肤温度最低。中医认为，足部受寒，势必影响内脏，可引致腹泻、月经不调、阳痿、腰腿痛等病症。

适当进食热饮，增加衣被，烤火以驱寒，但注意不可过热而致大汗，使阳气随汗而脱。

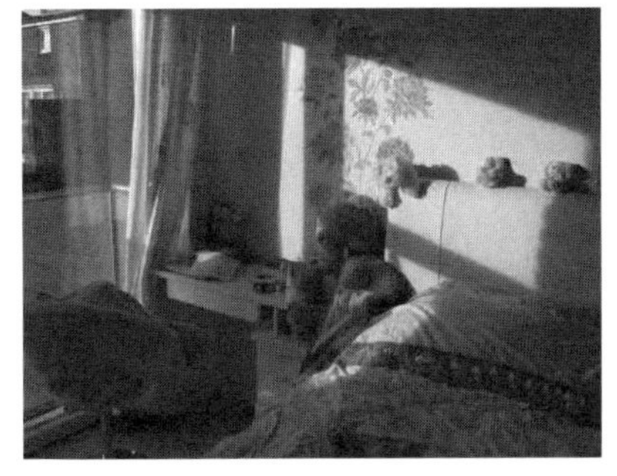

居室宜注意定时开窗通风，让阳光照射进来，增加室内负离子含量，以保证室内空气新鲜。若长时间将门窗紧闭，使得室内充满二氧化碳和废气，对人的健康十分不利。

凉水洗脸，热水泡脚。冬季天冷，多数人喜欢用热水洗手、洗脸，这是没有错的；但采用凉水洗手、洗脸，这却对身体非常有益。研究表明，冬季坚持用凉水洗手、洗脸，可增强耐寒抵抗力，对适应环境变化有所帮助。而每晚睡前用热水泡脚15分钟，则有利于改善体质，预防感冒，促进睡眠。

4.运动

运动以静为主。在冬天，人们往往因为气候寒冷不愿意参加体育运动，或者为了让身体保持一定的温度，不顾自身条件而做一些超出身体负荷的剧烈运动，这些都是不可取的。正确的冬季运动养生要求我们要坚持适度的体育锻炼，正如俗话所说，“冬天动一动，少闹一场病；冬天懒一懒，多喝药一碗”，“冬练三九，夏练三伏”。在温度适宜的冬季上午，打太极拳、快步走都是非常有益于身心健康的。

5.保持乐观情绪

冬季受到使用火炉、暖气、气候干燥等方面的影响，人容易“上火”，情绪也易发生变化。中医认为怒则气上，扰动阳气。因此，冬季要注意情绪调节，平日要注意保持乐观情绪，而当遇到不顺心之事时，要注意保持冷静，不要轻易生气、发怒，以避免产生焦虑和抑郁等负面情绪。

第四节　特殊人群及常见慢性疾病患者的生活起居保健

一、青少年

1.护眼

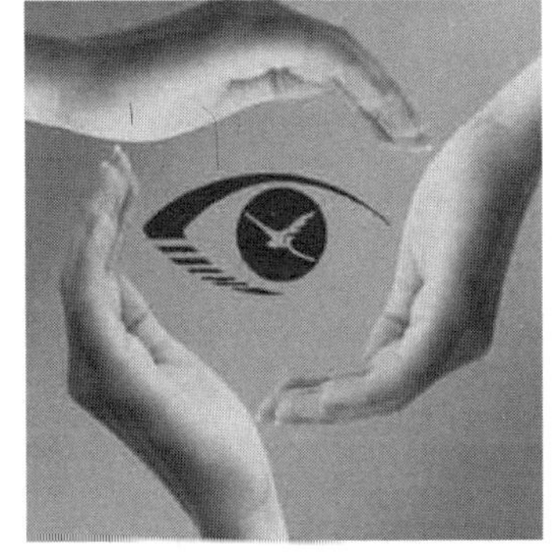

青少年眼疾已经成了不可忽视的问题，近视、散光等给很多青少年带来了困扰。保护眼睛，要做到：

(1)起居有规律。平时养成良好的生活习惯，早睡早起，每日保持充足的睡眠时间，劳逸结合，脑体结合。

(2)青少年饮食有度很重要。饮食应该注意质量、数量、进食时间和速度。在何种食物对眼睛有益尚存争议时，均衡营养切勿偏食是最保险的做法。

(3)光源要充足，但要柔和不要过强。明暗比例过大会加速视力问题的产生。选择纸张不反光、字体大小适宜、印刷清晰的读物，整个桌面的照明效果要均匀。

(4)眼保健操要按照规定去做。适当的按摩可以增加眼局部的血液循环，对眼睛的健康有益无害。

(5)学校中的桌椅高度与学生身高相匹配是不可忽视的问题。桌椅的设计要符合人体工程学的要求,如果桌子过高或者过低,必然要强迫学生的两眼靠近桌面上的书本。眼睛应与书本保持 30～40 cm 的距离。坐姿要正确,避免趴在桌上看书。

√正确的写字姿势:
头正
肩平
身直
足安

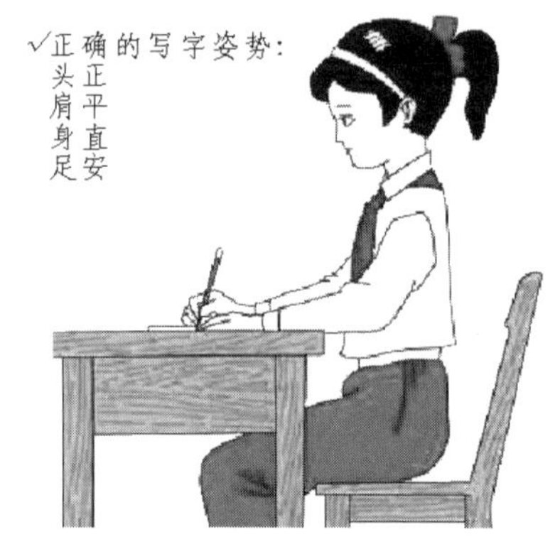

(6)增加体育锻炼也是青少年眼睛保健工作的重点内容。学生下课后,在室外空旷的环境中进行体育锻炼,既锻炼了身体,同时两眼不由自主地处于远看状态。因此,进行体育活动会对防止近视有帮助。

青少年眼睛保健工作不是一蹴而就的,需要长期坚持和各方的共同努力,这样才能使青少年的眼睛更健康。

2.防龋齿

由于中小学生正处于替牙期,无论是龋齿还是龋齿引起的其他疾病,都可能会对他们的身体造成不良影响。应从以下五个方面预防龋齿:

(1)注意合理的营养,多吃含有钙、磷、维生素的食物,例如黄豆、豆制品、海产品、牛奶、鱼肝油和含有大量维生素与无机盐的新鲜蔬菜及水果等。这些食物对牙齿的发育、钙化都有很大好处。

(2)在饮食中适当地选择一些粗糙的、含有纤维的食物,使牙面能获得良好的摩擦功效,促进牙面清洁,从而形成抗龋的良好条件。

(3)少吃零食和糖果,可以减少龋齿的发生,这对儿童尤为重要。特别注意,睡前不要吃糖果、糕点等零食。

(4)牙齿表面的间隙、窝沟是龋坏的易感部位,用复合树脂进行窝沟封闭可以达到预防龋齿的作用或用氟化物来防龋。

(5)养成良好的口腔卫生习惯,饭前洗手,饭后漱口,早晚刷牙,选择含氟牙膏。

3.偏食

青少年时期是生长发育的关键时期,需要大量蛋白质、微量元素等各种营养物质。偏食导致营养不均衡,使身高、体格发育受到影响,长期如此,还会导致一些疾病,对身体有极大的危害,如营养失衡、体重不达标、影响智力发育、抵抗力差、易染病、出现极端性格等。

我要吃!
薯片
可乐
垃圾食品
呼呼,我也要

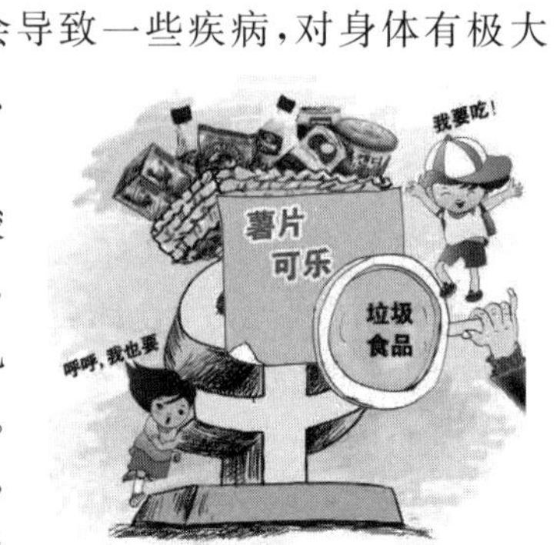

(1)偏食可致儿童多动症。进食过多含有酪氨酸、水杨酸盐的食物以及含有大量调味品、人工色素和受铅污染的食物,可使具有多动症遗传素质的儿童发生多动症,或使该病患儿的症状加重。只要限制这类食物的摄入,症状可明显好转。因此,多动症患儿应忌食含有酪氨酸的挂面、糕点及乳制品,不吃含有甲基水杨酸盐较多的西红柿、苹果、橘子、杏等。患

儿的食物不要加辛辣调味品，也不宜多食贝类、大红虾、向日葵等含有铝成分及受铅污染的食品，平时可多吃含锌、铁较多的食物。

(2)荤食为主的弊端。多吃肉类少吃素，会对情绪和性格造成不良影响。因为以肉类食物为主食，以致血中儿茶酚胺水平升高，这种物质浓度高时，会使脾气暴躁。相反地，素食则可导致血中5-羟色胺水平升高，使人心境平和，性情温顺。由此可见，偏食肉类的儿童同样会产生暴躁易怒、喜动好斗、不听劝阻等不良表现，饮食应以荤素合理搭配为宜。

(3)甜食过多脾气变坏。一些孩子喜欢哭闹，躁动不安且任性。造成脾气不好的原因，除了家长的娇惯、溺爱和教育方式不当外，还与平时吃甜食过多有关。大量的糖在体内代谢，需要消耗大量的维生素 B_1。体内一旦缺乏维生素 B_1，就会使丙酮酸、乳酸等代谢产物蓄积，特别在脑组织内蓄积过多时，就会出现情绪不稳、爱激动、好哭闹、多躁动等莫名其妙的乖戾的现象。

(4)其他：贪睡不醒，整日昏昏欲睡，可能是过分嗜好咸食所致；过量喝咖啡，则会因体内咖啡因的过量积聚而引起沮丧感。

父母不仅应及时发现孩子是否有异常心理或行为，还应灵活地调整家庭食谱，尤其要纠正孩子偏食挑食的不良习惯，科学地安排日常饮食，以利于孩子健康的身心发育。

4.防脊柱弯曲

人体的脊柱是躯干的中轴和支柱，是下肢和上肢连接的枢纽，它具有支持体重、保持躯干的平衡、缓和震动和保护脊髓及内脏的功能。

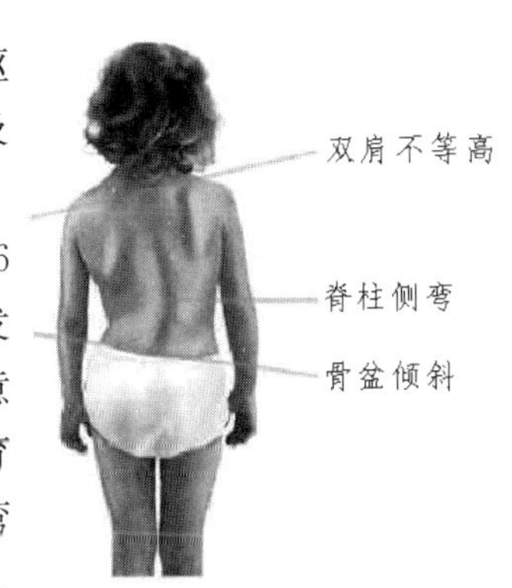

随着年龄的增长，脊柱的弹性和柔韧性逐渐减退。10～16岁的少年由于生长发育快，骨骼的钙化和肌肉力量都还处于发育过程，三个生理弯曲还没有完全定形。如果这一时期不注意读书写字姿势，劳动时单侧身体用力过多以及缺乏全面的体育锻炼，就会引起脊柱变形。最常见的是脊柱向左或向右的侧弯(检查时可见两肩不平，身体向一方倾斜)和向后凸出的驼背。脊柱变形影响健康，使身体失去平衡，容易疲劳，有时会出现腰酸背痛等症状，个别严重的还可影响呼吸器官和内脏的发育。

青少年的脊柱弯曲异常一般是姿势性的，不固定，可以在几个月内通过矫正自己的坐姿、立姿和走姿而恢复正常。为了预防和矫治脊柱弯曲异常，要注意培养良好的读写姿势，读写时身体要正直，两肩齐平；站立时挺胸收腹，不扭腰斜肩，双腿伸直，重心在两脚上；走时保持站立的正确姿势，迈步大小适当，双臂自然摆动，头正视前方。

如果脊柱已经弯曲异常，要根据弯曲性质和部位进行矫正，如驼背者注意挺胸，向左侧弯者可将左上臂举起，身子向右作侧弯运动，使两侧肌肉的紧张度逐渐相等。日常多做一些有利于身体全面发展的运动，如跑、跳、打球、游泳、垫上运动等，加强全身血液循环，使局部肌肉得到充分的营养供应，对预防和矫正脊柱变形有很大的好处。

正常的体育活动和每日做好广播操是预防脊柱弯曲的好方法。

5. 网络成瘾

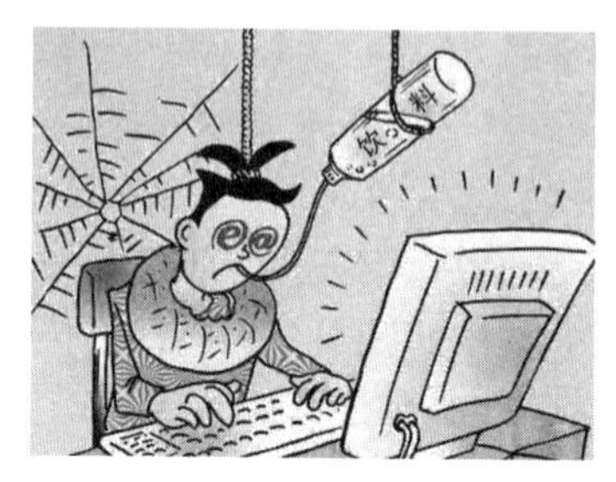

网络成瘾问题已经成为整个社会不可忽视的严重的社会问题。青少年沉溺上网不能自拔，主要是由以下几个原因导致的：

首先，青少年有着天然的、自发的积极探索外部世界的心理倾向，而上网聊天、交友、网恋则是青少年获得理解的一种途径。青少年的心理不成熟，对一些不健康的网站和游戏常常抱着好奇心看看，结果一发而不可收拾，沉溺于其中。

其次，学习压力大，精神长期紧张。在人际交往中经常出现阻碍与困惑。另外孩子和父母之间也常常缺乏交流。生理和心理的苦恼，长期受压抑需要一条途径加以宣泄，而上网无疑是较为方便的途径。

最后，我国目前性教育滞后，青少年生理上趋于成熟，性欲望与日俱增，但性心理却极为不成熟，对性普遍存在神秘感。在这种心理驱使下，极易受不健康的网站和游戏的诱惑而不能自拔。

青少年沉溺于上网危害极大，迷失于虚拟世界，自我封闭，与现实世界产生隔阂，不愿与人面对面交往。久而久之，会影响青少年正常的认知、情感和心理定位，还可能导致其人格的分裂，不利于青少年健康人格和正确人生观的塑造。迷恋网络还可能使青少年产生精神上瘾。一旦离开网络，便会产生精神阻碍和异常等心理问题和疾病。表现在日常生活和学习中，就是举止失常，神情恍惚，胡言乱语，性格愈加怪异。对此，要积极加以教育、引导。

(1)家长应积极与孩子进行平等的交流沟通，加强对孩子的精神关怀。通过有效的沟通去了解他们的内心世界，了解孩子所需所想，给孩子以精神上的关怀、理解与安慰。如家长可经常与孩子聊孩子感兴趣的事情，共同参与孩子感兴趣的有意义的活动，尊重孩子的认知，满足孩子对精神之爱的需求，减少孩子上网的欲望。

(2)积极采取措施转移孩子的注意力，将青少年的求知欲引向正确的轨道。家长和学校老师应设法引导帮助孩子树立起远大的目标，培养其高尚的情操，加强其自控力。如学校经常性地开展各种文体活动，长期主办各种兴趣小组，针对学生的特长与兴趣，举办各种特色培训班，积极鼓励其参加社会实践活动和各种有益的夏令营等。有意识地将青少年的视线从网络上转移至现实中。

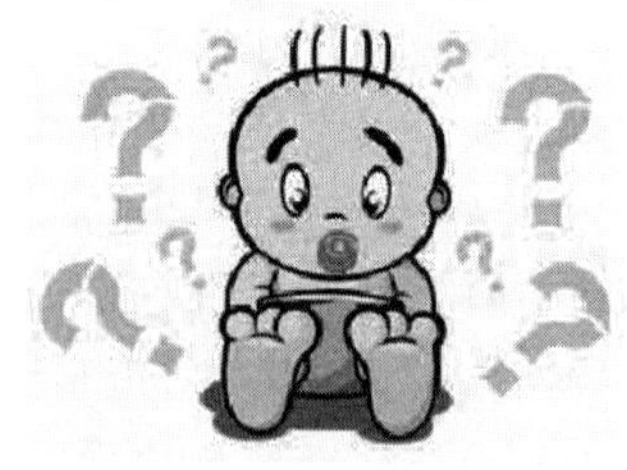

(3)开展正常的性知识教育，消除青少年对性的神秘感和性苦闷。可通过适当的方式，对其进行一些性知识的教育讲解。对于孩子在成长过程中出现的性生理现象和性困惑，切不可因觉得不便谈而敷衍了事。在性教育方面，学校应及时开设正式的性知识教育课，以消除青少年对性的神秘感和性苦闷，使青少年对性有个正确的认识，以消除其对黄色网站的好奇心。

(4)青少年应加强控制力的培养。戒除网瘾要树立信心，循序渐进，如想上网，可有意识地转移目标，找本书看看或参加一些自己热爱的活动。如不能立即戒掉网瘾，可逐步地减少上网的次数与时间。上网时，应有意识地克服自己的好奇心和欲望，避免上黄色网站。如自己难以控制自己，还可让家长参与进来监督自己。

(5)家庭和学校应进行经常性的沟通，建立起有效的监控系统，控制有上网瘾的孩子的作息时间，以此构建一个良好的外部小环境。

6.心理健康

青少年心理健康是指青少年在德、智、体各方面得到良好发展，能在学习和社会活动过程中与人建立良好关系，能谅解他人，辨别是非，在遇到困扰时能克服困难。目前对青少年心理健康尚无统一公认的标准。综合多数心理学家和医学家的观点看，青少年心理健康起码应具有如下标准：

人格修养

心胸：应该像海洋那样——宽广
意志：应该像钢铁那样——刚强
待人：应该像春天那样——温暖
心灵：应该像清泉那样——清纯
信仰：应该像玉石那样——坚贞
品行：应该像松柏那样——正直
工作：应该像老牛那样——勤奋
学习：应该像小溪那样——持续

(1)身体健康，智力正常。身体健康、智力正常是衡量心理健康最重要的标准之一，是正常生活工作的基本条件。

(2)人格完整，意识良好。心理健康的青少年胸怀坦白，言行一致，表里如一；热爱生活，兴趣广泛；具有良好的自我意识，并自尊自爱，尊重他人；善于调节自己的言行举止，使其性格、情感都能符合其年龄特点。

(3)乐于交流，善于结友。具有良好的人际关系，善于结交知心朋友，与朋友能沟通心灵，友好相处；对于矛盾和分歧，能正确对待，妥善处理，并有乐于助人的愿望和行为。

(4)情绪稳定，乐观开朗。情绪是心理健康的温度计，乐观能使人心情开朗。保持相对乐观、稳定的情绪，就能在顺境中积极向上，谦虚谨慎，在逆境中意志顽强并能战胜困难。

(5)有所追求，积极进取。能树立正确的世界观、人生观、价值观，有理想、有信念、有追求，敢于面对现实，勇于承担责任。

当前，大部分青少年出现的心理健康问题主要表现在这些方面：一是学习方面的问题。表现为学习的心理压力大，精神上萎靡不振，记忆效果下降，思维迟缓，有厌学情绪，求知欲下降，考试焦虑等。二是人际关系问题。表现为与教师及家长的关系紧张，相互不理解、不信任，不能进行正常的沟通，造成孤僻、专横的性格；同学间在寻求被接纳的归属感、理解和信任方面常常得不到满足，容易产生孤独感，出现早恋。三是青春期闭锁心理。主要表现是趋于关闭封锁的外在表现和日益丰富、复杂的内心活动并存于同一个体。四是情绪的自我调控能力较弱。情绪波动较大，表现为“说不得”、“碰不得”，与他人相处困难。

培养青少年良好的心理健康应从多个方面入手：

(1)发挥家庭教育的作用。父母要提高自身修养，以身作则，培养孩子多方面的兴趣爱好，加强亲子沟通，切勿采取强制性的、过度的教育，并给孩子以情感上的支持。

(2)引导青少年加强同伴之间的交流。由于同伴之间没有代沟，同伴的影响有时甚至大大超过了父母、教师的影响。通过有效的引导和帮助，增强青少年的人际交往能力，形成良好的同伴关系十分重要。

(3)突出学校教育的重要地位。学校具备良好的师资力量，针对不同年龄段学生的特点，开展实用的心理健康教育和适应能力训练。

(4)优化社会的影响。当今社会正处在改革开放的重要时期，人际关系也显得更为复杂，某些不健康的思潮与改革开放的主旋律并存。面对错综复杂的社会现状，是非分辨能力尚不够成熟的青少年学生，在猎奇心理的驱使下，有时也会去其精华，取其糟粕。在现今社会学生接触社会传媒不良信息的机会大大增加，他们往往潜移默化地受到影响。

二、老年人

老年人生理特点：脏腑虚弱、代谢减慢、适应下降、体弱多病。老年保健应注意以下这些特点，有益于祛病延年。

1. 心性养生

(1)心态平和：如有些老人身居高位，退休后易出现心里不平衡的问题，郁郁寡欢，对身心健康不利，此时应注意保持平和的心态，随遇而安。

(2)豁达宽宏：对事、对人都应保持豁达的胸怀，即使对自己不友好的人，也应该一笑置之。

(3)遇事不急：老年人由于行动受限，在遇到突发情况时易出现心理不平衡或焦躁情绪，如亲人发生意外后，老年人更易出现脑血栓或心梗，因此心性养生对于老年人的保健非常重要，这样有助于保持家庭和睦、社会关系的协调，有益于身心健康。

2. 饮食养生

(1)食宜多样：以五谷为养，以五果为助，以五畜为益，以五菜为充，使谷、果、畜、蔬菜适当搭配，做到营养丰富全面，以补益精气，延缓衰老。

(2)饮食清淡：老年人脾胃虚衰，消纳运化力薄，饮食宜清淡，不宜吃浓厚、肥腻食品，也不宜吃过咸的食品，否则对心血管疾病、脑血管病、肾脏病有不良影响。据中国营养学会推荐，正常人每日食盐摄入量＜6 克/日，而病人则＜3 克/日(低盐饮食)。

(3)食宜温软：老年人阳气日衰，而脾又喜暖恶冷，故宜食用温润的食品，养护脾肾。忌食寒凉之品，如冷饮或凉茶，可能会造成胃痛、腹泻等。老年人牙齿脱落，咀嚼和肠胃消化功能较差，进食柔软的食物容易消化。

(4)食宜少缓：老年人宜谨记“食饮有节”，不宜过饱。《寿亲养老新书》强调，“尊年之人，不可顿饱，但频频与食，使脾胃易化，谷气长存”，主张老人少量多餐，既保证营养供足，又不伤肠胃。进食不可过急过快，宜细嚼慢咽，这不仅有助于饮食的消化吸收，还可避免“吞、呛、咳”的发生。

(5)多补充钙：老年人骨质疏松，容易发生骨折，故应积极防治，多吃钙含量丰富的食物，如奶制品、豆制品等，多晒太阳，补充维生素 D，促进钙、磷的吸收。

3. 药物养生

(1)重视肺脏的调补：肺主一身之气，有固护体表、抵御外邪的作用，如人参、黄芪等药物有很好的补肺作用。

(2)重视脾脏的调补：脾为后天之本，老年人脾胃虚弱，影响营养物质的消化吸收，应该加以调养，如茯苓、白术、山药等。茯苓味甘、淡，性平，入心、脾、肾经，具有利水渗湿、健脾安神的作用。

(3)重视肾脏的调补：肾为后天之本，补肾强肾则延年益寿。如枸杞子、何首乌、熟地黄等。

(4)泻实为辅：由于老年人还有气滞、血瘀或痰瘀等现象，因此在采用温补的方法时，还应辅以泻实，但应注意泻实不能伤正。常用的药材包括：理气药陈皮、茉莉花；活血药丹参、当归、赤芍、玫瑰花，其中当归味甘、辛，性温，入肝、心、脾经，具有补血活血、调经止痛和润肠的作用，可用于老年人便秘；化痰药贝母、枇杷叶等。

4. 运动养生

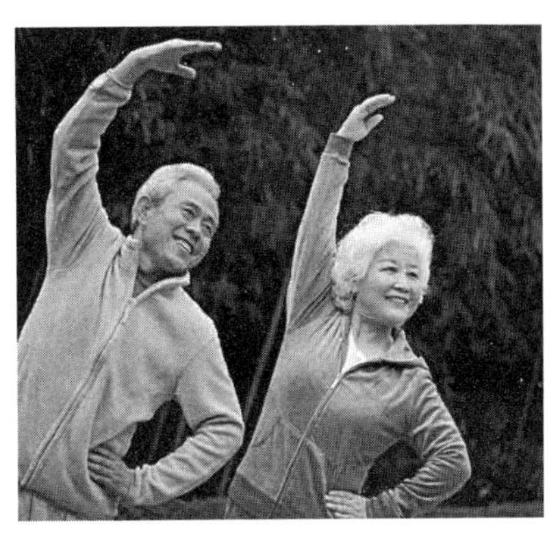

老年人坚持适当的运动可以增强体质，预防疾病，保持健康体重。但要注意一些原则：

(1)养成习惯，持之以恒：最好每天运动，每次30分钟，如运动量较大的项目每周锻炼3～5次比较适宜。三天打鱼，两天晒网，达不到好的锻炼效果。

(2)合理安排，循序渐进：学习动作要由易到难、从简单到复杂，循序渐进，逐步提高，运动量要根据自身的条件从小到大，大中小结合，有节奏地增加。逐次加大运动量和不断提高动作的难度，才能得到良好的锻炼效果。

(3)强调适度，量力而行：要根据各人的年龄、健康水平和身体素质，来选择适合自己的项目和运动量进行锻炼，要量力而行，不要勉强。在进行运动时，心率控制在最大心率的60%～80%为宜。

(4)患病的老年人应该在医生指导下运动，不可盲目。

(5)锻炼时间不要太早，避免寒冷的气候对身体造成不良的影响。运动前做热身运动，运动后做整理活动。还要注意场地是否平整、设备是否牢固、注意安全保护等。

(6)推荐的运动形式如步行、慢跑、太极拳、健身操、广场舞等。

5. 起居养生

(1)劳逸适度：要尽可能做些力所能及的体力劳动或脑力劳动，但切勿过度疲倦，以免“劳伤”致病。

(2)良好的卫生习惯：面宜常洗，发宜常梳，早晚漱口。临睡前，宜用热水洗泡双足。要定时排便，经常保持大小便通畅，及时排除导致二便障碍的因素，防止因二便失常而诱发疾病。

(3)性生活适度：老年人的肾气逐渐衰退，房室之事应随龄增而递减。年高体弱者要断欲独卧，避忌房事。体质刚强有性要求者，不要强忍，但应适可而止。

三、孕妇

孕妇的生活起居，包括衣、食、住、行都要十分谨慎。

1. 睡眠

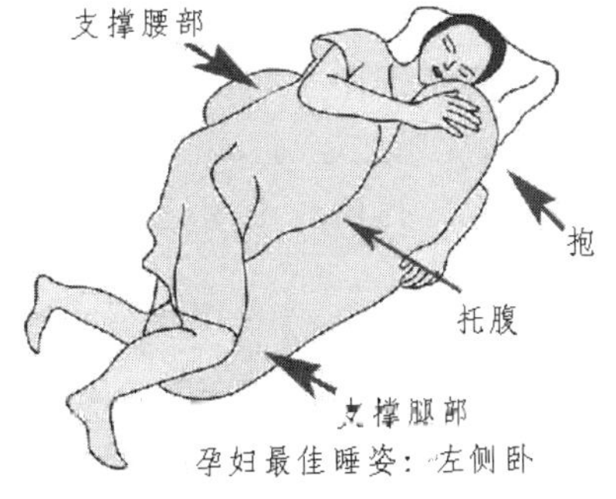

孕妇最佳睡姿：左侧卧

(1)确保睡眠时间充足：保持8～9小时的睡眠，因为尿多可影响睡眠，中午最好休息1小时。卧室的窗户要常开，使空气流通，但室内不宜过冷或过热。

(2)睡姿：怀孕以后，随着胎儿的生长、子宫的增大，内脏组织器官往往易受到挤压。子宫在这种挤压过程中，相应地发生不同程度的右旋现象，从而导致维护子宫正常位置的韧带和系膜拉紧，影响血管对胎儿氧气的输送。如果采取左侧睡姿，会减轻子宫的右旋程度，缓解韧带和系膜的紧张状态，血管供给胎儿的氧气量也就随之增加。

有的孕妇喜欢仰睡，这种睡姿会因子宫压迫腹腔中腹主动脉和下腔静脉等大血管，使组织器官的动脉血液供应和静脉血液回流受到影响，导致子宫供血不足。同时，孕妇长期仰睡，还会因肾脏血液供不应求，使血管收缩增强，引起妊娠高血压，或因排尿量减少而出现水肿现象。

2. 防止胎损

胎损常起于动作不慎，所以孕妇勿登高，勿用力，勿疾行，勿侧坐，勿曲腰，勿跛倚，勿高处取物，勿久立久坐，勿久卧，勿犯寒热。

妊娠时不要挤汽车，要特别注意安全，上下班要避开乘车高峰期。

此外，在流感等病毒感染流行时，不宜上街到人群密集的商店买东西，以防被传染；平时上街购物，也不宜在人多拥挤的地区逗留；提东西的重量不应超过 5 kg，切禁扛、抬、挑、提重物。

孕妇在洗、晾衣服时亦要注意，要用温水，即使是淘米洗菜也要注意不用凉水。洗衣服宜用肥皂不宜用洗衣粉，因洗衣粉里含有对胎儿有害的物质；晾晒衣服切勿登高；在搓衣服时要防止腹部受压。

孕妇不要在油烟较多的地方停留过久，厨房一定要通风或装抽油烟机。

孕妇上班时最好不要单独一人工作，因为孕妇随时会发生意外，无人救助是非常危险的。

孕妇不宜饮可口可乐、浓咖啡和浓茶，宜饮淡茶和白开水。

孕妇禁止做 X 线检查、CT 检查，避免长时间进行计算机操作以及看电视。因为在受精后的 1～15 天为胎儿的器官分化前期，虽然不会使胚芽畸形，但可能会致其死亡。

四、高血压患者

高血压患者在紧张、疲劳、寒冷、突然停服降压药等诱因刺激下，小动脉发生强烈痉挛，可导致血压急剧上升，具有一定危险性，掌握日常起居小常识有助于预防血压突然升高。

1. 起床不宜过猛：高血压患者起床前应先在床上仰卧，活动一下四肢和头颈部，使肢体肌肉和血管平滑肌恢复适当的张力。

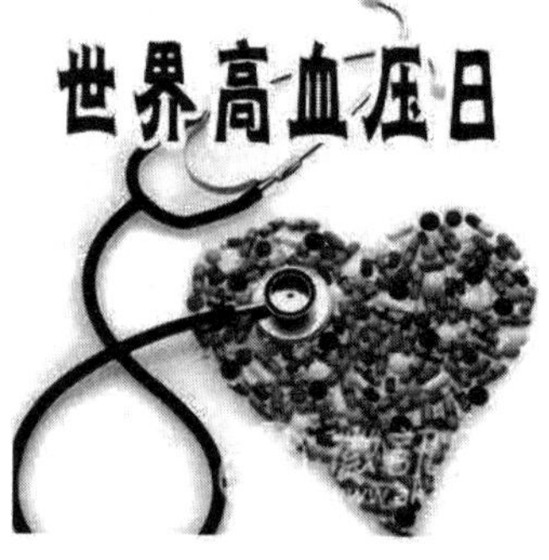

2. 温水洗漱：高血压患者最好用 30～35 ℃的温水洗脸、漱口，过热、过凉的水都会刺激皮肤感受器，引起周围血管的舒缩，进而影响血压。

3. 避免剧烈运动：高血压患者不宜做剧烈运动，可选择散步、太极拳等强度较小的运动，缓解全身中小动脉的紧张程度，有利于降压。

4. 适当减少工作量：高血压患者不宜过度疲劳，研究发现，每周工作 41 个小时以上，患高血压的概率可上升 15%，应适当减少工作量，并注意工作之余的放松。

5. 舒缓音乐降血压：佛罗伦萨大学的研究人员发现，每日聆听 30 分钟舒缓的音乐并配合深呼吸，一周后血压可下降 3.2 个百分点，一个月后下降 4.4 个百分点。

6.保证睡眠质量：高血压患者睡前看电视不要超过2小时，尤其注意不要看内容过于刺激的节目，否则会影响睡眠，如严重失眠可在医生指导下适当服用药物。

7.控制激动情绪：日常生活中应注意控制情绪，不可过于认真、激动，应尽量避免赌博等劣性娱乐项目，以免因过于激动引起血压升高。

五、糖尿病患者

糖尿病是血中胰岛素绝对或相对不足，导致血糖过高，出现糖尿，进而引起脂肪和蛋白质代谢紊乱，临床上可出现多尿、烦渴、多饮、多食、消瘦等表现，重者容易发生酮症酸中毒等急性并发症或血管、神经等慢性并发症。糖尿病是一种常见的内分泌代谢性疾病，随着人们社会经济生活的提高，糖尿病病人有迅速增加的势头，不容忽视。糖尿病患者在平时的生活中应注意：

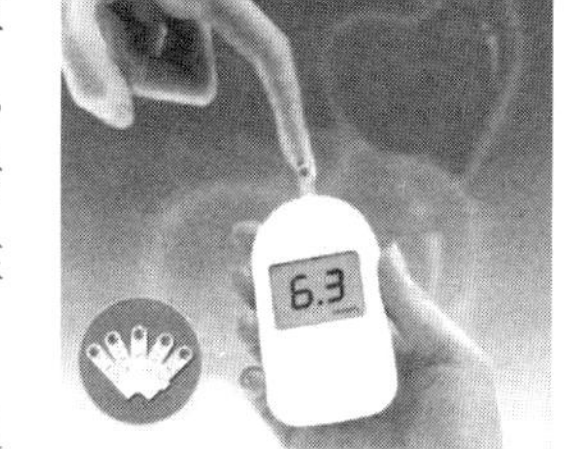

1.愉快规律的生活。注意调整好自己的情绪，尽量避开不良心境的侵扰，轻松愉快地面对每天的生活，养成良好的起居习惯和生活规律，以健康的心态平静地生活。

2.全面均衡的营养。在听从医生建议控制每天摄入热卡总量的前提下，适当调整饮食，使每天摄入的营养素全面均衡，避免饮食内容单调而导致营养不良。糖尿病病人可适当增加新鲜蔬菜尤其是叶菜的摄入量，增加膳食纤维的摄入量，适时补充体内的水分。

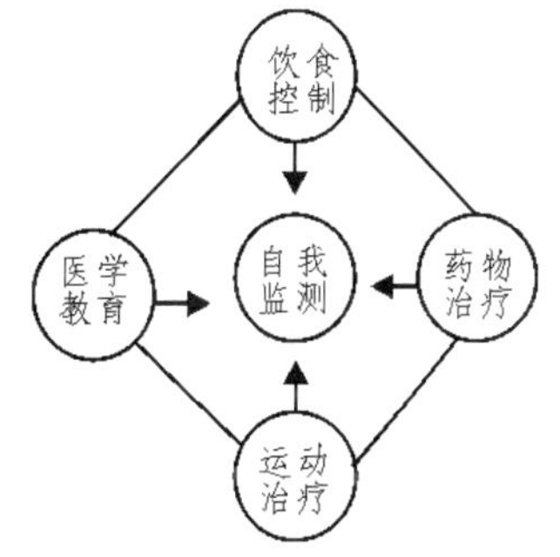

3.持之以恒适度的运动。鼓励糖尿病病人在没有禁忌证的前提下，进行适合自己病情及体能的运动锻炼，以改善胰岛素的敏感性，其中又以规律、适度和持之以恒的有氧运动为最佳。例如慢跑、快走等简便易行的有氧运动几乎适合于各个年龄层次的糖尿病患者，可根据自身情况灵活采用并适当调整运动量，中青年患者或老年患者中体能基础较好者可在医生指导下适当增加运动强度。自己判断运动强度是否合适的最简单易行的办法是：运动后有些疲劳感，休息30分钟左右能够缓解，第二天精神饱满，仍有运动的欲望，这是比较合适的运动量；如果运动使自己疲劳到次日仍感腰酸腿疼甚至起不来床的程度，这就提示运动过量了，要尽量避免。

4.定期认真的血糖监测。无论是饮食治疗、运动疗法还是使用降糖药物甚至胰岛素治疗，定期而规律的血糖监测以了解治疗效果都是必需的。一般病人或病情稳定的患者监测空腹血糖和餐后2小时血糖就可以了；应用胰岛素或磺脲类降糖药的患者，特别是病情不稳定、血糖波动大的患者最好每隔一段时间测量血糖谱，含三餐前血糖、三餐后2小时血糖和临睡前血糖，医生有时还会根据病情建议测量夜间0点、2点或4点时的血糖，以了解整体血糖情况，指导调整用药。这几个点的血糖测定可以在一天内集中完成，也可以在三五天时间内分散完成。这些血糖资料对于了解自身情况、安排饮食和运动，甚至调整降糖药都是非常重要的参考，一定要认真对待。

六、关节炎患者

人体持续受凉和温度反差过大，都可引起关节疼痛，中老年人患关节炎的人数比例明显高于其他人群，所以秋冬季节预防关节炎的发作，首先就是注意保暖，特别是关节部位。

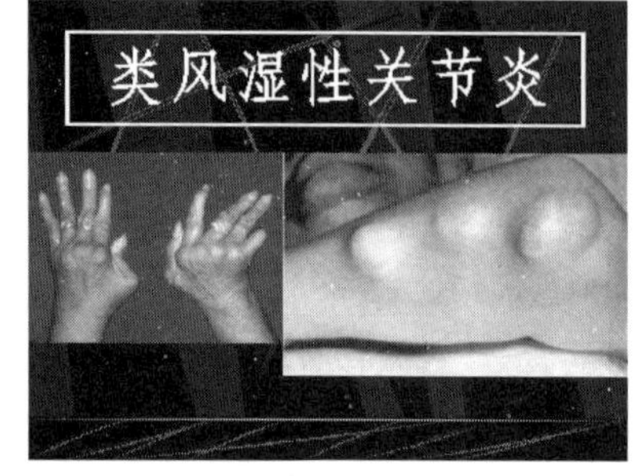

一些生活细节，稍不警惕，也容易诱发关节炎。

1. 床的摆放位置：墙壁的温度和室温可以相差 3～8 ℃，如果床的摆放是一侧直接贴在墙面，中间没有 20 cm 以上的距离，或者没有木质或软包材料等的阻隔，墙壁的寒气就会对人体造成伤害，极可能诱发关节炎。

2. 年轻女性冬季穿露膝短裙和高跟鞋，容易导致关节炎的发作，要小心由此引发的“时尚病”。

应该特别指出的是，登山、爬楼梯等运动不适合关节疾病患者，应选择散步等方式活动身体，因为关节过分活动或背负重物会造成关节劳累再损伤。

在饮食方面，应注意补钙和维生素，控制蛋白质、胆固醇的摄入。

关节炎急性发作期时应限制活动，热敷、按摩、理疗可减轻症状。

七、颈椎病患者

患有颈椎病，要及时到医院接受科学的治疗，减轻病痛。在家里也可以做到以下几点：

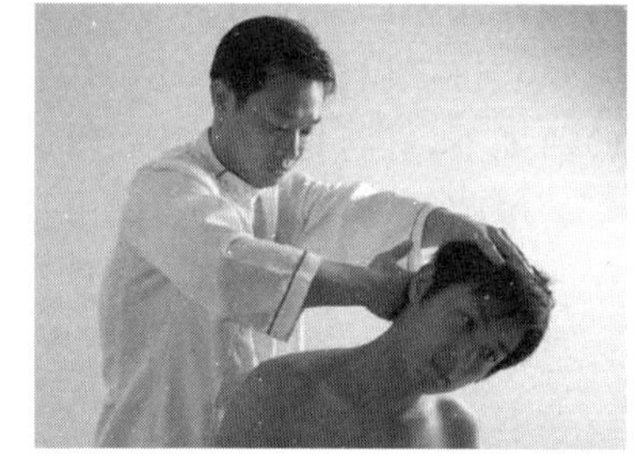

1. 加强颈肩部肌肉的锻炼，在工间或工余时，做头及双上肢的前屈、后伸及旋转运动，既可缓解疲劳，又能使肌肉发达，韧度增强，从而有利于颈段脊柱的稳定性，增强颈肩顺应颈部突然变化的能力。

2. 选择一个合适的枕头，不宜过高或过低。理想的枕头应是符合颈椎生理曲度要求的，质地柔软，透气性好的，以中间低、两端高的元宝形为佳。因为这种形状可利用中间的凹陷部来维持颈椎的生理曲度，也可以对头颈部起到相对制动与固定作用，可减少在睡眠中头颈部的异常活动。

3. 注意颈肩部保暖，避免头颈负重物，避免过度疲劳，坐车时不要打瞌睡，防止因急刹车带来的颈部剧烈冲击。

4. 长期伏案工作者，应定时改变头部体位，按时做颈肩部肌肉的锻炼。

5. 注意端正头、颈、肩、背的姿势，不要偏头耸肩，谈话、看书时要正面注视，要保持脊柱的正直。

第五节　家庭小药箱

家中常备一些应急药品，特别是有老人、小孩的家庭，是非常有必要的。该预备什么药品及如何正确储存，是大多数人关心的问题。

一、储药箱

目前，市场上有不少款式的塑料材质的家庭小药箱，箱子分成几个隔离空间，便于分类存放一些药品，优点是简单方便，价格便宜，适合大多数家庭。缺点是不具备调节箱内温湿度的功能，对于需要低温储存和有防潮要求的药品不适合。还有一款可以控温除湿的家用电子药箱，可以实现温湿度的调控，但价格比较昂贵。

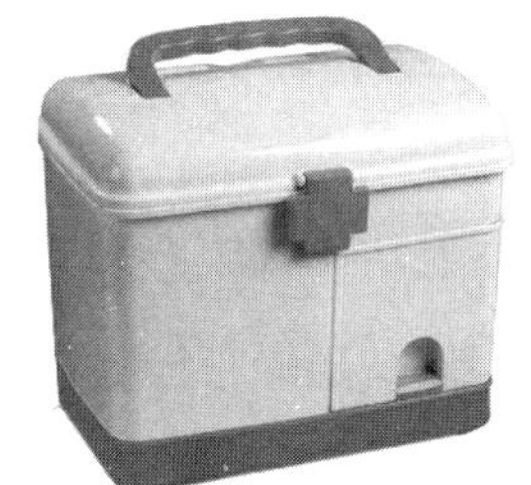

国外家庭小药箱更为讲究，小药箱装入 3 000 赫兹高频哨，当病人在虚弱的时候，可能没有力气大声叫喊，配一个高频哨能引起家人和邻居的注意，达到求助的目的。

二、个性化预备药品

遵循的原则：

1. 根据家庭人员的组成和健康状况合理地准备药品。如有老人和小孩，要特别注意准备他们用的药。家有高血压病人、结核病人、冠心病病人、癫痫病人等，治疗这些病的药物应常备不断；家庭药箱严禁混入家庭成员过敏的药物。

2. 选择疗效稳定、用法简单、副作用较小的 OTC 药(即非处方药，这类药品包装上有显示的标志)。处方药除非是经医生开具，否则不宜自行购买。

3. 尽量选择口服药、外用药，不选注射药物。

4. 选择常见病、多发病用药。

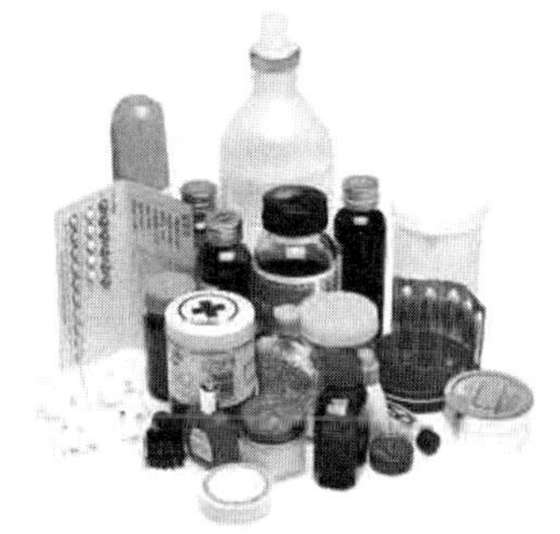

5. 药品按照内服、外用、液体药物等分类存放，具有挥发性气味的药物，则应分开另存。

6. 药品说明书注明需要低温储存的药品应另外置冰箱冷藏室内保存。

三、注意事项

1. 注明有效期与失效期，并贴上醒目的标签，定期对备用药品进行检查，及时更换。

2. 药物名称、用法、用量及用药注意事项应标注清楚。

3. 对于贮备药品即便仍然在理论保质期内，但因开过包装，也有可能变质，使用前务必仔细观察外观变化。如当片剂产生松散、变色；糖衣片的糖衣粘连或开裂；胶囊剂的胶囊粘连、开裂；丸剂粘连、霉变或虫蛀；散剂严重吸潮、结块、发霉；眼药水变色、混浊；软膏剂有异味、变色或油层析出等情况时，则不能再用。

4. 除非自己非常熟悉的药品，否则用药前应咨询医生或药师。滥用药品可能掩盖症状，造成诊断困难，甚至误诊；多种药品同时服用还存在药物之间相互作用的复杂因素；用药的剂量和疗程并非一成不变的，应因人而异……这些都需要医生或药师的专业指导。

5. 药品应放在安全的地方，防止儿童误服。

第六节　起居保健歌谣

民间流传着不少关于养生保健的歌谣，不但富有哲理，而且朗朗上口，集科学、娱乐于一体，现摘选部分供参考。

一、进食十二忌

猪肉菱角若同食，肚子疼痛不好受；
牛肉栗子一起吃，食后就会发呕吐；
羊肉滋补大有用，若遇西瓜定相侵；
狗肉滋补需注意，若遇绿豆反伤身；
兔肉芹菜也相忌，同食就会伤元气；
鹅肉鸡蛋不同窝，一同入胃伤身体；
鲤鱼甘草性相反，兼而食之定伤元；
黄鳝皮蛋皆佳肴，不可同桌结伴行；
鸡蛋若遇消炎片，同室操戈两相争；
鸡蛋糖精更相克，同食中毒重伤身；
柿子红薯若同食，体内结石易形成；
柿子螃蟹也相背，同食之后会腹泻；
柿子白酒更不合，食后使你心发闷；
豆腐蜂蜜拌着吃，味道虽好耳要聋；
洋葱蜂蜜也不合，同食就会伤眼睛；
香蕉芋头本不合，同食面部要起斑；
黄瓜生熟都可吃，进食之际忌花生；
萝卜木耳不同食，食了容易生皮炎；
萝卜水果更相背，甲状腺肿会诱发。

二、八怕歌

一怕性子急，冲动发脾气。
二怕有苦衷，心情受压抑。
三怕灾祸至，精神遭刺激。
四怕嗜酒肉，体肥血管细。
五怕事忙乱，烦扰多难题。
六怕头猛震，抬举用过力。
七怕连失眠，熬夜不节欲。
八怕烈日晒，风寒也需避。

三、养生歌

君欲求长寿，养生最重要。
起居需定时，睡眠不可少。
时而跑跑步，抽空做做操。
活动筋骨舒，食增脾胃好。
早餐营养精，中餐要吃饱。
晚餐宜清淡，糖盐量宜少。
素菜样样吃，节制饮食好。
劝君莫抽烟，勿贪杯中酒。
节欲是关键，色为寿之仇。
夫妻过生活，也要把握周。
财为身外物，不正勿贪求。
遇事勿发怒，性情要温柔。
劳逸相结合，锻炼贵持久。
若能照此作，健康保长寿。

四、食疗歌

生梨饭后能化痰，苹果消食容貌娇；
木耳抗癌素中荤，黄瓜减肥有成效；
紫茄祛风通脉络，莲藕除烦解酒妙；
海带含碘消瘀结，葱辣姜汤治感冒；
大蒜抑制肠胃炎，菜花常吃癌病少；
鱼和猪蹄补乳法，猪牛羊肝明目好；
盐醋防毒能消炎，韭菜暖肾补膝腰；
花生降醇也健胃，瓜豆消肿又利尿；
柑橘消食化痰液，抑制癌菌猕猴桃；
香蕉含钾解胃火，禽蛋益智营养好；
萝卜化痰消胀气，芹菜能降血压高；
生津安神属乌梅，润肺乌发食核桃；
番茄补血驻容颜，健胃补脾吃红枣；
白菜利尿排毒素，蘑菇抑制癌细胞；
精力衰竭食泥鳅，鸽子蚕蛹强精妙；
蜂蜜润燥又益寿，葡萄悦色令年少；
食莫多贪七成饱，酒防狂饮不醉妙；
胸怀淡泊能长寿，心平气和寿自高。

五、粥疗歌

若要不失眠，煮粥添白莲。
要得皮肤好，米粥煮红枣。
气短体虚弱，煮粥加山药。
治理血小板，花生衣煮饭。
心虚气不足，桂圆煨米粥。
要治口臭症，荔枝能除根。
清退高热症，煮粥加芦根。
血压高头晕，胡萝卜粥灵。
要保肝功好，枸橘煮粥妙。
口渴心烦躁，粥加猕猴桃。
防治脚气病，米糠煮粥饮。
头昏多汗症，煮粥加薏仁。
便秘补中气，藕粥很相宜。
夏令防中暑，荷叶同粥煮。
若要双目明，粥中加旱芹。

六、宽心谣

日出东海落西山，愁也一天乐也一天。
遇事不钻牛角尖，人也舒坦心也舒坦。
每月领取养老钱，多也喜欢少也不嫌。
少荤多素日三餐，粗也香甜细也香甜。
新旧衣服不挑拣，好也御寒赖也御寒。
常与知己聊聊天，古也谈谈今也谈谈。
内孙外孙同样看，儿也喜欢女也喜欢。
全家老少互慰勉，贫也相安富也相安。
早晚操劳勤锻炼，忙也乐观闲也乐观。
心宽体健养天年，不是神仙胜似神仙。

（陈民理）

陈民理，男，主任医师，晋江地区医科大专班医疗专业毕业。从事临床工作三十余年，现任福建省中西医结合学会儿科分会常务理事、泉州市儿科学会副理事长、南安市医学会常务副理事长等职。长期从事临床工作，先后在国家级、省级刊物发表论文十几篇。获南安市科技局科研立项二项，2012 年获南安市人民政府、市科技局“科技先进二等奖”一项。系南安市第二届“优秀拔尖人才”。

第四章　运动健体

第一节　概述

“流水不腐，户枢不蠹”说的是自然界中的一个现象，但同时还揭示了一个真理：用进废退。对于健康而言，说运动是金何尝不可。“动则不衰”是我们中华民族养生、健身的传统观点。按中医理论，运动可使全身气机条达，血脉流通，如此才能不生疾病或少生病。肌肉在运动中变得发达有力，骨骼在运动中变得坚强和结实。所以说，最好的保健秘方不是灵丹妙药，而是运动。当下，体育运动与健康的关系已经成为社会普遍关心的话题。本章将对运动养生、运动与防病以及如何科学运动进行描述和分析，从而说明运动与健康的关系。

第二节　古今中外对运动养生的认识

一、运动养生的概念

运动是一种涉及体力和技巧的由一套规则或习惯所约束的活动，通常具有竞争性。人在运动的过程当中，身体的结构会随着运动而变化，因此加强了自身的体质，所以运动是人类离不开的一种活动方式之一。

人们都希望自己长生不老，甚至有人花费毕生的精力去从事炼丹和发掘长生不老药的研究。随着科学技术的发展，人类的平均寿命不断延长。人们不仅满足于长寿，还希望在长寿的同时又有更高的生活质量。现在，越来越多的人意识到了“运动养生”，开始崇尚健康的生活方式，对待生活的观念也在不断地更新。

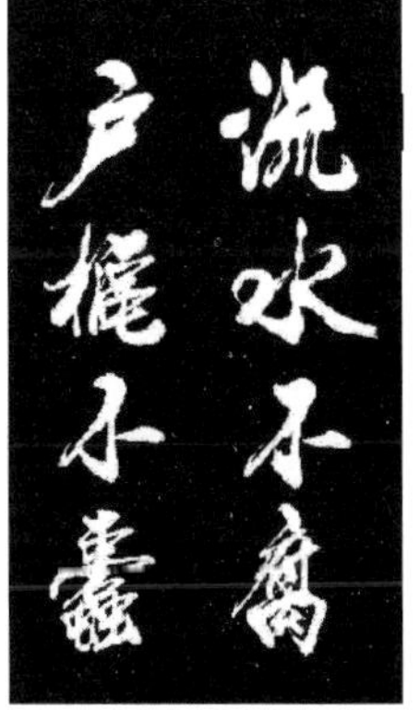

健康是一种在身体上、精神上完美的状态和良好的社会适应能力。运动保健，又叫中医健身术，是指运用传统的体育运动方式进行锻炼。早在春秋战国时期，体育运动就已作为健身、防病的重要手段，如《庄子·刻意》云：“吹嘘呼吸，吐故纳新，熊经鸟申，为寿而已矣。此导引之士，养形之人，彭祖寿考者之所好也。”说明当时用导引等方法运动形体来养生的人，已经为数不少了。《吕氏春秋》中更明确指明了运动养生的意义：“流水不腐，户枢不蠹，动也。形气亦然，形不动则精不流，精不流则气郁。”这里用流水和户枢为例,说明运动的益处,并从形、气的关系上,明确指出了非常明显的一个道理:动则身健,不动则体衰。《黄帝内经》也很重视运动养生,提倡“形劳而不倦”,反对“久坐”、“久卧”,强调应“和于术数”。所谓“术数”,据王冰注,“术数者,保生之大伦”,即指各种养生之道,也包括各种锻炼身体的方法。

从上文我们可以得知,古人是非常重视运动保健的,“动则不衰”已经成为我们中华民族养生、健身的传统观点,这同现代医学所认识的“生命在于运动”的理念是完全一致的。

二、运动养生的重要性

法国医生蒂索曾说:“运动就其作用来说,几乎可以代替任何药物,但是世界的一切药品并不能代替运动的作用。”这句话是有一定道理的。

中医将精、气、神称为“三宝”,与人体的生命息息相关。运动养生正是抓住了这三个环节,调意识以养神;以意领气,调呼吸以练气,以气行推动血运,周流全身;以气导形,通过形体、筋骨关节的运动,使周身筋脉畅通,百脉流畅,内外相合,脏腑协调,使机体达到“阴平阳秘”的状态,从而增进机体健康,以保持旺盛的生命力。

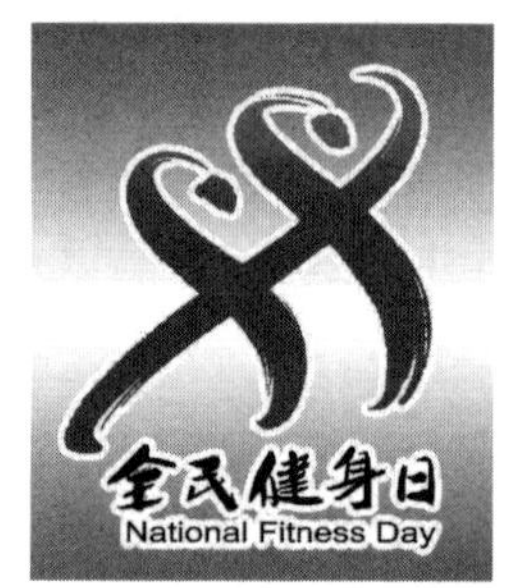

现代的科学研究证明,经常参加适度的锻炼,对机体会有很多好处:可以促进血液循环,改善大脑的营养状况,促进脑细胞的代谢,使大脑的功能得以充分发挥,从而有益于神经系统的健康,有助于保持旺盛的精力和稳定的情绪;使心肌发达,收缩有力,促进血液循环,增强心脏的活力和肺脏的呼吸功能;可增加膈肌和腹肌的力量,促进胃肠蠕动,防止食物在消化道中滞留,有利于消化吸收;可促进和改善体内脏器自身的血液循环,有利于发挥脏器的生理功能;可提高机体的免疫功能及内分泌功能,从而使人体的生命力更加旺盛;可增强肌肉关节的活力,使人动作灵活轻巧,反应敏捷、迅速。另外,运动不仅养身,而且养心。现代医学研究表明,人右脑的信息容量、记忆容量和形象思维能力都大大超过左脑,运动锻炼可以使右脑得到充分的锻炼,提高人的记忆力和抽象思维能力。体育锻炼可以使神经系统的兴奋和抑制过程更加集中,对外刺激的反应更加迅速、准确,还可以增强人的视觉和听觉,提高神经传导速度,增强神经传导过程的均衡性和灵活性,增强神经系统功能。运动还有助于调节情感和情绪,有助于形成坚强的意志品质,有助于改善人际关系,有助于消除心理障碍等。总之,运动可以健全体魄,防病防老,延长寿命,正所谓“运动是健康的源泉”。

第三节　现代医学对运动与防病的认识

一、运动可促进生长发育和增强体质

体育运动有利于人体骨骼、肌肉的生长,增强心肺功能,改善血液循环系统、呼吸系统和消化系统的机能状况,有利于人体的生长发育,提高抗病能力,增强机体的适应能力,是增强体质最积极、有效的手段之一。

二、运动可预防心血管疾病

运动锻炼，特别是有氧运动，可以提高心血管血液的输出量，增强心肌的收缩力，改善全身的血液供给。全身的血管也在运动中得到有节奏的收缩和扩张，弹性增强，减少动脉硬化。虽然在运动中心脏为了使身体得到足够的血液供应，心跳加快，以便在单位时间内搏出更多的血，但是当运动停止以后，心跳反而比正常时慢，而这种慢心率对健康长寿大有益处。再则运动需要消耗能量，促进脂肪的燃烧和利用，因而可避免肥胖和高脂血症的产生，也就降低了心血管疾病的危险性。

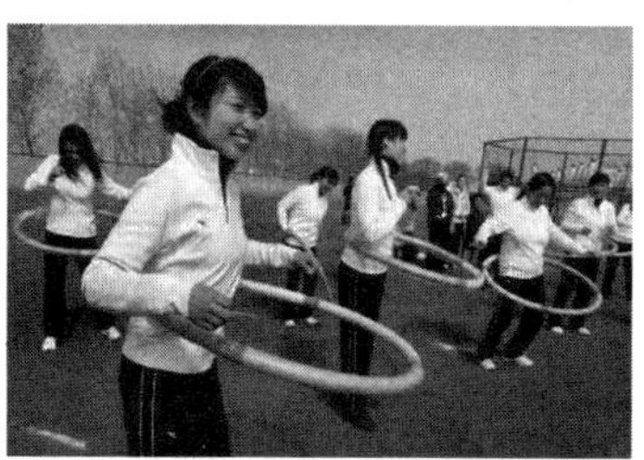

三、运动能防治糖尿病

有人说糖尿病是一种富贵病，其实，糖尿病确确实实是由于缺乏运动而引起的疾病，在中国、芬兰和美国等不同国家的研究发现，即使中等程度的体力活动，也几乎足以防止60%Ⅱ型糖尿病病例的发生。那么，缺乏锻炼为什么会引发糖尿病呢？简单地说，运动可刺激胰岛素的分泌，加速细胞对糖的氧化和利用。当肌肉缺乏运动锻炼时，便会抑制胰岛素的分泌，长久下去，便会导致糖代谢的紊乱，进而诱发糖尿病。另外，运动也会加速脂肪的氧化，故而少得肥胖病。已知在糖尿病的发病过程中，肥胖也是一个重要的原因，因为脂肪也是一种内分泌腺体，脂肪细胞，尤其是大脂肪细胞能分泌一种脂抑胰岛素，可降低胰岛素的活性，从而使细胞不能很好地利用糖。

四、运动能预防骨质疏松

骨质疏松是威胁中老年人健康的一种多发病，而运动是增强钙吸收最有效的办法。缺钙者只有参加适量的体育锻炼，使骨骼承重，才能提高补钙的效果。研究者认为，通过运动锻炼，增强骨承受负荷及肌肉牵张的能力，结合使用骨合成性药物等，可达到刺激骨生成，恢复被丢失的骨质及维持一定骨强度水平的目的。所以，补钙结合适当的负重运动，是防止骨质疏松最有效的方法。

五、运动能防癌

有关研究指出，经常性的运动锻炼可使大肠癌的罹患率降低一半。因为久坐不动必然导致肠蠕动缓慢，形成便秘，而宿便中的毒素，主要是蛋白质的分解产物、细菌毒素以及重金属离子等，对肠壁的刺激诱发肠黏膜细胞发生突变，进而引起癌症。运动能增强肠蠕动，有利于这些毒素的及时排出，故而少发癌症。此外，由于大便畅通，减少了毒素的再吸收，从而也降低了女性的乳腺癌、肺癌和其他癌症的发病率。

六、运动能健脑防衰老

体育锻炼能改善神经系统的调节功能，提高神经系统对人体活动时错综复杂变化的判断能力，并及时做出协调、准确、迅速的反应；使人体适应内外环境的变化，保持机体生命活动的正常进行。有关研究表明，锻炼可直接对脑产生影响。锻炼可增加“脑源性神经因子”的形成量，这种物质能促进神经轴突的生长，而且能够提高脑细胞抑制氧化物和毒素的能力。

七、运动能促进心理健康

1.运动具有调节人体紧张情绪的作用，能改善生理和心理状态，恢复体力和精力。

2.体育锻炼能增进身体健康，使疲劳的身体得到积极的休息，使人精力充沛地投入到学习、工作中。

3.舒展身心，有助于安眠及消除读书带来的压力。

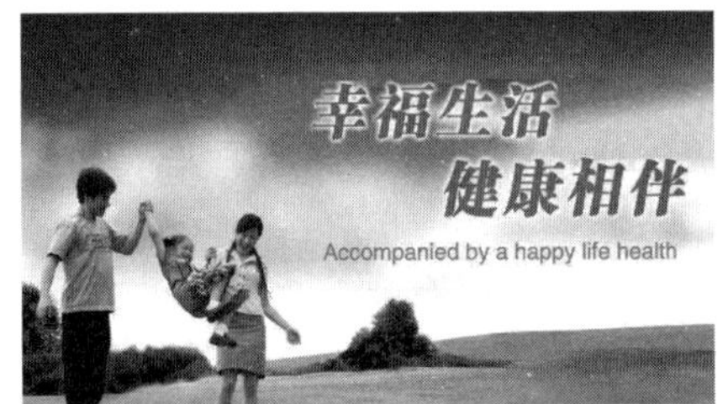

4.体育锻炼可以陶冶情操，保持健康的心态，充分发挥个体的积极性、创造性和主动性，增强自信心，使个性在融洽的氛围中获得健康、和谐的发展。

5.体育锻炼中的集体项目与竞赛活动可以培养人的团结、协作及集体主义精神。

在现代社会中，竞争的激烈和生活压力的加大会使人产生悲观、失望的情绪，进而导致忧郁、孤独等心理障碍的产生。心理不健康会导致生理上的不适。运动，不仅能使生理机能和身体素质得到改善和提高，而且会从中相应地掌握并发展一些体育技术技能，取得的这些成绩传递给大脑，从而可产生自我成就感和幸福感，增强自信心，具有很好的消除心理障碍的效果。

第四节　不同季节与运动的关系

一、春季的运动保健

人们在春天根据自己的身体情况进行各项锻炼，既可补充冬季寒冷所消耗的阳气，又能供应将要来临的夏暑炎热消耗的阴津。专家认为，春季锻炼不要选择高强度的剧烈运动，以免由于过度运动和损耗对人体养阳和生长产生不利影响。

1.早起伸懒腰

经过一夜睡眠后，人体松软懈怠，气血周流缓慢，方醒之时，总觉懒散而无力。若四肢舒展，伸腰展腹，全身肌肉用力，并配以深吸深呼，可起到吐故纳新、行气活血、通畅经络关节、振奋精神的作用，也可解乏、醒神、增气力、活肢节。所以提倡春季早起多伸伸懒腰。

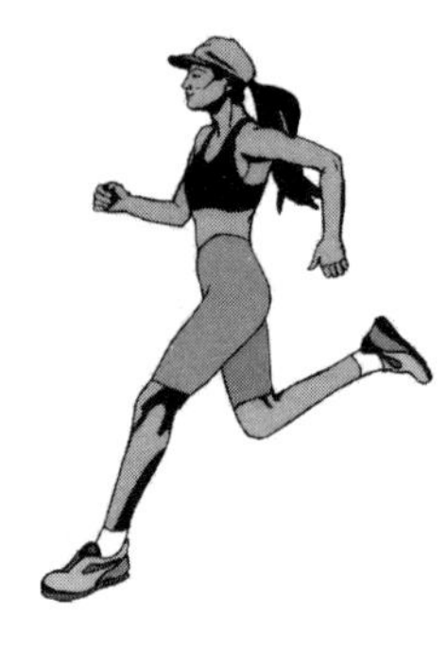

2.平日多散步

春暖花开之际，散步是一种值得推广的养生保健方法。一天紧张繁忙的工作之后，到街头巷尾走一走，可以很快消除疲劳。众多寿星的长寿秘诀之一就是每天要有一定的时间散步，尤其重视春季散步，因为春季气候宜人，万物生发，更有助于健康。

散步不拘于形式，宜以个人体力而定速度的快慢，时间的长短也要顺其自然，应以劳而不倦、见微汗为度。老年人以缓步为好，步履缓慢，行步稳健，每分钟行60至70步，可使人稳定情绪，消除疲劳，亦有健胃助消化的作用。快步适合于中老年体质较好者和年轻人，每分钟行走120步左右，这种散步轻松愉快，久久行之，可振奋精神，兴奋大脑，使下肢矫健有力。散步时可配合擦双手、揉摩胸腹、捶打腰背、拍打全身等动作，以利于疏通气血，生发阳气。

春季放风筝是集休闲、娱乐和锻炼为一体的养生方式。踏青出游，一线在手，看风筝乘风高升，随风翻飞，实在是一件快事。风筝放飞时，人不停地跑动、牵线、控制，通过手、眼的配合和四肢的活动，可达到疏通经络、调和气血、强身健体的目的。看风筝高飞，眼睛一直盯着风筝远眺，眼肌得到调节，疲劳得以消除。这项活动特别适合青少年。

中老年放风筝时要注意保护颈部，不要后仰时间太长，可仰视和平视相交替。放风筝最好以两三人搭伙为宜，选择平坦、空旷的场地，不要选择湖泊、河边以及有高压电线的地方，以免发生意外。

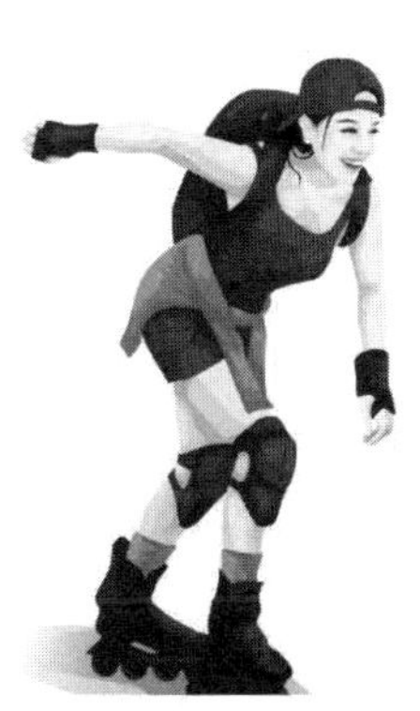

3.多做户外活动

所谓户外活动，就是指在室外、庭院、公园、大自然中的一些运动，如钓鱼、赏花、慢跑、练气功、打太极拳等。室外空气中有丰富的负氧离子，是促进生物骨骼生长的好养料，它虽看不见摸不着，却无时无刻不在“飘游”，对预防儿童佝偻病和中老年人的骨质疏松症都十分有益。

4.锻炼之前应护膝

春日早晨比较寒冷，锻炼前，应先活动膝关节一两分钟，使关节得到松弛，以防运动时膝关节的意外损伤。如果是选择跑步，要注意跑步时不能太快，脚踩地时用力不能太猛，这样可以缓冲腿的震动，防止膝关节损伤。

“护膝锻炼”，原则上以不负重的主动活动为主。例如“仰卧举腿”：取卧位，两腿伸直，两手自然放置体侧，直腿向上抬起，角度可逐渐增大。又如“侧卧外摆”：取侧卧下肢伸直外展，尽量向上抬起，然后慢慢还原。这些功能性锻炼可使膝关节屈伸活动自如，还可预防肌肉萎缩，增强肌力，增加关节的活动范围。

二、夏季的运动保健

夏天由于气温高、湿度大，给体育健身增加了困难，因此，如何健身是一个不太好解决的难题。中国古代的《寿亲养老新书》里有较详细的论述：“午睡初足，旋汲山泉，拾松枝，煮苦茗啜之，随意读周易、国风……陶、杜诗、韩、苏文数篇。从容步山径、抚松竹，与麋犊共偃息于长林丰草间。坐弄流泉，漱齿濯足。”晚饭后，则“弄笔窗间，随大小作数十字，展所藏法帖、墨迹、画卷纵观之……出步溪边，邂逅园翁友，间桑麻、说粳稻，量晴核雨探节数，相与剧谈一俏。归而倚杖柴门之下，则夕阳在山，紫绿万状，变幻顷刻，悦可入目”。在书中提出了众多夏季健身措施，如属于小劳的汲山泉、拾松枝；属于夏季旅游的步山径、抚松竹；属于戏水活动的弄流泉、漱齿濯足等。除健身外，夏季养生的读书习字、品茶吟诗、益友清谈和观景纳凉等，亦很有益于身体健康。究竟有哪些运动适合于夏季养生呢？

1. 提倡旅游

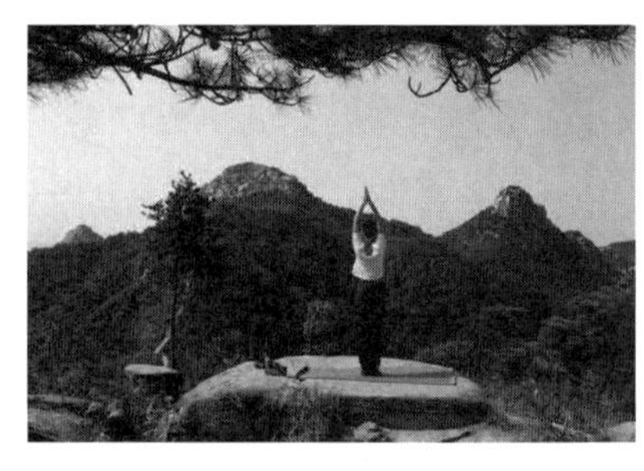

夏日旅游的主要目的是消夏避暑，根据此原则，夏季旅游的目的地应是海滨和山区。原因有二：

首先是二者的气温相对较低。海滨气候又称海洋气候，海洋由于它固有的特性，形成与陆地上显著不同的气候，夏日里内陆已是烈日炎炎，但海滨却凉风习习。山地气候的特点是气温较低，但昼夜温差大。一般来说，气温的高低与海拔高度成反比。海拔高度每上升100 米，气温下降 0.5～0.6 ℃，所以山上的气温一般都比山麓低，夏季更是如此。而且山上、山下两地相对高度差越多，气温差异越大。

其次是海滨与山区的环境宜人。生活在海边的人会感到风向在一昼夜里会呈现有规律的变化。白天日出后，有凉风从海上吹向陆地，送来清新的空气，尤其炎夏暑日，清凉的海风拂面而来，使人顿觉爽快，倦意全消；夜晚来临时，风向也随着转成从陆地吹向水面，送走污浊的空气。此外，在海滨空气中，碘、氯化钠、氯化镁和臭氧含量通常较高。其中碘含量是大陆空气中碘含量的 40 倍，不仅能补充人体生理需要，还有杀菌作用。还有，宽广松软的沙滩为人们进行日光浴和海水浴提供了天然场所。以上海滨气候所具备的特有的综合作用，可协调机体各组织器官的功能，对许多慢性疾患，如神经衰弱、支气管炎、哮喘、风湿病、结核病、心血管系统疾患及各种皮肤病都有一定防治作用。因此，夏季旅游最好去海滨休息 10 天左右，这样非常有益于身心健康。

去山地旅游也有不少好处，一般来说，山地环境对人体健康较为有利的高度是中、低山区，即海拔高度在 500～2 000 米左右的区域。它对人体健康的促进作用主要表现在山地气候的疗养效应和山地环境中的某些长寿因素两方面。我国著名的山地气候疗养地有庐山、黄山、莫干山、鸡公山、峨眉山等，这些地区峰峦和山涧起伏，绿树成荫，山花烂漫，草木散发出的芳香性挥发性物质有一定杀菌作用。清泉汇成壮观的瀑布，飞溅的水滴周围阴离子富集，空气格外清新，呼吸这样的空气，可稳定情绪，预防哮喘发作，还能改善肺的换气功能。此外，山上气温、气压较低，风速较大，太阳辐射，尤其紫外线含量充沛，有助于钙、磷的代谢和机体免疫力的提高。山区壮阔的自然景观、宁静透明的天际或变幻无穷的云海，都令人心旷神怡。人们可充分利用山地的自然条件，作短期疗养，避暑、爬山、游览和散步，通过这些活动，使心血管系统功能得到锻炼。

2. 游泳

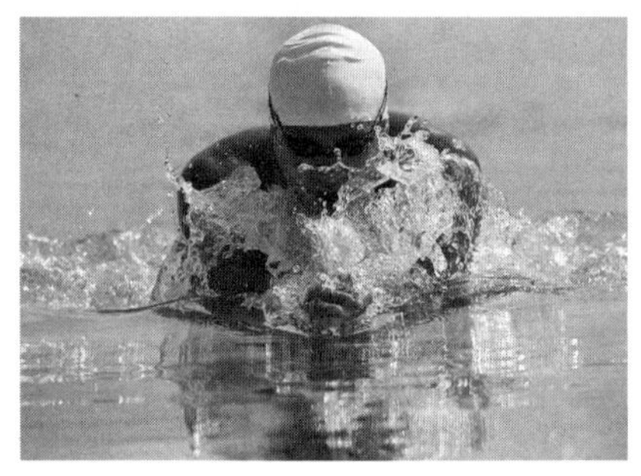

夏季参加体育锻炼，最好的项目莫过于游泳了。骄阳似火，热风扑面，还是游泳最舒服，既锻炼了身体，又可祛暑消夏。游泳对人们的好处很多。

3. 玩健身球

健身球因主要产地在河北保定，故又叫保定铁球。此运动能调和气血、舒筋健骨、强壮内脏、健脑益智，且运动量小，不受场地、气候的限制，故适宜夏天练习。若能经常坚持练习健身球，对偏瘫后遗症、颈椎病、肩周炎、冠心病、手指功能障碍等疾病均有较好疗效。其原因在于:人体五指之上有许多穴位,是几条经络的起止点,而经络则是联系人脑神经和五脏六腑的纽带。常练习者可通过这些穴位和经络产生不同程度的刺激,从而达到疏通经络、调和气血的目的。此外,由于铁球与手掌皮肤的频繁摩擦,也会因静电及热效应的产生,起到增进血液循环、治疗周身各部位疾病的作用。怎样运用健身球进行锻炼呢?

(1)单手托双球摩擦旋转,即置双球于单手掌心中,手指用力,使双球在掌心中顺转和逆转。在旋转时手指要紧贴球体,使双球互相摩擦,而不要碰撞。

(2)单手托双球离心旋转,即在上述动作熟练后,逐步达到双球互相离开旋转。手指动作、旋转方向均与摩擦旋转相同,只是将手指伸开,用力拨弄双球,使双球在掌心中飞速旋转,而不碰撞。其速度一般要求为顺转150～200次/分钟。

(3)双手四球运动,即在单手运动的基础上,逐步锻炼双手四球运动。方法是:两手同时做单手动作,这需要充分发挥大脑的作用才能做到。此动作难度大,要求技术高,但效果要比单手运动更好。

(4)用铁球按摩、揉搓、锤击身体的不适部分,可减轻疼痛,也能锻炼手力,对肩肿不适、腰酸腿痛的老人大有好处。

(5)用单手或双手虎口使劲握球,或用手掌心使劲握球,有酸热的感觉,经常这样锻炼对提高指力、腕力、握力、臂力均有帮助。

4.钓鱼

钓鱼不仅在于获鱼,更在于怡养性情、增益身心。过去许多文人名士把“烟波垂钓”视为文雅活动。相传,辅佐周文王打天下的姜子牙,曾垂钓于渭水之滨,至今陕西宝鸡市东南的大磻溪,还留有据说是姜子牙垂钓的遗迹。三国的诸葛亮垂钓,为的是转移一下心情。美国总统罗斯福垂钓,为的是放松紧张的神经,每当国会辩论政策之前,他常常抽空前去钓鱼。

夏天,每当你来到水库、池塘边,在树荫下,清风吹拂,可阅繁茂生长万物之气态,闻斜阳中蝉鸣,视绿波中“白浮”跳跃……寻得这舒悦和宁静,自然心境清凉,驱烦抑躁,这是多么惬意啊!而经常体验这种怡乐之情,自然有利于健康,益寿延年。正如陈君礼在《钓鱼乐》中所说:

垂钓湖畔心悠然,嫩柳丝丝挂我肩;
鸟语声声悦我耳,春风微微拂我脸;
湖光水影收眼底,愁情杂念抛天边;
鱼竿拉成弯弓形,上钓鲫鱼活鲜鲜;
村人笑笑问我言:“为啥一钓就半天?”
“钓来锦绣不老春,钓来幸福益寿年!”

的确是这样,经常钓鱼确实能促进健康。明代李时珍就指出,垂钓能解除“心脾燥热”,而暑天炎热的气候往往使人烦闷、焦躁,容易“上火”,所以夏天还是钓钓鱼好。古人云:“湖边一站病邪除,养心养性胜药补。”钓鱼之所以养心养性,是由于垂钓是用脑、手、眼配合,静、意、动相助而成的。垂钓之际,眼、脑、神专注于浮标的动静,不声不响,意在丹田,形静实动,对提高人的视觉和头脑灵敏的反应能力,都起到了积极作用。

5.夏季运动注意事项

俗话说“冬练三九,夏练三伏”,说明夏天的运动锻炼对健康起着重要作用。实际观察发现，夏天常参加锻炼的人比不坚持锻炼的人，其心脏功能、肺活量、消化功能都好，而且发病率也较低。但夏天天气炎热，对人体消耗较大，故夏季参加体育活动必须讲究方法，只有合理安排才能收获好的健身效果。

第一，多吃些碱性食品，防止酸碱平衡失调。夏季体育活动时，常常汗流浃背，致使体内大量的钠及钾离子也随汗水丢失，而钾离子丢失过多，则可出现肌肉乏力、周身酸楚、心律不齐、嗜睡和精神不振等现象。此外，由于体育活动大量消耗体力，致使体内新陈代谢的中间产物——丙酮酸、乳酸等蓄积过多，此时血中的碱贮备下降，易引发血液的酸碱平衡失调，为了维持正常的酸碱度（pH），必须增加血液的碱贮备，而碱性食品以水果为主，水果中的西瓜、菠萝、杏、桃、李子、哈密瓜等又均富含钾盐。

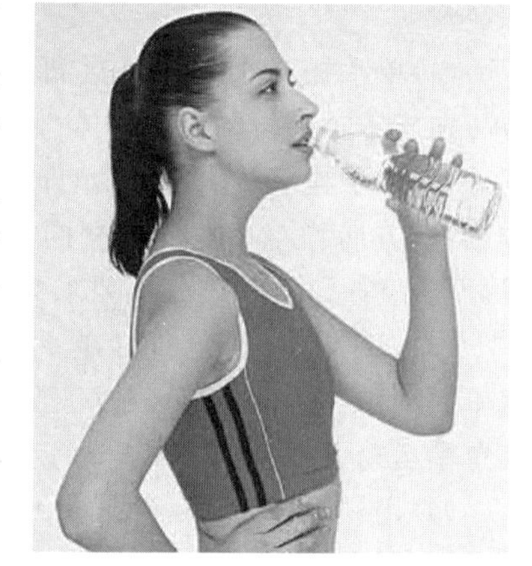

第二，最好在清晨或傍晚天气凉爽时进行室外运动。清晨起来应到公园、湖边、庭院等空气较为新鲜的地方活动，项目有广播操、气功、太极拳等。

第三，运动量要适度，不要过度疲劳。在剧烈运动后会感到口渴，但不宜过量、过快进食冷餐或冷饮，以防肠血管急骤收缩，引起消化功能紊乱而出现腹痛、腹胀、腹泻。可适当喝些盐开水，最好洗个热水澡，既可消除疲劳，又使人感到格外舒服。

三、秋季的运动保健

随着气温的下降，渐渐感觉到了秋天的脚步。气候宜人的秋季让那些原本因为酷暑而疏于运动的人们又有了运动的兴致。特别是一些老年人，在户外运动的时间也有所增加。然而要注意的是，季节的更替会让我们的生理机能发生变化，比如会出现秋乏、秋燥等现象，还容易发生运动损伤。如何养生健身，秋季锻炼有学问。

1. 秋天锻炼提高耐寒能力

秋高气爽，气温适宜，秋季可谓锻炼的好时节。秋天经常参加健身活动，不仅可以调心养肺，提高内脏器官的功能，而且还有利于增强各组织器官的免疫功能。秋季昼夜温差变化比较大，运动能给身体以良性的刺激，使人的体温调节机制不断地处于紧张状态，有助于提高人对环境变化的适应能力，提高心血管系统的功能，从而更容易适应进入冬季后的气候变化。

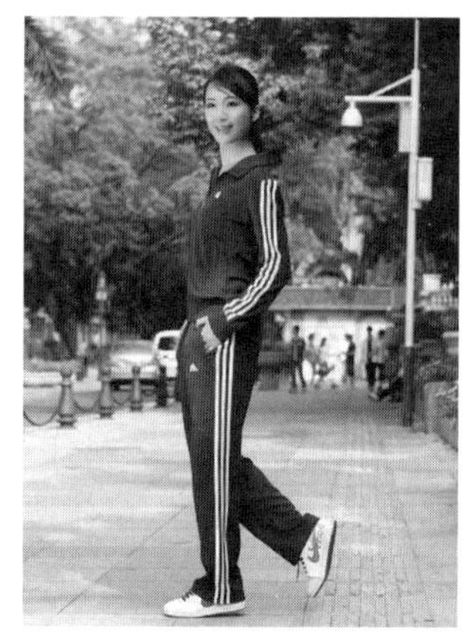

2. 进行冷水浴锻炼

所谓冷水浴，就是用 5～20 ℃之间的冷水洗澡。秋季的自然水温正是在这一范围内，因此很适合开始冷水浴锻炼，可以逐渐坚持至深秋甚至是冬季。冷水浴的保健作用十分明显。第一，它可以增强神经的兴奋功能，使人感到头脑清晰。第二，冷水浴可以增强人体对疾病的抵抗能力，被称作是“血管体操”。第三，洗冷水浴有助于增强消化功能，对慢性胃炎、胃下垂、便秘等病症有一定的辅助治疗作用。据日本的研究者报告，哮喘儿童如每天用冷水沐浴 1 分钟或用冷水淋浴 30 秒钟，有可能防止哮喘发作并减少对药品的需要。

冷水浴锻炼需循序渐进，洗浴部位应“由局部到全身”，水温应“由高渐低”，洗浴时间也应“由短渐长”。常见的冷水浴锻炼有以下四种：(1)头面浴，即以冷水洗头洗脸。(2)脚浴，双足浸于水中，水温可从 20 ℃左右开始，逐渐降到 5 ℃左右。(3)擦浴，即用毛巾浸冷水擦身，用力不可太猛，时间不宜太长。(4)淋浴，先从 32 ℃左右温水开始，渐渐降到用自来水洗浴。

冷水浴并非适合每个人。患有严重高血压、冠心病、风湿病、空洞性肺结核、坐骨神经痛以及高热病人都不可进行冷水淋浴。

3. 运动适量防止损伤

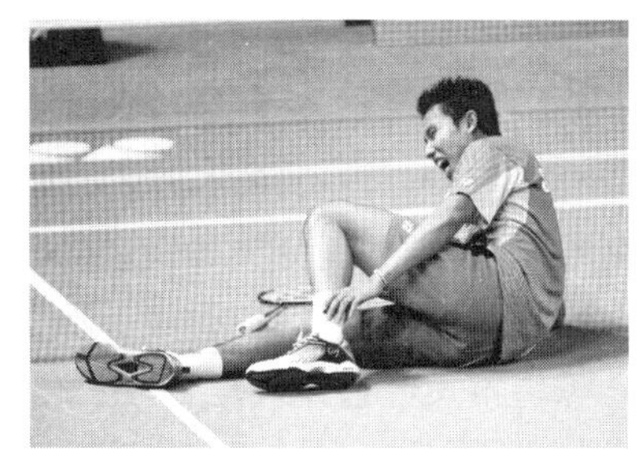

从夏天不爱动，到秋天动起来，这其中还需把握好度，并非运动越多就越好。从中医理论讲，秋天是人体精气处于收敛内养的阶段，所以运动量不宜过大，切勿大汗淋漓，以防出汗过多造成阳气耗损。运动宜选择轻松平缓、活动量不大的项目，如慢跑、散步、登山、太极拳、乒乓球、羽毛球等，适时有度地进行。这样既不会因出汗多而损耗元气，又可以舒展筋骨提高身体素质。

秋天气温下降，时常阴雨连绵，机体在这种环境下会引起血管收缩，关节活动能力减弱，极易造成肌肉、关节、韧带的损伤。专家提醒，在每次运动前，一定要做好充分的准备活动，时间长短和内容可以因人而异，一般应该做到身体微微有些发热比较好。运动的幅度、强度都要适当，不要勉强自己去做一些较高难度的动作。

另外，秋季心肌梗死的发病率会明显提高，本身有高血压的病人在秋季的血压往往较夏季增高 20 毫米汞柱，很容易造成冠状动脉循环的障碍。所以晨练前最好喝杯白开水，以冲淡血液。运动时更要选择舒缓的项目，以免发生意外。

4. 防止秋燥及时补水

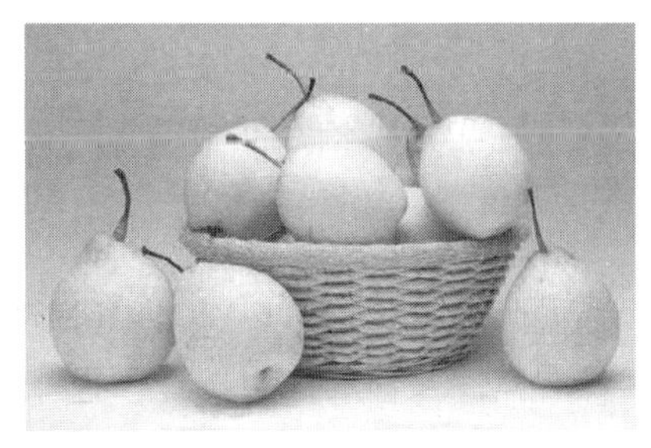

从潮湿闷热的夏季进入秋天，气候一下子干燥起来，人体内容易存积一些燥热，引起咽喉干燥、口舌少津、鼻子出血、大便干燥等症状，再加上运动时的水分丧失，会加重人体缺乏水分的反应。所以，运动时一定要注意补水。日常饮食中，应多吃梨、苹果、蜂蜜、木耳、芝麻、新鲜蔬菜等食物，养血润燥，提高抗秋燥能力。此外，还需顺应“春困秋乏”的生理反应，保证充足的睡眠，健康度过秋天。

四、冬季的运动保健

在天然或人工冰雪场地借助各种装具进行的体育运动称为冬季运动。冬季运动项目通常分为冰上运动和滑雪运动两大类。

1.冬季运动的好处

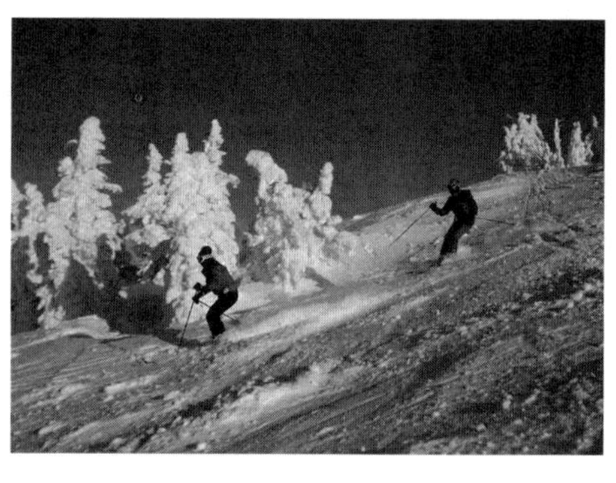

现代社会，生活工作节奏都很快，人体长期处于超负荷状态。俗话说："生命在于运动。"进行适当的体育运动对促进人体健康有良好作用，而冬季运动还可锻炼人的意志力。

冬天气温低，空气相对洁净，呼吸舒适，更能促进全身血液循环，更能自然地加大运动量，加速热量的消耗。如果夏天里的运动是轰轰烈烈、挥汗如雨，冬天里运动的优势则是静悄悄地带来瘦身效果。

冬季运动要选择动作幅度较小、热量消耗较大的有氧运动。这是因为冬季气候寒冷，爆发性的无氧运动容易引起身体不适。具体项目根据年龄差异而有所不同。

年轻人可以选择跑步等高强度的有氧运动，这样可消耗更多热量，锻炼的时间应该比春夏季多出10～15分钟。在运动时机上，年轻人由于身体对气候的适应能力较强，体质较好，体力恢复快，冬季健身时间可以安排在早上和下午。

中年人可选择快走、慢跑、爬楼梯等低强度的有氧运动。中年人身体状况一般都处于下降趋势，不要因为忙于工作就放弃健身，否则冬天就是一个"藏病"的季节。中年人适应能力稍差的，可以在下班后，18—20点身心比较放松的时间段进行锻炼。

参加冬季体育运动，不仅能锻炼身体，增强体质，而且能锻炼不怕严寒的坚强意志，提高身体的抗寒能力，增强抵抗各种疾病的能力。"冬练三九"就是人们在长期锻炼中总结出来的宝贵经验。冬季进行体育锻炼，肌肉不断收缩，呼吸加快，血液循环加速，新陈代谢旺盛，身体产生的热量增加，同时还增强了大脑皮层的兴奋性，使体温调节中枢灵敏，可准确地调节体温，提高人们的御寒能力，还会增加大脑氧气的供应量。所以坚持冬季锻炼，对消除大脑长期学习带来的疲劳、增强记忆力、提高学习效率都有积极的作用。俗话说："冬天动一动，少闹一场病；冬天懒一懒，多喝药一碗。"这是什么道理呢？因为，冬季锻炼大部分时间是在室外进行，不断受到冷空气的刺激，人体造血机能发生明显变化，血液中的红细胞、白细胞及抗疾病的抗体会不断增多，身体抵抗疾病的能力就会增强。所以坚持冬天锻炼的人就会少生病。

2.运动误区

误区一：长跑可以替代热身活动。冬季人体受冷空气的刺激，肌肉、关节组织活动性低，韧带的弹性及伸展性明显降低，不进行充分热身，很容易造成肌肉拉伤。光靠跑步热身是不行的。

误区二：衣服越轻巧越好。运动前，人体尚处在常温状态，此时脱衣过多，冷空气对肺部和支气管以及脾胃都有不良刺激作用，容易引发疾病。

误区三：剧烈运动更能锻炼身体。剧烈运动以及对抗性运动对身体的柔韧性、力量要求很高，冬季身体比较僵硬，开展剧烈运动容易发生运动伤。

误区四：晨练越早越好。实际上，冬季经常出现逆温层，各种有害气体及烟尘不易扩散，尤其在日出前，空气中杂质、病菌较多。长期在这种空气中运动，容易引发慢性呼吸道疾病。此外，早晨6点心血管功能处于最差状态，如果有心血管疾病，易于发病。

误区五:冬季晨练要风雪无阻。冬季早晨常常浓雾弥漫,有时空气污染严重,这时出门锻炼,空气中大量的尘埃、病原微生物等有害物质势必会吸入肺内,易引起胸闷、呼吸困难,严重者可引起鼻炎、肺炎、气管炎、结膜炎等疾患,甚至引发心血管疾病。因此,冬季晨练也要因气候而定,空气污染指数过高时不宜进行户外锻炼。

误区六:寒冬室内比室外更适合运动。实际上,冬季人们习惯于门窗紧闭,室内空气往往污染较重,不适宜在其中进行体育锻炼。而当在室外进行体育锻炼时,人体不断受到冷空气的刺激,可增强身体抵抗力。此外,阳光对人体有消毒作用,还能促进身体对钙、磷的吸收。对于正在长身体的年轻战士来说,只要不是天气恶劣、污染严重,最好在户外进行锻炼。

误区七:运动量大体能上得快。实际上,冬季人体肌肉纤维脆弱,骨密度较低,过大的运动量会造成肌肉劳损及骨纤维的断裂,严重的可能会引起肌肉慢性损伤甚至骨折。

3.选择时间和天气

对于坚持冬季长跑的人,要特别注意冰雪,防止滑倒。遇冰雪大雾天气,可在室内、凉台或屋檐下原地跑步,既能收到养生效果,又能避免意外。这一办法同样适用于身居闹市,无活动场地的人采用。

冬天年轻人新陈代谢较快,早上或中午运动后身体机能恢复快,建议将运动时间定为早上7:00—9:00,中午12:00—14:00。而中年人适应能力较差,建议以提高心肺功能训练为主,锻炼时间最好在18:00—20:00之间。此外,应尽量避免在雾天进行锻炼,因为空气流通性差,杂质和细菌也飘浮在空气中,吸入体内反而对健康不利。

4.以有氧运动为主

锻炼时运动量应由小到大,逐渐增加,尤其是跑步。不宜骤然间剧烈长跑,必须有一段时间小跑,活动肢体和关节,待机体适应后再加大运动量。通过锻炼,感到全身有劲,轻松舒畅,精神旺盛,体力和脑力功能增强,食欲、睡眠良好,说明这段时间的运动是恰当的;倘若感到身体软弱无力,提不起精神,疲乏不堪,食欲减退,厌恶锻炼,就要注意减少运动量,或改用另一种运动锻炼方式。

运动换气宜采取鼻吸口呼。因为鼻腔黏膜有血管和分泌液,能对吸进来的空气起加温作用,鼻腔的鼻毛和鼻分泌物能阻挡空气里的灰尘和细菌,对呼吸道起保护作用。随着运动量的增大,只靠鼻吸气感到憋气时,可用口帮助吸气,口宜半张,舌头卷起,抵住上腭,让空气从牙缝中出入。

寒冬季节,坚持室外锻炼,能提高大脑皮层的兴奋性,增强中枢神经系统体温调节功能,使身体与寒冷的气候环境取得平衡,适应寒冷的刺激,有效地改善机体的抗寒能力。所以坚持冬练的人,很少患贫血、感冒、扁桃体炎、气管炎和肺炎等疾病。

5.运动后及时补充水分和营养

冬季户外锻炼所需的水同夏季一样多,可以饮用普通的水或运动饮料,但热咖啡或巧克力不是好的选择,反而会造成人体失水。此外还应及时补充碳水化合物和蛋白质,吃些面食、燕麦片、红薯、土豆、鸡肉、鸡蛋、瘦肉、鱼肉、豆制品等。

另外,糖尿病人应坚持每天运动,而且可以将运动像加餐一样分开,匀到一天的每一个时间段去。最好每顿饭后做一定量的运动,可以降低餐后血糖含量,使血糖平稳降低。

6.热身需充分

冬日锻炼前,一定要做好充分的准备活动。因为这时气温低,体表血管遇冷收缩,血流缓慢，肌肉的黏滞性增高，韧带的弹性和关节的灵活性降低，极易发生运动损伤。准备活动可采用慢跑、擦面、浴鼻、拍打全身肌肉、活动胳膊和下蹲等，尤其是冬泳下水前，一定要有充分的预备活动，通过慢跑、全身按摩等方法，调动机体各部分的机能活动，提高中枢神经系统的兴奋性和反应能力。

第五节　日常生活中最常见的运动保健及其注意事项

运动的方式多种多样，不胜枚举。以下几种是最简单，也是最基本、最实用的。

一、行走

我国传统医学认为“走为百练之祖”。坚持走步锻炼，就是运用脚掌与地面的机械接触来刺激脚掌的穴位，激活经络，借以运行血气，营养全身，使人体各部分的功能活动保持协调平衡，达到防病治病、延年益寿的目的。对正常人而言，无论男女老少，走的运动强度是相对较小的，因而可以持续较长的运动时间。研究人员发现，成年人如果每周至少行走两次，每次至少 20 分钟，并不断增加行走步率，如此运动 32 周，其耐力、活力和心理健康状况均会得到显著改善。健身走还有很多好处，对青少年来说，通过各种方式的行走练习，可以培养他们养成正确的走姿，塑造良好的体型；对中老年而言，坚持健身走，可以加强腿部骨骼、肌肉的质量，保持良好的心血管、呼吸系统的机能。

健身走主要有以下几种方式：

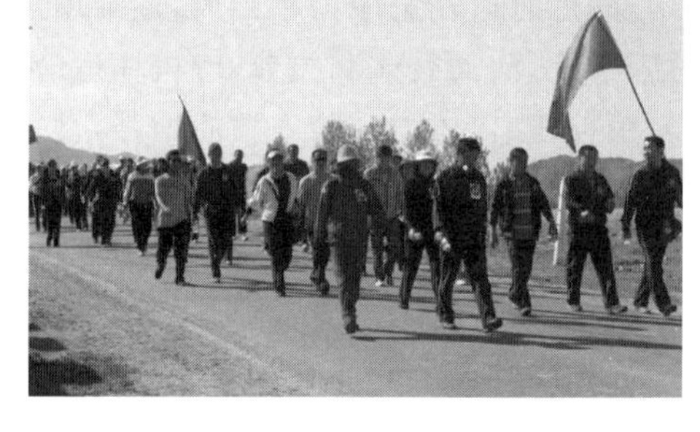

1. 健步走健身。锻炼者可选择上午有日照后或傍晚进行锻炼，运动中身体放松，头部端正，目视前方，两臂自然摆动，两腿自然迈步，步幅较普通步行稍大，步频较普通步行稍快，且精神饱满，呼吸自然有节律。

2. 倒走健身。可利用晚上散步时或工间操时间，每次走 300～500 米，以中等速度为宜。倒走时，上体自然直立，不要后仰，步幅要小于正常行走的步子，脚掌先着地，再过渡到全脚，摆臂与迈步要协调一致，可用眼睛的余光注意身后的路面，自然呼吸，不要憋气。

3. 爬楼梯巧健身。向上爬时，身体自然直立，不要撅臀，脚掌用力蹬地，使大腿高抬，自然呼吸。下楼时要保持稳健的步伐，速度不可太快，谨防踩空和滑倒。锻炼时可用一分钟爬四层楼的速度，即约一秒钟爬一级，一般每次锻炼 5 分钟，每天 2～3 次，可结合日常生活进行。此外，在郊外风景宜人的地方进行健身走，可以舒缓工作和生活中的各种心理压力，舒缓心理疲劳。

二、跑步

对于青少年来说，短跑可以有效地提高人体运动在缺氧情况下的工作能力，发展无氧代谢能力；提高大脑皮层兴奋与抑制的交替速度，使反应速度加快，反应时间缩短，对发展速度、力量、灵敏等素质有积极的作用。

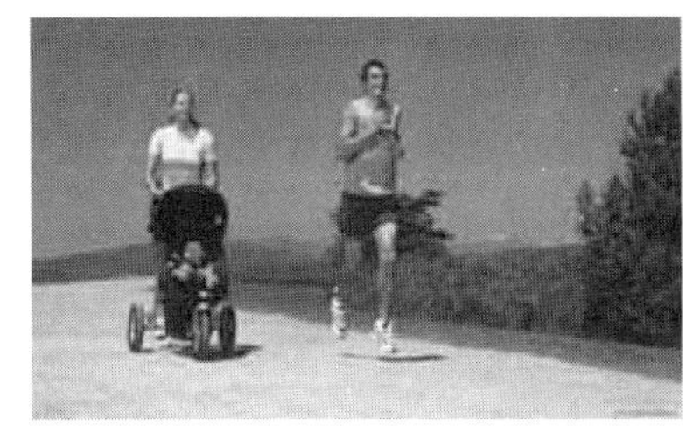

长跑的特点是运动强度较小，持续时间长，能量消耗大，坚持长跑健身锻炼大有好处。它能增强和提高心血管、呼吸、神经等系统的功能，对某些慢性疾病也有辅助治疗作用，所以当今风靡全球。健身长跑不受场地条件限制，易于开展，是一项可以终身受益的体育锻炼项目。

美国普林斯顿大学的一个研究小组则认为，跑步虽健脑但不能独自进行。单独跑步者在途中往往会产生孤独感，这种孤独感对身体没有什么好处。由此，他们强调指出，人在做体育活动时，尤其是跑步，最好是几个人搭伴进行。结伴跑步能改善脑组织的空间定位，增强脑细胞之间的联系，从而促生新的脑细胞。

三、跳跃

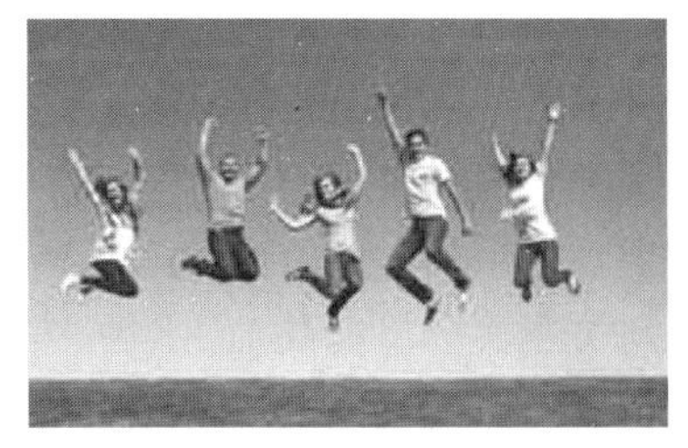

通过经常的跳跃练习，如平地跃、跳高、跳远、跳绳、蹦床等，可以有效地提高多种神经过程的灵活性和支配肌肉收缩与放松的能力，能改善位觉器官和前庭器官的机能，提高平衡与协调能力。通过练习，可以有效地发展腿部力量。

四、登山

登山是指在特定要求下，运动员徒手或使用专门装备，从低海拔地形向高海拔山峰进行攀登的一项体育活动，分为登山探险、竞技攀登和健身性登山。经常出外进行登山野营活动对人体有很大的好处，从医学角度来说，它对提高人的视力、心肺功能、四肢协调能力，消耗体内多余脂肪，延缓人体衰老等方面有直接的益处，但也潜伏着一定危险。为了保证安全，应该做到：

1. 登山时最好要集体行动。

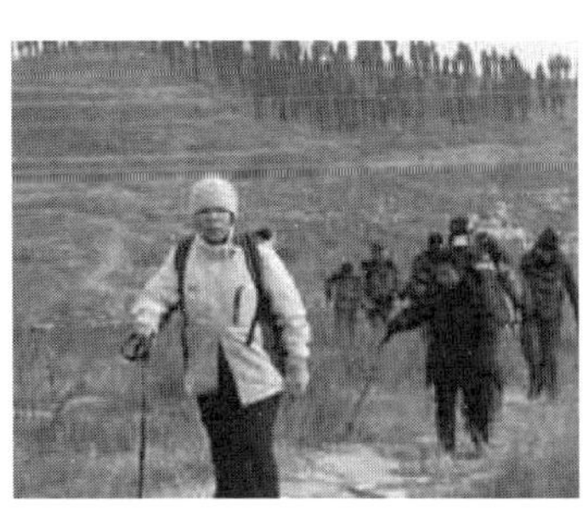

2. 登山的地点应该慎重选择，要事先熟悉地理环境和天气变化的情况，选择一条安全的登山路线，并做好标记，防止迷路。

3. 要根据山势的险要程度，备好运动鞋、绳索、背包、手杖、急救药品、干粮和水等必需品。

4. 登山时间最好放在早晨或上午，午后应该下山返回驻地。不要擅自改变登山路线和时间。

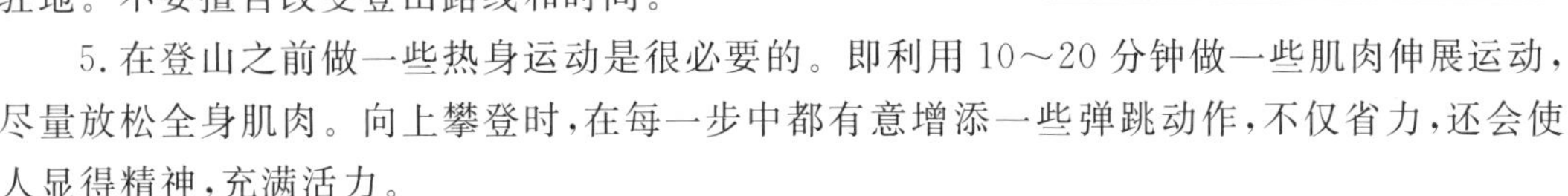

5. 在登山之前做一些热身运动是很必要的。即利用10～20分钟做一些肌肉伸展运动，尽量放松全身肌肉。向上攀登时，在每一步中都有意增添一些弹跳动作，不仅省力，还会使人显得精神，充满活力。

6. 登山运动并非人人皆宜，它对关节的损伤比较常见。一旦发生韧带、筋膜、肌肉、腱鞘等部位的损伤，应停止活动。另外，对于患有冠心病、高血压的老年人，也不推荐此种运动方式。

五、舞蹈

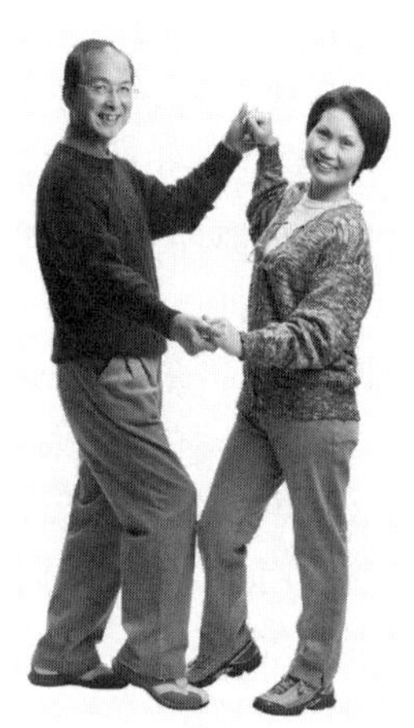

舞蹈是八大艺术之一，是于三度空间中以身体为语言作“心智交流”的运动表达艺术，一般有音乐伴奏，以有节奏的动作为主要表现手段。舞蹈本身有多元的社会意义，它不仅具有艺术欣赏特性、社交功能，还有健身养生的作用。交谊舞、广场舞、瑜伽、韵律操、街舞、中老年迪斯科、滑冰、水上芭蕾、中国传统武术等都是它的表现形式，老少皆宜，各种年龄阶段的人群都能选用适合的项目进行锻炼养生。

六、骑自行车

自行车不仅是一种传统的代步工具，它还是一种很好的健身锻炼方式，对心血管健康很有好处，同时还可以使大腿变得更强健。但是，以下几类人群在进行此项运动时需要加以注意。首先，男性如果长时间骑车，睾丸、前列腺等器官受到长时间挤压后会出现缺血、水肿、发炎等状况，从而影响精子的生成以及前列腺液和精液的正常分泌，严重者甚至可能导致不育。其次，高血压和冠心病患者，如果没有医生的指导，不科学的自行车运动会使血压进一步升高，心脏负担加重。最后，疝气患者、脑震荡后遗症患者和癫痫病患者也容易出现意外摔倒的情况。

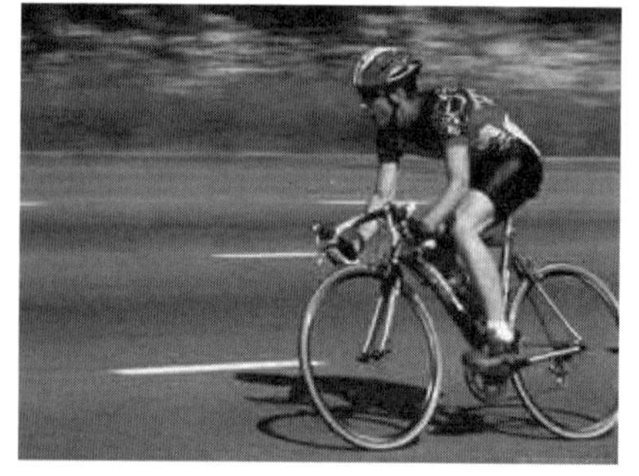

青少年正处于生长发育阶段，骨质柔软，骑自行车锻炼应该注意正确姿势，如果为追求时髦而选用车把较低的自行车进行锻炼，时间长了就会影响脊柱的弯曲度，影响形体发育。骑车锻炼时不要选择市区马路作为锻炼地点，因为汽车尾气及尘土对运动中的人危害极大。

七、游泳

游泳是一项全身性运动，几乎能够锻炼全身的肌肉。游泳又是劳损和损伤率最低的体育活动，人们由于受年龄限制而不能从事其他体育活动时，仍然能够继续游泳。因此，游泳是最受欢迎的、可终身进行锻炼的健身运动项目之一。

1.适当地进行游泳锻炼，不仅能解暑，还有诸多的益处

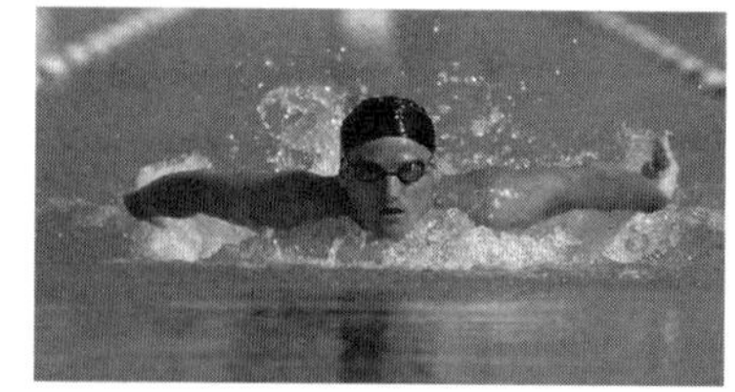

(1)减肥瘦身，增强人体灵活性、协调性和柔软性，塑造健美体形。就“减肥瘦身”而言，主要是因为水的密度和比热容都比空气大，所以游泳消耗的能量也比其他运动多，水中活动的阻力是陆地的 12 倍，在 12 ℃的水中停留 4 分钟所消耗的能量是陆地运动一小时所消耗的能量。游泳所消耗的能量主要依靠体内的糖和脂肪来补充，所以，游泳能渐渐减少体内多余脂肪，起到间接减肥瘦身的作用。但是，想通过游泳减肥，必须要达到一定的强度，坚持足够的时间，并且持之以恒。

(2)增强人体灵活性、协调性和柔软性。游泳是一项全身参与的运动，比其他运动有更

多的肌群参与代谢供能，所以，游泳能改善肌肉系统的活动能力，改善软组织的柔韧性，提高肌肉的力量和协调性，特别是躯干、肩带、上肢的肌肉。因为在水中游泳需要克服较大的阻力，加上游泳是周期性的运动，长期锻炼能够使肌肉的力量、速度、耐力和关节的灵活性都得到提高，定期进行游泳活动的人会变得更加灵活和柔软。

(3)增强体质，改善心血管功能。第一，水温比体温低，水的导热性是空气的 26 倍，人接触水时常常引起末梢血管收缩，继而发生适应性的扩张。这些因素能大大增强心脏的功能，减少代谢废物在血管壁上的沉着。第二，水的阻力使肌肉难以像陆地上那样进行爆发式用力，因此，游泳适合中老年人进行锻炼，既能增强体质，又不容易因运动过于激烈而发生意外。游泳时要克服水的阻力需要动用较多的能量，使心率加快，心输出量增大。坚持长期游泳锻炼，心脏体积可运动性增大，心肌收缩力强，安静心率减慢，每搏输出量增加，血管壁增厚，弹性加大，心血管系统的效率得到提高。第三，游泳时人体处于平卧姿势，水对皮肤的压力有按摩作用，尤其是下肢的血液向心的回流比在陆地上直立状态下容易。

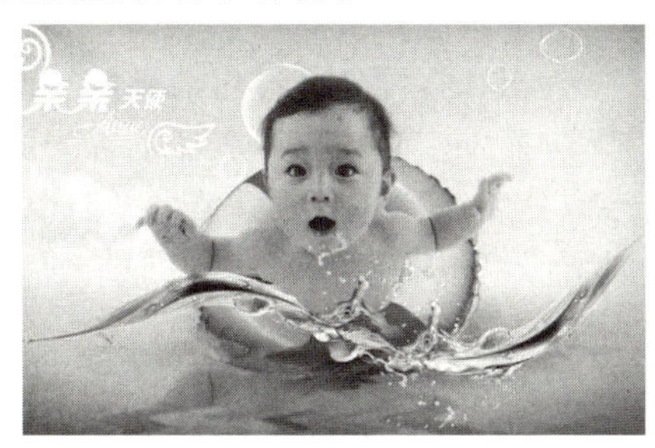

(4)提高呼吸系统机能。水是难以压缩的，因为水的密度比空气大 800 倍，人在水中受到的压力要大于在空气中受到的压力。初学游泳者会在水中感到有些呼吸困难。由于胸、腹腔在水中受到压力，迫使呼吸肌用更大的力量进行呼吸，以增大呼吸肌的力量，无形中提高了呼吸系统的机能。普通人的肺活量只有 3 000～4 000 mL，而专业游泳运动员的肺活量可达到 4 000～6 000 mL，甚至 7 000 mL。经常锻炼后，能够充分吸入氧气，呼出二氧化碳，使体内组织细胞新陈代谢旺盛，对防治慢性气管炎、改善肺气肿有良效。

(5)改善体温调节能力。由于水的温度一般低于气温，水的导热能力又比空气强数十倍，人在水中失散热量的速度远快于在陆地。所以，经常游泳能改善体温调节能力，从而能够承受外界温度的变化，特别是冬泳。

(6)增强机体预防能力，治疗慢性疾病，替代锻炼。首先，冷水的刺激能增强机体抵御寒冷、适应环境的能力，长期进行游泳锻炼，可预防感冒等疾病；由于游泳时身体平卧，加上浮力的作用，可使脊柱充分伸展，对脊柱病有康复作用。游泳还可作为运动处方，治疗一些慢性疾病，如慢性支气管哮喘、慢性肠胃病。其次，对不适合直立锻炼的人(过度肥胖症)，如果采取跑步等方式，由于重力作用，腿脚部负担过重，容易导致受伤。因此，游泳是很好的替代锻炼方式。

(7)磨炼意志，促进心理健康。初学游泳者都会有怕水心理，对水环境的陌生感使其心生恐惧。学习游泳的过程，是克服恐惧、寒冷和疲劳等困难的过程，学习游泳需要克服这些困难，对人的意志品质是很好的锻炼。现代人追求回归自然，到公开水域中游泳，常年坚持冬泳，到江河湖海中享受大自然的乐趣，都能磨炼人的意志，鼓舞人的精神。

2. 如何保持游泳的频率和运动量

(1)游泳作为健康的有氧运动，只要时间和精力允许，并不局限必须多长时间游一次。每天坚持游泳或者一周 2～3 次都是不错的锻炼方式。对于希望通过游泳来减肥瘦身的人来说，最好能保持一定的规律，并坚持控制饮食。

(2)一般建议每次游泳 40～60 分钟。游太久会过度疲劳，游太短时间达不到运动效果，游到觉得通体畅快但不觉得累为最佳时间。运动量及频率应由少到多，渐次递增，以舒适为宜。建议在夏季游泳，因气温适宜。也可在冬天锻炼，但要量力而行。

3.游泳时要做哪些防范措施

(1)鼻子耳朵

泳池里有大量诱发鼻炎的过敏原。呛水了，如果使劲擤鼻子，就会使咽鼓管扩张，脏东西就会经咽鼓管进入中耳，引起中耳炎。防范措施：过敏体质的人在游泳前后服用相应的抗过敏药物，戴上防护器具，以防鼻腔进水。游泳后不宜过多擤鼻子。

(2)眼睛

泳池里的消毒液体、细菌、病毒对眼睛有较强的刺激，容易引起感染。许多人游完泳后，眼睛会发红、发涩，分泌物较多，这是结膜炎的表现，在红眼病高发的6—8月，尤其要注意。防范措施：游泳时戴好泳镜，水进入眼睛，不要用手揉，用纯净水冲洗。游泳前后滴几滴能消炎的眼药水。

(3)口腔

游泳时，即使是经过消毒的泳池，其细菌也未必杀净，还是可通过口腔侵入呼吸道、消化道，进而发生感染。当人体抵抗力降低、口腔黏膜有伤口或发生炎症的时候，容易受到感染，导致牙龈红肿甚至口腔溃疡。防范措施：游泳后应马上用清水漱口，或用漱口水消毒，能及时清除停留在口腔表面的细菌，防止其往更深处发展，引起感染。漱口前，不宜喝水和吃东西。

(4)女性私处

当人体抵抗力降低时，游泳易引发妇科病。防范措施：妇女经期前后三天及月经期不宜游泳，游泳时不随便坐在泳池边，应穿上浴袍或围上浴巾再坐。游泳后应立即小便，并可用清水加上消毒洗液改善私处的酸碱环境。

4.禁忌游泳的疾病

心脏病、高血压、肺结核等严重疾病，难以承受大运动量者，以及沙眼、中耳炎、皮肤病、性病等传染性疾病患者。

5.游泳的九大禁忌

(1)忌饭前、饭后、酒后游泳；

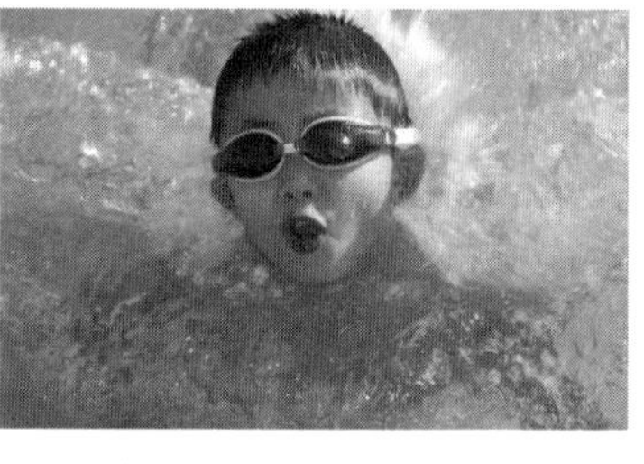

(2)忌在不熟悉的水域游泳；

(3)忌长时间强烈日光下游泳；

(4)忌不做准备活动就游泳；

(5)忌剧烈运动后游泳；

(6)忌游泳时间过久；

(7)忌有癫痫病史、高血压、心脏病、中耳炎、急性眼结膜炎、皮肤病等患者游泳；

(8)忌月经期间游泳；

(9)忌忽视泳后卫生。

八、球类运动

1.篮球运动

它是一项由几个人互相配合的高体能锻炼，需要团体的合作、身体的对抗。它能促进新陈代谢，有利于增强体魄、训练肌肉、增加活动量、加强反射力、培养团队精神。

2.羽毛球运动

它是一种全身运动项目，需要人在场地上不停地进行脚步移动、跳跃、转体、挥拍，合理地运用各种击球技术，将球在场地上往返对击，可锻炼上肢、下肢和腰部肌肉的力量，加快锻炼者全身血液循环，增强心血管系统和呼吸系统的功能。长期进行羽毛球锻炼，可使心跳强而有力，肺活量加大，耐久力提高。此外，羽毛球运动要求练习者在短时间内对瞬息万变的球路作出判断，果断地进行反击，因此，它能提高人体神经系统的灵敏性和协调性。羽毛球运动适合男女老少，运动量可根据人年龄、体质、运动水平和场地环境的特点而定。

3.乒乓球运动

它的特点是球小，速度快，变化多，趣味性强，不受年龄、性别和身体条件的限制，为大众所接受。乒乓球运动是上下肢配合的全身运动，经常参加这项运动可发展人的灵敏性和协调性，增强体质，并能培养人的意志、品质；其负荷量可自我调整控制，对练双方球台相隔又恰好避免了身体接触；只要按照自身素质进行强度适量的训练，产生运动外伤的可能性几乎为零，而且有广泛的适应性和较高的锻炼价值，容易被人接受。经常参加乒乓球运动，可以使心血管系统的结构和机能得到改善，心肌变得发达有力，心容量加大，每搏输出量增多。同时，乒乓球运动能增强呼吸肌的力量，增大肺活量。乒乓球是以重复练习为主的运动，且球速较快，能使大脑和全身神经系统得到刺激锻炼，提高神经工作过程的强度、灵活性和神经细胞工作的持久性。乒乓球运动是竞技项目，对抗激烈，通过计算比分，运动员的情绪状态非常复杂。经常受这些变幻莫测、胜负难料、竞争激烈运动的锻炼，同时在比赛中要针对战术意图制定对策，可使练习者的心理素质得到很大的提高。

球类运动项目多种多样，常见的还有排球、足球、保龄球、冰球、曲棍球、棒球、网球、高尔夫球等。它们都具备力量、灵敏、速度、技巧等多方面的特性，一般具有运动强度较大、能量消耗高、能量转换率高且运动持续时间长等特点。应注意营养的摄入和水分的及时补充。

九、太极拳

太极拳，是综合了历代各家拳法，结合了古代的导引术和吐纳术，吸取了古典哲学和传统的中医理论而形成的一种内外兼练、柔和、缓慢、轻灵的拳术，它与中国古代道家道教有着千丝万缕的联系。太极拳是中华民族辩证的理论思维与武术、艺术、导引术的完美结合，是高层次的人体文化。

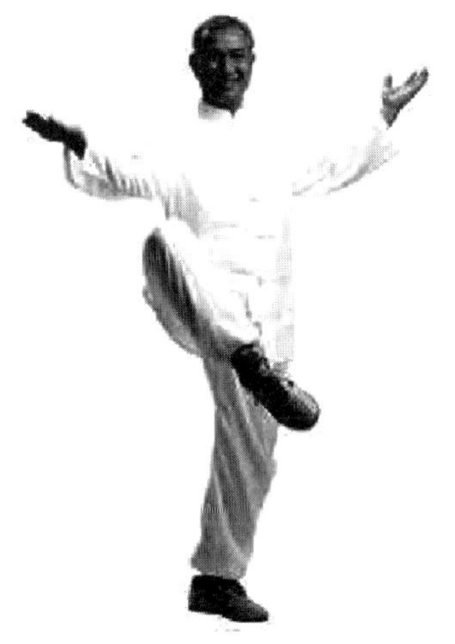

太极拳理论直接来源于道教思想，道教继承和发展了老庄道家思想，在重生贵生、尊道贵德宗旨的指导下，有一系列养生修身炼己、以求长生久视的锻炼功法。在太极拳中，“借力打力”，“四两拨千斤”，以柔克刚、以静制动，“柔弱胜刚强”都来源于老庄哲学，故太极拳被称为“国粹”。

太极拳的运动特点：中正安舒，轻灵圆活，松柔慢匀，开合有序，刚柔相济，动如“行云流水，连绵不断”。这种运动既自然又高雅，可亲身体会到音乐的韵律、哲学的内涵、美的造型、诗的意境。在高级的享受中,使疾病消失,使身心健康,非常适合中老年人长期参与。

太极拳保健功能:

1.对呼吸系统功能的影响

大量的研究表明,练习太极拳能够有效地增大肺活量,并对各种呼吸系统疾病有良好的治疗作用。北京体育大学生理教育研究室在太极拳递增负荷运动的实验中,发现男女太极拳运动员的最大摄氧量绝对值、相对值和最大摄氧利用率均比长拳和南拳运动员高,这提示太极拳运动对呼吸系统功能的提高有良好的作用。

2.运动系统功能的影响

练习太极拳时,要求四肢“节节贯穿”、“一动无有不动”,下肢虚实分明,并将重心缓慢而连续不断地进行转换,各种步法的单腿支撑动作以及青少年进行架势套路练习和功力训练,均能提高腿部的重点支撑和平衡能力以及下肢肌肉的力量,对肩、腰、关节瘀血等疾病均有防治作用。同时,在练拳时肢体放松,有意识地将肌肉、关节和韧带伸展拉长,使肌肉、关节、韧带的韧性有较大幅度的提升。

3.促进心理健康

现代医学认为,消极的情绪容易致病,积极的情绪能防病延年。太极拳强调松静、自然,以意识指导动作,要求“意到身随”、“内外相合”、“身心皆修”,使人进入无虑、无我的闲怡境地;能消除心理疲劳,保持情绪开朗、乐观向上的心态,再配上典雅优美的音乐,整个身心得到极大的享受。

十、其他运动项目

除了以上重点介绍的运动项目以外,还有器材类运动、棋类运动、中国武术等多种多样传统的和现代的运动养身方法,博大精深,无法一一列举。

第六节　科学运动

一、选择适合的运动方式和运动量

由于每个人的生活方式、生活习惯和所处环境不同,因而可以选择适合自己的运动方式也不同。这里推荐一个“运动金字塔”概念。

运动金字塔(sports pyramid)按照不同的运动量分为几个层次,位于运动金字塔顶端的是每周两次的力量训练,力量训练可使人的骨骼坚硬、肌肉强壮、代谢旺盛。强壮的肌肉还有助于消耗更多的热量,这对减肥也是非常有益的,实际上这种运动不但会降低冠心病、高血压等心血管疾病的发病率,还对糖尿病、结肠癌等其他一些疾病起到很好的预防作用。做这类运动可以一次完成,也可以分散进行。如每次10分钟,共做3次。如果要想减肥的话,每天的运动时间不能少于一个小时。

第一层:生活中的运动。次数:每天数次。时间:每天累计30分钟以上。强度:适中。这类活动主要包括走路、爬楼梯、骑车上班、园艺活动、家务、逛街、购物等。在这其中最好的

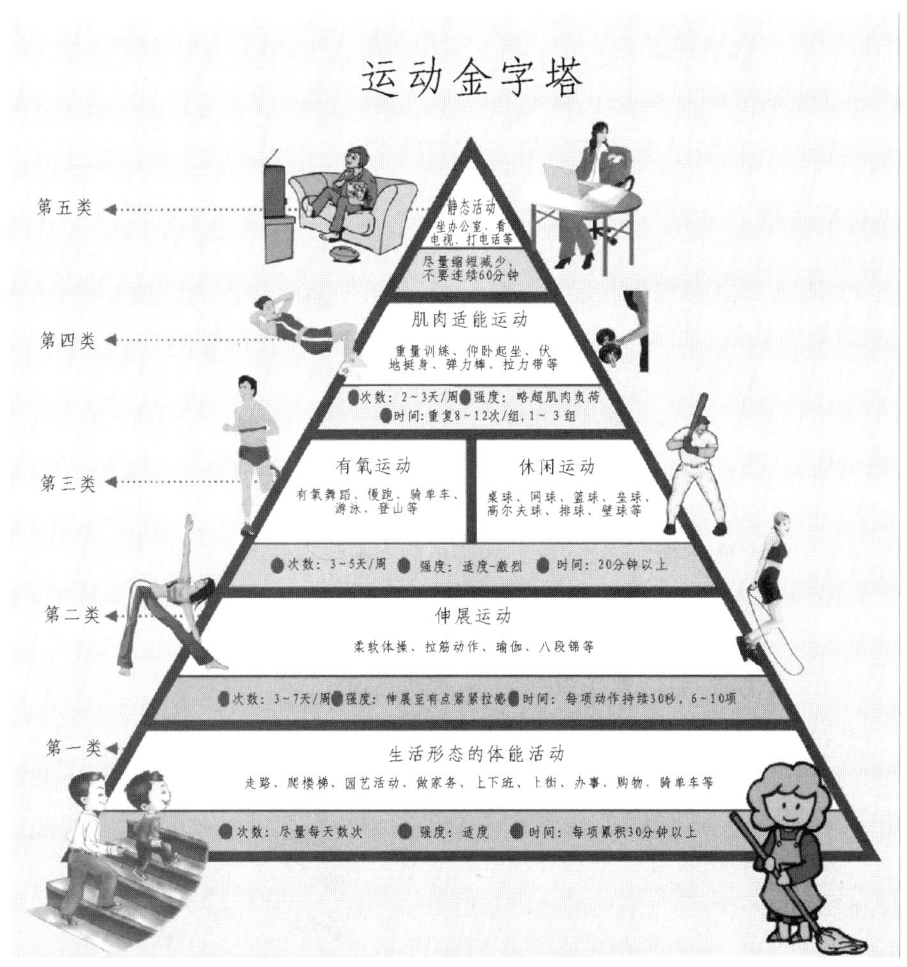

是走路、骑车和园艺活动。如果平时没有机会做园艺，可多走路和骑车，最好每次能坚持30分钟以上。家务劳动中，擦窗、拖地、洗衣服等都能起到不错的运动效果。

第二层：伸展运动。次数：每周5～7次。时间：6～10个动作，每个持续30秒。强度：伸展至有拉紧感。这类运动主要包括瑜伽、拉筋动作、柔软体操等。上班族应多做肩颈背部的拉伸，比如站在墙边，双手沿墙不断向上伸的"爬墙运动"；双手在身后握拳拉伸背部；手举过头顶，腰部后弯，拉伸腹部。

第三层：有氧运动和休闲运动。次数：每周3～5次。时间：每次20分钟以上。强度：中等偏高。有氧运动有慢跑、骑自行车、游泳、登山、有氧舞蹈、健身操等，休闲运动包括网球、篮球、高尔夫等球类运动。这类运动可以锻炼心肺功能，休闲运动还能陶冶情操。体重较重的人，可以首选游泳，以减轻关节负重。

第四层：肌肉运动。次数：每周2～3次。时间：每10个动作为1组，做1～3组。强度：略超肌肉负荷。包括重量训练、仰卧起坐、俯卧撑、拉力带等。日常生活中肌肉力量训练最容易被忽视，有氧运动对肌肉的影响很小，所以每周要抽出时间进行专门的力量训练。适合日常训练的有仰卧起坐、立卧撑（先做一个俯卧撑，然后收腿、站起来，再重复上述动作），还可以用哑铃进行一些上肢的负重练习。

第五层:静态活动。不要连续超过 60 分钟。这类活动包括看电视、玩电脑、工作等,虽然坐着也能消耗能量,但量很小,最好坐 1 小时就起来活动一下。比如上班族,可以规定自己每次上完厕所回来后站 3 分钟,或做上一组伸展运动。

二、运动有极限

运动健身其实不需要太大的运动量就能达到十分明显的效果,如果我们每天坚持 10 分钟的散步,则身体状况将大大改善。如果每天坚持一小时的步行,那么每周可通过体力活动消耗掉 2 000 卡热量,我们的预期寿命将会延长整整 2 年。

然而,对人体而言,运动也是有极限的,一旦超过了这个限度,对人可能非但无益,反而有害。美国神经科学家贾斯汀·罗德就在研究中发现,那些运动成瘾的老鼠的大脑反应比运动量正常的老鼠迟钝。该项报告发表在《神经科学》和《行为神经科学》杂志上。由此罗德指出,"运动虽然对大脑有益,但也应该适可而止"。

据说,美国著名排球运动员海曼、中国篮球运动员韩明山、排球运动员朱刚等,都因超强的运动突然死于运动场上,原因都是心脏猝死。

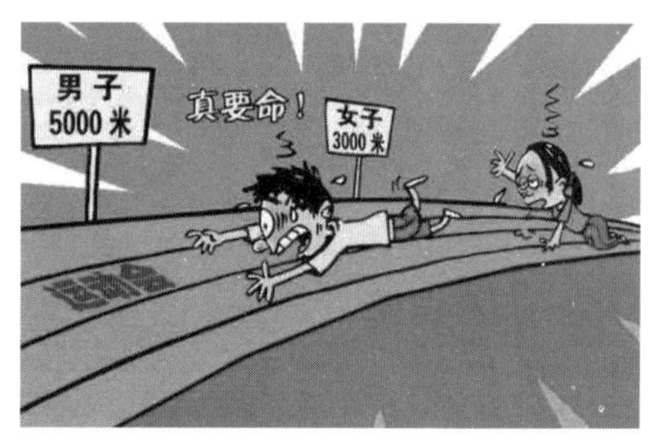

据运动医学专家研究表明,在激烈的、长时间的运动时,如跑马拉松时,身体会分泌一种类似鸦片、有麻醉作用的物质,称为因多芬。它可使人在运动中感觉不到痛苦,尤其会失去心脏病发作的前兆症状——胸部剧痛,故常有长跑者昏倒或心脏病发作的情况发生。另外,免疫系统的淋巴细胞也会在因多芬产生过多时,失去抵制外来病毒的作用,引起免疫功能失调,易引发感冒或癌症等病。此外,激烈过分的运动会产生许多对身体组织和细胞破坏性很大的氧自由基,也是引起细胞衰老和致畸的一个重要原因。

研究还表明,运动过度,脑子会变笨,原因可能是大强度运动时能源物质 ATP 耗竭,导致中枢神经功能下降。运动过程中机体血液的重新分配、自由基的大量堆积及血流加速造成血管内皮损伤,使脑的血液和氧供应减少,局部酸性产物的堆积等不仅影响脑的能量供应,而且直接遏制神经活动,使脑机能下降。短期的大强度运动使大脑皮层活动减少,长时间大强度运动则使广泛的脑组织兴奋性降低。

过量运动时,由于人体消耗了大量的能量,为防止能量进一步消耗而出现机能抑制,这时人们会感觉极度疲劳,浑身无力,大脑反应减慢,这不仅与上述因素有关,而且是机体本身的"保护性抑制"机制作用的结果。如果长期进行过量运动,机体"保护性抑制"机能的敏感性就会下降,使大脑机能受损,其表现的症状主要有注意力不集中、失眠、健忘等,长此以往,将会对人体的健康造成极大的伤害。

三、运动贵在坚持

在人的大脑侧面，有一个像海马一样凸起的部分被称作海马体，它是大脑中主管学习和记忆的组织。美国加利福尼亚州拉霍亚“索尔生物研究中心”的研究人员通过动物实验发现，喜欢在滚轮上走动的老鼠，其大脑内的海马体上会长出新的细胞；而被关闭在普通笼子里的老鼠，则没有长出新的细胞。由此研究人员认为，人如果能经常进行有规律的、适量的运动，也能让大脑中的海马体长出更多的细胞，让人的思维、感觉和反应都能更灵敏，从而让人变得更聪明起来。

运动健身贵在坚持，三天打鱼两天晒网是达不到目的的。

四、运动注意事项

1. 自我评估运动是否适量，可以看运动后人体的相对反应。比如，可以参照运动状态下人的汗流量和轻松度。还可以留意自己的食欲、睡眠以及次日是否还有参加运动的欲望。

2. 特殊人群的锻炼方式有所区别。老年人在有氧运动的前提下可多进行手部的单项锻炼，增强人体的协调能力。小孩则要多做一些机械运动，如摆放积木等，看似简单，其实能大大促进孩子的大脑发育及手眼协调能力。

3. 运动的禁忌及注意事项。譬如：(1)运动前应食用少量食物。空腹和刚进食后就开始运动，对人体健康都是非常不利的。在运动前半小时食用少量食物，可以避免因为体力活动而导致消化功能紊乱，同时还可以增强运动效果。如果是晨练，早餐一定要避免食用难以消化的食物，最好食用少量奶制品、谷类、水果、饮料。(2)在运动过程中应及时补充水分。营养与运动专家说，如果运动时间少于 1 小时，每 15 分钟应喝水 150～300 mL；如果运动时间在 1 到 3 个小时，应及时给身体补充糖水，以免出现低血糖。此外，运动时一定不要喝冰水，因为剧烈运动时喝冰水会引起消化系统方面的问题。(3)运动后不宜吃鱼肉等酸性食物。营养与运动专家说，运动后，人体内的糖、脂肪、蛋白质被大量分解，产生乳酸、磷酸等酸性物质，这些酸性物质会刺激人体组织器官，使人感到肌肉、关节酸胀和精神疲乏。鱼肉等食品属于酸性食物，运动后即食用这些酸性食物，会使体液更加酸性化，不利肌肉、关节酸胀感和身体疲劳感的解除。专家建议，运动后应多吃一些水果、蔬菜、豆制品等碱性食物，以保持人体内酸碱平衡，从而达到消除运动疲劳、保持健康的目的。(4)剧烈运动后不宜立即洗澡。

第七节　结束语

体育运动追求的是身体乃至精神和社会文化的健康。人类是生物的存在、生命的存在，同时又是历史的存在、社会的存在。体育运动与人的健康关系中，充分地体现了这种多元综合性。

体育运动可以使人的身体强壮、健美，使人从外在形体和内在生命素质上，透射出对生活追求的勇气和智慧；同时，它为社会输送着活力，以其不可替代的方式引导人们塑造自身、塑造生活。

通过上述的分析，我们能够深刻地认识到运动与健康的关系是多么的重要。青少年是人一生中身心发育趋向成熟的重要转折时期，我们呼吁广大青少年朋友，要从小养成锻炼的好习惯，要在体育运动中茁壮成长，在运动中保持健美。

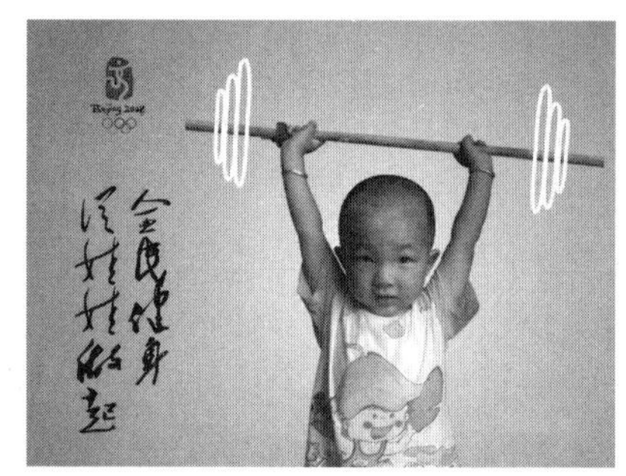

（王进昆）

王进昆，男，中国药科大学药学专业本科毕业，学士学位，现任南安市医院主管药师，从事医院药学工作。擅长临床用药、合理用药咨询与指导，从事医院药事管理以及药物经济学研究。先后在国家级、省级刊物如《中国药师》、《中国药业》、《海峡药学》等专业杂志发表药学学术论文近十篇。

第五章　骨病溯源

第一节　颈源性眩晕

一、颈源性眩晕的症状

1.眩晕

颈椎疾患引起的眩晕，早期常是发作性的，在特定条件下发病，过后可完全恢复，自觉和头颅转动有关系。典型病例：患者，女，60岁，某校干部，住内科病房。一次午餐时，她本来坐在床头柜前用餐，忽然来了客人，患者起身将座椅让给了客人坐，自己坐床上，手捧饭碗，一面和客人谈话，一面吃饭，又将头转向右侧床头柜上的菜碗里夹菜，突然出现眩晕、恶心，不得不中止吃饭，躺下卧倒床上片刻后好转。据她说这是第一次遇到。经骨科会诊，X线颈椎检查，发现颈4～5椎间隙狭窄，钩椎关节增生，特别是左侧的钩椎关节增生向外突起较大，可能是此处压迫椎动脉引起。经保守治疗，石膏固定3个月后未再发作。这种突然发作是颈源性眩晕的特点，且有定向性，以上患者头向右转发作，向左转不发作。早期患者自身不一定能感觉到，只有多次发作后，才会发现发作时转头有一定方向。

正常情况下，椎动脉有左、右两支，经横突孔沿颈椎侧方向上到寰椎横突孔向上向后弯曲到寰椎椎动脉沟进枕大孔，左、右联合成基底动脉。头颅左右旋转时约50%在寰枢椎之间，故寰枢椎横突孔此时错动较大，椎动脉一定会受到挤压，头颅向左转时，左侧椎动脉受到挤压，血流量减少，右侧椎动脉代偿，使基底动脉不会缺血；反之向右转头时，右侧血流量减少，左侧代偿。若一侧椎动脉已经受压，血流量已经较少，无代偿能力，就会使基底动脉缺血而产生眩晕，如上述患者其左侧钩椎关节增生，左侧椎动脉血流量已经减少，故头向右转时，右侧椎动脉血流量减少，左侧又无代偿能力，就会引起眩晕发作。所以颈源性眩晕有如下特点：(1)发作性。(2)发作时和头颅转动有关。(3)早期发作和头颅旋转方向有关系，后期椎动脉双侧受压，方向性就不可靠了。

2.猝倒

猝倒是一种比较危险的症状。患者行走时，突然跌倒，但神志清楚，自己会爬起来，但说不清楚什么原因会导致跌倒，一般解释是运动中枢突然缺血，下肢突然无力而跌倒。典型病例：男，55岁，内科教授。早餐后天将下雨，他准备上班，走到楼梯口，他爱人在后右方问他是否带雨具，他回头答应时突然跌倒在楼梯上。他本来有颈椎病，未引起重视，这次跌倒后检查，有钩椎关节增生，有椎动脉受压情况，接受石膏固定颈椎 3 个月以后缓解，十余年来偶有眩晕，但未再发生猝倒。猝倒也与头颅转动有关系，当头颅转动后，椎动脉受挤压，基底动脉供血不足，运动中枢突然缺血，下肢无力而引起跌倒，也可以发生在上肢，则表现为手中持物突然失落。猝倒的发生对患者危害较大，如行走在马路上时发生，高空作业时发生，特别驾驶汽车或飞机时发生会引起重大事故。

3. 头痛、头昏及其他症状

颈源性眩晕发作缓解后，一般能恢复正常，但经常发作而未加有效治疗者，有的患者会遗留有头痛或头昏。仔细询问，头痛一般可以忍受，只觉头部闷胀，头脑里昏昏忽忽，记忆力减退，精神恍惚或失眠多梦。其根源还是与基底动脉供血不足有关。早期钩椎关节增生引起的眩晕，一般是一侧，不会遗留头痛、头昏等症状；颈椎不稳、半脱位横突孔错位出现头痛、头昏的机会就比较多了。所以出现头部症状时，一定要进一步仔细检查，找出原因，方可能对颈源性眩晕进行正确的治疗。

椎动脉周围有丰富的交感神经纤维分布，椎动脉受压的同时刺激交感神经纤维。有时对椎动脉未有压迫，只是刺激其周围的交感神经也能引起症状，特别对交感神经的刺激未缓解时，可出现耳鸣、眼花，眼前黑蒙，视力减退，还有的会产生自主神经系统功能紊乱，如胸闷、心率加快或减慢，心律不齐，异常多汗等。

二、颈源性眩晕的非手术治疗

1. 制动

颈源性眩晕有一共同点是头颅运动较快，特别是转动时会诱发眩晕，若能限制头颅运动，就能减少或避免眩晕。故头颈制动是有效的。

(1)石膏颈托：用石膏给患者颈椎固定，上托下颌及枕骨，下压在双肩。一般固定 3 个月，让患者的头颅活动受限制而不发生眩晕。

(2)支具保护：石膏颈托有一定强迫性，效果较好，支具自己可以拆下来，对不遵守医嘱者效果较差。支具有围领、颈托和充气围领等。

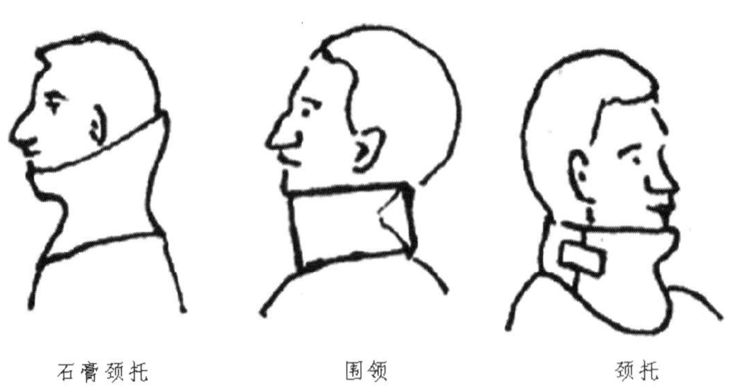

石膏颈托　　围领　　颈托

围领较舒适，但固定范围小，只及正常运动范围的 30%，效果差一些，充气围领充气后有牵引作用，但充气后颈部闷胀不适，很难长时携带，对眩晕患者要求日夜固定 3 个月有困难。颈托可以限制正常颈椎运动的70%,坐、卧均比较合适,效果好。

2.牵引

牵引时要求颈椎前屈15°～20°,但对于驼背者,前屈要按驼背方向加大。可以采用坐式或卧式牵引,牵引重量2.0～2.5 kg。还有一种是携带式,可以戴在肩上在室内行走,双手可以做一些工作,时间可以自己控制。

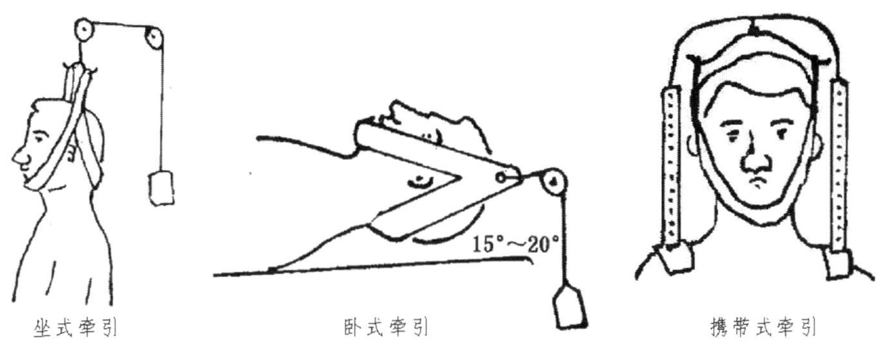

坐式牵引　　卧式牵引　　携带式牵引

3.封闭治疗

因眩晕和交感神经受刺激有关系,交感神经纤维分布于椎动脉周围,椎动脉受压迫、刺激产生椎动脉痉挛,使基底动脉缺血而产生眩晕,给受刺激部位的椎动脉进行利多卡因封闭是有效的。若颈源性眩晕一时未诊断出椎动脉受压或刺激部位,因星状神经节位置较固定,可以行星状神经节封闭,也能立刻见效。方法:患者仰卧,颈下放枕,颈及上胸皮肤用碘酒、乙醇消毒,术者左手食指涂碘酒、乙醇消毒,在患者患侧胸骨上方气管旁压下直到第六、七颈椎横突,右手持已充满1%利多卡因5 mL的注射器在左手食指尖端刺入患者皮肤直达第六、七颈椎突,抽一下无鲜血回流即可将利多卡因全部注入,稍加按摩后观察,注射侧眼会出现Horner征,晕眩也立刻缓解,本法适用于初发重症患者。

4.推拿按摩

对急性眩晕患者进行推拿或按摩是没有帮助的,但急性期过后可帮助其恢复。推拿按摩治疗是根据中医经络理论,通过手法作用于颈肩部,以调节改变局部的肌肉、血管、神经失常功能,改善软组织的粘连、痉挛、活血化瘀。施行推拿按摩时医师一定要做到全神贯注,意到手到,手法要轻柔细腻,由浅入深,由轻渐重,缓中有力,外柔内刚,从颅底向下到肩背,再由肩背向上,反复来回,手拇指或掌施行按揉或滚压手法,以达到患者感觉颈肩部舒适为好。

有一种所谓的正骨手法,患者坐位或卧位,术者一手托下颌,一手托枕骨,先轻轻活动头颅(摇晃颈部)让患者放松肌肉,然后术者用闪动手法旋转及伸展患者头颅,当听到患者颈部发生响声("咯得"),据说手法成功。此手法报道有产生齿突骨折、颈寰枢椎脱位或颈椎间盘突出椎动脉破裂的危险,故此手法虽然有时也有效果,但从患者安全着想,应予以禁止。

5.理疗

理疗的主要作用是消除或缓解颈部肌肉的痉挛,改善局部血瘀循环,消除因病变刺激引起的神经血管的水肿和充血反应,改善血流循环进而缓解症状。常用的理疗方法很多,可与其他疗法合并应用,起到相辅相成的作用,一般常用的有超声疗法、短波疗法、干扰电流疗法、间动电流疗法、高频电疗法、离子导入法、导入药物法（如利多卡因、米醋酸、陈醋或其他药物），这些疗法可以改善局部血液循环，加强组织的供氧和营养，减少组织间渗出，促使致痛物质的消散排出。特别对眩晕有帮助的是它能扩张血管，增加血液循环，应用时不可长时间不间断地应用，因局部长期充血，会引起相反症状或症状加重，应当以 14 天为一疗程，每个疗程结束后停一周，再行下个疗程。

现在市面上有出售治疗机，并附有中草药，利用透热引导中草药来起到治疗作用，广告效果很好，但未获科学统计资料证实，我们不推荐。

6.水疗、温泉疗法

水疗或温泉治疗的作用是多方面的。

（1）温热作用

通过温水或温泉的温热作用，可使血管扩张，改善血液循环，使肌肉张力降低，缓解痉挛，全身血管扩张，有利于促进各器官组织的代谢功能。水温调节的不同，其效果不一样，有高血压的患者，水温不能过高，水温控制在 37～38 ℃为宜，基底动脉供血不足以 40 ℃效果较好。37～38 ℃的水温能降低交感神经的兴奋性，增强血管弹性，扩张血管，加速血流。

（2）浮力作用

水浴时，患者浸泡在温水内，受水的浮力作用，运动器官的负荷减轻，有利于躯体、肢体各关节在浮力帮助下作运动锻炼，加上按摩效果更好，颈肩背肌放松可解痉镇痛。

（3）化学作用

温泉中含有多种对人体有益的微量元素，特别是氡，能调节神经功能，缓解神经痛，这些化学成分被皮肤吸收，可使血管扩张，加速血液循环，可以活血化瘀、疏通筋脉。

（4）水压作用

静水压、动水压均有良好的作用。

身体浸泡在温水中时，水对体表产生一定压力，使静脉血和淋巴液加速回流，同时水压向肌肉使肌肉血液循环畅通，加速代谢产物的排除，消除酸胀病痛。

动水压是水不断流动，按摩体表，增加体表压力，比静水压效果更好。

7.药物治疗

治疗眩晕的药物虽多，但对颈源性眩晕治疗的有效药物不多。下面介绍的药物最好与其他非手术治疗配合应用。

复方丹参片：可以改善血液循环，扩张血管，以伴有冠心病的患者服用更合适。

止眩灵：配方是党参 20 g、北芪 20 g、川芎 20 g、葛根 30 g、天麻 12 g、钩藤 12 g、柏子仁 12 g、酸枣仁 12 g、五味子 12 g、丹参 12 g、茯苓 12 g、白术 12 g、甘草 6 g、当归 15 g。一日一剂，分两次服用，7 天为 1 疗程，两个疗程即可见效，停服一周，需要时继续服用。研究显示止眩灵服用后可降低血液黏稠度，增大血流量，改善微循环，消除局部充血水肿现象，改善基底动脉供氧情况。

三、刺激疗法或松解疗法

1.针拨疗法或针刀疗法

适用于项肌痉挛伴头痛眩晕者。工具准备：针刀，可在医药公司买到；针拨套针，可用腰椎穿刺针改制，选粗号直径 1.5～2 mm 者。先磨短套管，比针芯短 2 mm 左右，套管口为平圆形，将针芯磨成锋利尖形即可应用。工具均采用高压消毒。

选进针点：选区点要正确，否则效果不佳，要选在痉挛肌肉的肌腱骨骼附着区。常见项肌痉挛，其附着区在枕骨下项线。该区检查进可摸到有坚硬条索状痉挛的肌腱，并有触压痛，可选此区为进针点。术前准备：患者的进针点要做术前准备，剃去毛发，取坐位头前屈（有凳背依托更好），局部常规用碘酒（3.5%）、乙醇（75%）消毒，铺无菌巾，术者戴消毒手套。

施术要点：在已选定的进针点，用1%利多卡因进行局麻，将针拨套针或针刀刺入进针点，深达肌腱附着区，用拨针或针刀在肌腱上挑拨，挑拨方向与肌腱走向垂直，即刀口要切断肌腱纤维，此时术者可感到肌腱被挑拨的“擦擦”声，挑拨4～5次后，痉挛肌腱即会松弛，拔出针芯，留套针注入泼尼松12.5 mg和利多卡因5 mL。术后纱布覆盖，防止沾水污染，3天后可去纱布，若症状未完全缓解，一周后可重复施行。

2. 软组织松解术

松解位置选择：头痛、眩晕、耳鸣者，选枕项部距中线3～6 cm，颈肩背痛为多者选颈下部。棘突水平面距中线6 cm。

皮肤准备：按常规操作，用碘酒消毒，铺无菌巾，术者戴手套。

麻醉：用1%利多卡因在选点局部浸润麻醉，双侧6～12 mL。

松解手术：用缝皮大号三角针（12×34），穿粗线20 cm长，双股。按定位处进针，穿入皮肤，皮下至筋肌膜层，有减压感后，横穿肌筋膜约3 cm再将针尖穿出皮肤，拔出针线出皮后，去针，将丝线两端平齐缠绕在术者食指上，将线提起，可见被穿线的筋膜轮廓隆起，说明深浅合适。即可开始用牵、拉、抖的手法，按需要量可以上下左右有规律地牵抖，手法可轻可重，每分钟60次，5～10 min，患者诉头、手心、足心发热或全身发热或鼻尖出汗，全身有舒畅松快感。病痛消除，再持续2～3 min即结束手术，剪去丝线，可双侧同时做，也可以这次左侧，下次右侧。拔线后用纱布掩盖伤口，3天内不沾水污染。可以每周施行一次，4次为一疗程。

注意事项：上述手法是强刺激，患者有高血压、冠心病或慢性疾病者小心应用，孕妇或月经期不用，有急性疾病或传染病者痊愈后再做。施术时若患者诉头昏、恶心、大汗淋漓时应立刻停止，令患者平卧休息，以防出现休克。故操作时要不停地询问患者反应，并观察其面色和皮肤，如出现异常，应迅速纠正或停止操作。

四、颈源性眩晕的保健和康复

颈椎病变引起的眩晕，一般不易根治，即使病变的颈椎做了手术切除，因颈椎有多节段，手术部位的上下节段可能又会出现新病变而复发。本章介绍的保健和康复方法可用来保护颈椎，避免发生颈椎病变。

1. 保持生活或工作中的良好姿势

头颅有一定重量，由颈椎支持。生活和工作中头颅朝各种方向的运动都要通过颈椎的韧带和相互拮抗的肌肉来完成。良好的姿势就是保持各关节、韧带和肌肉相互平衡和稳定。若姿势不良，会致使一部分关节、韧带和肌肉处于过度伸张、牵拉或屈曲状态，久后该处就会产生疲劳而疼痛，此就是劳损。长期劳损会产生骨关节病变，进而失去平衡和稳定。颈椎较理想的姿势是正直，轻度前屈15°～20°，坐在桌前看书或写字，以眼离书30 cm左右最为合适。若身体高低不适合，应调整桌面或座椅的高度。最理想的状态是桌面稍倾斜20°左右以减少低头。日常生活中如低头打毛线、靠在床头或沙发椅看小说、电脑操作荧光屏太高或太低均会对颈椎造成损害。

2.避免外伤

头颅的振动、摇摆都会影响到颈椎的稳定。头颅如受打击，会造成颅脑伤，并往往合并有颈椎伤。我们发现有父母打小孩面部时会产生寰枢椎脱位，因此，禁止打小孩头部。坐车时头颅要依托好，手扶好把手，以免车加速或急刹车时产生颈椎挥鞭样损伤。长期低头或歪头工作是劳损的原因，应尽量加以避免。

3.职业的选择

颈源性眩晕患者驾驶汽车、摩托车、飞机等都是禁忌的；高空作业时易产生坠落事故，禁止参加。有一种年轻人，无眩晕病史，但体检时发现有寰椎沟环，或寰枢椎不稳等先天畸形，估计将来出现晕眩机会较多，应当劝其不要选择驾驶员的职业，特别不宜做飞行员。

4.保健牵引枕

一个人每天睡眠 8～9 h，就是说人一生 1/3 的时间都要睡在枕头上，若枕头适合生理要求，头颈肌肉完全放松，关节韧带均保持平衡稳定，醒来起床后颈部舒适，运动自如。若不适合，因为肌肉关节韧带处于扭曲不平衡状态，会产生颈背酸胀，翻来覆去睡不着或失眠，或起床后产生颈肩疼痛(落枕)，久之即导致颈椎椎间盘加速退变、骨质增生而产生病变。所以枕头的应用已引起了大家的注意。现在国内外供应的保健枕头式样很多，有波浪式、元宝式、饱满的软枕，有的加中草药或磁铁。主要缺点是仰卧有效，侧卧不方便，且此病是长期的，中草药或磁铁不可能长期有效。我们观察研究一般卧枕习惯，仰卧时枕头放在枕骨结节处，侧卧时放在颞部，也就是相当于头颅的重心力线上，此种习惯会对颈椎间产生不平衡的扭力。

看以下实验(左图)：球体受链固定时，支撑点若在球体重心(O)力线下(A)时，球链因自身重时会下垂弯曲。若支撑点移向链侧(B)，因重心在支点远处，它除支撑重心力 A 外还产生分力(OC)或牵引力($A'B'$)，此力可将球链拉直，也就是说枕支撑点移到颈下时产生牵引力。经测算，枕支撑点移位产生的牵引力约有 2 kg，测量颈椎高度(自乳突到肩部)或肩宽度(自颈 6～7 横突到肩峰)约 12 cm。建议保健牵引枕的直径为 10 cm，长 40～50 cm，中间放棉花、海绵或其他枕芯材料，但要求稍硬一些，以免睡枕负重时变形失效。睡时圆枕下放一薄枕(3 cm 高)，仰卧时枕放枕骨结节近侧枕骨和颈部，侧卧时枕放耳下、乳突和下颌骨下方，不压外耳道(右图)。由于此枕有牵引作用，能使颈椎保持平衡和稳定状态，椎动脉在牵引下平直通畅，眩晕发作也会减少或消失，有病可做治疗，无病可作保健防病用。已经手术者在应用长圆枕后减少了颈源性眩晕的复发。

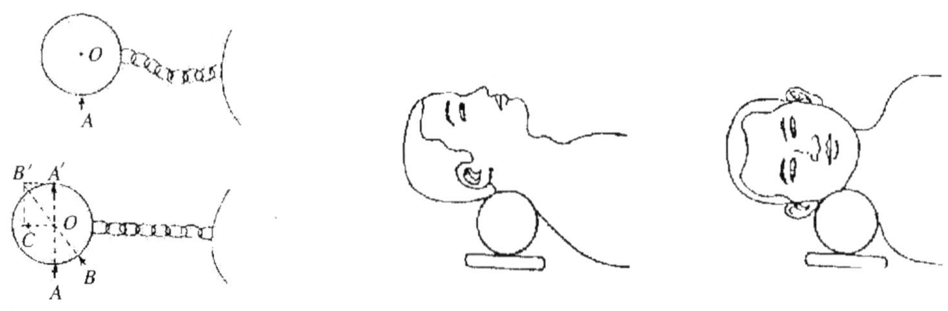

头颅支点与力线变化示意图　　　　长圆枕的用法

五、颈椎保健操

颈椎支撑头颅做各种运动，它和四肢不同，由 7 块颈椎通过椎间盘贯穿联合起来，由韧带肌肉四周保护，中央有脊髓，两侧有椎动脉通过。故颈椎的过度运动是禁忌的，特别是椎间盘到成年后就开始退变，过度运动会引起椎间盘加速退变，引起椎间盘破裂或椎间盘突出。所以颈椎保健操的重点是保持颈椎稳定，增强颈部肌肉韧带的力量，以保持颈椎的正常功能。保健操分按摩、抓捏肌肉、点穴按摩及颈部肌肉锻炼 4 部分。

1. 按摩

正面按摩：两手放在面部前上下按摩，可按体操节律 12345678、22345678、32345678、42345678，按摩 32 次。

侧面按摩：两手放在面部两侧，上下按摩，同样按摩 32 次。

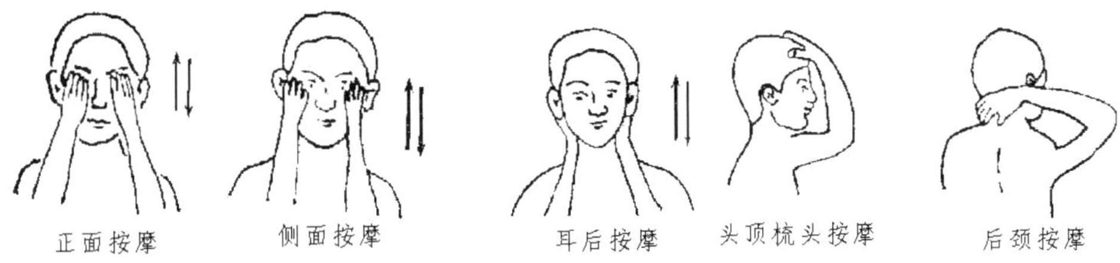

正面按摩　侧面按摩　耳后按摩　头顶梳头按摩　后颈按摩

耳后按摩：两手放在耳后枕骨，上下按摩 32 次。

头顶梳头状按摩：两手按头顶，四指分开向后梳头发样按摩头顶部，也是 32 次。

后颈按摩：左右分别按摩后颈项部肌肉，横竖按摩各 16 次。

2. 抓捏肌肉

肌肉酸胀时抓捏的效果特好。

抓捏后颈项肌肉：两手交换抓捏后颈部肌肉，各 16 次。

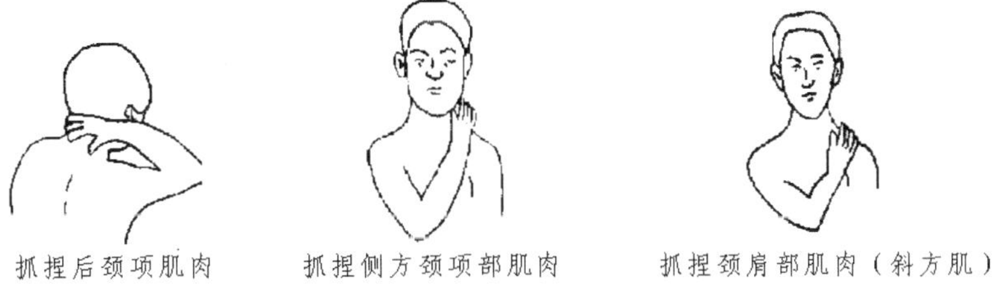

抓捏后颈项肌肉　抓捏侧方颈项部肌肉　抓捏颈肩部肌肉（斜方肌）

抓捏侧方颈项肌肉：用四指抓捏颈项侧前方肌肉，右手抓左侧，左手抓右侧，各做 16 次。

抓捏颈肩部(斜方肌)：抓捏时左手抓捏右肩，右手抓捏左肩，各 16 次。

3. 穴位按摩

风池穴按摩：风池穴在乳突后方、头发下缘，用拇指或中示指压此穴，也可旋转按摩，顺时针方向或逆时针方向旋转按压，各 16 次。

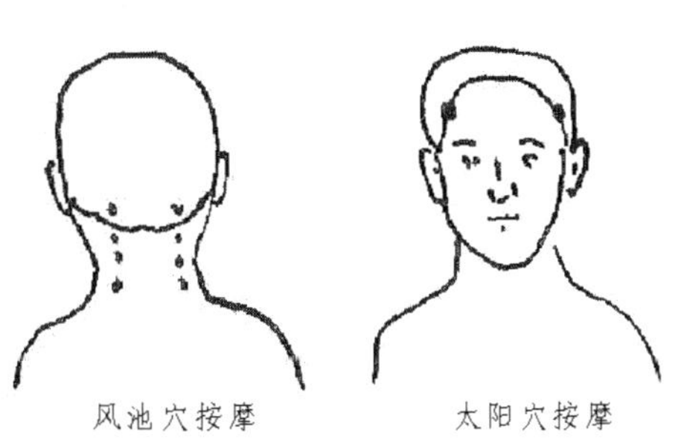

风池穴按摩　太阳穴按摩

风池穴下 2 cm 为天柱穴，再下 2 cm 为新设穴，再下 2 cm 为天鼎穴，此三穴按需要同时按摩。若其中一穴比较过敏，可专在此穴按摩。

太阳穴按摩：用两手示指或中指按压或旋转按摩，各 16 次。

4. 颈部肌肉锻炼

(1)颈前屈肌肉锻炼　双手按住前额，用头压迫手掌，头颅手掌均不活动，但收缩颈前部肌肉，头颅可逐渐加力压向手掌，每次 60 s。

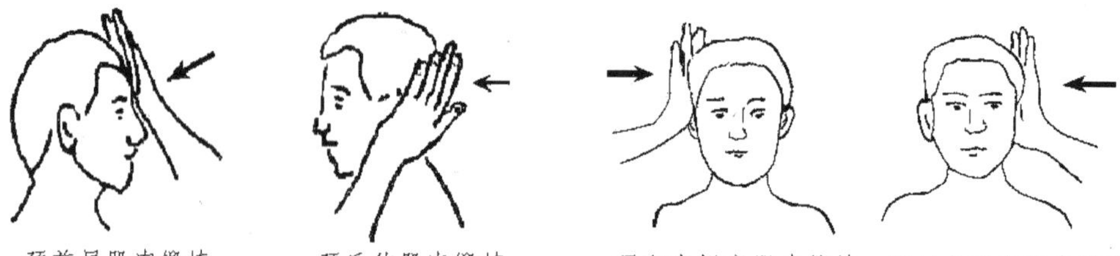

颈前屈肌肉锻炼　颈后伸肌肉锻炼　颈向右侧弯肌肉锻炼　颈向左侧弯肌肉锻炼

(2)颈后伸肌肉锻炼　双手托住后枕骨，抬头压手掌，收缩颈后部肌肉，头颅在阻力下不动，但用力压向手掌，每次 60 s。

(3)颈向右侧弯肌肉锻炼　用右手掌抵压在右颞部，头颅向右弯压向右手掌，每次 60 s。

(4)颈向左侧弯肌肉锻炼　用左手掌抵压在左颞部，头颅向左弯压向左手掌，每次 60 s。

(5)头向右侧旋转肌肉锻炼　用右手掌抵压右前额颞部，头颅向右转压向手掌，每次 60 s。

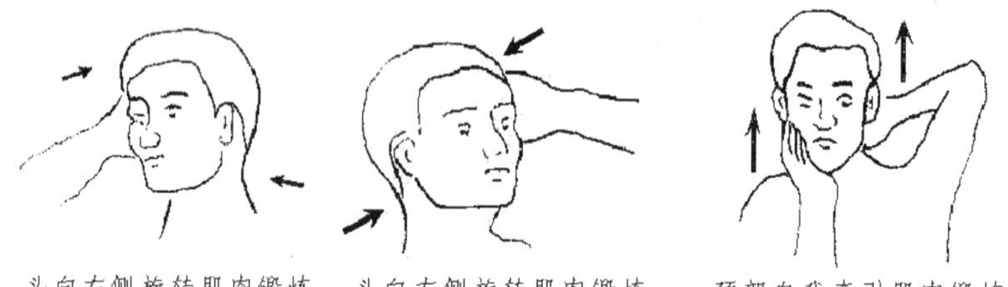

头向右侧旋转肌肉锻炼　头向左侧旋转肌肉锻炼　颈部自我牵引肌肉锻炼

(6)头向左侧旋转肌肉锻炼　用左手掌抵压左前额颞部，头颅向左转压向手掌，每次 60 s。

(7)颈部自我牵引肌肉锻炼　一手托下颌，一手托枕骨向上提拉头颅，每次 60 s。

第二节　腰椎间盘突出症的预防和治疗

一、概述

腰椎间盘突出症是一种临床常见病，目前我国体力劳动者中有 15%～20%的人患有此病。腰椎间盘突出症是临床上引起腰腿痛最常见的原因，应引起我们足够的重视。人体的脊柱是由多块椎骨组成的，两块椎骨间有一个盘状的弹性垫，周围由纤维环及韧带固定，这个盘状垫就是我们所说的椎间盘，它能起到缓冲压力的作用。人类是直立动物，在站立时椎间盘受到的压力大，尤其以腰椎间盘更为明显，因此受到伤害的机会就更多。人体随着年龄的增长或急性外伤和慢性积累外伤等原因导致纤维环破裂，造成椎间盘突出压迫脊柱两旁的神经根而引起的坐骨神经痛等一系列腰腿痛症状，就是骨科常见病——腰椎间盘突出症，这种病患者感觉是非常痛苦的，治疗难，易复发。

1.腰椎间盘突出症

病因是指腰椎间盘发生退行性变以后，加上某些外伤、慢性劳损，以及湿寒等综合因素，使腰椎间盘纤维环部分或全部破裂，连同髓核一并向外突出（易发于腰椎第4至5节之间和腰椎第5节至骶椎第1节之间），刺激或压迫神经根、血管或脊髓等组织引起的腰痛，伴有坐骨神经放射性疼痛症状为特征的一种疾病。

2.多发人群

(1)从年龄上，本病一般发生在20～40岁之间，即青壮年易发生此病的比例大约占整个发病率的80%。

(2)从性别上，腰椎间盘突出症多见于男性，因为男性体力活动较多，腰部活动范围大。

(3)从体型上，一般过于肥胖或过于瘦弱的人易致腰椎间盘突出。

(4)从职业上，劳动强度较大的产业工人多见。

(5)从姿势上，每天常常伏案工作的办公室工作人员及经常站立的售货员、纺织工人等较多见。

(6)从生活和工作环境上，若环境经常潮湿或寒冷，也易发生腰椎间盘突出。

(7)从女性的不同生理时期上，产前、产后及更年期为女性腰椎间盘突出的危险期。

3.症状

主要症状为腰痛和坐骨神经痛。腰痛多局限于下腰部、腰骶部。坐骨神经痛常为单侧，并沿患侧大腿后侧向下放射至小腿外、足跟或足背外侧；若椎间盘突出较大或位于椎管中央时，可为双侧疼痛。咳嗽、喷嚏、用力排便时，均可加重疼痛，行走、弯腰、伸膝起坐时牵拉神经根也会使疼痛加剧。屈髋、屈膝卧床休息时疼痛减轻。疼痛多为间歇性的，病程长，其下肢放射部位感觉麻木。

二、腰椎间盘突出症的预防

从日常生活做起，远离腰椎间盘突出症。

在日常生活、学习和工作中，需要各种不同的活动姿势，养成了各自的习惯，其正确与否对人体有着重要的影响。因此，我们应注意平时的站姿、坐姿、劳动姿势，以及睡眠姿势等的合理性。纠正不良的姿势和习惯，加强锻炼，增强体质，尤其要加强腰背肌的功能锻炼。因为适当的锻炼能改善肌肉血液循环，刺激新陈代谢，增加肌肉的反应性和强度，纠正脊柱内在平衡与外在平衡的失调，提高腰椎的稳定性、灵活性和耐久性，从而达到预防腰椎间盘突出症的目的。

1.坐姿与腰椎间盘突出症的关系

在许多时候，人的坐姿并不完全取决于人的本身，坐具对坐姿的正确与否也起到一定的作用。坐具不合适，同样也会引起腰痛。

坐凳子时，因无靠背，人们或自然弯腰坐着，或直腰坐着。弯腰坐时，可使腰椎保持自然屈曲状态，腰肌相对处于松弛状态，此时腰椎的稳定由腰椎周围的韧带来维持，久坐后腰椎周围韧带易发生劳损；直腰坐时，腰肌处于收缩状态，久坐后腰背肌持续收缩，易发生劳损，以上两种情况都可产生腰痛。老年人和有腰椎间盘突出症病史患者的腰背肌肉、韧带弹性

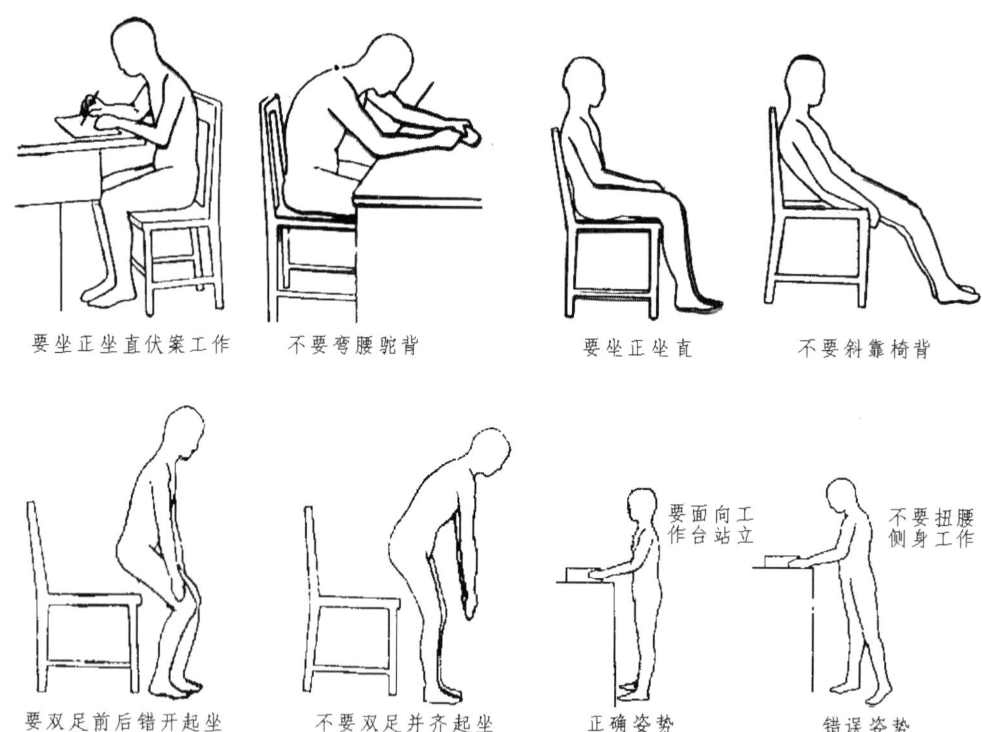

及耐力较差，有不同程度的退变或损伤，不适合坐凳子，尤其不适合坐太低的凳子。青壮年则由于肌肉、韧带的弹性及耐力良好，较适合坐凳子。

椅子由于有靠背，可以承担躯体的部分重力，使腰背肌肉处于相对松弛的状态，同时也不加重腰椎周围韧带的负担，可减少劳损机会。坐椅子时，应注意尽量将腰背部贴紧椅背，工作时，应将椅子尽量拉向桌子，缩短桌椅间的距离。

既然坐具与腰椎间盘突出症有一定关系，那么什么样的坐具更合适呢？有人做过这方面的研究，结果表明，腰背部休息时的角度和腰部有无支撑物依托，对椎间盘压力有着直接关系。即由直角状态的坐姿改为向后倾斜 120°时，可以使椎间盘内压力明显降低，此时再于腰部加 3 cm 厚之依托物，可使椎间盘内压力进一步降低，如将此支撑物加大至 5 cm 厚时，则椎间盘内压力可降低至－0.3 MPa。因此，较为合适的坐具要求高低适中，并有一定倾角的靠背，如在腰部有 3～5 cm 厚的依托物则更佳。此姿势适合汽车驾驶员的坐姿。

2.正确的劳动姿势可以防止腰椎间盘突出症

劳动时由地面提起重物，如姿势不正确，是最容易造成腰椎间盘损伤的动作。

正确的动作应当像举重运动员提起杠铃时一样，先下蹲，然后双臂握紧重物后起立，再移动双腿搬运到指定地点，再下蹲放下重物。不正确的动作是直腿弯腰双臂握紧重物后，以腰部的力量将重物提起后放下，尤其是提物同时再加上身体旋转，那时腰椎的损伤就更为严重。

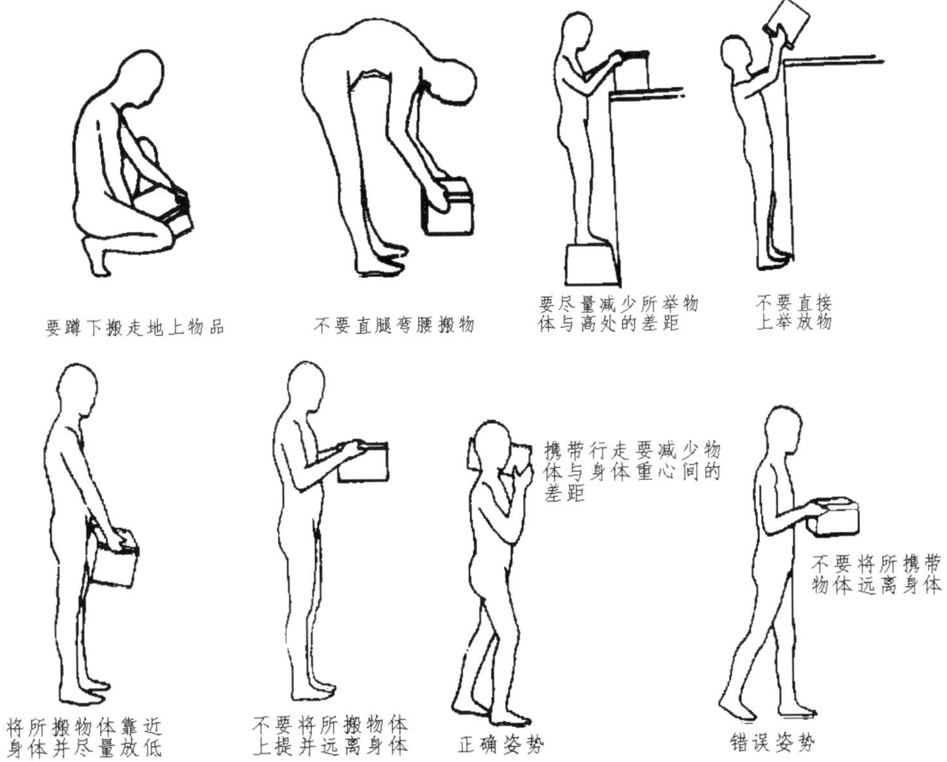

三、腰椎间盘突出症的自我锻炼

在急性期，腰椎间盘突出症病人保持正确的姿势，可明显减轻疼痛症状和稳定病情。在恢复期进行必要的功能锻炼，有利于病情的康复，并可以防止腰腿痛症状的复发。

1. 床上锻炼

（1）直腿抬高：仰卧，主动进行直腿抬高运动至不能上抬，他人辅助进一步抬高 5°～15°，患者感腰背部或患侧肢体稍感不适或轻微疼痛后，慢缓放下，双下肢交替进行，每次 10～20 次。

（2）仰卧拱桥：仰卧位拱桥式腰背肌锻炼，仰卧屈膝，用头部、双肘及双足作为支重点，弓形撑起背部、腰部、臀部及下肢，至患者认为最高度后放下，再撑起，动作反复做 10～20 次。

（3）飞燕点水：飞燕点水式背伸肌锻炼，患者俯卧位，头、颈、胸及双下肢同时抬高，两臂后伸，仅腹部着床，整个身体呈反弓形，如飞燕点水姿势，反复 10～20 次。

（4）太空车：患者仰卧位，双手放在腰部，双下肢蹬空做踩脚踏车状，持续时间根据自身状况而定，最好有人陪伴锻炼，以防出现意外。

（5）抱膝触胸：患者仰卧位，双膝屈曲，双手抱住膝部，尽量靠近胸部，然后放下，可持续 30 个动作。

2. 床下锻炼

包括：

（1）脊柱小角度前屈、后伸、侧弯、旋转、环转腰部活动。

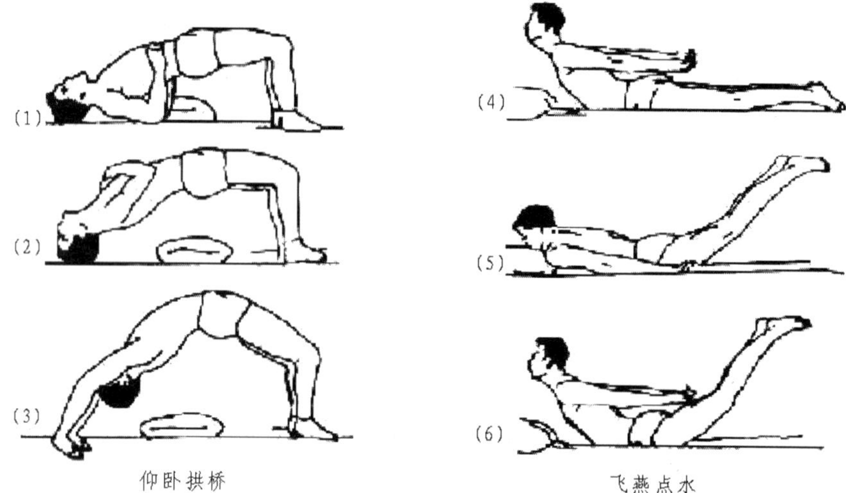

仰卧拱桥　　飞燕点水

(2)蹲—站—挺胸活动。

(3)慢下蹲运动。

(4)快、慢步交替行走锻炼。

(5)退走锻炼:在走廊或空旷处倒退走,每次 30 分钟左右。这种锻炼有利于改善腰背肌状态,恢复腰椎生理弓和腰部小关节滑动,可帮助解除小关节粘连。

(6)如有脊柱侧弯身体靠墙直立,双手中指贴于裤缝,一侧中指沿裤缝下滑,脊柱逐渐侧屈至极限,再还原。脊柱向右侧弯者做脊柱左侧屈练习,脊柱左侧弯者做右侧屈练习。

功能锻炼的度和量:3～5 次/天。

四、腰椎间盘突出症的家庭简单治疗

1.卧床休息

利用卧床休息来治疗腰椎间盘突出症,方法相对比较简单,患者无须过多专业知识,就能在家进行。卧位时椎间盘内压最低,而且肌肉松弛,有利于突出物的复位及椎间盘的修复。卧床一般使用木板床,取自由体位,需 3 周左右。离床时可用腰围保护。但卧床休息还是有许多应该注意的问题,如果解决不好,疗效就不能得到保障。

(1)卧床要求卧硬床。具体讲就是木板床上铺薄褥或垫子,较硬的棕床也可以。

(2)患者仰卧时,可在腰部另加一薄垫或令膝、髋保持一定的屈曲,这样可使肌肉充分放松。俯卧位时则床垫要平,以免腰部过度后伸。

(3)卧床休息要严格坚持。即使在症状缓解一段时间后佩带腰围下床,也不能做任何屈腰动作。如患者因生活不便而不能坚持卧床生活,会影响疗效。

(4)卧床休息中最难坚持的是在床上大小便。如果患者不能接受平卧位大小便,可以扶拐或由人搀扶下地去厕所。切忌在床上坐起大便,因为这时腰部过度前屈,椎间盘更易后突。

当然,在卧床一段时间后,如配合推拿、针灸、理疗等方法进行综合治疗,会取得更好的疗效。

2.腰椎牵引

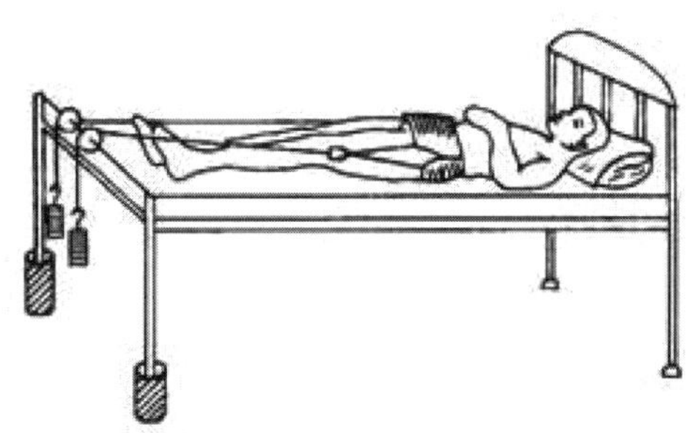

牵引治疗腰椎间盘突出症效果显著。通过牵引,能使下段椎体分开,椎间隙增大,从而产生负压,并使后纵韧带紧张,这些都有助于突出物的还纳,使痉挛肌肉放松。此种腰椎牵引作用简单易行,便于掌握。

(1)持续牵引法:患者卧硬板床,用骨盆带行 24 小时(全天),持续牵引 3 周,牵引重量一般不超过 15 kg,牵引期间进行腰背肌功能锻炼,3 周后行石膏腰围固定 3 个月。本方法可以使脊柱肌肉放松,使韧带在无肌肉张力的保护下拉长,有利于突出物还纳,其有效率可达 60%以上。

(2)械牵引法:采用各种牵引装置,包括机械式或电动床进行间歇性牵引。本方法适用于急性突出者,有效率不如持续牵引法。

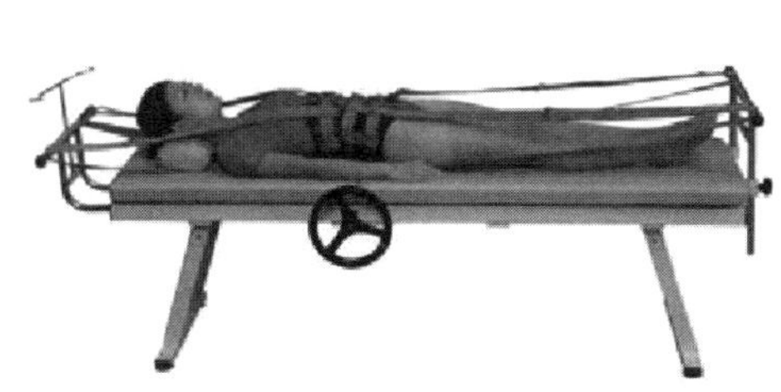

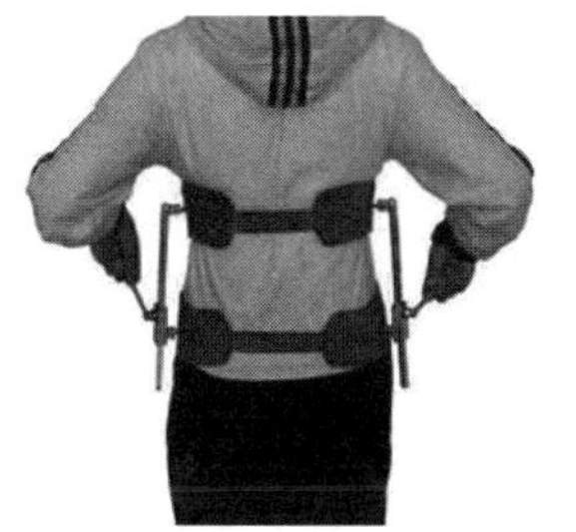

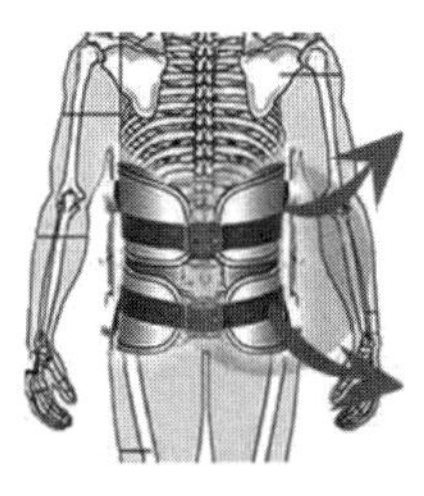

(3)推拿疗法:应用推倒、按摩方法治疗腰椎间盘突出症是一种古老的方法。具体操作的方法种类繁多。由于本疗法具有方法简单,可使突出物还纳,疗效肯定等优点,已被作为治疗腰椎间盘突出症的综合疗法之一。但有一部分患者推拿后症状加重,不得不进行手术治疗。有的推拿后出现神经损伤,如马尾神经综合征等,应用时需慎重。

(4)硬膜外腔类固醇注射疗法:1953 年 Lievre 等首先采用硬膜外注射氢化可的松治疗腰椎间盘突出症。本方法可使神经根炎症消退和消除肿胀,从而可消除或缓解症状。但大量实践证明,本方法虽对解决临时疼痛的效果较显著,但复发率很高。

(5)腰围的应用:症状减轻后,可适当允许起床活动。戴用腰围保护腰部有助于减轻疼痛,以便于离床活动。不宜长期应用。

第三节 骨质疏松症的预防与治疗

一、概述

骨质疏松症(osteoporosis,OP)是一种以骨量低下、骨微结构损坏,导致骨脆性增加、易发生骨折为特征的全身性疾病。该病可发生于不同性别和任何年龄段,但多见于绝经后的妇女和中老年男性。《骨质疏松防治中国白皮书》中指出,骨质疏松症是我国第四位常见的慢性疾病，也是绝经后妇女和中老年人男性最常见的骨骼疾病，被称为“沉默的杀手”。目前，骨质疏松症已影响到了上亿中国人。据调查发现，骨质疏松症引起的骨折，50 岁以上的女性每 3 人就有 1 人，50 岁以上的男性每 5 人就有 1 人。骨折是骨质疏松症的严重后果，常是部分骨质疏松症患者的首发症状和就诊原因。髋部骨折后第一年内由于各种并发症导致的死亡率达到 20%～25%。存活者中 50%以上会有不同程度的残疾。一个骨质疏松性髋部骨折的患者每年的直接经济负担是 32 776 元人民币。中国每年骨质疏松性髋部骨折的直接经济负担是 1 080 亿元人民币。中老年人骨折往往不是姿势问题或用力不当引起的，而是骨质疏松症导致的。骨质疏松症给患者带来了莫大的痛苦，极易致残和死亡，后果相当严重。因此，正确认识、早期防治骨质疏松症显得尤为重要。

二、骨质疏松症的认识误区

1. 喝骨头汤能防止骨质疏松

实验证明，同样一碗牛奶中的钙含量，远远高于一碗骨头汤。对老人而言，骨头汤里溶解了大量骨内的脂肪，经常食用还可能引起其他健康问题。要注意饮食的多样化，少食油腻食物，坚持喝牛奶，不宜过多摄入蛋白质和咖啡因。

2. 治疗骨质疏松症等于补钙

简单来讲，骨质疏松症是由骨代谢的异常（人体内破骨细胞影响大于成骨细胞，以及骨吸收的速度超过骨形成速度）造成的。因此骨质疏松症的治疗不是单纯地补钙，而是综合治疗，提高骨量、增强骨强度和预防骨折。患者应当到正规医院进行诊断和治疗。

3. 骨质疏松症是老年人特有的现象，与年轻人无关

骨质疏松症并非是老年人的“专利”，如果年轻时期忽视运动，常常挑食或节食，饮食结构不均衡，导致饮食中钙的摄入少，体瘦，又不拒绝不良嗜好，这样达不到理想的骨骼峰值量和质量，就会使骨质疏松症有机会侵犯年轻人，尤其是年轻的女性。因此，骨质疏松症的预防要及早开始，使年轻时期获得理想的骨峰值。

4. 老年人治疗骨质疏松症为时已晚

很多老年人认为骨质疏松症无法逆转，到老年期治疗已没有效果，为此放弃治疗，这是十分可惜的。从治疗的角度而言，治疗越早，效果越好。所以，老年人一旦确诊为骨质疏松症，应当尽快接受正规治疗，减轻痛苦，提高生活质量。

5. 靠自我感觉发现骨质疏松症

多数骨质疏松症病人在初期都不出现异常感觉或感觉不明显。发现骨质疏松症不能靠自我感觉，不要等到发觉自己腰背痛或骨折时再去诊治。高危人群无论有无症状，应当定期去具备双能 X 线吸收仪的医院进行骨密度检查，有助于了解骨密度变化。

6. 骨质疏松症是小病，治疗无须小题大做

骨质疏松症平时不只是腰酸腿痛而已，一旦发生脆性骨折，尤其老年患者的髋部骨折，就会导致长期卧床，死亡率甚高。

7. 骨质疏松症治疗自己吃药就可以了，无须看专科医生

对于已经确诊骨质疏松症的患者，应当及早到正规医院，接受专科医生的综合治疗。

8. 骨质疏松容易发生骨折，宜静不宜动

保持正常的骨密度和骨强度需要不断地运动刺激，缺乏运动就会造成骨量丢失。体育

锻炼对于防止骨质疏松具有积极作用。另外，如果不注意锻炼身体，出现骨质疏松，肌力也会减退，对骨骼的刺激进一步减少。这样，不仅会加快骨质疏松的发展，还会影响关节的灵活性，容易跌倒，造成骨折。

9.骨折手术后，骨骼就正常了

发生骨折，往往意味着骨质疏松症已经十分严重了。骨折手术只是针对局部病变的治疗方式，而全身骨骼发生骨折的风险并未得到改变。因此，我们不但要积极治疗骨折，还需要客观评价自己的骨骼健康程度，以便及时诊断和治疗骨质疏松症，防止再次发生骨折。

三、骨质疏松症的非药物治疗

1.调整生活方式

包括改变不健康的生活方式，注重高钙、低盐和适量蛋白质的均衡饮食；注意开展适当的户外活动，增加有助于骨健康的体育锻炼和康复治疗；避免嗜烟、酗酒，慎用影响骨代谢的药物等；采取防止跌倒的各种措施，如注意是否有增加跌倒危险的疾病和药物，加强自身和环境的保护措施（包括各种关节保护器）等。

2.骨健康基本补充剂

（1）钙剂

我国营养学会制定成人每日钙摄入推荐量 800 mg（元素钙量）是获得理想骨峰值，维护骨骼健康的适宜剂量，如果饮食中钙供给不足可选用钙剂补充，绝经后妇女和老年人每日钙摄入推荐量为 1 000 mg。我国老年人平均每日从食物中获钙约 400 mg，故平均每日应补充的元素钙量为 500～600 mg。钙摄入可减缓骨的丢失，改善骨矿化。在用于治疗骨质疏松症时，应与其他药物联合使用。目前尚无充分证据表明单纯补钙可以替代其他抗骨质疏松药物治疗，钙剂选择要考虑其安全性和有效性。补充钙的同时要注意铅的摄入，自然界中钙与铅往往共存，绝大多数钙剂产品含有一定量的铅。因此，在选择钙剂时，应尽量选择钙元素含量高的制剂，正确的补钙方法采用间歇补钙法，即服钙剂 2 个月，停 1 个月，再重复服用。正确的服用方法应分次服及进餐后服吸收较好，临睡前服用更佳。胃酸缺乏者应服枸橼酸钙。

钙剂临床应用的如下方法：

①计算方法：大多数专家推荐绝经后妇女钙的总摄入量为 1 000 mg/d，包括饮食中钙、牛奶中钙和药物补充剂。青春期和青年成人摄入钙的最大允许量是 1 200 mg/d。大多数绝经后妇女的饮食摄钙≤350～500 mg/d，大约每天 400 mg，每天饮牛奶 500 mL，能够获得 500 mg 元素钙。因此，重症病人按照每天 1 500 mg 补充，药物钙的补充量＝1 500（推荐量）－400（饮食）－500（牛奶）＝600 mg。如果维生素 D 补充合理，多数病人按照每天 100 mg 元素钙补充是可以的，则药物钙补充量＝1 000 mg－400 mg－500 mg＝100 mg。

②药物钙服药时间：枸橼酸钙的服药时间可以是胃排空时，但大多数钙剂是碳酸钙，应该餐中服药，在餐中分泌胃酸的条件下，碳酸钙易于解离被吸收。难以证明各种不同的钙补充剂之间在临床疗效方面的区别。

③提倡应用牛奶供钙：牛奶 1 mL 含 1 mg 钙，提倡 1 天饮 250～500 mL。服鲜奶后腹痛、腹泻者，可用递增法刺激肝脏乳糖酶的分泌，以后逐步加量，可以消除腹痛、腹泻。

④钙剂量大时应该分次服药：这样通过大便丢失的钙量较少。

(2)维生素D

中国人饮食中所含维生素D非常有限,大量的维生素D_3依赖皮肤接受阳光紫外线的照射后合成。经常接受阳光照射会对维生素D的生成及钙质吸收起到非常关键的作用。正常人平均每天至少日照20分钟。维生素D的缺乏可导致继发性甲状旁腺功能亢进,增加骨的吸收,从而引起或加重骨质疏松。成年人推荐剂量200 IU(5 μg)/d,老年人因缺乏日照以及摄入和吸收障碍常有维生素D缺乏,故推荐剂量400～800 IU(10～20 μg)/d。有研究表明,补充维生素D能增加老年人肌肉力量和平衡能力,可降低跌倒的危险,进而降低骨折风险。维生素D用于治疗骨质疏松时,应与其他药物联合使用。临床应用时应注意个体差异和安全性,定期监测血钙和尿钙含量,酌情调整剂量。

维生素D应用的方法:

①不应该忽略维生素D的2次羟化的临床应用价值。第1步,在肝进行25-羟化酶的羟化反应,产生25-OH-D。严重肝功能衰竭的患者中仅仅个别人存在25-羟化酶活性不足的问题。所以许多专家认为,不必要在体外把维生素D进行25-羟化酶的羟化。应用1,25-$(OH)_2$D治疗绝经后骨质疏松症存在较大争论。每天0.5 μg的1,25-$(OH)_2$D治疗是否优于生理剂量的未羟化的维生素D,尚无结论。第2步,25-OH-D在近曲肾小管进行1-α-羟化酶的羟化反应,产生1,25-$(OH)_2$D。人们仅仅能够根据肾小球功能障碍(Cre和BUN的升高)推论近曲肾小管羟化酶活性降低。临床上,凡是"肾功能不全"者才不应该应用未羟化的维生素D,而选择每天0.25～0.50 μg的1-α-D_3。1-α-D_3的制剂(如"法能"等),花费明显低于1,25-$(OH)_2$D。

②无论欧美还是中国普遍存在维生素D缺乏所致骨钙丢失的问题。在美国,它也是常见病,但常常未能作出诊断。老年人特别容易存在维生素D缺乏的问题,原因是:维生素D摄入减少和肠钙吸收百分比下降,晒太阳减少和皮肤维生素D合成量减少,肾1-α-羟化酶缺乏和相应的1,25-$(OH)_2$D缺乏,活性维生素D受体的敏感性降低。维生素D促进肠钙吸收,缺乏时钙吸收减少,降低的血钙依靠继发性甲旁亢和骨钙外流进入血而维持血钙正常低限。因此维生素D缺乏或其效应降低能够引起继发性甲旁亢和相应的骨丢失加快。

③应遵从推荐的成人每天维生素D摄入量。尽管当前推荐维生素D每天摄入量是19～50岁200 U,51～70岁400 U,大于70岁600 U,但许多专家推荐,19岁以上成人每天维生素D摄入量应该是800 U,但是不要长期超过每天1 000 U。老年男性和女性服用小剂量维生素D (800 U/d)和钙能够减少髋部骨折和其他非脊柱骨折,这种剂量从来没有引起维生素D中毒和相应的骨吸收增加。

④应当注意维生素D和1,25-$(OH)_2$D增加肠钙吸收所需剂量和它们刺激骨吸收引起骨质疏松所需剂量相比,前者比后者剂量小,但并不小很多。因此,长期较大剂量维生素D应用可以引起骨质丢失,加重骨质疏松。长期每天摄入维生素D大于4 000 U,或者1,25-$(OH)_2$D或1-α-D_3长期每天摄入超过1.5～3.0 μg,则能够像过量PTH一样,引起骨钙外流入血,经尿排出,即过量维生素D类似于甲状旁腺功能亢进,能够促进骨吸收。

⑤注意应用"钙维生素D"这种最常用、最基础、相当有效的治疗,需要定期监测血钙、尿钙含量,将血、尿钙含量控制在正常范围内。24 h尿钙含量应控制在小于300 mg,又大于100 mg的范围内。

四、骨质疏松症的药物治疗

防治骨质疏松的药物有三类：骨转换抑制剂、骨形成刺激剂和具多种作用者。骨转换抑制剂包括雌激素、选择性雌激素受体调节剂、降钙素、钙剂和二磷酸盐；骨形成刺激剂包括氟化物、甲状旁腺素；具多种作用者包括合成类甾醇、维生素 D 及其衍生物、依普黄酮、噻嗪类利尿剂、维生素 K、锶盐、中药等。

1. 雌激素

雌激素或雌孕激素补充疗法是防治绝经后骨质疏松的有效手段，能有效预防绝经后骨量的丢失，预防椎体的骨折和非椎体的骨折，但是仅限于绝经早期即小于 60 岁妇女使用。应用雌激素时，其治疗方案、剂量、制剂选择及治疗期限等应根据患者情况个体化，坚持定期随访和安全性检测（尤其是乳腺和子宫）。

2. 选择性雌激素受体调节剂（SERM）

SERM 是预防和治疗绝经后妇女骨质疏松的有效药物。SERM 是人工合成的非甾体类化合物，能选择性地作用于雌激素的靶器官，对乳房和子宫内膜无不良作用。少数患者服药期间会出现潮热和下肢痉挛症状。国外研究显示该药物有轻度增加静脉栓塞的危险，故有静脉栓塞病史及有血栓倾向者如长期卧床及久坐期间禁止使用。

3. 双磷酸盐类

本类药物能有效抑制破骨细胞活性，降低骨转换。服用时严格遵照用药方法（如何仑膦酸钠空腹 200 mL 清水送服，服药后 30 min 内不能平卧），极少数病人会发生药物反流或发生食道溃疡现象，故有食道炎、活动性胃及十二指肠溃疡病、反流性食道炎者慎用。双磷酸盐类发展很快，现在已经有第三代产品，主要包括阿仑膦酸钠、利塞膦酸钠、唑来膦酸钠等。目前关于双磷酸盐类剂型的研究进展很快，新剂型可每天服 1 片，也可每周每月甚至每年用药 1 次，可极大地方便患者，提高治疗的依从性。

4. 降钙素

降钙素是具有抑制破骨细胞活性的内源性多肽，能有效增加骨密度，改善骨质量，预防脊椎骨折，并有可能预防非脊椎骨折，更重要的一个特点是它可以快速有效地缓解骨痛，因而更适合有疼痛症状的骨质疏松症患者。降钙素类制剂应用疗程要视病情及患者的条件而定，少数患者会有面部潮红、恶心等不良反应，偶有过敏反应。

5. 氟化物

氟化物为骨形成的有效刺激剂，可显著增加骨密度，在一定条件下能使骨质疏松症患者的骨密度恢复到正常水平，然而对氟化物治疗效果和危险性历来存在争议，其治疗窗狭窄，应用时要注意剂量，同时补充足够钙量，高氟地区慎用。

6. 甲状旁腺素（PTH）

甲状旁腺激素对骨代谢具有双向作用。持续性的甲状旁腺素刺激可引起骨吸收作用增强，而如果间歇性给药使甲状腺素浓度隔一段时间达到一次峰值，则使骨形成增加。临床应用效果还有待于循证医学的证明。

7. 依普黄酮(依谱拉封)

此类药物为异黄酮,非激素制剂,普遍存在于植物界,有雌激素样作用,但不具备雌激素固有的特性。它能抑制骨丢失,同时还能刺激成骨细胞,还有一定的镇痛作用。

8. 噻嗪类利尿剂

此类药物是通过抑制钠钙交换,来明显减少钙的排泄。

五、骨质疏松症的饮食治疗

1. 食疗

(1)黄豆猪骨汤:鲜猪骨 250 g,黄豆 100 g。

制法:黄豆提前用水泡 6~8 小时;将鲜猪骨洗净,切断,置水中烧开,去除血污;然后将猪骨放入砂锅内,加生姜 20 g、黄酒 200 g,食盐适量,加水 1 000 mL,经煮沸后,用文火煮至骨烂,放入黄豆继续煮至豆烂,即可食用。每日 1 次,每次 200 mL,每周 1 剂。

功效:鲜猪骨含天然钙质、骨胶原等,对骨骼生长有补充作用。黄豆含黄酮甙、钙、铁、磷等,促进骨骼生长,补充骨中所需的营养。此汤有较好的预防骨骼老化、骨质疏松的作用。

(2)桑葚牛骨汤:桑葚 25 g,牛骨 250~500 g。

制法:将桑葚洗净,加酒、糖少许蒸制。另将牛骨置锅中,水煮,开锅后撇去浮沫,加姜、葱再煮。见牛骨发白时,表明牛骨的钙、磷、骨胶等已溶解到汤中,随即捞出牛骨,加入已蒸制的桑葚,开锅后再去浮沫,调味后即可饮用。

功效:桑葚补肝益肾;牛骨含有丰富的钙质和胶原蛋白,能促进骨骼生长。此汤能滋阴补血、益肾强筋,尤甚适用于骨质疏松症、更年期综合征等。

(3)虾皮豆腐汤:虾皮 50 g,嫩豆腐 200 g。

制法:虾皮洗净后泡发,嫩豆腐切成小方块,加葱花、姜末及料酒,油锅内煸香后加水烧汤。

功效:虾皮每 100 g 钙含量高达 991 mg,豆腐含钙量也较高,常食此汤对缺钙的骨质疏松症非常有效。

(4)猪皮续断汤:鲜猪皮 200 g,续断 50 g。

制法:取鲜猪皮洗净去毛、去脂,切小块,放入蒸锅内,加生姜 15 g、黄酒 100 g、食盐适量;取续断煎浓汁加入锅内,加水适量,文火煮至猪皮烂为度,即可食用。1 日 1 次,分次服用。

功效:猪皮含丰富的骨胶原蛋白,胶原蛋白对人体的软骨、骨骼及结缔组织都具有重要作用。续断有强筋健骨、益肝肾等作用。此汤有利于减轻骨质疏松引起的疼痛,延缓骨质疏松的发生。

2. 适宜食用

(1)宜供应充足的钙质。要常吃含钙量丰富的食物,如排骨、脆骨、虾皮、海带、发菜、木耳、核桃仁等。

(2)宜供给足够的蛋白质,可选用牛奶、鸡蛋、鱼、鸡、瘦肉、豆类及豆制品等。

(3)宜供给充足的维生素 D 及维生素 C,因其在骨骼代谢上起着重要的调节作用。应多吃新鲜蔬菜，如苋菜、香菜、小白菜等，还要多吃水果。

3.不宜食用

(1)忌辛辣、过咸、过甜等刺激性食品。

(2)禁烟。不过量饮酒：每日饮酒量标准应当控制在啤酒 570 mL、白酒 60 mL、葡萄酒 240 mL 或开胃酒 120 mL 之内。

（黄奕铁）

黄奕铁，南安市医院骨科主任医师。1986 年毕业于福建医科大学，医学学士。2004—2005 年在上海长征医院骨科进修。现为福建省中西医结合学会骨科微创分会委员、福建省医学会小儿外科(骨科)分会委员、泉州市医学会骨科分会常委。发表论文十多篇，其中核心期刊三篇，优秀论文两篇，荣获第五届泉州市自然科学优秀论文三等奖一篇。2013 年 8 月被中共泉州市委人才工作领导小组评为高级人才。长期从事关节外科、脊柱外科和创伤骨科工作。擅长髋、膝关节人工置换，腰椎病及四肢创伤手术治疗，特别是老年性骨质疏松性髋部骨折的手术治疗。

第六章　调养心神

和谐社会，以人为本；亿万人民，健康为本；维系健康，养生为本；养生之道，心神为本。

根据有关统计，我国每年大约 1 030 万例各种因素导致的死亡中，慢性病所占比例超过 80%，慢性病负担在国家疾病总负担中所占比重为 68.6%。放眼当今世界，一方面人口急剧增长，资源过度开发，战争频繁发生，贫富差距悬殊，自然环境遭受严重破坏；另一方面经济快速增长，人们的心理压力日益增加，流行性感冒、乙型肝炎、结核病、艾滋病等流行病、传染病正在严重威胁着我们的健康，脑中风、心肌梗死、恶性肿瘤等正在夺去我们的生命。大敌当前怎么办？根本的办法就是加强预防，尽早预防，全民动员来预防。怎么预防？一方面，讲究卫生，整治污染，改善环境，研制疫苗，加强群体预防；另一方面，讲究养生，提高自身免疫力，注重个体预防。讲究养生，正气强盛，即使流行病来袭，也可以减少疾病的发生；即使患病，病情也来得轻，康复得也快。

讲究养生，身心协调，许多慢性疾病也就望而却步。

世界卫生组织的研究表明，只要实行科学、文明、健康的生活方式，做到“合理膳食，适量运动，戒烟限酒，心理平衡”，高血压病、冠心病可以减少 55%，脑中风可以减少 75%，糖尿病可以减少 1/2，癌症可以减少 1/3，寿命就能延长 10 年。总而言之，为了维护人类的健康，为了解除民众的疾病，让我们大家都行动起来，人人懂得“养生防病”，个个都在“养生防病”，自己就能减少痛苦，家庭就能更幸福，社会就能更和谐。

第一节　养身、养心、养德

祖国医学智慧之光的一个亮点，就是中医的养生学说。中医讲养生，既注重保养身形，又注重保养心神，这是因为形神相互依存，合为一体。在人的一生中，形与神始终互相依存，一刻也不能分离。如果没有形，则神无以附生；如果没有神，则形只是一具死尸而已。《类经》说得明白：“无形则神无心生，无神则形不可活。”

形神一体，精神和形体不能分割。从生理上说，形与神互相依存；从病理上说，二者又互相影响。《遵生八笺》指出：一方面，外邪伤形，形体亏损，会引起神气衰退，所谓“形伤则神为之消”。另一方面神气亏损，也会导致形体衰退，所谓“六欲七情哀乐销烁，日久形枯发槁”。神气衰败之极，形体也难存活，故谓“失神者亡”。

心神和形体、心理和生理，是相互影响、相互制约的。心情不好，心理活动失常会导致生理功能紊乱，引起躯体疾病，所谓“因郁致病”；反过来，躯体患病之后，生理功能失常，心情也就不好，所谓“因病致郁”。一个人身体健康，生理功能正常，就会感到浑身有劲，精力充沛，头脑清醒，反应灵敏，学习效果好，工作效率高。一旦患病，哪怕是伤风感冒，也会感到全身不适，心情也会烦躁起来，学习效果和工作效率也随之降低。

正因为身形与心神互相依存，难舍难分，所以要想维护健康，预防疾病，延年益寿，就必须“养身”与“养心”并举。在祖国医学的养生宝库之中，既有饮食有节、起居有常、不妄作劳这些“养身之道”和五禽戏、八段锦、太极拳等“健身之术”，又有恬淡虚无、精神内守、怡情放怀这些“养心之道”以及琴棋书画、观花听曲、吐纳调息等“健心之术”。

中医这种身心并养的理论和方法，早在2000多年前即已丰富多彩，而西方“合理膳食、适量运动、戒烟限酒、心理平衡”这健康四大基石，一直到20世纪90年代才提出。我们中华民族前辈先贤的聪明智慧实在令人钦佩赞叹！

尤其需要指出，正因为中医特别看重心神，所以中医的养生观强调“首重卫护心神”，卫身先卫心，护形先护神。卫护心神，即卫护心理健康，也就是讲究心理卫生。

为何祖国医学首重卫护心神？这是因为心神受损，五脏六腑功能失调，正气虚弱，外邪就会乘虚而入，以致诸病萌生，正如金元名医刘河间所说：“心乱则百病生。”如能注意卫护心神，防其受损，则精气旺盛，神气内恃，脏腑安和，邪难侵入，疾病自然也难以发生。《医先》说得好：“一切病皆生于心，心神安泰，病从何生？”《医门法律》阐述得尤为明白，认为善养此心，则“志意和，精神定，悔怒不起，魂魄不散，五脏俱宁，邪亦安从奈何我哉”?!《黄帝内经》还特别强调指出：“恬淡虚无，真气从之，精神内守，病安从来！”诚为千古名言。

预防内伤杂病，注意精神调护，避免七情伤神极为重要。明代著名医家绮石在《理虚元鉴》中写道：“节嗜欲，调七情，勤医药，思患而预防之，方得涉险如夷耳。”绮石还要求做到节烦心以养神，节思虑以养心，对忿怒、悲哀等消极也要注意节制。他还特别强调指出：“七情不损，五劳不成。”

平素注意调养精神，避免心神受损，不仅对预防内伤杂病至关重要，而且对预防外感疾病也有重要意义，这是因为心神的状态对人体的抗病能力有明显的影响。经常处于不良情绪状态的人，由于免疫功能低下，容易反复感冒，也比其他人容易受到流行病、传染病的侵犯；反之，心神正常，正气充足，免疫功能完善，外表邪气也难以侵犯。所以，有人提出“精神免疫”这一概念。其实，早在《黄帝内经》中即已强调“精神防疫”。《素问·刺法论》就生动地记载了黄帝和岐伯的一段对话，黄帝问道：“余闻五疫之至，皆相染易，无问大小，病状相似，不施救疗，如何可得不相移易者？”岐伯回答说：“不相染者，正气存内，邪不可干，避其毒气。”也就是说，要想不受传染，必须从两方面着手，一是加强人体正气，二是避免感受邪毒。接着岐伯列举了四种防疫的具体方法：一是振作精神，不要恐惧；二是采用吐法防疫；三是用药物沐浴防疫；四是服药预防。古代医家将“精神防疫”列为首位，足见对调护心神以扶正防疫的重视。

经常注意卫护心神，不仅可以预防疾病，而且可以延年益寿。因为心神正常，各个脏腑的功能协调，人的生机旺盛，则可预防早衰，其寿自延，所以《黄帝内经》说：“主明则下安，以此养生则寿。”

未病之时，注意卫护心神，可以防病；既病之后，注意卫护心神，则可防其传变，促使早日康复；注意卫护心神，还可延年益寿。养神之道，犹如灵丹妙药。相传郭康伯遇神人授一“保身卫生之术”，就是四句歌诀：“自身有病自心知，身病还将心自医，心境静时身亦静，心生还是病生时。”郭康伯深信其言，着意爱护心神，果然身强体健，益寿延年。由此可见，医心能使身病愈，无形妙药保安康，卫护心神治未病，养心调神可延年。

中医养生之道的高明之处，不仅在于“养身先养心”，而且在于“养心先养德”。

《黄帝内经》强调“嗜欲不能劳其目，淫邪不能惑其心”。后世医家讨论养生之道，几乎无不强调道德养生。

万全在《保命歌括》中就强调：“心性纯正，以养此身。”晋代养生家嵇康特别提出养生有“五难”：“名利不去为一难，喜怒不除为二难，声色不去为三难，滋味不绝为四难，神虑精散为五难。”在“五难”之中把“名利贪欲”列为第一难，足见其对道德养生的看重。《太上老君养生诀》进而提出，养生必须除“六害”：“一者薄名利，二者禁声色，三者廉货财，四者损滋味，五者除佞妄，六者去妒忌。”养生要除“六害”，就有“五害”与道德养生密切相关。

在历代医家之中，最注重道德健康、最强调道德养生者，莫过于唐代名医孙思邈了。他认为注重养德，善良正直，是保健养生的重大原则，既能预防疾病，又能避免灾祸。他在《养生序》中说得明白：“性既自善，内外疾病皆不悉生，祸乱灾害亦无由作，此养生之大经也。”与此相反，不注重道德修养，即使服用仙丹妙药，也绝不可能健康长寿，所以孙思邈谆谆告诫：“德行不克，纵服玉液金丹，未能延寿。”为使广大民众明白养心养德的道理，他在《孙真人卫生歌》中开宗明义就强调：“世人欲识卫生道，喜怒有常嗔怒少，心诚意正思虑除，顺理修身去烦恼。”这是说，要讲保卫生命、维护生机的“卫生道”，道德卫生就特别重要，只有“心诚意正”，才能消除焦虑；只有“顺理修身”，才能扫去烦恼。中医在一两千年前，就这样高度重视道德健康，特别强调道德养生。而西方将道德健康作为健康的重要标志，只是最近一二十年的事情。

看重“道德健康”，强调“道德养生”，确能指导养生防病、益寿延年的实践。

美国著名医学专家威廉斯博士用了25年的时间对225名医学生进行跟踪观察，结果发现，与人为善、性格随和者的死亡率只有2.5%；而敌视情绪强，不能与人和善相处者，死亡率则达14%，他们患心脏病的人数更是高达和善者的5倍之多。

道德败坏、为人不正、对人不善的贪官，既危害社会，危害他人，最终也害了自己。常患病，短寿命，就是现实的报应。巴西有位马丁斯医生，对583名贪官进行了为期10年的跟踪观察。结果发现，70%的人心理状况极差，经常要靠服用镇静剂过日子。在583人中，有232人患严重疾病，其中116人死亡，死于癌症的占60%，死于心脏病的占23%。而马丁斯对比观察清官，其生病和死亡的比例仅占16%。贪官多病早死，清官少病寿长，对比非常鲜明。

古今中外的事实表明，注重道德修养的人，有利于健康长寿；缺乏道德修养的人，容易生病短命。

总而言之，中医的养生之道，强调既要养身，又要养心，还要养德，确实是高明之道。

第二节　简单的生命会更美好

一天，爱因斯坦在纽约的街道上遇见一位朋友。

“爱因斯坦先生，”这位朋友说，“你似乎有必要添置一件新大衣了。瞧，你身上这件多旧啊。”

“这有什么关系？反正在纽约谁也不认识我。”爱因斯坦无所谓地说。

几年后，他们又偶然相遇。这时，爱因斯坦已经誉满天下，却还穿着那件旧大衣。

他的朋友又建议他去买一件新大衣。

“这又何必呢?”爱因斯坦说,“反正这儿每个人都已经认识我了。”

居里夫妇虽然都是知名物理学家,但他们结婚时,家具却异常简单。在他们的会客室里,只摆着一张简单的餐桌和两把椅子。后来,居里的父亲来信对他们说,他准备送给他们一套家具,问他们需要什么样的家具。看完信后,居里若有所思地说:“有了沙发和软椅,就需要人去打扫,在这方面花费时间未免太可惜了。”居里对新婚妻子说:“不要沙发可以,我们只有两把椅子,再添一把怎么样? 客人来了也可以坐坐。”“要是爱闲谈的客人坐下来,又怎么办呢?”居里夫人提出她的担忧,居里想想也是。于是,一心工作的夫妇俩最终决定谢绝父亲的好意,不添置任何家具。

两个故事虽然发生在不同的人身上,但它们所折射出来的智慧是差不多的,即选择简单,只关注对自己来说最重要的事情,更容易获得成功。试想,如果爱因斯坦脑子里总装着诸如该穿着什么大衣,该给别人留下什么印象之类的事情,那他就可能与相对论无缘;如果居里夫妇迷恋于奢华的生活,那他们也许就不可能发现镭。

其实,成功即是简单,简单即是成功。

观察那些成功人士,或是天性使然,或是智慧使然,他们都选择了简单。他们只关注生命和事业中最本质的东西,把精力和时间都用在了刀刃上。生活中他们不事奢华,工作中他们务实高效,因此他们获得了成功。而在取得了地位、财富、荣誉之后,他们依然简单,所有外在的一切并没有腐蚀他们生命的本质。他们在给人类带来了新的发明、发现的同时,也为自己收获了荣誉、财富,收获了别人难以企及的成功。或许我们现在与这些成功人物还有距离,但至少我们可以做到选择简单,让简单来帮助我们走向成功。

第三节　忍耐是一种涵养

哲人拉封丹说:忍耐和时间,往往比力量和愤怒更有效。耐心是一种成熟的标志,耐心最好的伙伴是信心和决心。人类的决心就像魔术师一样,你想要什么,就一定能得到什么。在有效付出的保障下,有决心和耐心的人一定会得到回报。耐心是一种习惯,更是一种素质,我们太过于急功近利,太过于浮躁,总嫌付出的回报来得太慢,没有耐心面对成功来临,只好用一生的耐心等待失败,这句话无疑值得仔细品味。

孔子的克己复礼是忍耐,他的思想至今在人间散发着理性的光芒,成为众人奉行之本。忍不是懦弱无能,忍是不屑堕入人间地狱的诱惑;忍是以退为进,忍耐是上善。老子曰:上善若水。水是最温柔的,水却又是最强大的。忍就是相信时光的力量,不是依靠自己而是相信冥冥之中有公道。

有位著名的推销大师,即将结束他的推销生涯,应行业协会和社会各界的邀请,他将在该城中最大的体育馆作最后的演说。那天,会场座无虚席,人们在热切地、焦急地等待着那位最伟大的推销员作精彩的演讲。当大幕徐徐拉开,舞台的正中央吊着一个巨大的铁球。为了这个铁球,台上搭起了高大的铁架。

一位老者在人们热烈的掌声中,不知道要做出什么举动。

这时两位工作人员抬着一个大铁锤,放在老者的面前。主持人这时对观众说,要请两位身体强壮的人到台上来，好多年轻人站起来，转眼间已有两名动作快的跑到台上。

老人这时开口和他们讲规则，请他们用这个大铁锤去敲打那个吊着的铁球，直到把它荡起来。

一个年轻人抢着拿起铁锤，拉开架势，抡起大锤，全力向那吊着的铁球砸去，一声震耳的响声，那吊球动也没动。他就用大铁锤接二连三地砸向吊球，很快地就气喘吁吁了。另一个人也不甘示弱，接过大铁锤把吊球打得很响，可是铁球仍旧一动不动。

台下逐渐没了呐喊声，观众们好像认定那是没用的，就等着老人作出什么解释。

会场恢复了平静，老人从上衣口袋里掏出一个小锤，然后认真地面对着那个巨大的铁球。他用小锤对着铁球敲了一下，然后停顿一下，再一次用小锤敲了一下。人们奇怪地看着，老人就那样敲一下，然后停顿一下，就这样持续地敲。

10 分钟过去了，20 分钟过去了，会场早已开始骚动，有的人干脆叫骂起来，人们用各种声音和动作发泄着他们的不满。老人仍然一小锤一小锤地工作着，他好像根本没有听见人们在喊叫什么。人们开始愤然离去，会场上出现了大块大块的空缺。留下来的人们好像也喊累了，会场渐渐安静下来。

大概在老人进行到 40 分钟的时候，坐在前面的一个妇女突然大叫一声："球动了！"霎时间会场内鸦雀无声，人们聚精会神地看着那个铁球。那球却动起来了，不仔细看很难察觉。老人仍旧一小锤一小锤地敲着，人们好像都听到了那小锤敲打吊球的声响。吊球在老人的敲打中越荡越高，它拉动着那个铁架子"哐哐"作响，它的巨大威力强烈地震撼着在场的每一个人。终于场上爆发出一阵阵热烈的掌声，在掌声中，老人转过身来，慢慢地把那把小锤揣进兜里。

老人开口讲话了，他只说了一句话：在成功的道路上，你没有耐心去等待成功的到来，那么，你只好用一生的耐心去面对失败。忍，是一种力量，是一种慈悲，是一种智慧，更是一种艺术。忍耐能让一个人在清静沉寂中体会生命的真义，忍耐也能让一个人在逆境中蓄势待发等候成功。

第四节　难得糊涂

难得糊涂是一种人生境界。郑板桥书写"难得糊涂"，是他一生的体验和总结，成为一些人修炼本性的格言。难得糊涂，是人屡经世事沧桑之后的成熟和从容。这种糊涂与不明事理的真糊涂截然相反，它是人生大彻大悟之后的宁静心态的写照。

难得糊涂是一种"悟"。顿悟者寡，渐悟者多。从精明于世到"糊涂"一生是一种选择，意味着要有所放弃。对于绝大多数人来说，放弃（名利、地位、金钱等）是一个痛苦的过程，但是只有经过一番"痛苦"的洗涤、磨炼之后，才能够使自己的灵性得到升华。因此，才谓之"难得"二字，难得糊涂的人是真正的智者，曾经沧海阅尽人间兴衰，从苦辣酸甜的百味中，体验到人间争强好胜的无聊、争名逐利的无耻，从而淡泊功名利禄，不去计较个人的成败得失，一切都淡然处之，以静养心。

鲁迅先生曾专门揭示了"难得糊涂"的真正含义，他说："糊涂主义，唯无是非观等等——本来是中国的高尚道德。你说他是解脱、达观吧，也未必。他其实在固守着什么，坚持着什么……”

正如鲁迅先生所说的“在坚持着什么”，其实难得糊涂的人实际上是再清醒不过了。之所以要“糊涂”，是因为已经将世上一些事物看得太明白、太清楚、太透彻了，因为有某种无以言表的原因，不得不糊涂起来。生活中，在该装糊涂时不妨就糊涂一下。

宁武子是春秋时代卫国有名的大夫，经历了卫国两代的变动，由卫文公到卫成公，两个朝代完全不同，宁武子却安然做了两朝元老。国家政治上了正轨，他的智慧、能力发挥得淋漓尽致；当政治、社会一切都非常混乱时，情况险恶，他还在朝参政；但在“邦无道”时，却表现得愚蠢鲁钝，好像什么都很无知。但从历史上看他并不笨，对于当时的政权、社会，在无形之中，在局外人看不见的情形下，他仍在努力挽救，表面上好像碌碌无为，实际上却有所作为。所以，孔子给他下了一个断语：“宁武子，邦有道则知，邦无道则愚。其知可及也，其愚不可及也。”意思是说，宁武子这个人，当国家有道时，他就显得聪明；当国家无道时，他就装傻。他的那种聪明别人可以做得到，他的那种装傻别人就做不到了。

结合宁武子的故事和孔子的话，我们可得出“大智大愚”与“难得糊涂”的结论。聪明难得，糊涂更加难得。人活在世上，谁不愿聪明自信，大展宏图呢？谁不愿意春风得意，成为万人瞩目的对象呢？但有时，一个人太过突出，反而容易成为众矢之的。所以，必要时，一个人需要隐匿锋芒，学会揣着明白装糊涂。

我们知道，“愚不可及”是一个贬义词，是说一个人蠢到家了。如果谁不小心被套上了这个词，那么这个人必定是愚蠢至极。中国古代的道家和儒家都主张“大智若愚”，而且要“守愚”。其实在“若愚”的背后，隐含的是真正的大智慧大聪明。聪明难，糊涂更难，装糊涂就是难上加难。

“糊涂”常使我们心境平静、无欲无贪，正如“值利害得失之会，不可太分明，太分明则起趋避之私”一样。在瞬息万变的现代社会中，凡事非要寻出个究竟，有时是不现实的，倒不如多一点“糊涂”，少一点执拗。

第五节　中年人需防“灰色心理”

美国社会医学专家经过调查发现，许多中年人常会出现消沉颓废、郁闷不乐等不良心理状态，这种状态被称为“灰色心理”。“灰色心理”如得不到及时防治，不但影响工作和生活，还会损害身体健康。

那么，怎样防治“灰色心理”呢？

1.要加强修养，遇事泰然处之。生命总是由旺盛走向衰老直至死亡，这是人类所不能抗拒的自然规律。因此，为生命的衰老而耿耿于怀是毫无必要的，应当养成豁达的个性，平静地接受人到中年生理上出现的种种变化，并随之调整自己的生活和工作节奏。

2.要合理安排生活，培养多种兴趣。人在无所事事的时候容易胡思乱想，所以要合理地安排工作与生活。精力下降之后仍维持适度紧张有序的工作，可以避免心理上滋生失落感，会使生活更加充实，而充实的生活可改善人的“灰色情绪”与“灰色心理”。

3.适当变换工作环境。一个人在缺乏竞争的环境里工作容易滋生惰性，不求上进，更易诱发“灰色心理”。而在新的环境中，接受具有挑战性的工作、生活，可激发人的潜能与活力，变换环境进而变换心境，使自己始终保持健康向上的心理。

第六节　清除“心理污染”

今天，人们面临的压力越来越大，办公室人的心理卫生也成了一个不可忽视的问题，而且日趋严重。当你每天走进办公室时，不知你是否发现有很多因素在影响着每一个人的情绪，进而影响到了工作的质量。我们将影响一个人情绪的诸多因素称为“心理污染”。

1. 如果人们走进办公区的情绪是积极的、稳定的，就会很快进入工作角色，不仅工作效率高，而且质量好；反之，情绪低落，则工作效率低、质量差。如果在办公区，工作人员善于调节与控制自己的情绪，就会生机盎然，充满活力，工作卓有成效。

2. 在日常工作中，人际关系是否融洽非常重要。互相之间以微笑的表情体现友好、热情、温暖，以健康的思维方式考虑问题，就会和谐相处。在言谈举止、衣着打扮、表情动作中，均可体现出健康的心理素质。

3. 在办公室里接听电话，也能表现出心理素质与水平。微笑着平心静气地接打电话，会令对方感到温暖亲切，尤其是使用敬语、谦语收到的效果往往是意想不到的。不要认为对方看不到自己的表情，其实，从打电话的语调中已经传递出了你是否友好、礼貌、尊重他人等信息了。

4. 办公室是否干净整洁、物品摆放是否井井有条也会直接影响情绪。

总之，办公室内如果存在“心理污染”，某种意义上比大气、水质、噪声等污染更为严重，它会涣散人们工作的积极性，乃至影响工作效率、工作质量。

病毒的传染有药可治，并不可怕。但是，情绪的传染，打击的则不仅是躯体，还有精神。它会使人类丧失自信，失去前进的动力。在生活中，人们总会遇到令人烦恼，甚至愤恨的事情，因此产生不良情绪，最终导致身心疾病的发生。此时，应该学会控制和调节自己的情绪，保持身心健康。下面的方法不妨一试：

1. 意识调节。人的意识能够控制情绪的发生和强度。一般来说，思想修养水平较高的人，能更有效地调节自己的情绪，因为他们在遇到问题时，善于理解和宽容。

2. 语言调节。语言是影响人情绪体验与表现的强有力工具，通过语言可以引起或抑制情绪反应。如林则徐在墙上挂着写有“制怒”二字的条幅，就是用语言来控制和调节情绪的例证。

3. 注意力转移。把注意力从自己的消极情绪转移到其他方面。俄国文豪屠格涅夫劝告那些刚愎自用、喜欢争吵的人：在发言之前，应把舌头在嘴里转 10 个圈。这些劝导对于缓和情绪非常有益。

4. 行动转移。这种方法是把愤怒的情绪转化为行动的力量。

5. 释放法。让愤怒者把有意见的、不公平的、义愤的事情坦率地说出来，或者对着沙包、橡皮人猛击几拳，可以达到松弛神经的目的。

6. 自我控制。即按照一套特定的程序，以机体的一些随意反应来改善机体的另一些非随意反应，用心理过程来影响心理过程，从而达到松弛入静的效果，以解除紧张和焦虑等不良情绪。

通过以上方法，清除自己的“心理污染”，不仅会改善自己的工作心情，提高自己的工作效率，而且还会为他人创造一个和谐的工作环境，让办公室变得阳光起来。

第七节　天天喝“养心八珍汤”

中华民族有5 000年的文化历史，博大精深，渊源悠长。最精彩之一就是一服养心八珍汤，八味“药”，天天喝，早晚喝，让大家天天舒畅，健康快乐一百岁。

这养心八珍汤可以净化心灵，升华人格，陶冶情操，调适心理，做到物我两忘。

这八味“药”分别如下：

1.慈爱心一片：做人最重要的是要有爱心。

2.好肚肠二寸：好人会有好报，你对人善别人对你善，你对人恶别人也会对你恶。

3.正气三分：要做好人，不能做坏人。

4.宽容四钱：一个人要做一番事业，必须心胸宽、肚量大。

5.孝顺常想：要孝敬父母。

6.老实适量：老实很好，但要适量。因为社会太复杂了，不能过分老实。

7.奉献不拘：活到老，学到老，与时俱进，不断充电，才能奉献社会。

8.回报不求：做好事不求回报。

八味“药”先要放在宽心锅内，文火慢炒，不焦不躁；再放进公平钵内研，越细越好。三思为末，淡泊为引；做事三思而后行，做人淡泊明志，和气汤送下，清风明月，早晚分服。

第八节　心理健康要防“八个过度”

“过犹不及”告诉我们在日常生活中做任何事情都不要过度，一旦“过度”就会危害我们的心理健康。

1.过度高兴：高兴本是好事，但要防止“乐极生悲”。高兴过度会引起大脑中枢兴奋性增强，交感神经过度兴奋，对心脑血管疾病患者尤其不利。

2.过度忧虑：即使生活中发生了令人烦恼、焦虑的事情，也应振作精神，切不可终日忧心忡忡、生活消沉。

3.过度悲伤：遭遇不幸时，应学会调整、控制自己的情绪。切勿钻牛角尖，要学会摆脱，尽快走出心理危机。

4.过度猜疑：疑心病较重的人，容易形成惯性思维，出现变态心理。心胸过于狭窄，不但会影响工作、人际关系及家庭和睦，还会影响自己的心理健康。

5.过度愤怒：矛盾是人们生活中经常遇到的事情。发怒既伤别人也伤自己，正如人们常说的“气大伤身”。此时不如先冷静下来，“退一步海阔天空”，这对矛盾的双方都有好处。

6.过度消极：人在出现失误时，会产生自我否定的心理或消沉的情绪，这种做法对心理健康十分不利。

7.过度焦躁：有些人急功近利，遇事经常会产生焦躁情绪。其实，这种情绪不但于事无补，反而会有损身心健康。

8. 过度关爱：对亲人，尤其是对孩子的过度关爱，不但给人造成过重的精神负担和心理压力，同时也给自己平添了许多不必要的压力和烦恼，有损自身的心理健康。

第九节　对抗心理疲劳计划

心理疲劳正在成为现代社会、现代人的“隐形杀手”。

那么，怎样才能有效地消除心理疲劳呢？下列 8 种方法值得一试。

1. 开怀大笑是消除疲劳的最好方法，也是一种愉快的发泄方法。
2. 高谈阔论会使血压升高，听别人说话同样是一件惬意的事情。
3. 放慢生活节奏，把无所事事的时间也安排在日程表中。
4. 沉着冷静地处理各种复杂问题，有助于舒缓紧张情绪和压力。
5. 做错了事，要想到谁都有可能犯错误，不用耿耿于怀。
6. 不要害怕承认自己的能力有限，学会在适当的时候说“不”。
7. 夜深人静时，悄悄地讲一些只给自己听的话，然后酣然入梦。
8. 遇到困难时，坚信“车到山前必有路”。

第十节　老年人心理健康的十条标准

现在，社会对老年人这个群体不再仅仅关注其是否吃得好睡得好穿得暖，而是越来越关注老人们心理与情绪的健康和保健。心理情绪的健康，再加上生活的称心如意，这样，老人们的晚年才称得上是完美的。那么，老年人怎样才算是心理健康呢？有学者提出，老年人的心理健康应该满足以下十条标准。

1. 充分的安全感。安全感需要多层次的环境条件，如社会环境、自然环境、工作环境、家庭环境等，其中家庭对安全感的影响最为重要。家是躲避风浪的港湾，有了家才会有安全感。

纪老先生和妻子共生育了 5 个儿女，大儿子得了尿毒症，早年夭折，老伴因病在 20 多年前就去世了。纪老靠着摆小摊或走街串巷卖杂货养大了 4 个女儿。到了晚年，老人却被都已成家的女儿们安置在养老院。纪老很渴望跟女儿们一起生活，他害怕养老院的那种环境。为了让女儿把自己接回家，纪老在养老院里多次自杀，幸好都被工作人员发现后送到医院及时救治，但老人苏醒后，常常痛不欲生。无奈之下老人才运用法律途径起诉自己的女儿们，他跟女儿们说，在养老院感受不到家的温暖，有家人的地方才是家，有家才好，有病得不到及时医治，他想回女儿家生活。有的女儿愿意，但有的女儿不同意，女儿们达不成共识，他就不能离开养老院。“我一辈子没在外边住过，我想闺女们啊。”纪老其实想要的不多，他只是希望能在家人身边养老，因为只有家人和家庭才能给他安全感。

2. 充分地了解自己。就是说老人们要能够客观分析自己的能力，并作出恰如其分的判断。能否对自己的能力作出客观正确的判断，对老人的生活和心理有很大影响。如果老人过高地估计自己的能力，勉强去做超出自己能力的事情，常常会得不到想象中的预期结果，这会使自己的精神遭受失败的打击；而过低地估计自己的能力，自我评价低，缺乏自信心，又容易产生抑郁情绪。

在某集团公司上班的小李夫妻因为工作调动，要举家到另一座城市生活，他们希望带上将上幼儿园的宝宝，却因此和家中老人发生了争执。年近60岁的婆婆觉得儿子儿媳不把她放在心上，甚至感觉他们已经从感情上抛弃了自己。她越想越难受，开始频频失眠，心情郁闷，一些小病常缠上身来。小李夫妻因为要上班没太多时间陪她，老人更觉得自己老无所用，被孩子们“瞧不上”了，甚至连不想活的念头都有了。这位老人的心病和身体疾病，还有与儿女发生的矛盾与误解，正是因老人对自己评价过低，缺乏信心，觉得孩子不需要自己了，抛弃了自己。其实还是她自己想得太多，对自己缺乏合理的评估，对儿女也缺乏了解沟通。

3.生活目标切合实际。老人们要根据自己的经济能力、家庭条件及相应的社会环境来制定生活目标。生活目标的制定既要符合实际，还要留有余地，不要超出自己及家庭经济能力所能承受的范围。老子曾说：“乐莫大于无忧，富莫大于知足。”老人们只有在现实的基础之上，去经营自己的晚年生活，才能过得踏实，过得实在。

4.常与外界环境保持接触。这样一方面可以丰富自己的精神生活，另一方面也可以及时调整自己的行为，以便更好地适应环境。与外界环境保持接触包括三个方面，即与自然、社会和人的接触。老年人退休在家，有着大把的空闲时间，常常不知道怎么打发。如今的老年活动中心、老年文化活动站以及老年大学为老年人接触外界环境提供了条件。

家住青岛的张大爷退休后就忙得不亦乐乎，以前热衷下象棋的他，如今潜心学起了电脑。张大爷说，自己以前对于电脑一窍不通，退休后的生活十分单调，一天到晚只是和老友下棋或者看电视。后来，随着生活条件的改善，家里装了电脑，安上了宽带，儿子便鼓励他上网，并让他到电脑培训学校报了个老年班，目前张大爷已经掌握了一些简单的电脑知识。他说自己自从学会上网后，与外界的联系接触多了起来，感觉自己的生活圈子一下子扩大了，生活也充实了许多。

5.保持个性的完整与和谐。老人们个性中的能力、兴趣、性格与气质等都是通过多年的生活磨砺而来的，在晚年，老人们应该尽情地释放自己，让自己的个性得以发挥，这样，既能使自己很有成就感，又能为晚年生活添上浓墨重彩的一笔。

张老师是一位性格开朗、乐于交往的人。退休后她保持了自己的个性，不因退休而消极，她每天的时间安排得很紧，到老年大学学习电脑、学习国画，还参加老年合唱队，生活过得很充实。为了与外界联系，她还在网上开通了一个博客空间，把自己画的国画上传到网上，与广大网友进行交流。她从这充实的生活中获得了幸福感和满足感。

6.具有一定的学习能力。在现代社会中，为了适应新的生活方式，就必须不断学习，即使对老人而言也是如此。比如，老人如果不学习电脑就体会不到上网的乐趣；如果不树立健康新观念，就会使生活仍停留在吃饱穿暖的水平上。学习可以锻炼老年人的记忆和思维能力，对于预防脑功能减退和老年痴呆非常有益。

63岁的赵云老人说：“网络让我和一些素未谋面的人成了好友，和他们交流，让我觉得老年生活不再单调，日子充实了不少。”她原来退休后每天的生活就是买菜、带小孙子，过得很枯燥。赵云接触网络是从去年开始的，那时女儿见母亲有时闷闷不乐就教她上网。“刚开始学觉得很难，一度想放弃，在子女的鼓励下坚持了下来并最终学会了。”赵云高兴地说，“学会上网后才知道网络世界的奇妙、方便与乐趣”。现在她已经习惯了每天上网浏览信息，和网友聊天。

7.保持良好的人际关系。中老年人在离退休前，有正常的工作，生活圈子与工作圈子都比较大，但一旦“退”下来了，圈子就会急剧缩小。很多老人甚至因为缺少朋友而变成“大门不出，二门不迈”的“宅人”，这样是极不利于身心健康的。老人们在退休后，更要积极地拓展自己的人际关系，多认识人，多交往，这样才能让自己的身心始终处在一个不寂寞的“激活”状态，才能够有效地抵抗衰老。

李阿姨退休前是一位优秀的教师，可谓桃李满天下，而且她儿子儿媳孝顺，家庭幸福。每逢假日，儿子儿媳还有一些她曾经教过的学生们都来李阿姨家聚会，一家几口倒也其乐融融。可这一切随着儿子工作地点的变动和老伴的去世发生了变化，往日里儿孙满堂的热闹场面，今日已经不见。偌大一个房间，常常只有只身孤影的李阿姨，整天通过与电视为伴来消磨时间。由于性格内向，又不喜欢与外界交往，她的生活也就显得更加冷清了。李阿姨如果能够让自己多出门走一走，多认识几位同龄老人，能够把自己心里的一些郁结倾诉出来，或许就不会这么冷清孤寂了。

8.能适度地表达与控制自己的情绪。有不愉快情绪的老人们必须学着释放，或者宣泄，但不能发泄过分，否则，既影响自己的生活，又加剧人际矛盾。老人们要善于做自己情绪的主人，让自己多往积极的方向去想，而不是沉湎在负面情绪中。

很多人都听过一个小故事，说有一位老太太，大儿子是晒盐的，小儿子是卖伞的。老太太总是发愁，阴天她为大儿子担心，晴天为小儿子担心。后来，有个人对老太太说：“您真有福气，晴天您的大儿子赚钱，雨天您的小儿子赚钱。”老太太这么一想，很有道理，从此每天都高高兴兴的。

9.发挥自己的才能与兴趣爱好。老年人要学着自己给自己“找乐子”，通过开发自己的才能与兴趣点，让自己晚年忙活起来。有的老人或许还能想起，在2006年央视春节晚会上，来自唐山基层社区、平均年龄59岁的“俏夕阳”舞蹈队表演的皮影舞蹈《俏夕阳》，以其浓郁独特的地方特色、美轮美奂的肢体语言和激情昂扬的精神风貌，荣获歌舞类节目一等奖。相信看过这个舞蹈的人都会被这群老人的活力与精湛的表演折服，特别是她们脸上洋溢的幸福，那是一种发自内心地对舞蹈无法掩饰的热爱。正是她们的这种对舞蹈的热忱与兴趣，支撑她们克服常人难以想象的困难，并获得了全国观众的喜爱与敬佩。所以说，兴趣与爱好是晚年生活中一道有效的调味料。

10.能以积极进取的心态迎接适度的挑战。老人们的衰老往往是从自己“没用”开始的。其实，老人们能做的事情很多，他们并不像表面上看起来的那样不堪一击。老年人如果能以积极进取的心态去迎接生活中适度的挑战，就会越活越有激情，越活越有劲头。

在长春，有一位70岁的“街舞老人”，名叫武英。他在看到“中国达人秀”里那位叫卓君的年轻人跳街舞之后萌生了自己也要试一试的想法。结果，他一提出来，身边人都强烈地反对，尤其是儿女们，都说他年龄太大了，老胳膊老腿，跳快节奏的街舞容易摔着，易发生意外，对身体也会造成伤害。可武英不管这些，就是自己儿女的坚决反对，他也不放在心上。万事开头难，武英知道自己身体不太好，由于腰椎间盘突出压迫到神经，他的右腿一直很疼。武英下决心要用街舞健身，要与疾病抗争，于是这位可爱的老人开始跟着录像学起了街舞。两年之后，他有了自己的老年街舞队，儿女也理解他了，知道父亲从街舞中获得了幸福感和愉快感，打心底里支持他，如今他女儿也是他老年街舞队中的一员了。

第十一节 老年人的心理保养

一、五少五多

光阴荏苒，岁月更迭，人们在进入老年之后不知不觉地就会发现自己两鬓斑白，皮肤和前额皱纹加深，精力上时常不济，这些身体上的老化很容易使老人在思想情绪、生活习惯和人际关系等方面也发生转变。不能顺利地适应这些变化的老人，往往会比其他的老人更容易患上生理和心理两方面的疾病，而衰老也会来得更快。老人要顺利地适应中老年时期的变化，首先就必须注重心理上的保养。人的心理和生理是相互依存、相互影响的，如果一个人在心理上没有衰老，那他完全可以实现"人老心不老"，并可以有效地减缓生理上的衰老。中老年人进行心理上的保养，可以从"五少"和"五多"做起。

五少，就是指少独处、少忧虑、少计较、少敏感、少脾气。

少独处，是说老年人不要把自己禁锢在一个小圈子里。很多老年人在离开原工作岗位后，与同事间接触减少，有的更是随子女来到一个陌生的地方，社会活动和交往不多，消息闭塞，信息不灵。有的老人虽有子女在身边，但子女忙于工作，彼此沟通较少或不顺畅，也会出现心理上的"空巢"，容易产生心理上的孤独感。少独处，克服失落感及孤独，老年人可以尝试以下几点：不断探索和追求，充实自己的生活，改变旧有的生活环境，扩大人际交往；培养多方面的情绪；结交伙伴，防止孤独发生；在情绪低落时，应主动寻求帮助。

少忧虑，是指老人应积极摆脱忧虑，以健康、快乐的心态面对自己生活中的种种困难。老人们的安全感往往较弱，心理上也较为脆弱，他们常常会不由自主地担心很多事情。这时候就需要对情绪进行调节，用积极乐观的情绪代替消极悲观的情绪，学会向前看，保持心态平衡。心理专家曾提出，当人在审视、思考、评价客观事物或情境时，可以采用"转换视角法"，即从多方面看待问题，如果从一个角度来看，可能会引起消极的情绪体验；而从另一角度来看，就可能会发现它的积极意义，从而使消极的情绪转化为积极的情绪。赶走脸上的阴云，告别心中的忧虑，这样的心理调适，靠外人起不了太大作用，关键还是要老人们自己去努力。

少计较，就是要多一些宽容。人到了老年时期可能爱斤斤计较，易怒，为小事发脾气，生闷气，这就需要老年人自己学会调整心态，不能太放纵自己的情绪，要顾及他人感受。尽量不要苛求别人，"水至清则无鱼，人至察则无徒"。试着让自己糊涂点，无所谓点，日子也就会过得好一点。少计较一些，自然也就有了风度。

少敏感，就是说要避免因为过于自尊而导致的过于敏感，要心胸开阔，与人为善。老年人由于生理和心理上的变化，很容易走进敏感的心理误区。一个总是很敏感的老人，会让儿女还有身边的亲友都不得不小心翼翼，尽量不要惹到他。而这种情况持续时间长了，老人们身边就没有几个能说话的人了。所以，老人们要学着豁达一些，很多事情不要去多想，不要去猜忌。

少脾气，中老年人为了确保自己的身心健康，必须学会控制自己，管理好自己的脾气。

当愤愤不已的情绪即将爆发时，要用意识控制自己，提醒自己应当保持理性，还可进行自我暗示，“别发火，发火会伤身体”等。此外，老人们也可以推己及人，凡事将心比心，就事论事，如果任何事情都能站在对方的角度来想一想，那么，很多时候，就会觉得没有理由迁怒于他人，自己的气自然也就消了。

五多，是指多自励、多沟通、多奉献、多运动、多娱乐。

多自励，即老人应多进行自我鼓励，赶走不良情绪。老年人晚年会经历很多生离死别、生老病死，也很容易被生活的现实打垮，所以无论遭遇怎样的问题和困境，老年人都一定要在心里进行自我鼓励，这样才能让自己顺利地渡过难关。

多沟通，老年人更需要的是一种精神上的慰藉与交流，有时间就应该多和身边的人沟通。事实上，心理上的年轻或老化很大程度上是跟心理暗示有关的，老人们如果认为自己年轻，精神上就积极而愉快，身体各方面也会受到感染，变得更有活力。因此，老年人应该多与晚辈们交流沟通，从与年轻人的相处中“吸取”青春活力，这样不仅能够有益身心，还能添寿增福。

多奉献，无论人在何时，身处何地，都能为身边的人贡献自己的一分力量。许多老年人退休在家，如果平时空余时间比较多而且身体也允许的话，可以参加社会义工、志愿者活动，利用老年人的经验与阅历帮扶年轻人。人并不是只有在工作岗位上才能做贡献，在家庭中同样也可有所作为。很多老年人辛苦工作了几十年，跟老伴、儿女真正相处的时间并不多，离退休在家，趁自己身体还好，正好可以为家庭尽一份自己的义务，这既能让家人之间更加和睦，也能让老人不至于空虚落寞。

多运动，就是说中老年人应该多参加一些有益于健康的活动。一项新的研究发现，对于65岁以上的老年人来说，不论是快步走、溜冰、游泳、骑脚踏车，还是慢跑等运动，即使每星期只做一次也对身体大有帮助。因为每星期运动一次的人，比从来不运动的人寿命要长40%。因此研究人员建议，老年人应该多活动，即使是偶尔运动一下也好。

多娱乐，就是说中老年人要有广泛的兴趣爱好。平时在家老人可以种种花，养养鸟，听听音乐，下下象棋，与孩子玩耍等，这样既能调节生活，消除疲劳，又能陶冶性情，充实精神生活。

有句俗话说，“岁月是把杀猪刀”，但是这把“杀猪刀”对于那些心理上健康强大的老人们来说，是起不了多大作用的。老人们要想活得更长寿，活得更快乐，就一定要战胜心理衰老，以乐观豁达的态度去面对生活中发生的各种变故。

二、心理养生不妨向古人学习

在我国古代，很多古人就非常注重修身养性，注重心理与情绪的调节，因此也留下了很多珍贵的著作。在心理情绪的保健方面，很多时候，我们除了听从医生与专家们的建议之外，也可以往回看一看，向古人们学习。古人们习惯称心理为“神”，而心理问题的调节与养生则常称为“调心”。

对于心理养生，道家的观点是主张去贪心、减私欲，提倡“少私寡欲”、“守静笃”，甚或“无欲忘我”的恬淡养生法。

孔子则提出“仁者寿”、“智者寿”、“大德必得其寿”的观点，倡导只有高尚的道德情操，才得长寿，只有自强不息，生命才能持久。《老子》则说“恬淡为上，胜而不美”，后人一直赞赏这样“心神恬适”的意境。淡泊名利，就是要超脱世俗的诱惑与困扰，实实在在地对待一切事物，豁达客观地看待一切，无求而自得。

《黄帝内经》中说：“恬淡虚无，真气从之，精神内守，病安从来。”也就是要学会掌控自己的身体和欲望。虽然说，“人之初，性本善”，但是人在成长过程中会不可避免地产生贪婪和欲望，所谓欲望无止境，如果不懂得节制，迟早会被埋葬在欲望之火中。所以掌控自己的身体和欲望才是长寿的不二法门。

东晋张湛的《养生要集》以通俗的语言介绍了当时的养生方法，列有“十少”、“十二多”、“二十八禁忌”，“如少思、少念、少欲、少事、少语、少笑、少愁、少乐、少喜、少怒、少好、少恶，行此十二少，养生之都契也”，着重从调七情及节私欲方面，具体而贴切地论述了心理养生的要点。

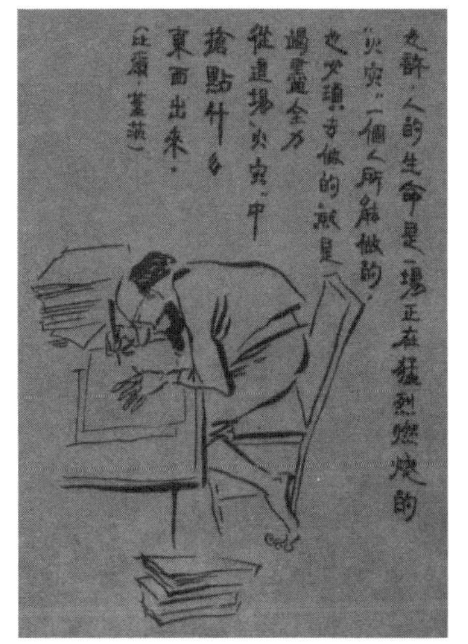

《菜根谭》中，有不少关于养心的箴言，如，“世人为荣利所缠缚，动曰尘世苦海。不知云白山青、川行百立、花迎鸟笑、谷答樵呕，世亦不尘，海亦不苦，彼自尘苦其心尔”。又如，“耳根似飙谷投音，过而不留，则是非具谢，心静如月池浸色，空而不著，则物我两忘”。这些都是在教导人们要精简欲望，放下心灵上的包袱来调养心态。概括来说，“中和闲适”就是《菜根谭》的养生之道。

著名医药学家孙思邈也是我国古代集养生之大成者。曾行医 80 余年，撰有《千金方》和《千金翼方》等医学名著。在《千金方》中，孙思邈倡导的养生内容包括以下十个方面。

1.啬神。这是孙思邈放在首位的，足见他对珍惜和保养精神的高度重视。孙思邈很赞赏晋嵇康的观点：一个人的精神就像一个国家的君主一样重要。他认为无论喜怒哀乐，均需适度，尤其要戒大怒、大忧、大悲、大恐、大惊，任何情况下都要注意保持良好的心理和精神状态。

2.爱气。就是爱惜和养护人的元气，也叫真气或阴气。不管做什么事，都要以不伤元气为基本原则。倘能做到全身气血流畅，人体脏腑及各个器官的功能都很健全，自然地阳气就充足，生命力就会十分旺盛。

3.养形。就是保养形体，其中包括居住条件和起居作息等方面。孙思邈不愿做官，宁愿行医民间，在某种程度上是基于养形的考虑。“背山临水，气候高爽，土地良沃，泉水清美，如此得数亩平坦处，便可构居。”这是他对居住环境的要求。除了选择居住环境，孙思邈在日常生活中，还很注意起居作息的规律性，强调“起居有常，不妄劳作”。

4.导引。表面上看来似乎是专指气功导引，实际上讲的是体育锻炼。他在《千金方》中写道“养生之道，常欲小劳，但莫大疲及所不能堪耳”，也就是强调劳逸结合，量力而行。

5.言论。即说话。孙思邈的观点大致包括这样两层意思：一是说话不要太多，更不宜大声说话，因为“多语则气乏”，要少说话，并要做到轻言细语。二是不可说“恶语”和污言秽言，应做到“善言不离口”，经常说好话，别人同样以善言相回答，可使自己心情愉悦；若经常用恶语刺激别人，别人同样会以恶语刺伤你，到头来对自己养生也很不利。

6.饮食。孙思邈主张多样化，不仅果蔬菜肴要多样化，就是谷类食物也要多样化。孙思邈所吃的主食就有大米、小米、小麦、玉米、豆类等七八种之多，经常变换着吃。进食主张细嚼慢咽，反对暴饮暴食；主张进食时要保持一种轻松愉快的情绪。

7. 房事。孙思邈认为房事既不可压抑，也不可放纵，必须适度。有人问孙思邈，年近六十岁的老年人是否应当禁绝性生活。他答："不然。男不可无女，女不可无男，无女则意动，意动则神劳，神劳则损寿。"说明老年人如果有性欲却故意加以抑制，反而会减损寿命。至于体弱多病者，孙思邈则主张不宜安排房事，否则就会促进早衰。

8. 反俗。就是要改变一些不利于养生的旧风俗和旧习惯。

9. 医药。这是孙思邈重点加以论述的内容之一。他强调"无病早防，有病早治"的观点。他主张有病最好先采用食物进行治疗，万不得已才使用药物。至于治病用药，剂量不可太大，先使用小剂量，无效再加大用量，病去即停止服药，哪怕是补药，也不要过多服用。

10. 禁忌。孙思邈非常讲究"禁忌"，在《千金翼方》中，就有两卷是专论"禁忌"的，书中大部分禁忌的内容在今天看来，也是对养生很有好处的，如"不杀、不盗、不淫、不妄语"等。

孙思邈几乎道尽了心理养生的真谛与精髓。

古人的心理养生智慧远不止于此，很多流传下来的古籍中有很多养生的精华思想。而现代社会的养生，则难免有些乱象，举个最简单的例子，鸡蛋煮几成熟吃下最好，光这一点就会有好几种说法，而且每一种说法似乎都有理。这样一来，老人们反而不知道该听哪一方。与其纠结于这些，老人何不向古人取经呢？古人的养生观念能够一代代流传下来，必然是有其道理的。所以要想好好调理自己的心理和情绪，老人们不妨多看看古人的一些著述，一方面可以增进国学知识，另一方面也可以直接学习到很多行之有效的养生方式。

三、最好的养生之道是养心

在中医里有"下士养身，中士养气，上士养心"的说法，也就是说，在中医看来，养心是养生的最高境界，是养生的核心和关键。

我们都知道庄子，这位颇有些传奇色彩的古人寿终于83岁，这个年纪在战国时期算是非常高寿的了。他一生不仕，过着贫困的生活，甚至以编草鞋来维持生计，但是从来没有因为清苦的生活而感到不满，相反，他却是那个时代难得的"自娱自乐"之人。他的哲学思想和养生之道融为一体，给处于困境中的人们指引了一条"康庄大道"。庄子提出了传统养生的核心思想——养心。

养心就是要培养和呵护自己的心灵，在庄子看来，养心主要要做到平淡、寡欲和清静，这三个方面，其实是相互交融的。

平淡就是平易恬淡。庄子说："平易恬淡则忧患不能入，邪气不能袭，故其德全面神不亏。"与平淡相对的，就是刺激，大喜大悲，起起伏伏。而这也都是因人的欲望太强烈，内心得不到满足所致，因此只有寡欲，控制自己的欲望，看破一切虚名，才能保持内心的清静。

一个乐观的人往往精神焕发，朝气蓬勃，而一个悲观的人却往往萎靡不振，形如病夫。只有身心强健的人，才能够经受重重考验，经得起成败得失。对于老人们来说，培养一个健康的心灵同保持健康的体魄一样，都是对生命的呵护。

那么，我们怎样来呵护心灵呢？庄子也给我们提出了一些建议。

首先，我们要学会顺应自然。《庄子》言："吾生也有涯，而知也无涯，以有涯随无涯，殆已；已而为知者，殆而已矣！……缘督以为经，可以保身，可以全生，可以养亲，可以尽年。"这实际上是在告诉人们，不要过分积极地追求身外之物，它不仅难以如愿以偿，而且会摧残身心健康。因此，人们应当听从庄子的告诫："缘督以为经。"意思是说，人们必须顺应自然的"中道"以处理人与外物的关系，不要拼命追求外物。紧接着他所讲的庖丁解牛的寓言故事也含有顺应自然之意，要求人们做任何事都要摸索事物的规律，以避开是非与矛盾的纠缠，因而故事的结尾说："善哉！吾闻庖丁之言，得养生焉。"只要人们能顺应自然，不过分苛求，就可以找到养生的秘诀。

其次，要学会的就是忘却情感。对心灵影响最大的就是情感的变化。时而喜极而泣，时而怒发冲冠，时而柔肠寸断，时而仰天长啸，这样的情感变化都是在给心灵施加压力，让欢喜悲痛一次胜过一次，这样有损身心。

庄子给我们举了一个例子。老聃死后，"有老者哭之，如哭其子；少者哭之，如哭其母"。他想，为什么会有那么多人聚在一起来哭丧呢？这是由于他们把生死看得太重，从而情不自禁地哭诉起来。其实，生与死都是很自然的事，生是应时，死是偶然，有什么值得悲哀的呢？人们应当认识到，只要安于天理和常分，顺应自然和变化，解脱生老病死的苦乐，那么哀伤或欢乐就不会进入人们的心怀了。

再次，不要为物累，不要因贪图外物而损害自己。一个不为名利所羁绊的人，会获得健康而永葆青春。范仲淹说"不以物喜，不以己悲"，这也是保持心灵豁达的一条原则。

庄子自己就是以十分超然的态度来对待人生的。他生活贫苦，衣衫褴褛，有时候，甚至不得不向别人借米来下锅，但这些都不影响他的心情。

一个人只有学会了修养自己的心灵，才能保持内心的宁静与和谐，在我们今天纷繁复杂的现实生活中，保持一份从容宁静，才有可能像庄子一样，达生而逍遥，而这才是道家所提倡的真正的养生境界。

换一种说法，尽管生活中总有一些不可避免的事情发生，如疾病、事故、自然灾害以及诸如此类的事情，但对它们采取什么态度，完全由我们自己选择。保持积极的精神状态，至少我们可以使情形变得对自己有利，然后增加改善的机会。

能够做到心理平衡的便是一个智慧的人。一个智慧的老人灵活通透，对很多事情都看得很淡，因为他已经把这些看透了，看透了一切也就清楚了，所以就没有什么事能让他想不开，身心也就都静了。

第十二节　身心好才是真的好

有人戏称："青年人用健康换金钱，老年人用金钱换健康。"这话说出了一个比较普遍的社会现象。年轻人忙事业，忙家庭建设，因责任、因梦想去打拼、去奋斗。现在各行各业竞争激烈，年轻人不同程度地透支健康，用健康的体魄赚前途、换金钱。老年人在青壮年时期已经对社会和家庭尽了义务、做了贡献，所以到了晚年应该不再以追求事业或金钱生活为目标，而是要加倍注重身心健康。

很多人对健康都没有一个正确的认识，在他们的认知里，健康就单单指身体的健康。其实不然，健康不仅指身体健康，还包括心理健康。很多老年人，在他们壮年忙碌打拼的时候，总觉得自己身上的能量怎么用也用不完，怎么折腾自己身上的零部件也折腾不坏，然而到垂暮的时候，一旦从工作岗位上退下来，从忙碌中抽身悠闲下来，就会发觉身上的"零部件"好像突然生锈了似的，哪儿都出问题，像什么高血压、冠心病、脑血管意外及其后遗症、慢性支气管炎、糖尿病、痛风、震颤性麻痹、老年性白内障、耳聋、颈椎病等这些往常都不曾想的疾病好像约好了似的突然间都冒了出来。似乎人一老，就什么都脱轨了似的。

很多身体上的疾病，其实都是受我们心理的影响。有许多人，在晚年阶段，年纪越来越大，身体远远不及壮年，突然的空闲，子女离开自己身边，变故又多，心理上越来越担忧恐慌，越来越悲观。结果呢？恐慌和悲观越多，心理情绪上就会越消极，于是身体的各个“零件”就开始接二连三地出问题。

对一个中老年人来说，光是身体还不够，心理也要够健康，才算是真正的健康。老年人要达到这样的健康状态，不能忽视以下几点：

第一，要养成一种良好的生活习惯，生活要有规律。在起居方面要早睡早起，保证八小时睡眠；在饮食方面不挑食，冬夏一天三顿饭，粗细粮搭配，不要暴饮暴食；养成学习的习惯，可以多看些报纸，可以练习写一些毛笔字，充实日常生活；生活要有信心，不能因为年纪大了就情绪低落，唉声叹气，郁结于心。

第二，要有良好的心态，这是健康之本。随着物质生活条件的不断改善，老年人普遍重视身体素质的提高，看重健身活动，但往往忽视了对于健康更重要的“心态平衡”。殊不知对人体健康起决定作用的是心理状态，它关系到人的情绪、行为、健康，甚至生命。不良的心态是任何药物都难以根治的，良好的心态是任何药物都不能替代的。保持良好的心态，重要的是树立信心，战胜自我，去忧虑、丢烦恼，抛苦闷、弃悲伤，以坦荡、豁达、愉悦、乐观的精神笑对人生。

第三，能忙就忙起来。一个老人只有适度地忙起来，做到老有所为，才能更快乐，才能健康长寿。要想远离疾病的困扰，保持健康长寿，就是要忙，从生理运动到心理运动，力所能及地去忙。生命不息，忙碌不止。

正所谓“天天微笑容颜俏，七八分饱人不老，相逢莫问留春术，淡泊宁静比药好”。只要我们按照这样的方式生活，老年人保持身心健康就不是梦。

第十三节　有利于中老年人身心健康的运动方式

对中老年人来说，选对运动方式是很关键的。中老年人体质较为特殊，不像年轻人那样适应力强，所以选择运动时要谨慎一些。下面列举几种比较有利于中老年人身心健康的运动方式。

一、散步

最适合老年人的运动大概就是有氧运动了。在有氧运动过程中，机体供氧充分，糖、脂肪的分解都是在有氧状态下进行的，这样就可减少“活性氧”和其他有害物质，从而达到延年益寿的目的。最简单最容易的有氧运动应该就是散步了。

散步有助于保持良好的健康状况。专家指出，每天步行 3 公里，不但能帮助人每周减轻 0.5 kg 体重，而且会使骨骼和肌肉更加健康强壮。散步是所有健身活动中坚持率最高的，并且受伤的风险很低。国外一项研究表明，与同期活动比较少的人相比，早在 10～15 年前就开始实施散步计划的女性，患心脏病的概率更小。散步虽有好处，但不宜过度，否则会适得其反。

二、打太极拳

太极拳也是一种有氧运动，它是我国的国粹，适合任何年龄、性别、体型的人练习。经常练习太极拳，对于身心健康有意想不到的收获。太极拳集练气、蓄劲、健身、养生、防身、修身于一体，是一种适合经常锻炼的养生功法。

我国著名的水利工程师张含英先生活了102岁，他不仅为我国的水利事业作出了重要贡献，在养生上也有很多经验，曾荣获“世纪健康老人”的称号。他的一生除了生活规律、乐观豁达外，最重要的就是打太极拳。张含英中学时就开始学习太极拳，几十年来一直坚持练习，打太极已经成了他生活的一部分。太极拳手足并用，动作连贯柔和，心与意、气与力、手与脚能有机结合，具有健身、防病、改善生理机能和延缓衰老的功效。张老通过打太极拳治好了疾病，强健了身体，延长了寿命。

太极拳是一种非常柔和的运动，对于消化系统的各种慢性病有良好的辅助治疗及康复作用。太极拳对消化系统疾病的影响在于：(1)习练太极拳顺应四季的阴阳消长润养五脏，春季养肝，夏季养心，秋季养肺，冬季养肾，四脏阴阳调和和滋润脾胃，促进六腑代谢，治疗胃肠、肝胆方面慢性疾病的效果非常明显。(2)由于打太极拳使血液流畅，循环加强，各脏器的供血增加，同时由于腹式呼吸可使腹腔内各脏受柔和、持久而有节律的按摩，促进消化液的分泌，加强胃肠的蠕动，使局部供血得到改善，因而对消化系统，特别是胃肠的功能有良好的作用，胃炎或慢性溃疡症状会得到改善；肠管的蠕动亦因腹压改变的按摩作用和局部微循环的增加而加强，吸收与传输功能也会大大改善。吸收得好，同化与异化作用正常，相应地也加强了各脏器的活动功能和机体的生命力，促进新陈代谢过程，形成了一个良性循环。(3)习练太极拳带动胃、肠、肝、胆、胰做大幅度转动，同时，深、长、细、匀的呼吸，横膈肌活动范围的扩大，腹内压所致的按摩作用，能使肝、胆血行流畅，可以消除肝脏瘀血，改善肝功能。肝组织在经常保持活血通瘀的情况下生机旺盛，机能改善，使得慢性、迁延性肝炎得以康复。

通过长期习练太极拳可以增强消化系统慢性病患者的身体素质，提高机体抗病能力，同时可以预防疾病的复发，起到延年益寿的效果。

三、按摩

有一位近70岁的老人，他在中年时就诸病缠身，药不离口。肾病好了，又有了肺病，加之终年受关节痛的折磨，常年吃药，结果把胃吃坏了，做胃镜活检时发现胃部有两处高分化腺癌。住院手术，胃几乎被全部切除，人已不像个人样了。这些都是十几年前的事了。

在那以后，他为了挽救自己的健康，开始在医生的指导下注意饮食调理和适当锻炼，他每天早晨喝水，然后慢跑。慢跑时水在残余的胃里起洗涮和冲击的作用，有利于胃的清洁和扩大。经过几年的坚持，他从只能喝两匙水渐增到250 mL水，慢跑从只能跑几分钟增加到20分钟，胃渐渐康复，饭量也基本恢复。

但是他的身体还不够健康，免疫力还是很差。如何使身体趋向健康呢？他认真研究使自己健康起来的方法，翻阅了大量的报纸杂志。他发现自己的血黏度总是偏高，血管有轻度硬化，微循环也很差。于是除了继续调理饮食和喝水慢跑外，他开始给自己按摩。每天早晚各一次，主要是头部、胸前部、腿脚部按摩，然后是重点穴位，如百会、合谷、神厥、足三里、涌泉等。如今，他已坚持按摩近十年，身体日趋健康，连关节痛都很少发作了。

按摩看起来很简单，但只要方法得当，确实能极大地调理老人的身体。感兴趣的老人可以试着坚持每天给自己按一按，坚持下来，定会有不错的效果。

四、健美操

现在时尚运动的种类越来越多，而健美操作为一种时尚健康的运动方式，越来越受到广大中老年女性的欢迎。健身健美操对增进人体健康十分有益，具体表现在以下几个方面。

1.增强体能

健美操可提高关节的灵活性，使心肺系统的耐力水平提高。与此同时，由于健美操是由不同类型、方向、路线、幅度、力度、速度的多种动作组合而成的，因此，参加健美操锻炼还可加强人的动作记忆和再现，提高神经系统的灵活性、均衡性，从而有利于改善和提高人的协调能力。

2.缓解人的精神压力

健美操作为一项充满青春活力的体育运动，可使人们在轻松欢乐的气氛中进行锻炼，从而忘却自己的烦恼和压力，使心情变得愉快，精神压力得到缓解，进而使自己拥有最佳的心态，且更具活力。

3.医疗保健功能

健美操作为一项有氧运动，其特点是强度低、频度大，运动量可大可小，容易控制。因此，它除了对健康的人具有良好的健身效果外，对一些患病的中老年人而言，也是一种医疗保健的理想手段。

五、瑜伽

瑜伽，在印度语中意为“身心处于最佳的稳定状态”。佛罗里达州萨热苏塔市美国瑜伽协会创建者及执行主席克里斯坦森说：“生活中如此多的事情在消耗你的精力，而瑜伽将是能量的源泉。练习瑜伽将使你充满活力，使你感觉自己更年轻。”

瑜伽以使精神与肉体免受压力与环境的侵扰，并使身心能够很快地适应环境与压力的防御为主，同时使运动肢体的行动能力也得到加强。具体而言，瑜伽主要有以下功能：

1.矫正身体出现的畸变。利用瑜伽的前屈、后屈和扭转等各种动作，可以均衡地矫正脊柱、骨盆、股关节等部位的畸变。

2.提高肌肉的柔韧性。利用瑜伽的动作来保持一个不定期的姿势，可以使身体内竞技肌肉柔软，解除肌体的紧张。

3.促进血液和淋巴的流畅。它会使血液和淋巴运行得更加流畅，消除身体各部位的阻滞和浮肿。

4.使内脏机能更活跃。利用运用的压迫和刺激，使受到压迫的内脏周边汇集血液与能量，从而加强内脏功能。

5.调整自律神经。将呼吸、动作和意识统一进行的动作与轻缓的动作相互交替反复进行，会使交感神经与副交感神经的平衡得到协调，调整自主神经。

6.提高免疫力。以静止的方式保持体位，会使自律神经与荷尔蒙腺更活跃，从而提高对疾病的免疫力。

7.放松的效果。轻缓的呼吸同时与缓慢的动作联动，会使肌肉与神经得到放松。而且，如果全身得到了放松，那么头脑会平和，情绪也会变得更畅快。

一般的体育锻炼，往往注重的是外在的美丽，内在的东西却很少顾及。瑜伽则不同，它在塑造外在形象的同时，还给人一种来源于内心的力量。

中老年人可以选择的运动方式远远不止这几种，列出这几种，也不意味着必须从这中间去选择。运动永远没有最好的，只有最适合自己的，中老年人可以让自己广泛地尝试一些运动，然后选出最适合自己的运动方式。

第十四节　长寿三字：简、淡、善

一、简：简单快乐就是福

"只有简单着，才能从容着、快乐着。"不奢求华屋美厦，不垂涎山珍海味，不追求时髦，不扮贵人相，过一种简单自然的生活，一种外在的财富也许不如人，但内心享受充实富有的生活。这是自然的生活，有劳有逸，有忙碌着的乐趣，也有与家人共享天伦的温馨、自由活动的闲暇。

美国人丽莎·普兰特在《幸福是什么》中这样写道：

幸福是什么？在我看来，幸福来源于"简单生活"。文明只是外在的依托，成功、财富只是外在的荣光，真正的幸福来自于发现真实独特的自我，保持心灵的宁静。简单，是平息外部无休无止的喧嚣，回归内在自我的唯一途径。

我们总是把拥有物质的多少、外表形象的好坏看得过于重要，用金钱、精力和时间换取一种有目共睹的优越生活，却没有察觉自己的内心在一天天地枯萎。事实上，只有真实的自我才能让人真正地容光焕发，当你只为内在的自己而活，并不在乎外在的虚荣时，幸福感才会润泽你干枯的心灵，就如同雨露滋润干涸的土地。

我们需求越少，得到的自由越多。正如梭罗所说："大多数豪华的生活以及许多所谓的舒适的生活，不仅不是必不可少的，反而是人类进步的障碍，对于豪华和舒适，有识之士更愿过比穷人还要简单和粗陋的生活。"简朴、单纯的生活有利于清除物质与生命本质之间的藩篱。为了认清它，我们必须从清除嘈杂和琐事开始，认清我们生活中出现的一切，哪些是我们必须拥有的，哪些是必须丢弃的。

多一分舒畅，少一分焦虑；多一分真实，少一分虚假；多一分快乐，少一分悲苦，这就是简单生活所追求的目标。外界生活的简朴将带来我们内心世界的丰富，我们将发现新生活在面前敞开，我们将变得更敏锐，能真正深入、透彻地体验和理解自己的生活，我们将为每一次日出、草木无声的生长而欣喜不已，彼此关心，分享喜悦，真诚以对。只有当我们轻松下来，开始悠闲地生活时才能体验亲密和谐、友爱无间。我们将不是在生活的表面游荡不定，而是深入进去，聆听生活本质的呼唤，让生活变得更有意义。

人心随着年龄、阅历的增长而越来越复杂，但生活其实十分简单。保持自然的生活方式，不因外在的影响而痛苦抉择，便会懂得生命简单的快乐。

简单生活不是吝啬，也不是“苦行僧”。简单未必回归田园，简单也不是无所事事，简单是回到心灵的单纯明净与精神的轻松愉快之中。简单生活是经过深思熟虑后，呈现真实自我，过上目标明确的生活，是一种丰富、健康、和谐、悠闲的生活方式。

我们只要从内心开始，在衣、食、住、行上遵循和把握一种适度原则，做到简化物质生活，寻找到内心世界新的平衡点，简单生活就可以成为现实。

二、淡：平平淡淡才是真

诸葛亮《诫子书》中有一句至理名言：“非淡泊无以明志，非宁静无以致远。”淡泊的人生是一种享受，守住一份俭朴，不再显山露水；认识生命的无常，时刻保持一种既不留恋过去，又不期待未来的心态。宠辱不惊，去留无意。走一程蓦然回首，你会发现，其实幸福离你只有一个转身的距离。淡泊人生，并非消极逃避，也非看破红尘，甘于沉沦。淡泊是一种境界，要做到真正的淡泊，没有极大的勇气、决心和毅力是做不到的。

一个老人在池塘种了一片莲花，莲花盛开的时候，惹来众人驻足，啧啧称赞。突然一夜狂风暴雨，第二天池塘里留下一片狼藉。围观的人们纷纷感叹，无比惋惜。有好心人过来安慰老人。出人意料的是，老人却宽心一笑，说：“这没有什么遗憾，我种莲花是为了种植的乐趣，乐趣我早已得到，而莲花的衰败是迟早的，何必为此感伤呢？”众人闻言无语。

做人就需要这样的淡泊，只有如此才能豁达地面对人生的得失。那是一种境界，是一种从容不迫的生活态度。坦然地面对生命中的荣辱、得失、进退，其实是人生命中最为可贵的品格。

古往今来，多少名士终其一生心中都在向往或是操守着淡泊的心境。“采菊东篱下，悠然见南山”，陶渊明算得上是一个淡泊者；“一箪食，一瓢饮，不改其乐”，凭着淡泊，颜回成了千古安贫乐道的典范；钱钟书学富五车，闭门谢客，静心于书斋，潜心钻研，著书立说，留下名篇；齐白石晚年谋求画风变革，闭门十载，破壁腾飞，终成国画巨擘。

拥有淡泊心境的人是幸福的，淡泊使人心更加宁静、更加自由，没有羁绊。淡泊是不慕名利，远离喧嚣和纠缠，走向超越。淡泊是在遭受挫折时仍有与花相悦的从容。淡泊是别人都忙于趋本逐利时仍然保持恬静的心态。只有淡泊，才可以使你真正地享受人生，在努力中体验欢乐，在淡泊中充实自己。

拥有淡泊的心境，不是做现实主义的逃避者，而是在生活中，多一份清醒，多一份思考。在人的生命历程中，轰轰烈烈是暂时的，大部分的时间都是在平淡中度过的。只要怀有淡泊的心境和一生一世永不放弃的追求，就一定能获得生活馈赠的那份幸福和快乐，成功赋予的那份慰藉和乐趣。

有这样一则故事：老僧的一位老友来拜访他，等待吃饭的时候，看他只配一道咸菜，老友不忍地问他：“你光吃这咸菜，难道不会太咸吗？”“咸有咸的味道。”老僧笑着回答道。

吃完饭后，老僧倒了一杯白开水，慢慢悠悠地坐在院子里喝，老友看到后又问：“没有茶叶吗？怎么喝这么平淡的开水？”老僧依然笑着说：“开水虽淡，可是淡也有淡的味道。”

咸菜的咸与白开水的淡就像我们人生中遇到的不同情境，在我们无力作出选择的情况下，我们不如学会适应和享受。虽然在漫漫的人生路上，我们需要品尝各种滋味，需要体验各种心境，但是像这样有高潮和低潮，有咸有淡，才是圆满的结局。

心如止水，沉稳恬静，拥有平淡，不拘泥于人言是非，不沉迷于利禄功名，脱离尘世喧嚣之境，视悲欢荣辱如过眼云烟，不为权势所羁绊，不为物欲所拖累，以一颗平常心直面人生，以出世的精神，做入世的事业，追求人格的独立和灵魂的自由。

淡泊是心理养生的免疫剂。淡泊，恬淡寡欲，不追求名利。一个人如果节物欲，则不会图财害命；寡官欲，则不会投机钻营。作为社会的一分子，对于个人地位的高低、荣誉的大小、报酬的多寡，如能泰然处之，怡然自得，则对健康十分有益。有的人利欲熏心，不可能得到的东西也想得，整天挖空心思为自己谋算，斤斤计较，患得患失，使得人体生理失常，心弦紧绷，不堪重负。因其贪得无厌，处心积虑，过多磨损人体机能，各系统功能必然失调，免疫力自然下降，各种疾病便乘虚而入。只有淡泊名利，才会没有不满，没有牢骚，没有抱怨，没有嫉妒。时时刻刻生活在满足中，保持一颗平常心，一些有损身心健康的因素都将被消除。

有句话说，“绚丽至极归于平淡”。白岩松也说：“在人的一生中，幸福和痛苦都只占5%，余下的就是平淡的生活。”平平淡淡才是生活的本质。放开心情，享受平淡生活，平淡之中蕴含着生活的真谛。

三、善：一片善心天不欺

孔子曰：“仁者寿。”又曰：“仁者，爱人也。”孟子曰：“爱人者，人恒爱之；敬人者，人恒敬之。”一个人以仁爱之心待人，乐于助人，就会有良好的人际关系。生活在融洽、温暖、友爱、和谐的环境氛围中，哪有不长寿之理？

善良是心理养生的营养素。古今中外养生学家都把“乐善好施”视为养生的灵魂。我国明代医学家张景岳云：“欲寿，唯其乐；欲乐，莫过于善。”有关长寿老人的研究表明，长寿者多是忠厚、善良之人。社会心理学家认为，一个人心中充满善意，多行善事，视他人为朋友，乐于助人，使他人摆脱困境，心中必然会涌起欣慰之感；心存善良，就会光明磊落，心地坦荡，乐于对人敞开心扉，不仅百事无忧，而且心旷神怡。心存善良的人，会始终保持泰然自若、轻松愉悦的心理状态，这样能促进体内分泌一些有益的激素、酶类和乙酰胆碱等。这些物质能把血液的流量、神经细胞的兴奋调节到最佳状态，使人免疫力提高、抵抗力增强，就会灾病不生，福寿永存。所以，善良是心理养生不可缺少的高级营养素。

好人长寿，并非人们的杜撰，也不是生活中的个别事例，而是专家研究得出的科学结论。美国著名心血管专家威廉博士从1958年开始对225名医科大学生进行跟踪研究，25年之后，发现其中敌视情绪强的人死亡率高达14%，而性格随和的人死亡率仅为2.5%。有趣的是，在这批人中，患有心脏病的人，敌视情绪强的人竟是性格随和的人的5倍。

美国耶鲁大学和加州大学的研究者近来也得出了相似的结论：人的善恶观念会影响其寿命的长短，品性善良的人平均要比品性恶劣的人长寿。研究者为研究“社会关系如何影响人的死亡率”，在加州阿拉米达县随机抽取了7 000位居民，并对他们进行了为期9年的跟踪调查。研究发现，乐于助人者易与他人融洽相处，预期寿命显著延长，男性尤其如此；相反，心怀恶意、损人利己的人，死亡率比正常人高1.5倍。并且，该结论不受种族差别、收入高低、体育锻炼及生活作风等因素的影响。

研究人员分析指出了其中的原因。从心理角度来看，乐于助人可以激发人们对他的友爱感激之情，他从中获得的内心温暖缓解了他在日常生活中常有的焦虑，从长期来看，这样有益于增强人体免疫力。反之，一个心脏病常常发作又对他人心怀敌意的人，其心脏冠状动脉堵塞的可能性会增大；处处视他人为敌的人，自己容易愤怒，导致血压升高；贪污受贿和盗窃者，因做贼心虚，容易失眠、烦躁，精神压力很大，所以都难以获得真正的身心安宁与长寿。

休谟说："人类生活的最幸福的心灵气质是品德善良。"善良，是一种正面的力量，它总是很容易聚集人气，让周围的人都喜欢你。一个人，除非有助于人，感受到别人对他的需要，否则他就称不上成功，更称不上幸福。一个心地善良的人，必是一个心灵丰足的人。

任何时候，我们都千万别低估了一个小小的善行，善行所能带给别人的作用非同小可。给迷途者指条路，向落难者伸出一只手，用会心的笑祝贺友人的成功，用真诚的话鼓励失落的人等，这些看似轻而易举的行动，是用善良浸润后的灵魂折射出来的人格的光辉。这种人格光辉照耀下的人就会拥有一种美好的感觉和亮丽的情怀，便会经常陶醉在因善良的举动而引发出来的幸福之中，而不会因为愧对他人或心存嫉恨而产生无缘无故的内疚或愤怒。因此，无论是观景、观物、看人、看事，都会从内心深处荡漾出平和而温馨的幸福。

拥有善良，我们就会拥有一种美好的感觉，就会拥有一种亮丽的情怀，平凡的生命便会显得生动起来，普通的世界便会渲染出迷人的色彩。

（苏世鑫）

苏世鑫，男，南安市医院中医科副主任医师。从事中医研究、临床工作多年。

第七章　中医养生

第一节　中医调养要素简介

一、中医医学史中的浪花与拾贝

在中医医学史中，中医学有一个别称为岐黄，这个名字来源于《黄帝内经》。因其是黄帝与岐伯讨论医学的专著，后人便称中医为岐黄之术，自然岐黄也就成了中医的别名。中医学还有一个别称叫青囊，现在知此名字并使用者甚少，它的来源与三国时期的名医华佗有关。据说，华佗被杀前，为报一狱吏酒肉侍奉之恩，曾将所用医书装满一青囊送与他。华佗死后，狱吏亦行医，使华佗的部分医术流传下来，据此，后人称中医为青囊。第三个跟中医有关的美称是杏林，这个名字的起始，也与三国有关。有资料介绍，三国时吴国有位名医叫董奉，他一度在江西庐山隐居。附近百姓闻名求医，但董奉从不收取钱财，只求轻症被治愈者种一棵杏树，大病重病被治愈者种五棵杏树。数年后，董奉门前杏树成林，一望无际，从此，杏林便成了医界的别称。第四个跟中医有关的美称是悬壶，传说河南汝南的费长房在街上看到一卖药老者的竿上挂一葫芦，奇怪的是，天黑散街后，老者就跳入那葫芦中。为弄清底细，费长房以酒款待，老者后来约他同入葫芦中，只见玉堂俨丽。费长房即拜老者为师，学修仙之道。数载后，他术精业成，辞师出山，又得壶翁传赠的治病鞭鬼之竹杖，从此悬壶行医。从那时起，医生腰间挂的和诊所前悬的葫芦，便成了中医的标志。

中国五千年的有文字可考的中医学，是在东方文化发展的特色中形成的中国独特的医学理论。夏商西周时期医巫并存，在卜筮史料中记载了大量的医药保健内容，形成了中医学的雏形。

春秋战国是中国整个学术界百家争鸣、百花齐放的时期，医巫分离，医学具有更明显的科学性、实用性和理论性，占据了当时医疗卫生事业的主导地位。临床中医学的分科已现端倪，趋于专业化。秦汉时，以伤寒、杂病和外科最为突出的临床医学达到了前所未有的水平，这是中国医学史上的第一次高峰。三国两晋南北朝时期，中国社会长期处于动乱割据的状态，医药学在脉学、针灸学、药物方剂、伤科、养生保健、中外交流等各方面取得了一定的成绩，为医学的全面发展积累了经验。隋唐时期，国家重归统一，国力强盛，文化繁荣，形成了一种空前恢宏的气势，中国调养医学在这一时期得到了发展。医学家们在各自的研究领域获得了更为丰富的成果，这是中国医学发展史上的第二次高峰。

两宋是中医药学发展的重要时期。当时政府的重视在医药发展上发挥着更加重要的作用。北宋政府组织人员编纂方书和本草，设立校正医书局，铸造针灸铜人，改革医学教育，设立惠民局、和剂局、安剂坊、养济院、福田院等，有力地促进了中医调养学之进步。

辽、夏、金、元与两宋王朝并立以至元灭宋统一全国，这是北方少数民族与汉族文化大融合时期，是中国医学史上学派争鸣、民族医学奋起的一个辉煌时期，为多元一体化的中国传统医学注入了新的活力，呈现出蓬勃的生机。

明代，中医药学发展出现革新趋势。在探索传染病病因、创造人痘接种预防天花、中药学研究等领域进入了新的层次。中外医药交流的范围已达亚、欧、非许多国家与地区，中学的输出、西学的东渐，使中外医学文化在交流接触中互惠互益。

清代前、中期是中医学趋于普及与升华发展的时期，王清任躬身于人体解剖，著有《医林改错》，反映了“中国医界大胆之革命论者”的开拓进取精神。同时，中医调养的风气也日渐兴盛。

上述的这一切，是中国古代医学波澜壮阔的历史梗概。这样一脉相承、绵延数千年一直未曾中断的医药文化及文明，是世界医学史上所罕见的。中国古典医籍数量之大，名医辈出，人数之多，在同时期的世界范围内并不多见。中国传统医药学有着强有力的生命力，它随着时代的前进而发展。经过了与近代医药文化的撞击、对抗到结合，也注意从国外先进文化中吸取有用的东西，遂出现了中西汇通合纂的探索，传统医学逐渐走向现代化。

近百年来，中国的现代医学、传统医学和中西医结合的格局将会对这百余年的中国近现代医学史作出客观的评述。

“中医”二字最早见于《汉书·艺文志》，其云“以热益热，以寒增寒，不见于外，是所独失也”。故谚云“有病不治，常得中医”。在这里中字念去声。“中医”这个名词真正出现在鸦片战争前后。东印度公司的西医为区别中西医给中国医学起名中医，这个时候中医的名称是为和西医做一个对比。到了1936年，国民党政府制定的《中医条例》正式法定了“中医”两个字。过去人们又叫中国医学为“汉医”、“传统医”、“国医”，这些都是区别于西医而先后出现的。两千多年前，《汉书》里的那个中医概念，倒是体现了中国医学中的一个最高境界。

可以说中医调养学所阐明的“阴阳和合”、“阴平阳秘”生理机制正是儒家思想的最佳体现。在这个终极目标下，中医调养是用“精气学说”、“阴阳学说”和“五行学说”这三大来自中国古典哲学的理论，来具体解释古代人体生命调养的秘密，成为中医学史中的奇葩异卉。

二、医食同源中的“四气五味”

中医认为食物同样存在“四性五味”，食物“寒、凉、温、热”的属性在中医理论中称为“四气”或“四性”。《神农本草经》记载：“疗寒以热药，疗热以寒药。”食物五味，是指食物具有酸、辛、苦、甘、咸五味。生活中人们也应该了解食物中的四性五味。

1.常见的四性五味的食物

(1)平性食物：五行属土，具有健脾、补益等祛病养生功效。常见食物有粳米、玉米、芝麻、黄豆、黑豆、牛奶、红萝卜、白菜、芋头、枸杞等。

(2)温热食物：五行属火，具有祛寒、温中、补虚等祛病保健养生功效。温性食物有糯米、核桃、羊肉、虾、木瓜、荔枝、红枣、栗子、龙眼、洋葱、姜、何首乌等。热性食物有辣椒、胡椒等。

(3)寒凉食物：五行属水，具有清热泻火、解毒养阴等祛病保健养生功效。寒性食物有西瓜、苦瓜、冬瓜、香蕉、紫菜、海带、柿子、蟹等。凉性食物有黄瓜、白萝卜、芹菜、茄子、绿豆、豆腐、梨、枇杷、菊花、鸭肉等。

(4)辛味食物:五行属金,具有发散、行气、活血等祛病保健养生功效。常见食物有姜、大蒜、白萝卜、陈皮、佛手、胡椒、辣椒、韭菜、酒等。

(5)酸味食物:五行属木,具有收敛、固涩等保健养生功效。常见食物有番茄、木瓜、醋、赤小豆、柠檬等。

(6)苦味食物:性偏凉,具有清心泻火、消暑祛湿等保健养生功效。常见食物有苦瓜、白果、桃仁、荷叶、茶叶等。

(7)甘味食物:性偏甘温,具有温中补虚、缓解疼痛、润燥等保健养生功效。常见食物有山药、白糖、冰糖、蜂蜜、红枣、葡萄及动物的肉和内脏。

(8)咸味食物:性偏寒,作用是软和补,具有软坚散结、补肾益精等保健养生功效。常见食物有盐、海产品、动物肾脏等。

中医调养提醒,食物属性不同,食用时间有所不同:(1)性平的食物四季都可食用。(2)性温的食物除夏季适当少食用外,其他季节都可食用。(3)性凉的食物夏季可常食用,其他季节食用需配合性温的食物一起吃。(4)性寒的食物尽量少吃,如食用必须加辣椒、花椒、生姜等性温热的食物。

2.各类食物属性

(1)谷类饮食

性平食物:大米、玉米、米糠、番薯(山芋、红薯)、芝麻、黄豆、饭豇豆(白豆)、豌豆、扁豆、蚕豆、赤小豆、黑大豆、燕麦。

性温食物:糯米、黑米、高粱。

性凉食物:粟米(小米)、小麦、大麦、荞麦、薏仁、绿豆。

(2)肉类饮食

性平食物:猪肉、猪肾、猪肝、鸡蛋、鹅肉、驴肉、鹌鹑、蛇肉、阿胶、牛奶(微凉)、酸牛奶、人奶、甲鱼(微凉)、龟肉(微温)、干贝、泥鳅、鲫鱼、青鱼、乌贼、鱼翅、鲤鱼、海参(微凉)。

性温食物:黄牛肉、牛肚、牛髓、狗肉、羊肉、羊肚、羊骨、羊髓、鸡肉(微温)、乌骨鸡、麻雀、蛤蚧、蚕蛹、羊奶、虾、毛蚶、鲢鱼、带鱼、鲶鱼、刀鱼、鳟鱼、鳝鱼、大头鱼。

性凉食物:鸭肉、兔肉、马奶、鱼、鲍鱼。

性寒食物:鸭蛋(性微寒)、马肉、螃蟹、海蟹、蛤蜊、牡蛎肉、蜗牛、蚯蚓、田螺(大寒)、螺蛳、蚌肉、蚬肉、乌鱼、章鱼。

(3)果类饮食

性平食物:李子、花红(沙果)、菠萝、葡萄、橄榄、葵花子、南瓜子、芡实、莲子、椰子汁、柏子仁、花生、白果、榛子、山楂、板栗。

性温食物:桃子、杏子、大枣、荔枝、桂圆肉、柠檬(性微温)、金橘、杨梅、石榴、木瓜、槟榔、松子仁、核桃仁、樱桃。

性凉食物:苹果(性微凉)、梨、芦柑、橙子、草莓(性微凉)、杧果、枇杷、罗汉果、莲子芯、百合。

性寒食物:柿子、柿饼、柚子、香蕉、桑葚、杨桃、无花果、猕猴桃、甘蔗、西瓜、香瓜。

(4)菜类饮食

性平食物:山药、萝卜(微凉)、胡萝卜、包菜、茼蒿(微凉)、大头菜、青菜、豆豉、豇豆、土豆、芋头、洋生姜、海蜇、黑木耳(微凉)、香菇、平菇、猴头菇、葫芦。

性温食物:葱、大蒜、韭菜、芫荽(香菜)、洋葱、香椿头、南瓜。

性热食物:辣椒。

性凉食物:西红柿、旱芹、水芹菜、茄子、油菜、菠菜、黄花菜、莴笋、枸杞头、芦蒿、豆腐、面筋、藕、冬瓜、丝瓜、黄瓜、蘑菇、金针菇。

性寒食物:马齿苋、蕹菜(空心菜)、发菜(龙须菜)、竹笋(微寒)、瓠子、菜瓜、海带、紫菜、海藻、地耳、草菇、苦瓜、荸荠。

(5)其他饮食

性平食物:白糖、冰糖(微凉)、豆浆、枸杞子(微温)、灵芝、银耳(微凉)、燕窝、玉米须、黄精、天麻、党参、茯苓、甘草、酸枣仁、菜油、麻油、花生油、豆油、饴糖。

性温食物:生姜、砂仁、花椒、紫苏、小茴香、丁香、八角、茴香、酒、醋、红茶、咖啡、红糖、桂花、冬虫夏草、黄芪(性微温)、太子参、人参、当归、白术、何首乌(微温)。

性热食物:胡椒、肉桂。

性凉食物:绿茶、蜂蜜、蜂王浆、槐花(槐米)、菊花、薄荷、胖大海、西洋参、决明子。

性寒食物:酱油、面酱、盐、金银花、苦瓜茶、苦丁茶、茅草根、芦根。

三、中医调养用药配伍

中药物的用法包括配伍禁忌、用药禁忌、剂量和服法等几项主要内容。掌握这些知识与方法,按照病情、药性和治疗要求予以正确应用,对于充分发挥药效和确保用药安全具有十分重要的意义。

前人把单味药的应用同药与药之间的配伍关系总结为七个方面,称为药物的“七情”。其中首先谈到“单行”。

单行就是指用单味药治病。病情比较单纯,选用一种针对性强的药物即能获得疗效,如清金散单用一味黄芩治轻度的肺热咯血,现代单用鹤草芽驱除绦虫,以及许多行之有效的“单方”等。它符合简便廉验的要求,便于使用和推广。但若病情较为复杂,单味药难以实现既分清主次,又全面兼顾的治疗要求时,便需同时使用两种以上的药物,药与药之间就会发生某些相互作用,如有的能增进或减低原有药效,有的能抑制或消除毒性和烈性,有的则能产生毒性或副作用。

因此,在使用两味以上药物时,就必须有所选择,这就提出了药物配伍关系的问题。所以在前人总结的“七情”之中,除单行者外,其余六个方面都是谈配伍关系。现分述如下:

1.相须:即性能功效相类似的药物配合应用,可以增强其原有疗效。如石膏与知母配合,能明显地增强清热泻火的治疗效果;大黄与芒硝配合,能明显地增强攻下泻热的治疗效果。

2.相使:即在性能功效方面有某种共性的药物配合应用,而以一种药物为主,另一种药物为辅,能提高主药物的疗效。如补气利水的黄芪与利水健脾的茯苓配合时,茯苓能提高黄芪补气利水的治疗效果;清热泻火的黄芩与攻下泻热的大黄配合时,大黄能提高黄芩清热泻火的治疗效果。

3.相畏:即一种药物的毒性反应或副作用,能被另一种药物减轻或消除。如生半夏和生南星的毒性能被生姜减轻和消除,所以说生半夏和生南星畏生姜。

4. 相杀：即一种药物能减轻或消除另一种药物的毒性或副作用。如生姜能减轻或消除生半夏和生南星的毒性或副作用，所以说生姜杀生半夏和生南星的毒。由此可知，相畏、相杀实际上是同一配伍关系的两种提法，是药物间相互对待而言的。

5. 相恶：即两种药物合用，一种药物与另一药物相作用而致原有功效降低，甚至丧失药效。如人参恶莱菔子，因莱菔子能削弱人参的补气作用。

6. 相反：即两种药物合用，能产生毒性反应或副作用。如"十八反"、"十九畏"中的若干药物（见"用药禁忌"）。

上述六个方面，其变化关系可以概括为四项，即在配伍应用的情况下：

1. 有些药物因产生协同作用而增进疗效，这是临床用药时要充分利用的；

2. 有些药物可能互相拮抗而抵消，会削弱原有功效，用药时应加以注意；

3. 有些药物则由于相互作用，而能减轻或消除原有的毒性或副作用，在应用毒性药或剧烈药时必须考虑选用；

4. 另一些本来单用无害的药物，却因相互作用而产生毒性反应或强烈的副作用，则属于配伍禁忌，原则上应避免配用。

四、中医调养"治未病"

早在 2 000 年前《黄帝内经》中提出的"治未病"理念，一直是中医药的重要思想，始终贯穿于中医药预防保健治疗康复等各个环节。近年来，随着健康观念和医学模式的深刻变化以及医学目的的重大调整，"治未病"这一古老而前沿的理念，显现出独特的优势和魅力。建立在"培元固本"、"辨证论治"基础上的养生理论、内外兼修的养生功法、治外调内的经络技术、调节脏腑的养生产品，对当今重大疾病尤其是老年病和慢性病方面，有着明确的现实意义。当一些所谓现代病文明病相继出现之时，"未病先防、已病防变、愈后防复"的系统理论及灵活多样的技术手段，更体现出其重要的应用价值。

中医养生在社会各个层面广受欢迎，中医"治未病"思想受到广泛关注，各级推动中医养生预防保健的力度不断加大，广大人民群众尤其是中老年人群、亚健康人群、老慢病人群从中获益匪浅，中医养生面临着良好的发展机遇。但是，我们也看到，中医"治未病"理念尚未得到广泛普及，服务模式尚需不断完善，服务质量有待提高，手段和形式需要丰富，专业技术队伍缺乏，服务体系尚未形成，尚不能满足人民群众日益增长的健康需求。同时，广大群众对于中医养生基本知识、基本原理的认知有限，对于当前中医养生的各种说法和做法不具有判断力，一些打着养生旗号的人用极端、片面、违反中医基本原理的甚至是欺骗的手段，传播相关不实信息，在社会上造成大众对中医养生的认知偏差，长此以往，将对整个中医药的健康发展产生不利影响。

当前在医药负担不断增加的大环境下，中医养生在社会上受到了前所未有的重视，国家将加大对中医养生保健的推广和投入：一是不断创新和推广"有特色、系统化、实用性"相结合的中医养生保健服务方案，发扬光大"治未病"思想，为众多中老年、亚健康、老慢病人群提供优质的中医养生保健服务；二是中医养生既要有理论深度，又要有科普宣传，要坚持"科学客观、实事求是、以人为本、服务社区"原则，让广大群众学习到中医养生思想的真正内涵，真正让群众受益；三是要积极引导中医养生产业健康发展、自我约束、科学规范。

第二节　四季中医调养观

一、春季养生

春季乍暖还寒，气温多变，人的生理功能减退，对气候变化的适应能力较差，稍不注意，便会旧病复发或诱发新病。因此，在春季，要多注意养生防病，愉悦身心。

1. 防寒保暖

俗语说“春捂秋冻，到老不生病”。早春的衣着应以“春捂”为主，当气温发生骤降时，要注意添衣保暖，特别是要注意手、脸的保暖，因为这些部位特别敏感。室温控制在 20 ℃左右比较合适，如果室内寒冷，可用电暖气等设备取暖，睡眠时被子盖得可稍厚一点，晚上起夜时要注意披衣。

2. 调节饮食

春季饮食应讲求性味甘平、饭菜温热、容易消化、品种多样。多食鸡、鱼、肉、蛋、豆制品以及新鲜蔬菜、野菜、水果、干果等高蛋白、高维生素、高微量元素、高糖和易消化吸收的食物，以增强体质，提高抗病能力。脾胃虚弱者不吃或尽量少吃生冷食品，以免刺激胃肠引发疾病。早晚喝点姜糖水，有御寒胃和防治感冒的双重作用。

3. 加强锻炼

春季，正是走出家门健身强体的好季节。漫长的冬季使机体的体温调节中枢和内脏器官的功能都有不同程度的减弱，特别是全身的肌肉和韧带，更需要锻炼以增强其运动功能。但应注意循序渐进，运动量不可过大，如果晨练不宜起得过早。运动前要充分做好准备活动，运动中不要出汗太多，注意运动中和运动后的保暖，防止受风寒而引起感冒和旧病复发。

4. 赶走春困

春天许多人会感到困倦。疲乏头昏欲睡，早晨也不醒，这种现象就是大家常说的“春困”。有些人有睡懒觉的习惯，中医认为久卧伤气，睡眠过多，无病也会躺出病来。因为久卧会造成新陈代谢能力下降，营养障碍，气血运行不畅，筋脉僵硬不舒，身体亏损虚弱。因此，应“夜卧早起，广步于庭”，在保证 6～8 小时睡眠的情况下，应到室外活动，晒晒太阳，呼吸新鲜空气。

5. 保健防病

春天，气温回升，有利于细菌、病毒等微生物的生长繁殖，同时由于气候变化无常，都威胁着人体的健康。春天是呼吸道传染病的多发季节，体弱者不要频繁出入商场、影剧院等人多的公共场所。每天用淡盐水漱口，或吃几瓣生蒜，或在室内熏醋，均有预防呼吸道传染病的良效。

6. 调养精神

春季是肝阳亢盛之时，情绪易急躁，要做到心胸开阔，身心和谐。在春天要让自己的意气风发，心胸开阔，乐观愉快，最好的方法是走出小天地，融入大自然，到野外走一走，到公园转一转，踏青赏花，怡情养性，感受大自然的情趣，还可以养花、种草、养鱼等。

二、夏季养生

1.夏季养生宜护心阳

中医理论认为，夏季气候炎热，五行属火，与人体五脏中的心相对应，也就是说夏季心阳最旺盛，有利于人体心脏的生理活动。故人们在春夏之交要顺应天气的变化，重点关注心脏，学会养“心”。

(1)心通夏气，宜护心阳

心的生理特性：其一，心为阳脏而主阳气。也就是说心为阳中之太阳，心的阳气能推动血液循环，维持人的生命活动，使之生机不息，故喻之为人身之“日”。《医学实在易》称：“盖人与天地相合，天有日，人亦有日，君父之阳，日也。”心脏的阳热之气，不但维持了本身的生理功能，而且对全身有温养作用。“心为火脏，烛照万物”，故凡脾胃之腐熟运化，肾阳之温煦蒸腾，以及全身的水液代谢、汗液的调节等，都与心阳的作用分不开；其二，心与夏气相通应。即人与自然界是一个统一的整体，自然界的四时阴阳消长变化，与人体五脏功能活动是相互关联、相互通应的。心通于夏气，是说心阳在夏季最为旺盛，功能最强。

(2)重视静养，戒怒戒躁

头痛、失眠、烦躁、坐立不安……一到夏天，很多人就感觉浑身不适，想刻意进行调整，却萎靡不振，郁郁寡欢。专家认为，这跟心的承受度有关。现代医学研究发现，人的心理、情绪与躯体可通过神经—内分泌—免疫系统互相联系，互相影响。此时不仅情绪易波动起伏，机体的免疫功能也较为低下，起居、饮食稍有不妥，就会发生各种疾病。特别是老年人，心肌缺血、心律失常、血压升高的情况并不少见。所以，在立夏之初就要做好自我调节，保持一个良好的心态。

(3)晚睡早起，睡好午觉

立夏后，气温明显升高，但此时早晚仍较凉，日夜温差较大，早晚要适当添衣。另外，立夏后，昼长夜短更明显，此时要顺应自然界阳盛阴衰的变化，睡眠方面也应相对晚睡早起，以接受天地的清明之气，但仍应注意睡好“子午觉”，尤其要适当午睡，以保证饱满的精神状态以及充足的体力。

(4)饮食清淡，喝粥为佳

可以认为，夏日的膳食调养应以低脂、低盐、多维生素且清淡为主。人们出汗多，食欲不好，可用各种营养保健粥来开胃，并调理身体。如早、晚进餐时食粥，午餐时喝汤，这样既能生津止渴，清凉解暑，又能补养身体。在煮粥时加些荷叶(称荷叶粥)，味道清香，粥中略有苦味，可醒脾开胃，有消解暑热、养胃清肠、生津止渴的作用。在煮粥时加些绿豆或单用绿豆煮汤，有消暑止渴、清热解毒、生津利尿等作用。干扁豆浸透与大米同煮成粥，能清暑化湿、健脾止泻。此外，红小豆粥、薄荷粥、银耳粥、葛根粥、苦瓜粥等都是夏季的好食品。

同时，还要注意补充一些营养物质。①补充充足的维生素，如多吃些如西红柿、青椒、冬瓜、西瓜、杨梅、甜瓜、桃、李等新鲜果蔬；②补充水和无机盐，特别是要注意钾的补充，豆类或豆制品、水果、蔬菜等都是钾的很好来源，多吃些清热利湿的食物，如西瓜、苦瓜、桃、乌梅、草莓、西红柿、黄瓜等都有较好的消暑作用；③适量地补充蛋白质，如鱼、瘦肉、蛋、奶和豆类等都是优质蛋白质的来源。

2.夏季调养:苦味入心,走骨伏火

《黄帝内经》曰:"苦入心,苦走骨,骨病无多食苦。"苦味食物性寒、味苦,入心经。苦味属阴,能燥湿坚阴,有疏泄作用,能清除人体内的湿热,使其保持正常的平衡状态,具有"除邪热,祛污浊,清心明目,益气提神"之功效。

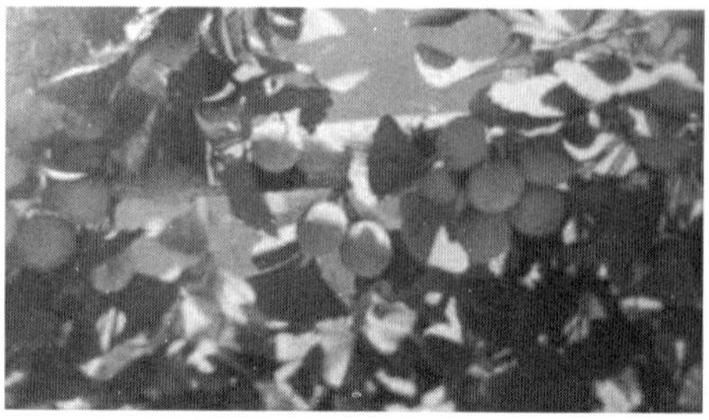

中医的"心"为十二官之主,具有藏神、主神明及推动血液运行的功能。心在五行中属"火",在五色中是"红色",喜用"苦味"来调治。苦能调降"心火",平衡阴阳,从而能保证心脏运行,带动血液和氧气输送到机体各个器官和部位。

(1)苦是"火"的天敌

苦味食物有促进食欲、健脾开胃、消炎退热等作用;含有蛋白质及大量维生素C,能提高机体的免疫功能以及具有杀灭癌细胞的作用;含有苦瓜甙和类似胰岛素的物质,具有良好的降血糖作用,是糖尿病患者的理想食品。苦味物质能增加心肌和血管壁弹性的作用,有益于提高微血管弹性和扩张血管,能抗动脉粥样硬化,调节血脂,预防血压升高,对心脑血管疾病有良好的保健作用。

最佳的苦味食物首推苦瓜,不管是凉拌、炒还是煲汤,都能达到祛火的目的。又如苦荞,含有黄酮类物质,其主要成分为芦丁,具有降低毛细血管脆性,改善微循环的作用,在临床上主要用于糖尿病、高血压的辅助治疗,被誉为"五谷之王"、三降食品。苦菜水煎剂对白血病的血细胞脱氧酶有明显的抑制作用,还可用于防治宫颈癌、直肠癌等癌症。

(2)夏季食苦宁心神

长夏属心,夏季心火当令,心火过旺而肾气不足,是心脏病的高发季节。另外,夏天天气炎热,人容易郁闷气恼,会伤及心脏,从而诱发心脏病。加上夏季人们常贪凉饮冷,肠胃容易受到刺激,出现脾胃失和,食欲下降,严重的还表现为乏力、腹胀、心悸、出汗、失眠、多梦、月经不调等症状。因此,夏季吃些苦味食物,不仅能缓解由疲劳和烦闷带来的不良情绪,恢复体力,祛暑除热,还可以清心安神、清肺、健脾胃,帮助多个器官进行调整。

中医自古就有"吃苦度夏"之说。其实不仅仅是夏天,一年四季都可适当吃些苦味食物,可入心经而降泄心火,心火去而神自安,对延年益寿大有益处。夏天心火旺,心病还需心药治,注重调节情志很重要,比如静心。首先要做到清心寡欲,因为心中少一分欲望,就少一些烦恼,也就不会伤及心脏。

健康小窍门:当我们心脏虚弱时,要多吃些红色的蔬果,进补些调养气血的食物。例如多吃西红柿、红辣椒、红豆、红枣、花生、红薯等,进补如红花、熟地、人参等中药调补气血,强化心脏机能。

(3)骨病食苦多不宜

吃苦味食物虽可以远离上火的烦恼,但苦味食物不可过食,而且应因人而异。中医认为,苦属阴,骨也属阴,气同则入,所以苦走骨,骨得苦则阴更盛,表现为骨重而行动不便。因此,骨病不宜过食苦。

健康小窍门:苦养心,过苦伤心。苦寒伤胃,本身脾胃虚寒的人不宜过食苦味食品,否则容易引起恶心呕吐、腹泻等不良后果。同时苦味之品容易化燥伤阴,损伤人体的阴液,尤其老年人如果平素有形体消瘦、手足心热、午后低热、夜间盗汗等阴虚体质的表现,要避免过用清苦降火之品。

三、秋季养生

秋三月，自然界阳气渐收，阴气渐长。雨水渐少，秋风瑟瑟，天气干燥，故秋令主燥。“一场秋雨一场寒”，中秋后，昼热夜凉，气候变化大。在这样的气候条件下，若不注意养生保健，容易患病或旧病复发，所以古人称秋季为“多事之秋”。秋季养生应注意从以下六个方面入手。

1. 调节情绪

一般而言，秋天人的情绪不太稳定，易于烦躁或悲愁伤感，特别是身临花木凋零、秋风萧瑟的深秋，常在一些人（特别是老年人）心中引起苦闷与垂暮之感。因此，秋季养生以调达情志、培养乐观情绪、保持心理平衡为首要任务。在阳光明媚的天气里，外出观赏风景，喜悦溢于言表，可使忧郁愁烦顿消，令人心旷神怡，给生活增添无穷乐趣。

2. 调养起居

秋季昼热夜凉温差较大，应随时增减衣服，以防止秋凉感冒。为了提高人体在冬天的御寒能力，呼吸道抵抗力较弱而易患气管炎者应特别进行秋季锻炼，保证机体夏热与秋凉顺利“接轨”，以提高人体对气候变化的适应性与抗寒能力。另外，秋季早睡早起有利于收敛神气，使肺不受秋燥的损害，保持充沛的精力。

3. 调节饮食

遵循季节变换的规律，科学进食，由内而外地进行调养，这就是食疗的功效。夏季过后，暑气消退，人们的食欲普遍增强，此时千万记得要管住自己的嘴，以免伤及肠胃。饮食要以“滋阴润肺”为基本准则，另外还应“少辛增酸”，多食芝麻、核桃、糯米、蜂蜜、甘蔗等，可以起到滋阴润肺养血的作用；少吃葱、姜、蒜、辣椒等辛辣食品，多吃广柑、山楂、新鲜蔬菜、酸味食品；多补充水分，多吃水果与绿叶蔬菜；年老胃弱的人可晨起喝粥以益胃生津。

4. 调护运动

秋季天高气爽，气候干燥，故要多呼吸新鲜空气，在清凉的晨风中散步、跑步，这不但是在进行“空气浴”，还接受了耐寒训练，使身体能适应寒冷的刺激，为度过即将到来的寒冬做充分的准备。郊游登山是一项适宜秋季的锻炼项目，不仅能增强人体的呼吸和血液循环功能，也使得人的肺活量及心脏的收缩力增大。

5. 调节湿度

秋季空气中的湿度小，风力大，汗液蒸发得很快，易使人皮肤干裂，毛发也易脱落。故必须注意保持室内具备一定的湿度，并适当补充体内的水分。

6. 中药调护

根据秋季的特点，可适当服用一些维生素类制剂。另外，还可服用宣肺化痰、滋阴益气的中药进行保健，如西洋参、沙参、麦冬、百合、杏仁、川贝、胖大海等。平素为阴虚体质的人，可用成药六味地黄丸、大补阴丸等。如果出现皮肤与口角干燥、口舌生疮、咳嗽、毛发脱落等，即“秋燥”现象，可适当选服些滋阴润肺的补品或药粥，如沙参、百合、银耳、芝麻加粳米、冰糖适量煮粥，早晚服食，能起到润肺生津、养阴清燥的作用。

四、冬季养生

冬季养生保健重点应从精神养生、食物养生、起居养生、运动养生和常见疾病预防五个方面进行。冬季精神应以宁静为本，食物应避寒取温，起居更适宜早睡晚起、避寒就暖，其实就是注重适当的运动锻炼和疾病的预防。

1.精神养生

(1)宁静为本，保养精神。冬季要以安定清静为根本，以保持精神上的愉快和情绪上的稳定。《黄帝内经》中“使志若伏若匿，若有私意，若已有得”的意思是说，在冬季应避免各种不良情绪的干扰和刺激，让心情始终处于淡泊宁静的状态，遇事做到含而不露，秘而不宣，使心神安静自如，让自己的内心世界充满乐观喜悦的情绪。

(2)心理调节。由于气候变化不定，冷暖交替，会给人的生理、心理带来一定影响。因而必须注意心理上的调适，正确把握自己，学会自行解脱。可采取与朋友交流沟通、参加户外活动及文体活动等方式进行调理。

2.食物养生

(1)多食温热，少食寒凉。冬季养生要以食物养生为辅。传统养生学将食物分为寒凉、温热、平性三大类。冬季气候寒冷，人们为了御寒保暖，应多食用具有温热性质的食物，而少食用寒凉生冷食物。温热性质的食物包括糯米、高粱米、栗子、大枣、核桃仁、杏仁、韭菜、香菜、南瓜、生姜、葱、大蒜等。

(2)多食些滋阴、润肺、补液生津的蔬菜、水果、豆类等食品，如梨、西红柿、柑橘、葡萄、大枣、萝卜、芝麻、莲子、银耳、蜂蜜、红豆等，少食辛辣食品，以改善脏腑功能，增加抗病能力。

(3)适当用保健食品，以提高免疫力，预防感冒及呼吸道感染。

(4)注意补充水分，每日不少于 2 000～3 000 mL。

3.起居养生

(1)早睡晚起。冬季养生贵在空气新鲜，“日出而作，日落而息”。在冬季，保证充足的睡眠时间尤为重要，从传统养生学的角度来讲，冬季适当地增加睡眠时间有利于人体阳气的潜藏和阴精的积蓄，使人体达到“阴平阳秘，精神乃治”的健康状态。冬季宜早睡迟起，一般 8～9 小时的睡眠时间，老人可以适当增加，如晚上睡眠不足，可坚持午睡一小时，但不宜过多。睡眠时注意防寒保暖，免受寒冷风的侵袭，引发感冒、呼吸系统等疾病；忌蒙头入睡，应开小气窗通风。

(2)避寒就暖。冬季注意衣着保暖，室内温暖，预防寒冷侵袭，尤其注重足的保暖；但忌暴暖、过度烘烤。外出时注意手、足、头面部的防寒保温，预防冻疮。

(3)环境舒适。室内温度湿度要适宜，室温保持在 22～28 ℃之间，湿度在 50%～60%之间。保持室内空气流通、新鲜，白天多开窗通风换气。室内燃煤取暖的时候要注意门窗通气，防止煤气中毒。

4.运动养生

冬季坚持适度的体育锻炼，不仅可以调养肺气，提高肺脏器官的功能，而且有利于增强免疫功能和身体对外界寒冷刺激的抵御能力。锻炼方式因人而异，选择个人所能承受的运动方式，其中有耐寒锻炼，增强机体适应寒冷气候的能力，如冷水浴、冷水洗手脸加上摩擦按摩。运动时不要穿得太厚，应稍有“冻”感，切勿大汗淋漓，周身发热尚未出汗即可停止。尤其老人的锻炼要量力而行，谨防受凉，运动时不要穿得过少，身体发热时不宜一下脱得太多，切忌穿汗湿衣服在冷风中逗留，以免着凉。在运动锻炼前做好充分的准备活动，以防运动损伤。运动者在锻炼后应多吃些滋阴、润肺、补液生津的食物，以养阴益气，维护和巩固肺功能，达到清肺热、利咽喉的目的。

5.疾病预防

冬季气温变化较大，空气又干燥，如果机体不能适应这一变化，抵抗力下降，很易患感冒，一些“老毛病”也特别容易复发，尤其是呼吸系统疾病。

(1)感冒和呼吸系统疾病：冬季气温变化莫测，温差大或气温过低，空气干燥，是感冒多发季节。秋冬燥易伤肺，如因着凉，导致免疫力下降，无力抵御，则会出现肺及呼吸道疾病，如口干咽燥、鼻塞、发烧、咳嗽、咳痰及上呼吸道炎症、气管炎、支气管炎、哮喘、肺炎等。尤其是老年人、小儿、体弱及患有慢性呼吸系统病史者更易染病。

(2)胃肠道疾病：入秋后气候转凉，身体疲劳时，抵抗力下降，消化功能和肠道抗病能力减弱，易发生腹泻，尤其小儿易感染秋季腹泻(病毒所致)。有慢性胃肠炎、胃及十二指肠溃疡病史者，秋冬季节易复发。

(3)风湿、关节病：冬季气温低，大风降温天气，骨关节性疾病易复发或发生、发展。

(4)心、脑血管疾病：寒冷刺激致血管收缩、血流缓慢，易诱发心肌梗死、脑梗死等心脑血管疾病，高血压患者在此季节容易血压升高，症状加剧。

特别提醒：

冬季天气变冷，气管、血管容易在不同程度上产生痉挛，氧供应减少，血流缓慢，血压升高，心、脑血管疾病发病率增高，要予以重视。尤其老年人应注意保暖，防止血管收缩，血压升高，加重心脏负担和呼吸道感染。

第三节 现代中医调养方式

一、中药防寒养生法

1.防寒药茶多饮服

辨体选药、以药代茶非常简单方便，以沸水冲泡，加盖焖热，待温时频频饮服，再以沸水续泡，此法对增强抵御风寒能力有一定的效果。例如，痰湿体质：荆芥、陈皮、橘络、橘叶、苏叶，疏风温化寒痰；血瘀体质：三七花、红花、降香、姜黄、玫瑰花，温阳疏通血络；阳虚或气虚体质：生晒参、党参、黄芪、白术、防风叶，益气扶阳固表防寒。

2.中药材每日足浴

足浴可使双脚血液温度提高，血流速度加快，让血液回流得更畅通，有利于促进足部60多个穴位、起始足部6条经络的气血运行。例如，血瘀体质：红花、当归、川芎、泽兰叶、鸡血藤，温经活血化瘀通络；阳虚体质：艾叶、杜仲叶、桂枝、狗脊、干姜，益阳温经驱寒暖足，煎煮15分钟，待药液降至35～42 ℃即可足浴。双脚入药汁踩踏药渣按摩足底半小时，临睡前每日1次。坚持一冬，除上述作用外，还能预防足部皲裂冻疮，软化足茧鸡眼，恢复体力，改善睡眠，并有一定的补益调养效果。

3.使用药枕暖头颈

人体的经络都汇集于头部，中药枕是冬季睡眠时头颈部舒适保暖的良方。可选用具有温通经络、气味清香淡雅而且柔软蓬松的药材，自制药枕。例如，痰湿体质：灯芯草、淡竹茹、橘叶、旋覆花、扁豆衣；阳虚体质：灯芯草、艾叶、五加叶、杜仲叶、防风叶；血瘀体质：灯芯草、红花、泽兰叶、益母草、伸筋草。

使用冬令药枕，可以防治头颈畏寒、头部冷痛、失眠等，有助于改善脑动脉硬化症、脑梗死、颈椎病、偏头痛及睡眠障碍等症状。

4. 运用药膳扶阳驱寒

传统冬令食疗，其实就是依照“秋冬养阴”、“寒则热之”的原则，根据体质辨识、地域气候环境等特点，选择药食两用的食材，荤素搭配烹制成美味佳肴，使良药可口入味，又暖胃健身。例如当归羊肉汤：当归、羊肉、生姜、冬笋、香菜、红枣。

二、现代中医调养妙用胡萝卜

中医界达人认为，胡萝卜味甘，性平，有健脾和胃、补肝明目、清热解毒、壮阳补肾、透疹、降气止咳等功效，可用于肠胃不适、便秘、夜盲症（维生素 A 的作用）、性功能低下、麻疹、百日咳、小儿营养不良等症状。

20 世纪时，人们因认识了胡萝卜素（维生素 A 原）的营养价值而提高了胡萝卜的身价。胡萝卜喜凉爽至温和的气候条件，在温暖地区不宜于夏季种植，要求深而肥沃的疏松土壤。用现代化机械稀疏条播可免去疏苗工序。一般在第一个生长季节长叶；叶为二回复叶，细裂，直立丛生。在近冰点的低温下休眠后生出高大而分枝的花茎，复伞形花序顶生，花极小，白色或淡粉色。果实为小而带刺的双悬果，每半含一粒种子。新鲜胡萝卜甜脆，皮平滑而无污斑，可用油烹食。

胡萝卜营养价值高。每 100 g 胡萝卜中，约含蛋白质 0.6 g、脂肪 0.3 g、糖类 7.6～8.3 g、铁 0.6 mg、维生素 A 原（胡萝卜素）1.35～17.25 mg、维生素 B_1 0.02～0.04 mg、维生素 B_2 0.04～0.05 mg、维生素 C 12 mg、热量 150.7 kJ，另含果胶、淀粉、无机盐和多种氨基酸。各类品种中尤以深橘红色胡萝卜素含量最高。胡萝卜是一种质脆味美、营养丰富的家常蔬菜，素有“小人参”之称。

中医认为胡萝卜可以治疗多种疾病。美国科学家研究证实，每天吃两根胡萝卜，可使血中胆固醇降低 10%～20%；每天吃三根胡萝卜，有助于预防心脏疾病和肿瘤的发生。胡萝卜富含维生素，并有轻微而持续发汗的作用，可刺激皮肤的新陈代谢，增进血液循环，从而使皮肤细嫩光滑，肤色红润，对美容健肤有独到的作用。同时，胡萝卜也适宜于皮肤干燥、粗糙，或患毛发苔藓、黑头粉刺、角化型湿疹者食用。

1. 中医认为胡萝卜的功效作用

（1）益肝明目

胡萝卜含有大量胡萝卜素，有补肝明目的作用，可治疗夜盲症。

（2）利膈宽肠

胡萝卜含有植物纤维，吸水性强，在肠道中体积容易膨胀，是肠道中的“充盈物质”，可加强肠道的蠕动，从而利膈宽肠，通便防癌。

（3）健脾除疳

维生素 A 是骨骼正常生长发育的必需物质，有助于细胞增殖与生长，是机体生长的要素，对促进婴幼儿的生长发育具有重要意义。

(4)增强免疫功能

胡萝卜素转变成维生素A,有助于增强机体的免疫功能,在预防上皮细胞癌变的过程中具有重要作用。胡萝卜中的木质素也能提高机体免疫机制,间接消灭癌细胞。

(5)降糖降脂

胡萝卜还含有降糖物质,是糖尿病人的良好食品,其所含的某些成分,如槲皮素、山标酚能增加冠状动脉血流量,降低血脂,促进肾上腺素的合成,还有降压、强心作用,是高血压、冠心病患者的食疗佳品。

2.现代营养学认为胡萝卜的药用功效

(1)据测定,胡萝卜中所含的胡萝卜素比白萝卜及其他各种蔬菜高出30～40倍。胡萝卜素进入人体后,能在一系列酶的作用下,转化为丰富的维生素A,然后被身体吸收利用,这样就弥补了维生素A的不足。维生素A具有促进机体正常生长与繁殖、维持上皮组织、防止呼吸道感染与保持视力正常,治疗夜盲症和眼干燥症等功能。由胡萝卜素转化的天然维生素A发挥的效果大大胜过人工合成的药物。

(2)胡萝卜能增强人体免疫力,有抗癌作用,并可减轻癌症病人的化疗反应,对多种脏器有保护作用。妇女进食胡萝卜可以降低卵巢癌的发病率。

胡萝卜内含琥珀酸钾,有助于防止血管硬化,降低胆固醇,对防治高血压有一定效果。

胡萝卜素可清除致人衰老的自由基,除维生素A外,所含的B族维生素和维生素C等营养素有润皮肤、抗衰老的作用。胡萝卜的芳香气味是挥发油造成的,能增进消化,并有杀菌作用。

(3)用化学合成药物来治疗恶性肿瘤的方法,叫作化学治疗,简称化疗。然而,癌症患者在接受化疗后,多数出现恶心、呕吐、食欲减退、白细胞骤然下降等,有的在此基础上并发其他感染。医学人员研究发现,由于维生素A对多种内脏器官有保护作用,所以,体内维生素A能减轻肿瘤病人化疗中的毒性反应,降低抗肿瘤化疗药物的毒副作用,可使预定的化疗计划圆满完成并获得较为理想的疗效。

(4)肠道是人体最大的细菌和内毒素库,如何发挥肠道作为屏障的作用?我国科学家在国际上首次研制成功以胡萝卜原汁为基料的肠道微生态调节剂。调节剂中含有类胡萝卜素、双歧因子、核酸物质等功能组分,为增殖肠道益生菌、保护肠道黏膜、改善双歧杆菌生存环境、减轻氧自由基损伤奠定了物质基础,可以有效防治内毒素血症。

3.中医调养养生认为胡萝卜应该有科学合理的吃法

科学合理的食用方法是:胡萝卜应烹煮后食用。要保持其营养的最佳烹调方法有两点,一是将胡萝卜切成块状,加入调味品后,用足量的油炒;二是将胡萝卜切成块状,加入调味品后,与猪肉、牛肉、羊肉等一起用压力锅炖15～20分钟。

实验表明,如果烹调时采用压力锅炖,因为减少了胡萝卜与空气的接触时间,β-胡萝卜素的保存率可高达97%。实验还表明,β-胡萝卜素在体内的消化吸收率与烹调时所用的油脂量密切相关,用足量食油烹调后熟食,β-胡萝卜素在体内的消化吸收率可达90%。

三、中医调养缓解腰酸背痛

腰酸背痛是我们日常生活中很常见的小毛病。特别是对于那些久坐的工作族和在潮湿环境中工作的人。这里给大家介绍几个中医调养的妙招,以缓解腰酸背痛的症状。

1.揉八髎穴

八髎穴又称上髎、次髎、中髎和下髎，左右共八个穴位，分别在第一、二、三、四骶后孔中，合称“八穴”。它位于骶椎附近，用手指头按压，会有酸胀感。

经常按摩此穴对腰骶部疾病、下腰痛、坐骨神经痛、月经不调等都有缓解作用，当然也能缓解腰痛。这招对女性尤其好，按摩此穴可使局部发热并向小腹放散，起到暖宫的效果；还能调节内分泌，对妇科病有预防作用。女性朋友坐着时，可常用双手揉搓一下该穴位附近。

2.甩拨浪鼓

工作间隙可以多多甩手，有的人甩手时，脸也跟着转过去，这样作用不明显。正确的做法应该是像“拨浪鼓”一样，以腰为轴心，甩两条胳膊，脸始终保持向前，双脚也不动，这样能使腰部肌肉更强健。

3.坐太师椅

太师椅椅背和扶手处有个弧度，尤其是椅背，在与腰平行的高度，有个向前的弯曲，这正符合腰部的生理曲度，贴在上面，坐久了也不会太累。

没有太师椅怎么办？可用靠垫来代替。靠垫要硬度、厚度适中，有腰椎病的人不要选太软的。靠垫的位置很重要，要放在“腰眼”上，也就是第四腰椎与臀部之间，这样，靠垫才能起到支撑腰椎的作用。

四、中医调养分类应用活血化瘀药物

瘀血既是病理产物，又是多种疾病的致病因素。因此，血瘀证是临床常见症候，许多疾病病程中都会出现血瘀证。久病多瘀，慢性病中更多见血瘀证。血瘀证的临床表现很多，其共有症状为局部刺痛，固定不移，癥积包块，瘀块瘀斑，舌质紫暗，以及各种检查过程中出现的血液流变学异常等。治疗血瘀证的药物也比较多，配伍应用也十分复杂，为提高临床疗效，以下对血瘀证的用药规律进行简单介绍。

1.活血化瘀药的分类应用

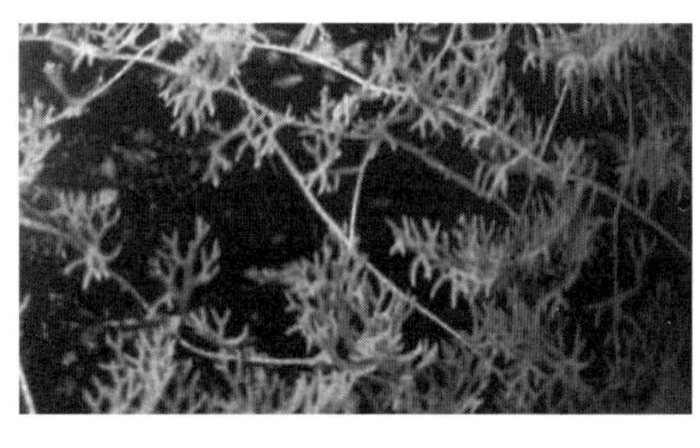

治疗血瘀证主要使用活血化瘀药，根据活血化瘀药的功效和性质分类如下：

(1)活血止痛药，如延胡索、乳香、没药、三七、丹参、川芎、赤芍、当归、郁金、姜黄、苏木、怀牛膝、王不留行。用于瘀血疼痛，药理研究证明这些药有镇静止痛的作用。

(2)活血消肿疗伤药，如三七、姜黄、丹参、桃仁、红花、骨碎补、血竭、儿茶、刘寄奴、自然铜、乳香、没药、苏木、穿山甲。用于外伤或出血等所致的血瘀肿胀。

(3)破血消癥药，如水蛭、䗪虫、虻虫、穿山甲、三棱、莪术、大黄、刘寄奴。此类药活血力最强，用于瘀血日久之癥积包块。

(4)活血调经药，如益母草、桃仁、红花、泽兰、当归、王不留行、五灵脂、凌霄花、月季花、丹参、牛膝、穿山甲。此类药有通经之功，用于妇女月经色黑，伴有血块，月经不调，经闭或痛经。

(5)活血通痹药，如鸡血藤、川芎、牛膝、乳香、虎杖、丹参、天仙藤、穿山甲。用于血瘀经络、关节肿胀变形疼痛的痹证，如各种关节炎等症状。

2. 根据药理研究选用中药

从现代医学理化检查来看，血瘀证多见于血流动力学改变或血液形态的异常。对此，根据现代药理研究选用中药，结合上述辨证用药，会收到更好的疗效。

益母草、丹参、川芎、郁金、赤芍、桃仁、红花、当归、延胡索、三棱、莪术、刘寄奴、水蛭可降低全血黏度。

乳香、没药、三棱、莪术、桃仁、山楂、郁金、刘寄奴可降低血液黏滞性。

川芎、红花、五灵脂可降低血小板黏附性。

五、中药足浴并非人人都适合

以下人群不宜中药足浴：

1. 妊娠及月经期中的妇女。因为中药浴足可能会刺激到妇女的性腺反射区，从而影响妇女及胎儿的健康。

2. 患有各种严重出血病的人，如咯血、吐血、便血、脑出血、胃出血、子宫出血及其他内脏出血等。在进行足底按摩时，可能会导致局部组织内出血。

3. 肾衰竭、心力衰竭、心肌梗死、肝坏死等各种危重病人。由于病情很不稳定，对足部反射区的刺激可能会引起强烈反应，使病情复杂化。

4. 一些急性的传染病、急性的中毒、外科急症的患者，如外伤、骨折、烧伤、穿孔、大出血等。因为可能会贻误治疗的最佳时机。

5. 正处于大怒、大悲、大喜之中或精神紧张、身体过度疲劳的人。

6. 饭前后 1 小时内进行足浴的人。足浴时足部血管扩张，血容量增加，造成胃肠及内脏血液减少，影响胃肠消化功能。即饭前足浴可能抑制胃液分泌，对消化不利；饭后立即足浴可造成胃肠的血容量减少，影响消化。

7. 足部有外伤、水疱、疥疮、发炎、化脓、溃疡、水肿及较重的静脉曲张的患者。

中药足浴的应用在我国有悠久的历史，泡脚可以减轻疲劳，改善血液循环，促进新陈代谢，去除污垢，使身心舒畅、精神爽快。加入中药泡脚不光具有促进血液循环的功能，还可通过皮肤在温水作用下的强渗透能力，充分吸收中药成分，疏通筋骨关节，改善体内的水分分布和血液循环，起到祛病、护肤、美容的作用。

中药足浴的确是好处多多，但是以上七类人要特别注意，千万不要盲从，等调理好身体后，再进行中药足浴养生保健吧。

六、如何选购夏季中药凉茶

夏季来临，气温升高，药店里出售的“凉茶”逐渐多了起来。经常看到有一些小包装的凉茶，比如菊花、金银花等常用的清热类中药，但中医理论认为，中药配的凉茶并非所有人都适合用，每种清热的中药针对性也各有不同。

1. 脾胃虚弱慎用凉茶

中医认为胃寒的人最好少喝凉茶，脾胃虚寒主要表现为消化不好，怕冷，吃生冷或坚硬的食物容易胃疼等。除了胃寒之外，胃酸过多、长期腹泻、结肠炎的患者也要慎用中药凉茶。那么，脾胃虚寒的人“上火”了是不是就不能败火呢？中医认为，当出现病症的时候，人体对药的耐受性会提高，所以这类人群也不是完全不能喝凉茶，只是用量要适当减少，而且最好只在有病症的时候喝。是否适合自己的标准是喝了舒服不舒服，如果不舒服或者胃疼最好停用，或者换换选用的药材。

2. 不同的“火”要用不同的药来灭

凉茶中常用的中草药有很多种，但是其针对性也不同。比如蒲公英可以消肿散瘀，适用于头疼发热；玉米须、竹叶则可以去湿解暑，适用于小便不利；大青叶可以清热凉血；决明子、薄荷则可以清热通便；荷叶可以解暑、降脂降压等。除了这些中药，凉性与寒性的药材还有很多，上火的症状也有区别，表现为口干、口舌生疮或便秘、嗓子肿痛等，所需药物就有所不同，比如菊花和金银花清热解毒消炎，适用于上呼吸道感染。如果症状严重最好在医生的建议下选择适当的药物。

3. 连续喝凉茶不超过三天

中药凉茶毕竟是药物，不适宜每天喝，连续服用最好不要超过三天，服用时间过长容易伤胃，出现胃疼、胃口不好、拉肚子等不良反应。如果夏季解暑长期使用，则最好选择药食同源的材料，比如绿豆茶，或者适量喝一些绿茶等。另外，应尽量少用栀子、穿心莲等寒性大的药物，而选用性平或稍凉的药材，而且寒性越大剂量要越小。

4. 凉茶煎煮不超过 3 分钟

由于凉茶采用的药材多为花或叶，所以煎煮和泡水都可以，煎煮不要超过 3～4 分钟，时间再长的话有效成分会挥发。同时，水温不够也不好，最好是沸水冲泡。凉茶冲泡次数不要超过三次，否则容易变质。

七、妙用自己的穴位

1. 阳池穴——打电话时也护腕

中医认为，许多穴位是两两相对、互相匹配的。阳池穴和大陵穴就是这样一对穴，都在手腕上，一前一后保护着腕关节。关节是身体当中活动最多的地方，也是最容易磨损的地方，尤其是手腕。打电话时可以按摩这两个穴位：用肩膀夹着话筒，站起来，一手刺激另一手的穴位，既避免了久坐的坏处，还可以保护手腕。

穴位小窍门：阳池穴和大陵穴分别在手腕的背面和内面，也就是腕背横纹的中点处。

2. 太白穴——走累了帮脚解乏

很多人走一段路后会发现脚部疼痛，回家就脱掉鞋捏捏脚。其实，这个时候刺激脚掌前面的太白穴，效果会更好。刺激这个穴最好的办法不是用手按摩，而是脱掉鞋袜，将脚立起，用另一只脚的后跟来踩踏。这是因为，除了脚部更好使劲外，还利用了身体左右平衡的原理。人体是对称的，左右脚、左右手都是两两相对的，就像天平的两边。在按摩时，有意识地用身体的一侧来按摩另一侧，可以更好地调节身体的平衡。

穴位小窍门：将一只脚搁在另一条腿上，会看到脚部中心有一条椭圆形的弧线，这就是足弓。这个弧线的起始点，就是太白穴所在位置。

3.阴陵泉穴——帮助腿部消肿

很多人做了一天家务后，会发现自己的小腿肿胀。这是小腿长期在同一姿势下，气血无法顺行而导致肿胀，这时候要用到“小腿消肿穴”——阴陵泉。每天在这个穴位刺激3～5分钟，让气血顺利通行。另外，尽可能不要长期保持同一个姿势，这样才能有利于全身的气血循环，避免身体的僵硬。

穴位小窍门：膝盖内侧横纹向上，会摸到一个突起的骨头，顺着骨头的下方和内侧摸，会摸到一个凹陷的地方，这里就是阴陵泉所在。

4.委中穴——缓解腰背痛

腰椎间盘突出、腰腿疼痛、肩膀麻木，包括后背筋膜炎等，都可以按揉委中穴。膀胱经的湿热水汽在此聚集，按揉此穴可以分清降浊。此外，肩周炎患者还可试试把右手指从后背尽量对左手指尖，再反过来。通过这样交叉，类似搓澡的动作对缓解疼痛效果很好。

穴位小窍门：患者应采用俯卧的取穴姿势，委中穴位于腘横纹中点，股二头肌腱与半腱肌腱中间，即膝盖内侧中央。

5.内关穴——改善心脏功能

心痛、心悸、胸痛是中老年人常见疾病。经常按摩内关穴可以起到保护心脏的作用，能够宁心安神，理气止痛，还可以治疗晕车、晕船等，对怀孕前3个月恶心、呕吐的妊娠反应疗效也很好。沿着手腕上下方向或用硬币侧轮滚动按揉，每天按揉半小时。

穴位小窍门：内关穴位非常好找，在腕横纹上面两横指，我们稍微用点劲，有两个大筋，在两个大筋之间就是内关穴，轻轻按压有一种很酸胀的感觉。

6.曲骨穴——消除慢性前列腺炎引起的尴尬

曲骨穴和膀胱泌尿系统的关联最大。但凡与之相关的疾病，如通利小便、调理月经等，都可以按摩曲骨穴，是治理下焦疾病的一个重要穴位。每天按摩曲骨穴50～100次，可以很好地缓解前列腺的压力，解决尿频尿急等小便问题。

穴位小窍门：在小腹部，由肚脐从上往下推，会触摸到一个拱形的骨头，这块骨头就是耻骨，在这个拱形边缘中点的位置就是曲骨穴。

第四节　中医的调养观

一、胆囊癌术后的几种中医辨证调养方法

在胆囊恶性肿瘤中胆囊癌占首位，治疗以手术根治切除为主，由于术后常采用化疗，或放射疗法及免疫疗法，会产生一系列的副作用，因此治疗时最好还要配合中医辨证调养身体，减少放化疗对人体的损害。

1.胆囊切除术后。症状：右胁下胀或胃胀，食少口苦，大便秘结，乏力，舌苔黄腻，脉弦，治宜疏肝利胆，清化湿热。

药方：大柴胡汤加减。

2.姑息手术后，切开胆总管留置T形管引流，或作经皮肝穿刺胆管引流。症状：巩膜皮肤黄疸，右胁下胀痛，局部可触及肿块，大便秘结，或呈陶土色，口苦口黏，食少恶心，舌苔黄

腻,脉弦数。治宜疏肝软坚,清化湿热。

药方:大柴胡汤合大黄䗪虫丸加减。

3.对高龄患者胆囊癌广泛转移。症状:正气虚损,阴液耗损,消瘦恶病质,倦怠乏力甚或卧床不起,午后低热,口干食少,黄疸晦暗,粪如陶土,尿赤,右肋下可触及肿块,舌红无苔,脉细数。

治则:益气育阴,清化祛瘀。

药方:八珍汤加减。

二、调养妙用生姜

自古以来中医素有"男子不可百日无姜"之语。宋代诗人苏轼在《东坡杂记》中记述杭州钱塘净慈寺80多岁的老和尚,面色童相,"自言服生姜40年,故不老云"。传说白娘子盗仙草救许仙,此仙草就是生姜芽。生姜还有个别名叫"还魂草",而姜汤也叫"还魂汤"。

姜含有挥发性姜油酮和姜油酚,具有活血、祛寒、除湿、发汗等功能,此外还有健胃止呕、驱腥臭、消水肿之功效。故医家和民谚称"家备小姜,小病不慌",还有"冬吃萝卜夏吃姜,不劳医生开药方"的说法。

曾有一位手术中发现全身淋巴系统已有癌细胞转移、接受化疗的患者,由于发生条件反射性呕吐,每个化疗周期体重都要减轻2~3 kg,健康受到严重损害。经过采用临床营养支持、调理患者饮食,每天上午接受化疗前不强制病人进食,而让他口含一片薄姜,利用鲜姜止呕和温中散寒的作用。下午4时,趁化疗药物的毒性高潮期已过,分多次、少量进餐,以保证患者获得足够的热能和营养补充。在历时一年的治疗中,患者体重不仅没有下降,反而增加了10 kg。免疫功能的增强,使得患者的生命又延续了五年之久。在这里生姜的作用功不可没。

应当注意的是,腐烂的生姜中含有毒物质黄樟素,对肝脏有损害,所以一旦发现生姜腐烂就千万不能食用。

三、中医调养中的辨证施补方法

人体的补益主要针对"虚"而言,进补前,应先了解"虚"的概念,无虚则不宜进补。所谓"虚"主要是指人体正气不足,气血阴阳亏虚所导致的一系列不良表现。了解虚证的不同特点,有针对性地进补,方能收到良好效果。若盲目进补,不仅不能起到补益作用,反而会对身体造成危害,正所谓"补益不当,人参成毒药"。

辨证施补,即是在进补时针对虚证的不同表现,全面分析,辨别出虚证的性质(气、血、阴、阳)、疾病的走势,最后制定相应的进补方法,其中,食补最简单易行。下面介绍四种不良体质的辨证施补养生法。

1.疲劳乏力——气虚体质保健法

气虚体质是指人的气力不足,稍微劳作便感疲劳,机体免疫功能和抗病能力低下。常见神疲乏力、少气懒言、头晕、自汗等;严重者可见腹部坠胀、脱肛、内脏下垂等。

食补:粳米、糯米、扁豆、豆腐、马铃薯、红薯、牛肉、兔肉、猪肚、鸡肉、鸡蛋、鲢鱼、黄鱼等。

食疗:人参大枣粥。

制法:人参 3 g、大枣 5 枚、大米 60 g。大枣去核,与人参、大米同煮为粥,常食。

功效:补中益气,适用于脾胃虚弱诸证。

小窍门:根据自己的体能选择健身法,如太极拳/剑、保健功等,气功可练“六字诀”中的“吹”字诀功,可固肾气、壮筋骨。

2. 面色苍白——血虚体质保健法

血虚是指血液不足或血的濡养功能减退。血虚不能完全等同于现代医学的贫血。血虚体质之人常表现为面色苍白无华、口唇淡白、头晕眼花、心悸失眠等。

食补:龙眼肉、蜂蜜、菠菜、黑木耳、芦笋、番茄、牛奶、乌骨鸡、羊肉、猪蹄、猪血、甲鱼等。

食疗:当归生姜羊肉汤。

制法:当归 20 g,生姜 20 g,羊肉 500 g,植物油、精盐、黄酒、柑橘皮适量。羊肉切成块,洗净,滤干,加适量食油、黄酒、生姜,焖烧 5 分钟后,盛入砂锅内,加水,再加入当归及佐料,煮沸,慢炖至羊肉酥烂。食时弃当归,吃肉喝汤。

功效:温中补血,调经止痛。血虚身寒,腹痛连胸胁者食之甚效。火盛者不宜。

小窍门:中医认为“久视伤血”,应养成良好的看书学习和工作的习惯,不可劳心过度。血虚之人常有失眠健忘、注意力不集中的表现,要注重劳逸结合,怡养情志。

3. 两颧潮红——阴虚体质保健法

阴虚是由于精、血、津液的亏耗,阴虚不能制阳,导致阳热相对偏亢,机体处于虚性亢奋的一种状态,常表现为形体消瘦、面红潮热、五心烦热、口干咽燥、盗汗等。

食补:绿豆、莲子、银耳、草龟、海参、鸭肉、猪皮等。这些食品性味多甘寒,皆有滋补阴精的功效。

食疗:枸杞菊花粥。

制法:枸杞子 15 g、白菊花 4 g、糯米 150 g。将枸杞子、白菊花切碎,与糯米一同加水放置 30 分钟后,再用文火煮制成粥,早晚分食。

功效:养阴清热,补肝明目。阴虚火旺者适用。

小窍门:阴虚者畏热喜凉,冬寒易过,夏热难受。要注意“秋冬养阴”的原则调养,居住环境宜安静。运动锻炼应重点调养肝肾,可习太极拳、八段锦等,并内练生津咽津功法。

4. 畏寒肢冷——阳虚体质保健法

所谓阳虚,是指机体阳气不足、代谢热量不足的体能状态。临床常表现为畏寒喜暖,手足不温,喜热饮食,饮食生冷则易腹痛、腹泻,腰膝冷痛,小便清长,大便溏薄等。

食补:羊肉、鸡肉、狗肉、黄鳝、虾、核桃、栗子、韭菜等,可补五脏,强体质。注意在盛夏勿过食寒凉之品。

食疗:虫草炖老鸭。

制法:核桃 30 g,栗子 60 g,老雄鸭一只,黄酒、生姜、葱白、食盐等调料适量。将老雄鸭去内脏洗净,放入沸水锅中略烫后捞出,将核桃、栗子洗净后放入鸭腹内,放入大钵中,加黄酒、清水及佐料,隔水炖蒸约 2 小时即食。

功效:补肾益精,滋阴壮阳。适宜于虚痨咳喘、腰膝酸痛、阳痿遗精、盗汗等症。

小窍门:阳虚者适应寒暑变化的能力较差,可借自然界阳气培补体阳,坚持空气浴或日光浴。勿因贪凉而露宿或在温差变化大的屋中睡眠,以免受风寒染病。可根据体力选择适宜运动,如散步、慢跑、太极拳、球类等。

四、肿瘤患者的调养

1. 扶本固本(提高癌症患者免疫力)

名贵中药人参是中医首选补益药,人参提取物经过理化检测证明也对人体各种癌症有抑制作用,且能降低癌症发生率。六味地黄汤是中医滋阴益肾的方剂,经过临床证明,对食道上皮增生(早期食道癌)有明显的治疗作用。其他如益气健脾类的黄芪、党参、白术、茯苓,滋阴补血类的熟地、当归、阿胶、白芍以及养阴生津类的生地、麦冬都能调节人体的气血阴阳,使之平衡稳定运行。以真菌类(如灵芝、云芝、猪苓、香菇、猴头菇、银耳、冬草、夏草等)提取的制品研究表明,这些补益类中药能促进细胞因子(如T淋巴因子)、淋巴细胞的转化和抗体的形成,增强体液免疫力,使动物移植性肿瘤缩小,阻止癌细胞扩散和转移。

2. 行瘀散结解毒(对癌细胞的直接抑制)

这一类药多是攻伐之品,不同程度的存在一些副作用。如活血药三棱、莪术、水蛭,散结类如浙贝母、海藻,解毒药如白花蛇舌草、半枝莲、山慈姑等都有不同的抗癌作用,也在临床用药中占有较重的份额。理化测验证明中药青黛中的靛玉红对动物移植性肿瘤有中等抑杀作用,临床上对慢性粒细胞白血病、鼻咽癌、舌癌有明显疗效;斑蝥提取的斑蝥素、斑蝥胺、斑蝥酸钠注射液对动物移植性肿瘤有明显抑制作用,临床上对原发性肝癌有60%的疗效,对食管癌、肺癌、乳腺癌也有一定疗效。但前提是一定要坚持服药,坚定康复的信念。

3. 辅助化疗,改善患者症状

使用中药能改善癌症患者的常见症状,如食欲下降、腹胀、疼痛、发热、出血、血象低下、秃发等,特别是放、化疗期间能明显改善病人的不良反应,当癌症患者放化疗之后与中药配合往往达到事半功倍的治疗效果。

五、应用食疗抗癌

很多食物都是可以治疗肿瘤或是癌症的,对于患者来讲什么才是最适合的呢?

1. 薏米仁山芋红枣汤。取薏米仁30 g、红枣10枚、山芋30 g煮汤,可酌情加糖,每天一碗。米仁选用贵州产的,圆粒中间有一道凹槽。红枣为干果中抗癌效果最好的。山芋列于十种抗癌蔬菜中的首位,因此薏米仁、红枣、山芋汤是很好的防癌抗癌食物,适用于所有癌症。

2. 海带排骨汤。水发海带半斤(以干海带自发为好),小排一斤,炖汤至酥烂后分5～6顿食用,宜每1～2星期一次。有人怕多吃排骨会引起胆固醇增高,其实对于胆固醇应该有科学的认识,美国医学家认为胆固醇过高会引发动脉硬化,胆固醇过低会引发癌症和抑郁症。人体内有一种巨细胞在血液中专门吞噬癌细胞,巨细胞需要胆固醇作为营养,如果体内胆固醇过低,巨细胞的数量减少,人体对抗癌症的能力就低了。所以肿瘤病人应当适当食用一些含胆固醇的食物。另外海带做成各种菜肴经常食用也十分有益,它含有的U-岩藻多糖可致癌细胞凋亡。

3. 生马铃薯汁。取生马铃薯去皮及芽眼,用榨汁机榨汁后加灵芝孢子粉2 g,为改善口感可适当加果汁或蜂蜜,每天早晨空腹服用一杯。生马铃薯汁在欧美国家作为保健方法很流行。除此之外,熟山芋、生山芋、芦笋、西兰花、卷心菜、花菜、美芹、茄子、青椒、胡萝卜、海货等都是癌症患者该多吃的食物。

第五节　选择中医调养,告别亚健康

一、饮食养生中的谚语

1."肥甘厚味,滋生痰湿"

肥美甘甜味道厚重的食品容易转化为脂肪,导致助长肥胖,中医称为痰湿。因此,对于进食肥美甘甜味道厚重的食品,一是同时进食含长纤维素的瓜果蔬菜类食物,荤素搭配,酸碱平衡;二是进食肥美甘甜味道厚重的食品之后,注意消脂减肥,去除肥美甘甜味道厚重的食品所带来的负担。

2."膏粱之变,足生大丁"

膏脂精细类的食品能够导致机体生长疔、疮、肿、疖。

疔、疮、肿、疖的共同特点是红、肿、热、痛,属阳证疮疡,食品过于精细油腻导致阳热堆积,热腐肌肉化生疮疡。因此,对于进食膏脂精细类的食品,一是要改变精细结构,粗细搭配;二是要避免膏脂,同时进食含长纤维素的瓜果蔬菜类食物,荤素搭配,酸碱平衡。

3."肥人多痰,瘦人多火"

肥人膏脂多即是痰湿多,所以肥人保养、治疗宜化痰为常方常法;瘦人水少而水不制火则火相对偏旺,所以瘦人保养、治疗宜滋润为常方常法。

4."产前宜凉,产后宜温"

孕妇生产前气血充足,阳热旺盛,容易出热证,所以,生产前保养、治疗宜偏凉性;孕妇生产后气血空虚,百脉不足,容易出虚寒证,所以,生产后保养、治疗宜偏温性。

5."要得小儿安,留得三分饥与寒"

小儿阳热旺盛,生机勃勃,过饱过热容易助长阳热之气而变生百病,因此,留得三分饥与寒,有利于平衡小儿旺盛的阳气,从而保证小儿安康。

二、中医调养告别亚健康

传统中医认为,亚健康是多种因素造成人体整体性的功能下降,气血功能紊乱,阴阳平衡失调,脏腑气机升降失常,情志不舒的一种状态。中医认为,亚健康人群多以正气不足为主要病理表现,所以,告别亚健康,首先必须扶助人体"正气"。

保持经常性的适度的体育运动也可扶助人体"正气"。除了散步之外,每天打打太极拳、跳各种舞蹈、做保健操等运动,都可达到强身健体、扶助正气、告别亚健康的目的。

1.均衡营养

没有任何一种食物全面包含人体所需的营养。因此,既要吃山珍海味、喝牛奶,更要吃粗粮、杂粮、蔬菜、水果,这样才符合科学合理均衡营养的观念。饮食合理,疾病必少发生。

2.善待压力

人之所以感到疲劳,首先是情绪使人的身体紧张。因此要学会放松,让自我从紧张疲劳中解脱出来。要确立切实可行的目标定向，切忌由于自我的期望值过高而无法实现。

3. 保障睡眠

睡眠和每个人的身体健康密切相关。专家研究，睡眠应占人类生活 1/3 左右的时间。而当今因工作或娱乐造成的睡眠不足已成为影响健康最普遍而严重的问题，值得引起高度警觉。保障足够的睡眠是告别亚健康的重要方法。

三、多睡"子午觉"，打败亚健康

根据《黄帝内经》睡眠理论，夜半子时为阴阳大会，水火交泰之际，称为"合阴"，是一天中阴气最重的时候，也是睡眠的最佳时机。因此夜晚在子时（21 时至 23 时）以前上床，可在子时进入最佳睡眠状态。

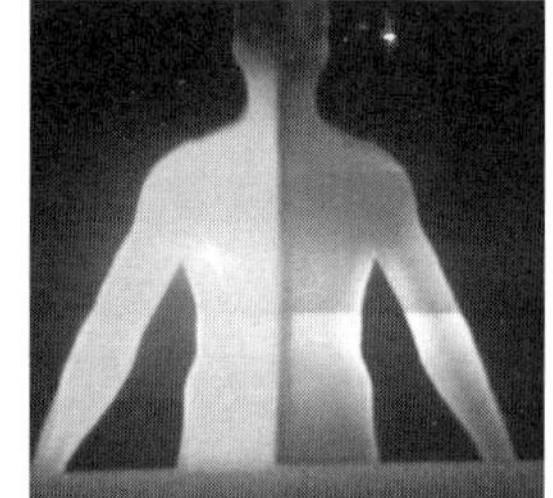

按照中医理论，在炎热的夏天里，提倡睡子午觉。专家介绍，"子"时是人体经气"合阴"的时候，有利于养阴，晚上 11 点以前入睡，效果最好。因为这个时候休息，最能养阴，睡眠效果最好，可以起到事半功倍的作用。"午"时是人体经气"合阳"的时候，有利于养阳，午觉只需在午时（11 时至 13 时）休息 30 分钟即可，因为这时是"合阳"时间，阳气盛。

四、健康身体十大标准

1. 眼睛有神：目光炯炯有神，无呆滞之感，说明精充、气足、神旺，脏腑功能良好。

2. 声息调和：说话声音洪亮，呼吸从容不迫，反映出心肺脏功能及循环功能良好。

3. 小便通畅：小便通畅，每天尿量 1 000～1 500 mL，说明泌尿功能正常。

4. 大便通畅：大便每日一次或两次，无腹痛、腹泻，提示消化功能健旺。

5. 体形适中：保持体形匀称，不胖不瘦。标准体重＝身高(cm)－105（女性减 100）(kg)。

6. 牙齿坚固：保持口腔卫生，基本上没有龋齿和其他口腔疾病。

7. 腰腿灵便：保持每周 3 次以上的运动，每次半小时，使肌肉、骨骼和四肢灵活自如。

8. 脉搏正常：脉搏从容和缓，柔和有力，节律整齐，不浮不沉，不大不小，说明心脏和循环功能良好。

9. 饮食有节：每日定时定量，饮食均衡，不挑食，不偏食，不暴饮暴食，不酗酒，不吸烟。

10. 起居准时：能按时起床和入睡，睡眠质量好。

五、食物巧搭配可预防高血压

近年来各地传统的饮食结构发生了明显的改变，如大量高脂肪食物的摄入，菜肴味道过浓、过咸、过甜及大量饮酒等，人群高血压发病率不断提高。中医调养认为，预防高血压有饮食口诀，即"半斤牛奶二两肉，一斤蔬菜八两谷。一个鸡蛋五克盐，水果绿茶享清福。不抽香烟少喝酒，乐观开朗心无忧。每天早上跑跑步，保你腰带不变粗"。饮食上必须秉持"五味不过"原则：

1. 食物不过咸（限盐）

健康成年人每天盐的摄入量不宜超过 6 g，其中包括通过酱油、咸菜、味精等调味品摄入盐的量。

2.食物不过甜(限糖)

含糖高的食品主要是米、面、糕点等。建议主食要粗细搭配,如玉米、小米、豆类、荞麦、薯类等。最好不吃或少吃油饼、油条、炸糕、奶油蛋糕、巧克力、奶类雪糕等。

3.食物不过腻(限制脂肪过高的食品)

有人建议,生活中要限制家畜肉类(尤其是肥肉)、动物油脂(如猪油)、奶油糕点、棕榈油等高脂肪和蛋类制品、蛋黄、动物内脏、鱼子及鸡皮、鸭皮等高胆固醇食物的摄入。每天摄入不超过250 g的新鲜牛奶或酸奶。每天肉类控制在75 g以内,主要是瘦肉,如猪、牛、羊、鸡、鸭等禽类肉食。

4.食物不过辛(限制饮酒)

酒也属于"辛"类食物,男性每天饮酒精不超过30 g,即葡萄酒100～150 mL,或啤酒250～500 mL,或白酒25～50 mL。女性则减半量,孕妇不饮酒。

5.食物不过苦(过食可致食欲不振)

苦味食物主要是苦麦菜、芹菜、芥菜、苦瓜、咖啡等。苦能清热,如若气候炎热,适当吃些有苦味的蔬菜是有好处的,可以清心火。不过,苦味毕竟寒凉,过食则损伤脾胃,导致食欲不振或腹痛腹泻等,影响食物的消化吸收。

(黄少明)

黄少明,男,毕业于福建中医学院医疗专业,医学学士,主任医师。任福建省中医药学会外科分会第五届委员会委员、福建省中医药学会皮肤科分会第一届委员会委员、福建省中西医结合学会男科分会第三届委员会委员、中国中西医结合学会会员等。2013年获得"泉州市高级人才"荣誉称号。擅长中西医结合外科、皮肤科、男科的常见病、疑难病的诊治。在国家级、省级专业刊物上发表学术论文二十多篇,获南安市科技进步奖一项。

第八章　外科拾锦

第一节　由麻沸散到现代外科

外科是西方医学的一个类别，在大多数人的常识中，是舶来品，是从外国来的。实际上，中国人开创外科的历史更早，中国人的聪明、勤奋和富有创造性在外科方面表现非凡。因此，有必要了解外科在中国的发展进程，了解祖先的聪明智慧，更好地发扬祖国医学及外科在临床诊治中的作用。

公元前1324年左右，甲骨文上有“疾自（鼻病）、疾耳、疾齿、疾舌、疾足、疾止（指或趾）疥”等记载。《周礼》记载有“疡医下士八人”，“凡疗疡，以五毒攻之”，“掌肿疡、溃疡之祝药劀杀之齐”。1973年出土的马王堆文物《五十二病方》中记载了割治疗法。古人在外科诊断和治疗上已经形成了基本和粗浅的理论。春秋战国《山海经》记载了不少外科疾病的名称，如痈、疽、肿、痔、瘘、疥、癣等。“高氏之山……其下多箴石。”郭璞注说：“砭针，治痈肿者。”砭针是切开排脓的工具，也是最早的外科手术器械。

东晋葛洪的《肘后备急方》总结了许多有科学价值的经验。(1)海藻、昆布治瘿疾，是世界上最早用碘治疗甲状腺疾病的记载。(2)狗脑敷治疯狗咬伤，开创了免疫疗法治疗狂犬病的世界先列。到了晋代，已经有了修补裂唇的手术记载，《晋书》说魏脉之患先天性裂唇，经过荆州刺史殷仲堪帐下的名医施行“割而补之”的手术而医好。

对脓肿施行切开排脓的手术，《刘涓子鬼遗方》指出：“所破之法应在下逆上破之，令脓得易出。”就是说要在脓肿最低的部位自下而上施行穿破，使脓液易于排出。与现代外科治疗规范有相似之处。

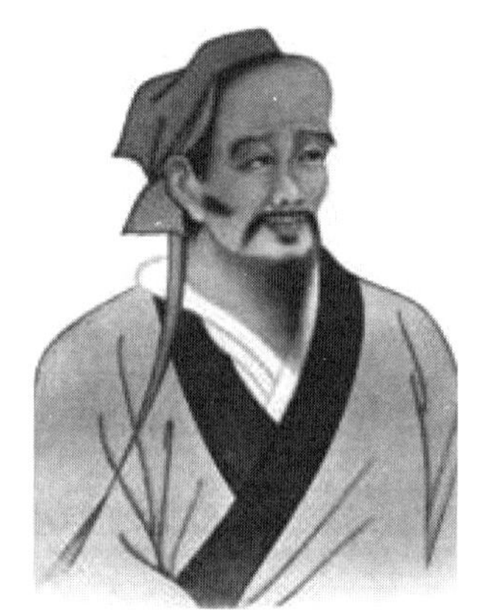

名医华佗

四大名著中罗贯中小说《三国演义》当中，就有“太史慈酣斗小霸王，孙伯符大战严白虎”一段描述，东吴将周泰为救孙权拼命厮杀，自己身被十二枪，金疮发胀，命在须臾……因言及求医之意。翻曰：“此人乃沛国谯郡人，姓华，名佗，字元化。真当世之神医也。当引之来见。”不一日引至。策见其人，童颜鹤发，飘然有出世之姿。乃待为上宾，请视周泰疮。佗曰：“此易事耳。”投之以药，一月而愈。策大喜，厚谢华佗。

说到外科，还要提到一个经典故事——关公刮骨疗毒。

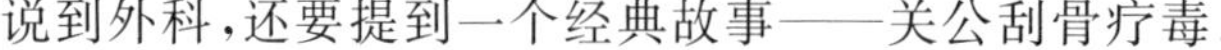

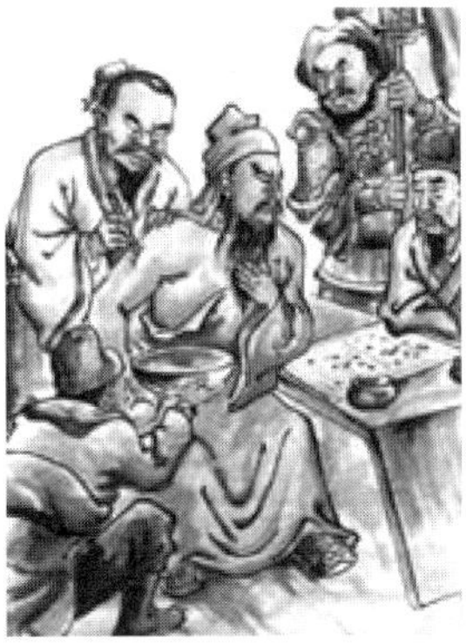

《三国志·关羽传》记载，羽尝为流矢所中，贯其左臂，后创虽愈，每至阴雨，骨常疼痛，医曰："矢镞有毒，毒入于骨，当破臂作创，刮骨去毒，然后此患乃除耳。"羽便伸臂令医劈之。时羽适请诸将饮食相对，臂血流离，盈于盘器，而羽割炙引酒，言笑自若。虽真实性有待考证，但可能是外科清创治疗最早的模式。

史书中关公谈笑自若，说明治疗时是没有用什么麻醉药物的，体现了一代英雄的气概，其实当时已经有了麻沸散，用了应该也不至于有损英雄气概。

说到麻沸散，据说是世界最早发明的麻醉剂，约在公元 2 世纪，比西方早了 1 600 多年。公元 652 年和 1596 年，孙思邈和李时珍分别在《备急千金药方》和《本草纲目》中介绍了曼陀罗花的麻醉作用，1743 年，赵学敏在其著作《串编》中介绍了由草乌、川乌、天南星等组成的麻醉药，这是中药在外科领域做出的贡献。而在 19 世纪中叶以前，解决手术疼痛的办法只有冷冻、转移注意力、放血和休克、棒击、酒精中毒、按压外周神经和血管、中药和针灸等，无法真正达到麻醉的效果。

发明麻沸散的是我国东汉时期的名医华佗，用以实施全身麻醉进行腹腔手术。相传曹操患有头疾，华佗说，你这个病根在脑子里，我需要让你喝一服药，然后用利斧劈开你的脑袋，去除病根，你这个病才能治好。但曹操生性多疑，觉得华佗这个医疗方案不怀好意，认为华佗是想借这个机会替关羽报仇，杀死自己，一怒之下，将华佗杀了，麻沸散也就此失传。

据《后汉书·华佗传》记载："若疾发结于内，针药所不及者，乃令先以酒服麻沸散，既醉无所觉，因刳破腹背，抽割积聚；若在肠胃，则断截湔洗，除去疾秽，既而缝合，敷以神膏，四五日创愈，一月之间皆平复。"这段文字详细地记述了华佗运用手术切除腹腔肿块和肠胃内病变的事迹。它不仅说明手术本身的高超，同时表明当时中医在麻醉、生理解剖、止血、消炎等方面，也都已经达到了相当高的成就。这位为关公疗毒的医生曾被认为是当时闻名的神医华佗，后经考证并非其人，另有高人，可见当时的外科水平已经是相当不错了。

东汉名医张仲景的《金匮要略》中治疗肠痈、寒疝、狐惑病等方药至今仍为临床所应用，对后世外科的发展有很大影响。

至于唐代孙思邈的《千金方》，则是我国最早的一部临床实用百科全书，记载了许多脏器疗法，采用动物肝脏治夜盲症，食牛羊乳治脚气病，食羊靥、鹿靥治甲状腺肿大，这些现代科学均已证实。它还提到了用葱管导尿，较 1860 年法国发明橡皮管导尿早了 1 200 多年。

种种的历史记载充分说明了先人的聪明和善于创造，在外科的发展长河中有着浓重的一笔。虽然，在后来的发展进程中，因为受到种种因素的限制，有些记载已经失传或无法考证，部分已经废弃，在现代医学的视角里甚至是可笑和荒唐的，但终不能抹杀其在外科医学历史探索中的贡献。

一直到 1820 年，英国的马礼逊与东印度公司外科医生李文斯敦在澳门开办诊所，行医得到了当地中国人的欢迎，当时的清朝政府从慈善的角度看待医院，没有进行干预。1835 年 11 月，美国来华的传教医生伯驾开办了第一所教会医院——广州眼科医局，1859 年更名为博济医院，1866 年，博济医院附设医学校，这便是中国第一所专业性的西医学校（即今日中山医科大学前身），孙中山曾就读于此。同时，传教士还翻译出版西医书籍，创办了一系列教会医学院校和护士学校，西医得以经传教士之手传播至中国。洋务运动开始后，中国创办了第一所正规的现代医学校天津医学馆。在此前后，上海、福州、天津等地的洋务学堂中，也开办了医学专业。鸦片战争以后到民国时期，西医以及外科方面更是达到了空前的发展规模，与当时的国门开放、列强入侵、西学东渐有关。西医学一阵狂飙，迅速席卷中国大地，清末民初在我国落地生根，并且与中医发生了强烈的碰撞，引起了一场学术论争与政治斗争互相交错的医学纷争。开始时，中国人往往从表象出发，认为西医长于外科，内科不精，对一些外科手术也感到奇异。至于西药，很多人认为它比中药"猛烈"。随着教会医疗事业的发展、医学著作的流传、医学教育的开展，中国人对西医的认识逐渐加深。

随着当时医院的不断创立，西方医学逐渐融入中国，发展迅猛，尤其是外科的发展尤为突出。当前，有一些外科手术的水平已在世界前列，中国人特有的心灵手巧、聪慧能干表现得淋漓尽致，拿筷子的民族毕竟不同凡响。特别应该提及的是微创外科的进展更是突飞猛进，涉及外科各个亚专业，远程操纵的人工智能机器人电视腹腔镜手术的成功，更是为电视腹腔镜技术的发展揭开了新的篇章。

纵观历史，中国外科发展的道路曲折又充满前景，与国力息息相关。展望未来，外科必将生机旺盛，蓬勃发展。

第二节　浅谈外科感染

100 多年前，绝大多数外科伤口发生感染，常见的伤口并发症为丹毒、"医院坏疽"、败血症与破伤风。克里米亚战争及美国南北战争中外伤后由于"医院坏疽"而作大腿截肢的死亡率为 92%。

Lister 被公认为外科抗菌原则支持者，他在 1867 年发表《外科实际中抗菌原则》一文，彻底改革了外科的实践。Bergmamn 将 Lister 的抗菌概念发展成为无菌技术；在 1886 年介绍了蒸汽灭菌原则，又在 1891 年精心制成了无菌程序。他的无菌外科原则是建立在外科医生在伤口内除去所有细菌的基础上，使伤口在没有显著感染的情况下愈合，感染的发生率很低。Kocher 强调接触性污染在发生感染中的头等重要性，这就导致在外科手术中普遍应用橡胶手套。1935 年，Domagk 在临床上应用磺胺药。1928 年 Fleming 发现了青霉素。1941 年 Florey 实现对青霉素的分离与纯化，开始了青霉素的临床试验。

一、浅部化脓性感染

1. 疖

疖(furuncle)俗称疖疮，是单个毛囊及其所属皮脂腺的急性化脓性感染。正常人体皮肤上布满毛囊和皮脂腺，夏秋时节天气闷热，排汗不畅，皮脂腺分泌过于旺盛。如果不经常清洁皮肤，油污、灰尘就会堵塞汗腺和皮脂腺，细菌自毛囊侵入人体，引起以毛囊为中心的急性化脓性感染，局部呈现红肿热痛的小疖。范围大、症状更重的即为痈。病菌以金黄色葡萄球菌为主，偶尔由表葡或其他病菌致病。常见于营养不良的儿童与糖尿病病人。

疖发生在皮肤，表现为红、肿、痛、热，范围不过 2 cm。化脓后其中心处先呈白色，触之有波动，继而破溃流脓。

经常讲到面部危险三角区，通常指的是两侧口角至鼻根连线所形成的三角形区域。鼻

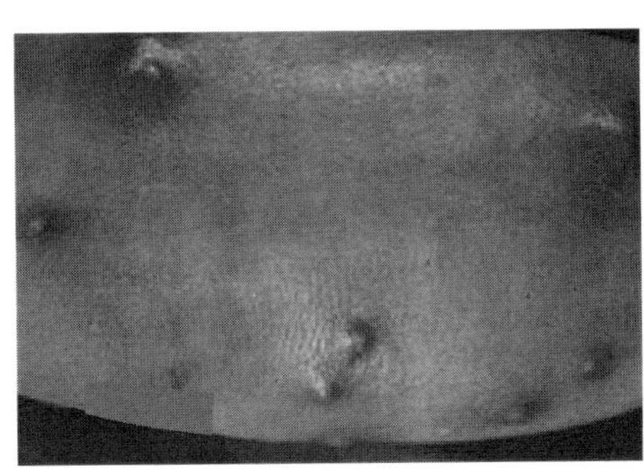

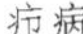

疖病

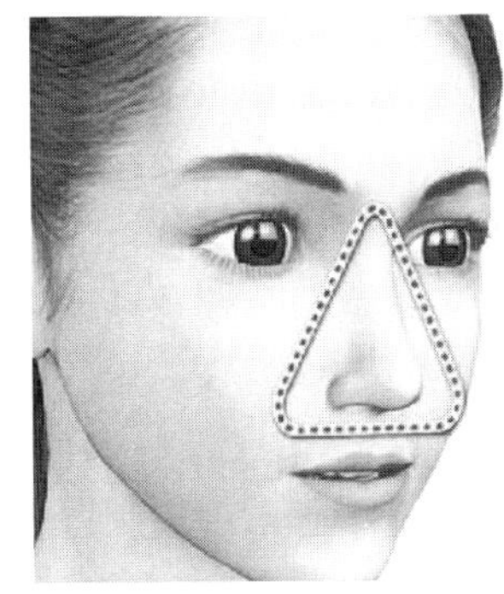

危险三角

疖是指鼻前庭毛囊、皮脂腺或汗腺的局限性化脓性炎症，多发于年轻人。它多长在鼻前庭部，也有在鼻尖或鼻翼两侧，此处被称为危险性三角区。不少人以为痘痘挤掉就没事了，殊不知，用手挤、指压或者不干净的器具去挑破，则可能造成感染范围扩大，侵入脑颅，危及生命。

常说的疖病指不同部位同时发生几处疖，或者在一段时间内反复发生疖，可能与病人的抗感染能力较低（如糖尿病）或皮肤不洁且常受擦伤有关。

夏秋季节是外科痈疖发病的高峰。秋疖尤其好发于幼儿和体弱多病者。秋疖较麻烦，生疖后，特别是疖子快破溃时，患者瘙痒难眠，常用手抓搔、挤压，使手上的细菌和疖中的脓栓进入血液，严重者可引起菌血症、败血症或脓毒血症，进而诱发脑膜炎或肾小球肾炎等，至此“秋疖”的祸害就大了。

如何防治呢？应保持皮肤清洁卫生。秋天的气温虽然早晚比较低，但中午前后仍较炎热，适宜细菌的生长繁殖。所以要保持清洁卫生，做到常洗澡、常换衣，及时洗去皮肤上的细菌和污垢。早期病灶涂擦络合碘或热敷，有脓栓时可点涂石炭酸，禁忌挤压。形成脓肿，应及时排脓。疖病病人要加强营养，合理使用抗菌药物，成人疖病需排除糖尿病，多吃清火解毒食物。祖国医学认为，绿豆、冬瓜、海带性味甘凉，具有清火明目、消暑止渴、疏解热毒等功效，可适当多吃。此外，适量服些六神丸、消炎解毒丸等具有清凉解毒作用的药物，有助于消除体内的“火毒”。

另外，应勤剪指甲。指甲内极易藏污纳垢，又不易洗净，蚊虫叮咬皮肤后会不由自主地去搔抓，指甲内的致病菌就会进入皮肤，继发细菌感染而生疖。所以，常修剪指甲是预防秋疖的重要环节。危险三角区的疖病人，宜卧床休息，少言语，进高营养饮食，患处以50%硫酸镁等作湿热敷，联用有效抗生素静脉滴注，力争尽快消散吸收。

必须服用足量抗生素。如果身上生了疖子要及时治疗。可口服或肌注足量的抗生素，如青霉素、先锋霉素、复方新诺明等。疖子初发阶段，每日外涂2%～5%碘酊数次，可将其消灭在萌芽状态。疖肿中期，采用局部治疗，如采用热敷，有利于减轻疼痛和消散炎症；也可外敷金黄散、百多帮软膏、红霉素膏、鱼石脂软膏等。

切记头面部的疖子不能挤。有些人认为生疖成熟后，只要用手把脓挤出来就好了，其实疖子尤其是头面部疖子挤脓是十分危险的，万万使不得。因为头面部的血管直接与颅脑相通，而且血管本身无静脉瓣。当受外力压迫时，血液逆流入脑，挤疖子时，细菌可以随着血液进入颅内，引起颅内感染和海绵窦栓塞。正确的做法是请医生及时排脓，然后经过几天的引流、换药，便能好转痊愈。此外应用六神丸、金银花露、甘露消毒丹和西黄丸等治疗疖痈，效果较好，但是应该在医师指导下选用。

2.痈

痈是邻近多个毛囊及所属皮脂腺、汗腺的急性化脓性感染。可由单个疖扩展或多个疖融合而成，病菌以金黄色葡萄球菌为主，好发于上唇、颈后、肩背等皮肤厚韧处，病变可累及深层皮下结缔组织，使其表面皮肤血运障碍，甚至坏死。在糖尿病等免疫力低下的成年病人中较为多见。常发生在皮肤较厚的项部和背部（俗称“对口疮”）。初起，有一小片皮肤肿硬，色暗红，其中有几个凸出占或脓点，疼痛较轻，但有畏寒发热和全身不适。继而，皮肤肿硬范围增大，脓点增大且增多，中心表现紫褐色（组织坏死），病变一部分可破溃出脓和坏死脱落，使疮口呈蜂窝状，不可能自愈。一旦延误治疗，病变将加重，导致严重脓毒症。治疗上应早用抗生素，最好根据术后药敏选用。局部处理：(1)初期仅有红肿和少数脓点时，可用鱼石脂软膏等。(2)已出现多个脓点，表面紫褐色或已破溃流脓时，需及时切开引流。在静脉麻醉下做“＋”或“＋＋”形切口，切口应超出皮肤病变边，因皮下组织病变范围更大。尽量清除已经化脓和尚未成脓却已失活的组织。

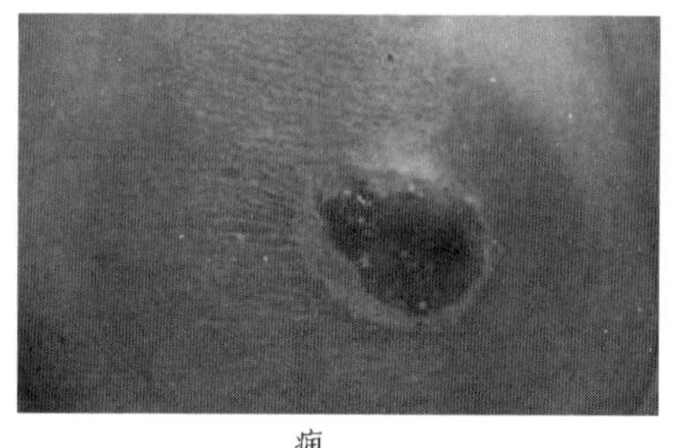
痈

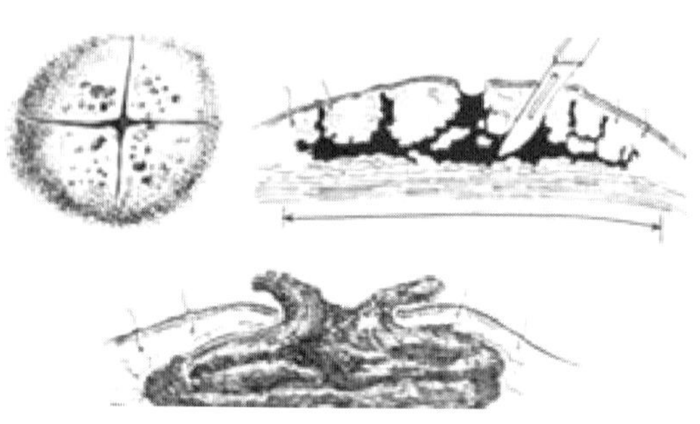

3.急性蜂窝织炎

急性蜂窝织炎，指皮下、筋膜下、肌间隙或深部蜂窝组织的急性弥漫性化脓性感染，常由局部化脓灶直接蔓延或经淋巴、血行播散引起。病菌多为乙型溶血性链球菌，也可由金黄色葡萄球菌、大肠杆菌或其他链球菌所致。为急性化脓性炎症，因病菌有毒性强的溶血素、透明质酸酶、链激酶，加以受侵组织质地较疏松，病变扩展较快，其近侧淋巴结常受感染，常有明显脓毒血症或菌血症。常见有以下几种类型：

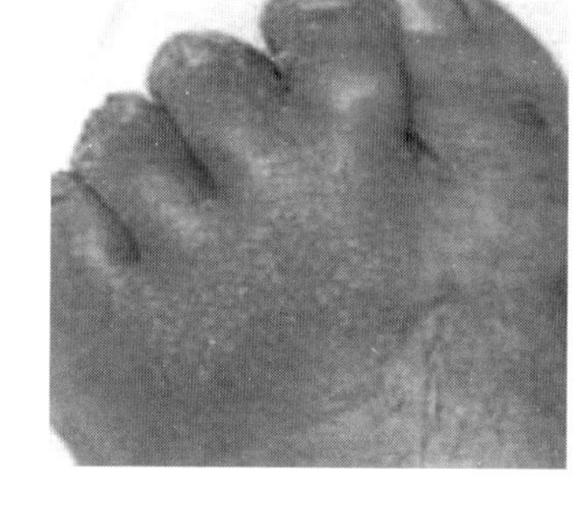

(1)浅表皮下蜂窝织炎。可先有皮肤损伤或手足等部位的化脓性感染。患处肿胀疼痛，表皮发红，指压可稍褪色，红肿边缘界限不清。病变近侧淋巴结常有肿痛（如面部蜂窝织炎时颈部淋巴结常有肿痛）。常伴寒热和全身不适，病变加重扩大时，皮肤可起水泡，部分变褐色，或破溃出脓；体温更高或更低，还有意识失常。

(2)深层感染。特别是局部水肿和深部压痛，全身感染中毒症状较重。

(3)颌下急性蜂窝织炎。感染可起源于口腔，多为小儿，因迅速波及咽喉而阻碍通气，甚为危急。表现为高热，不能正常进食，呼吸急迫；颌下肿胀明显，表皮仅有轻度红热，检视口底可见肿胀。感染起源于颌下者，局部表现为红肿痛热，常向下方蔓延，全身反应较重；感染累及颈阔肌内结组织后，也可阻碍通气和吞咽。

(4)产气性皮下蜂窝织炎。发生在皮肤受损伤后,病菌是厌氧菌,如肠球菌、拟杆菌、兼性变形杆菌或产气荚膜杆菌。炎症主要在皮下结缔组织,未侵及肌肉层,不同于气性坏疽(产气荚膜梭菌肌炎为主)。初期表现类似一般性蜂窝织炎,特点是扩展快且可触及皮下捻发音,破溃后可有臭味,全身情况较快恶化。

(5)新生儿皮下坏疽。新生儿皮肤柔嫩,护理疏忽致皮肤擦伤,金黄色葡萄球菌等侵入皮下组织会造成本病。病变多在背部、臀部经常受压处,初起皮肤发红,质地稍变硬,继而病变范围扩大,中心部分变暗变软,触及有波动感,可有水泡,皮肤坏死时变灰褐色或黑色,并可破溃。病儿发热,不进乳,不安或昏睡,全身情况不良。

治疗上应加强全身营养支持,足量联用有效抗生素控制感染。局部早期热敷,若形成脓肿,予以切开引流。口底、颌下的急性蜂窝织炎若经短期积极抗炎治疗无效,即使未抽出脓液也应尽早切开减张引流,以防喉头水肿。厌氧菌感染者或新生儿皮下坏疽宜及早多处切开引流,清除坏死组织,并用3%过氧化氢(双氧水)溶液或0.02%高锰酸钾液湿敷。高热者物理降温,突发喉头痉挛辅助通气。

4.丹毒

丹毒是皮内淋巴管网受乙型溶血性链球菌侵袭所致。病人常先有皮肤或黏膜某种病损,如皮肤损伤、足癣、口腔溃疡、鼻窦炎等,局部皮肤有炎症,其淋巴引流区的淋巴结也常起炎症,同时有全身性炎症反应,开始即可有恶寒、发热、头痛、全身不适等。

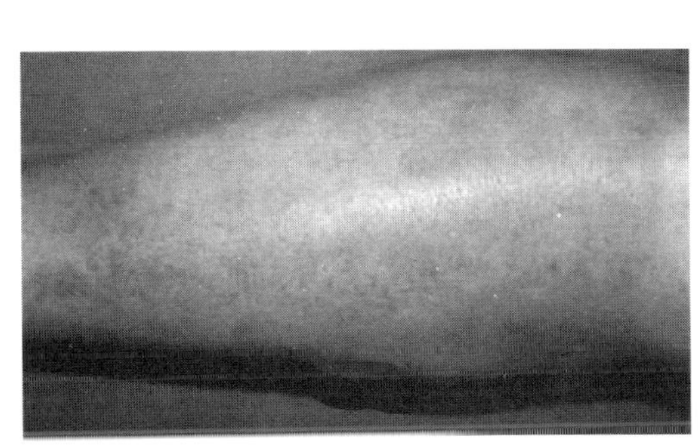
丹毒

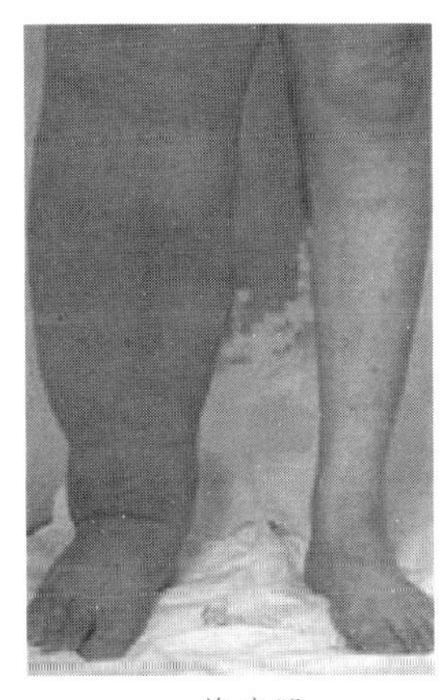
橡皮腿

病变多见于下肢、面部,有的可在其他部位。皮肤发红,灼热、疼痛,稍微隆起,境界较清楚。病变范围扩展较快,有的可起水泡,其中心红色稍褪,隆起也稍平复。近侧淋巴结常肿大,有触痛感,如下肢丹毒可有腹股沟淋巴结肿大。丹毒继续加重时,全身性脓毒症加重,皮肤和淋巴结病变却少见化脓破溃。经治疗好转后,如原有皮肤或黏膜病损依旧存在,因溶血性链球菌可常存于皮肤黏膜,本病可复发;反复发作,可致肢体“象皮肿”。

治疗上早期使用抗生素如青霉素等,局部可敷金黄散。与丹毒相关的足癣、口腔溃疡、鼻窦炎等应积极治疗以免复发。

5.急性淋巴结炎和淋巴管炎

急性淋巴结炎和淋巴管炎是病菌侵入淋巴结所致,可能发生在人体各部位。浅部急性淋巴结炎的部位多在颈部、腋窝和腹股沟、肘内侧或腘窝。病菌有乙型溶血性链球菌、金黄色葡萄球菌，可来源于口咽炎症、足癣、皮肤损伤。急性淋巴结炎属急性化脓性炎症。局部先有淋巴结肿大、疼痛和触痛，可与软组织分辨，表皮正常；病变加重时形成肿块（不能分辨淋巴结个数），疼痛和触痛加重，表皮发红发热。形成脓肿时有波动感，少数甚至可破溃出脓。而急性淋巴管炎可使管内淋巴产生回流障碍，同时使淋巴管周围组织有炎症变化。皮下浅层急性淋巴管炎在表皮呈现红色线条，有轻触痛感，扩展时红线向近心端延长，但皮下深层的本病无表皮红线，仅可能有条形触痛区。全身反应，如体温、白细胞计数变化，取决于病菌的毒性和感染程度，常与原发的感染病变有密切关系。治疗上可行全身抗炎治疗，局部按一般炎症进行处理，一旦形成脓肿，应尽早切开引流。

二、手部急性化脓性感染

1. 甲沟炎、甲沟周围炎、甲下积脓、脓性指头炎

由甲沟及其周围组织的急性化脓性感染，微小刺伤、倒刺、剪指甲不当等引起。表现为指甲一侧红肿痛，继而发展为白色脓点。炎症沿指甲蔓延形成半环性脓肿，可向甲下蔓延形成甲下脓肿，指甲浮动，疼痛剧烈。可形成慢性甲沟炎和慢性指骨骨髓炎。一旦发生皮下脓肿，可沿甲沟旁纵向切开引流。若是甲下积脓则纵向切开，拔除指甲，凡士林或金霉素软膏包扎。遇慢性甲沟炎则于患侧作纵向切口，拔除半侧指甲，切除肉芽组织。

脓性指头炎指手指掌面皮下组织的急性化脓性感染。表现为指头肿胀发红，指动脉受压出现跳痛，疼痛难忍。伴有全身症状，晚期指骨坏死，发展为慢性骨髓炎。初期抬高患指，外敷中药膏，尽早使用抗生素。跳痛时切开引流，不能等到脓肿形成时再切开。

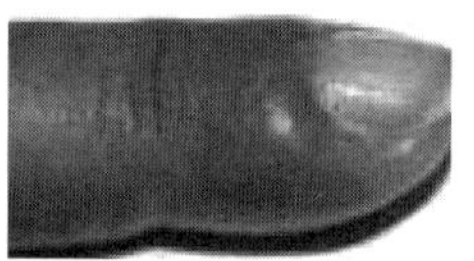

2. 急性化脓性腱鞘炎和化脓性滑囊炎

两者的病情发展均很迅速，24 小时后症状即很明显，病人都有发热、头痛、不适等全身症状。

急性化脓性腱鞘表现为除末节外，患指中、近节呈均匀性肿胀，皮肤紧张。患指均有压痛，各个指关节呈轻度弯曲，任何被动伸指运动均能引起中、重度疼痛。感染发生在腱鞘内，疼痛常很剧烈，如不及时切开引流或减压，鞘内积液，压力增高，发生坏死，患指功能丧失。炎症亦可蔓延到手掌深部间隙或经滑液囊扩散到胸部和前臂。

化脓性滑囊炎表现为尺侧滑液囊和桡侧滑液囊的感染，分别由小指和拇指腱鞘炎引起。桡侧滑液囊感染时，拇指肿胀微屈，不能外展和伸直，压痛区在拇指及大鱼际处。尺侧滑液囊感染时，小鱼际处和小指腱鞘区压痛，以小鱼际隆起与掌侧横纹交界处最为明显。小指及无名指呈半屈位，如试行伸直可引起剧烈疼痛。

三、全身性外科感染

脓毒症是仅有细菌毒素入血，因感染产生全身性炎症反应表现，如体温、循环、呼吸等明显改变的外科感染。败血症（现称脓毒血症）是细菌入血，并开始繁殖，血培养检出病原菌者，出现明显的全身感染症状。无论什么情况，任何致病因素作用于机体引起全身炎症反应，都可能导致脏器功能受损，称为全身炎症反应综合征。一旦发生全身性感染，一般会有以下表现：发病，进展快，病情重，寒战高热达 41 ℃或低温，呼吸急促或呼吸困难，心率加快，

脉搏细速，头痛头晕，神志淡漠或烦躁，恶心，呕吐，腹胀，肝脾肿大，皮下瘀斑或黄疸等。病情的进展速度有时令人措手不及，有经验的医生都会感到棘手。治疗上需要全面动员，竭尽全力，全身应用有效抗生素抑制和杀灭病原菌。抗生素的使用应坚持“全面覆盖，重拳出击，一步到位”的方针，早期、大剂量地使用。在培养结果出来之前，可以先依据原发病灶、脓汁形状等估计致病菌的种类，选用合适的抗生素。待培养结果与药物敏感试验明确之后，再进行调整。提高全身抵抗力，供给高热饮食，补充维生素 B、维生素 C，可以少量多次输入鲜血。外科全身性感染较为凶险，死亡率高，不可掉以轻心。

四、厌氧菌感染

破伤风是因破伤风杆菌侵入伤口，在缺氧环境下生长繁殖，大量繁殖产生外毒素所致的以毒血症为主的急性特异性感染。临床以肌肉阵发性痉挛和强直性收缩为特征，多见于男性青壮年，病死率约 10%。常与创伤相关联，并见于不洁分娩的产妇和新生儿。

该病潜伏期为 6～10 日，“七日风暴”，潜伏期越短，症状越重，死亡率越高。早期表现为周身乏力、头晕、头痛、项肌酸痛或嚼肌酸胀紧张、局部疼痛、反射亢进，一般持续 12～24 小时。逐渐出现全身横纹肌持续性收缩、阵发性痉挛，顺序：嚼肌—面肌—颈项肌—背肌—腹肌—四肢肌群—膈肌及肋间肌。典型的出现牙关紧闭、苦笑面容、颈项强直、角弓反张、屈膝弯肘、呼吸困难窒息，因背部肌群较为有力，躯干因而扭曲成弓状，结合颈、四肢的屈膝、弯肘、半握拳等痉挛姿态，形成角弓反张或侧弓反张；当膈肌受影响后，发作时面唇青紫，通气困难，可出现呼吸暂停。轻微刺激可诱发该病发作，发病过程中神志始终清楚，大汗淋漓，病程 3～4 周。也有部分局限于创伤部位的肌肉发生痉挛。新生儿症状不典型，病程 3～4 周。

破伤风的预防包括自动免疫、被动免疫和受伤后的清创处理及围生期保护，我国早已将百日咳菌苗、白喉类毒素和破伤风类毒素混合为三联疫苗列入儿童计划免疫，接种对象为 3～5 月龄幼儿。对伤口的及时彻底清创和处理，能有效防止破伤风细菌的感染和繁殖。产妇产程中严格消毒有积极的预防作用。此外，如伤口较深或污染严重者，应及早选用适当抗生素预防和控制感染，一般主张在受伤 6 小时内应用最好，疗程 3～5 天。目的主要是控制需氧化脓菌的感染，进而避免造成厌氧的微环境，达到控制和预防破伤风梭菌生长繁殖的目的。伤后尽早肌肉注射破伤风抗生素 1 500 IU (1 mL)。伤口污染严重者或受伤已超过 12 小时的，剂量可加倍。一般在伤后 24 小时以内注射效果最好。成人与儿童的剂量相同。必要时可在 2～3 日后再注射 1 次。

第三节　外科诊治新招——微创技术应用

传统的外科手术开腹、开胸等已经习以为常，很多人已经习惯了这样的方式，就在微创外科开始进入外科领域时，也有很多医生难以理解，怀疑甚至拒绝接受。

一般情况下，传统的外科手术需要在腹（胸）壁切开一条 10～20 cm 长的切口，剖开腹（胸）腔，创伤非常大。腹腔镜微创外科手术仅仅在腹（胸）壁上插入几根细导管，将腹（胸）腔内的图像放大并清晰显示于电视屏幕上，再将细长的手术器械从腹（胸）壁导管伸入腹（胸）腔进行手术操作。

1963 年，德国的 Semm 进行了第一台妇科腹腔镜手术。1985 年德国医师 Erich-Mühe 和 1987 年法国医师 Mouret 开创腹腔镜胆囊切除术，Mouret 首次在人身上用腹腔镜做胆囊切除并获得成功。1987 年他用腹腔镜治疗妇科疾病的同时给同一个病人做了病变胆囊切除手术，获得成功，但未报告。

1988 年 5 月，巴黎的 Dubois 在开展猪的腹腔镜胆囊切除手术实验基础上也应用于临床，并在 1989 年 4 月美国消化内镜医师协会的年会上放映了手术录像，一举轰动了世界。首先震动了美国的外科界，在美国兴起了腹腔镜胆囊切除手术的热潮，使腹腔镜胆囊切除术从动物实验、临床探索阶段进入临床发展阶段。

1991 年 2 月，荀祖武完成了我国第一例腹腔镜胆囊切除术，这也是我国第一例腹腔镜外科手术。腹腔镜技术以其损伤小(微创)、痛苦轻、并发症少、恢复快、瘢痕小等优点深受广大医师和患者的欢迎。短短 20 年间，在世界范围内，微创外科手术不仅应用于普通外科，并已广泛应用于心胸外科、泌尿外科、神经外科、骨科、妇科及不孕症等领域，随着世界范围内的广泛开展，微创外科在我国三级医院已基本普及，有的二级医院也已开展。目前微创外科已在大外科中独树一帜，开创了外科学历史的新纪元。在“以人为本”、“以患者为中心”的思想指导下，外科医师在做诊疗决策时，对每一手术治疗都要从患者经济条件、社会影响、医疗技术、医疗条件等方面考虑是选用常规手术还是微创手术对患者更有利，现普通外科范围内的大多数疾病都能用微创进行手术治疗。

微创外科可以在哪些领域发挥其作用呢?

一、妇科方面

宫外孕，输卵管异位妊娠的包块清除术；卵巢囊肿的剥除术；输卵管或卵巢良性肿瘤切除术；附件切除术；绝育术；盆腔粘连分解术；不孕症，输卵管造口术；子宫复位术；子宫悬吊术；子宫穿孔修补术；子宫内膜异位症的治疗；子宫肌瘤的手术治疗：(1)单纯子宫肌瘤的切除术；(2)子宫全切术；(3)子宫次全切术；(4)筋膜内子宫切除术；(5)腹腔镜辅助阴式子宫切除术。还可以在辅助生育手术方面发挥独特优势，如腹腔镜下卵细胞的收集、配子输卵管内移植等。

二、外科方面

1. 腹腔镜胆道外科

(1)胆囊切除术；(2)腹腔镜胆囊造瘘术；(3)腹腔镜胆总管探查术(胆道镜辅助)；(4)腹腔镜胆总管十二指肠吻合术。

2. 腹腔镜肝脏手术

(1)肝囊肿手术：先天性肝囊肿及创伤性肝囊肿开窗术、肝包虫内囊摘除术；(2)肝脓肿引流术；(3)肝叶切除术；(4)肝动脉结扎术；(5)肝活检术；(6)肝破裂修补术。

3. 腹腔镜胃肠外科

(1)迷走神经切断术；(2)胃大部分切除术；(3)胃十二指肠溃疡穿孔修补术；(4)胃空肠吻合术；(5)胃癌的腹腔镜外科治疗；(6)阑尾切除术；(7)腹腔镜结肠与直肠外科：腹腔镜右半结肠切除术、腹腔镜左半切除术、全结肠切除术、直肠癌切除术(骶前吻合术、Miles 术)、直肠悬吊术、移动性盲肠固定术、结肠憩室切除术、结肠穿孔修补术；(8)肠粘连松解术；(9)腹腔镜疝修补术：经腹腹腔镜内环口关闭术、经腹腹膜外腹股沟疝修补术、完全腹膜外腹腔镜疝修补术。

4.腹腔镜脾脏手术

(1)脾切除术;(2)脾囊肿开窗术;(3)脾外伤修补。

5.泌尿外科腹腔镜手术

(1)肾上腺切除术;(2)肾切除术、肾部分切除术、肾和输尿管全程切除术;(3)肾囊肿开窗引流术;(4)肾盂输尿管成形术;(5)肾下垂内固定术;(6)隐睾的腹腔镜诊断和治疗;(7)盆腔淋巴结活检及清扫术;(8)精索静脉结扎术;(9)输尿管切开取石术;(10)输尿管松解术;(11)膀胱憩室切除术;(12)膀胱破裂修补术;(13)前列腺切除术。

6.心胸外科胸腔镜手术

(1)食管癌根治术;(2)肺大疱切除术;(3)外伤性血气胸;(4)原因不明的胸腔积液;(5)胸腔镜纵隔肿瘤切除术;(6)胸交感神经链切断术;(7)乳糜胸的胸腔镜治疗;(8)心包积液心包开窗引流术;(9)动脉导管未闭结扎术,等等。

7.甲状腺手术

爱美之心,人皆有之。对于在意颈部瘢痕的患者来说,甲状腺微创手术无疑是一个福音。甲状腺微创手术创口建立在双腋下或双乳晕等隐蔽部位,一样干净地切除肿瘤,而颈部上光洁不留任何疤痕,尤其对于未婚女性、演艺人员等更为重要。这种手术的开展让很多人恢复自信,重展光彩。

腹腔镜与电子胃镜类似,是一种带有微型摄像头的器械,腹腔镜手术就是利用腹腔镜及其相关器械进行的手术:使用冷光源提供照明,将腹腔镜镜头(直径为3～10 mm)插入腹腔内,运用数字摄像技术使腹腔镜镜头拍摄到的图像通过光导纤维传导至后级信号处理系统,并且实时显示在专用监视器上。然后医生通过监视器屏幕上所显示患者器官不同角度的图像,对病人的病情进行分析判断,并且运用特殊的腹腔镜器械进行手术。

腹腔镜手术多采用2～4孔操作法,其中一个开在人体的肚脐眼上,避免在病人腹腔部位留下长条状的伤疤,恢复后,仅在腹腔部位留有1～3个0.5～1 cm的线状疤痕,可以说是创面小、痛楚小的手术,因此也有人称之为“钥匙孔”手术。

腹腔镜手术与传统手术相比具有以下优点:一是术后恢复快,住院时间短。患者术后在较短时间内可恢复正常生活、工作。二是不影响患者的生活质量。腹腔镜手术切口微小又隐蔽,不留明显疤痕,局部美观。三是腹腔镜摄像头具有放大作用,能清楚显示体内组织的细微结构,与传统开腹手术相比,视野更清晰,手术更加精准,可有效避免手术部位以外脏器受到不必要的干扰,且术中出血少,手术更安全。四是手术创伤小,术后疼痛轻。五是术后早期即可翻身、活动,肠功能恢复快,可减少肠粘连的发生。

第四节　外科疾病早发现

人的身体同一切事物一样,都处在不断的变化之中。这种变化有良性的,也有非良性的。如果重视个人健康监护,就会有病早发现,防病于未然,减少疾病对自己身体的损害。在这个快节奏的社会生活当中,人们常常无法一有问题就到医院检查,而大部分的疾病是可以通过自己先发现的,因此学会自己检查就可以及早发现身体的不适,及时就医。下面介绍生活中常见的几种疾病的自查方法，希望对读者有所帮助。

一、颈部肿块

生活中因“颈部肿块”到医院就诊的患者并不少见，这当中有相当部分的患者在后期被诊断为肿瘤。这些患者颈部的肿块之所以后来发展成肿瘤，就是因为发病初期不痛不痒的肿块未引起他们足够的重视。因此首先介绍一下颈部肿块的自我检查。

颈部一些具有红、肿、热、痛等症状的肿物，是有炎症的表现，它们常常并非真正的肿瘤，如急性淋巴结炎、颈部脓肿；还有一些是先天性疾病引起的，常发生在儿童和青少年，如发生在颈部正中的甲状舌管囊肿，该肿块可以随着舌头的伸缩而上下移动。

然而，大部分的颈部肿块多为肿瘤，肿瘤又可分为良性肿瘤和恶性肿瘤，其中恶性肿瘤又分为原发于颈部的肿瘤和其他部位的恶性肿瘤转移到颈部的，最常见的是鼻咽部癌和肺癌、胃癌转移来的。许多颈部肿瘤多为无意中发现，临床仅仅表现为颈部肿块，而无其他症状，尤其是肿瘤早期。如常见的甲状腺瘤、甲状腺癌、各种肿瘤的颈部淋巴结转移，它们多因无颈部肿块疼痛等不适而被患者忽视，失去了早期治疗的机会。那要如何来初步判断肿块是否为肿瘤及其良、恶性呢？

对于颈部肿块的自查，应该从肿块的病程、部位、性质等方面来综合判断。

1.病程：一般短期内出现的肿块并有红肿痛症状的多为炎症病变，发现时间较长又无明显症状的大多为肿瘤。

2.自己观察、触摸：可以对着镜子自行观察并用手触摸肿块。观察中注意肿块的位置、大小、颜色、有无搏动。肿块如果位于颈前下方，首先要考虑甲状腺肿瘤；肿块位于颌下应该考虑颌下腺肿瘤或淋巴结；肿块位于耳周下方区域则考虑为腮腺肿瘤；肿块位于颈前部下方锁骨上的一般为转移的淋巴结。在观察的过程中用手触摸颈部，一般从上到下、由内向外、由浅至深，摸到肿块时要注意肿块部位、大小、数目、活动或固定、坚硬或软、有无压痛、表面光滑或高低不平。良性肿瘤多为肿块可活动，质地较软，表面光滑，恶性肿瘤多为肿块较固定，质地坚硬，表面常高低不平。

甲状腺肿瘤在临床上较为常见，尤其是女性。因此下面以甲状腺为例介绍甲状腺肿瘤的自查方式。甲状腺是位于脖子前面，喉结下方的一个小的器官，左右各一，呈椭圆形。甲状腺是体内最大的内分泌腺体，能合成并分泌一组甲状腺激素。甲状腺激素是不可缺少的激素，对机体的各种代谢起着重要的作用。正常的甲状腺既薄又软，看不见也摸不着。只有出现肿胀，才能在衣领部位，也就是在颈前中段触摸到肿块，并且肿块有个特点就是可以随着吞咽动作上下移动，当发现肿块后，可以按以下方式进行初步的诊断：

(1)肿块形状：外形如果似蝴蝶，多见于地方性甲状腺肿、甲状腺炎及部分甲状腺机能亢进；如果甲状腺某个部位出现圆形肿块，多见于甲状腺囊肿、甲状腺瘤、甲状腺癌。

(2)肿块大小、光滑度和软硬度：用拇指和食指仔细触摸肿块表面，肿块弥漫性肿大、表面光滑、质地软多为地方性甲状腺肿；表面不光滑的，则有甲状腺炎的可能。单发的、质地软、光滑的多为良性肿瘤，如甲状腺腺瘤、囊肿；单发的、质地硬、表面高低不平的，应疑为甲状腺癌。

(3)肿块生长速度：地方性甲状腺肿增长缓慢，病程长达数年之久；良性肿瘤及囊肿的病程可能数月至数年；而甲状腺癌的肿块增长较快，常短期内明显增大。

(4)是否触及淋巴结:在甲状腺周围如果触摸到质地较硬的淋巴结,应高度怀疑为甲状腺癌伴有局部淋巴结转移。

二、乳房肿块

上帝为女人创造了美丽的乳房,女性都应该珍惜和爱护它们。研究发现,女性乳房疾病的发病率正在逐年升高。女性朋友如果能够掌握必要的自检方法,就能及早发现乳房的细小病变,以便及时诊治。

自我检查乳腺最好在月经结束1周后进行,此时乳腺比较松软,乳腺组织较薄,容易发现病变。自我检查时,可以面对大镜子,平视,裸露上身端坐或站立。

第一是看,两手叉腰或两手在颈后交叉,当背部后伸时,容易发现乳房皮肤内陷的改变。看一下自己的乳房对称不对称,然后看看外形有没有改变,比如说皮肤有没有凹陷或局部隆起来,或者乳头有没有溢液(就是乳头的部位有没有流什么液体出来)。乳房有病时,乳头可出现内陷、回缩、抬高,挤压乳房,乳头可流血性或褐色、暗红色、淡黄色液体,乳头、乳晕的表皮可有脱屑、潮红、糜烂,两侧乳房的大小可不一致等。

第二是查,通过指腹检查,右手查左侧的乳房,沿着顺时针方向,从外到内,逐步向乳头方向,一圈一圈直至查到乳头的位置。到了乳头这个地方要轻轻挤压一下,不要太用力,观察有无乳头溢液。触诊完了以后,躺在床上按上述方法再查一遍,因为站立位和躺着的位置是不一样的。有些女性乳房比较丰满,躺着更容易发现问题。所以,躺着、站着,对比触摸更容易发现病变。

第三是再查腋窝,右手查左边腋窝,四个角都要摸到,内侧、上侧还有外侧,整个角度都要摸。然后再摸一下锁骨上,看看有没有淋巴结。

如发现乳房有肿块、乳房疼痛、乳头有溢液,尤其是血性溢液,或是乳房轮廓有改变,或者是腋下发现肿块,不要掉以轻心,应及时去医院检查。

三、胃肠不适

胃肠道疾病是生活中最常见的疾病,特别是生活在都市的人们,常因饮食不规律、生活节奏快、压力大等因素,而出现胃肠不适。俗语有“十人九胃病”之说,常表现为慢性结肠炎、老胃病、长期腹泻、消瘦、食欲不振、消化道溃疡等肠胃疾病。大家都知道胃肠病的危害性,及时了解和检查对患者是很重要的。那么,胃肠病的一些自检方法是什么呢?

胃肠道疾病种类很多,常常由于症状不典型而被人们忽视,要注意体会、自检,尽早发现胃肠疾病,及时治疗。

1.进食时有胸骨后受阻、停顿、疼痛感,且时轻时重。这往往提示可能患有食管炎、食道憩室或食管癌早期。

2.饭后饱胀或终日饱胀,嗳气但不反酸,胃口不好,体重逐渐减轻,面色轻度苍白或发灰。这种情况要考虑慢性胃炎,特别是慢性萎缩性胃炎、胃下垂。

3.饭后中上腹痛,或有恶心、呕吐、积食感,这些症状可能已经很久;疼痛有规律,如受凉、生气、吃了刺激性食物后发作。这种情况可能是胃溃疡。

4.经常在饭后2小时左右出现胃痛,甚至半夜疼醒,吃点东西可以缓解,常有反酸现象。

秋冬季节容易发作，疼痛在上腹偏右，有节律。这类情况可能患有十二指肠溃疡或十二指肠炎症。

5. 饭后腹部胀痛，常有恶心、呕吐，偶可呕血，过去有胃病史近来加重，或过去无胃病近期才出现，且伴有贫血、消瘦、不思饮食，在脐上或心口处摸到硬块。这种情况应高度警惕，因为有可能是胃癌。

6. 饮食不当或受凉后发生腹痛、腹泻，可伴有呕吐、畏寒发热。这种情况可能是急性胃肠炎、急性痢疾。

7. 饭后立即腹泻，吃一顿泻一次，稍有受凉或饮食不当就发作。也有可能时而腹泻，时而便秘，腹泻时为水样，便秘时黏液较多，有时腹胀有便意而上厕所又无大便，数年不见消瘦。这种症状常见于过敏性肠炎。

8. 稍吃辛辣油腻、生冷食物，饮酒，或一进餐即会腹泻，有的在腹泻时或腹泻前伴有腹痛、肠鸣，腹泻后腹痛感会减轻，则可能是肠道功能紊乱。

9. 吃了油腻食物后右上腹胀痛并放射到右侧肩部的，可能是患了胆囊炎或胆石症，尤其是喜食油腻食物、肥胖、不吃早餐的人更要注意。

10. 除了上述情况外，需要特别注意的一点就是要注意观察大便情况，通过对大便的观察常可发现结直肠癌。比如大便次数增多或出现便秘，或便秘和腹泻交替出现，排血便、黏液血便，大便变细，这些都是结肠癌常见的早期表现。

胃肠疾病种类多，以上是临床上较常见的疾病，如果发现自己的身体有什么不适，一定要注意及时检查，这样才会及时地发现自己的身体是否健康。

（洪黎清）

洪黎清，男，副主任医师，南安市医院副院长。1993 年毕业于福建医科大学临床医学系，2008 年晋升副主任医师。任福建医学会外科学会委员、泉州市抗癌协会第五届理事会委员。主要从事普外科诊疗和研究工作，积累了较多的病例和临床工作经验。近年来在国内核心期刊上发表论文 2 篇，省级期刊 4 篇。2011 年获南安市人民政府先进工作者称号，2012 年获印尼艺成基金奖励。承担泉州市科研课题 1 项，参加泉州市课题 1 项、南安市科研课题 1 项。

第九章　妇科常识

第一节　女性生殖系统解剖

身为女性，你了解自己的生殖器官吗？女性生殖器可分为外生殖器和内生殖器两部分。女性外生殖器是指生殖器的外露部分，位于两股内侧间，前为耻骨联合，后为会阴，包括阴阜、大阴唇、小阴唇、阴蒂和阴道前庭，统称为外阴。女性内生殖器包括阴道、子宫、输卵管和卵巢。

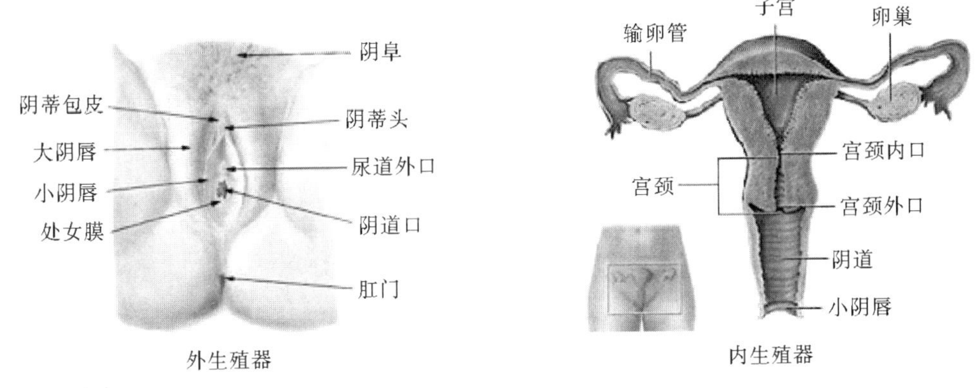

外生殖器　　内生殖器

第二节　功能性子宫出血

一、功能性子宫出血的定义

功能性子宫出血简称功血，是妇科常见病之一。是指内外生殖器官无明显的器质性疾病，异常的子宫出血是由神经内分泌系统调节紊乱而引起。主要表现为月经周期不规律、月经量过多、经期延长等，可导致贫血、继发生殖道感染、不孕、焦虑、抑郁等疾病，直接影响到妇女的生殖健康。

二、功能性子宫出血的病因

包括精神过度紧张、应激、恐惧、忧伤、环境和气候改变，以及全身性疾病、长期过劳或营养不良、贫血及代谢紊乱、甲状腺和肾上腺皮质功能异常，多囊卵巢综合征、产后和流产后均可引起下丘脑—垂体—卵巢轴功能调节异常而导致月经失调或持续无排卵。

三、功能性子宫出血的分类

根据卵巢功能状态不同，功血可分为无排卵型功血和有排卵型功血。青春期功血和更年期功血一般多为无排卵型功血。有排卵型功血分为黄体发育不全(黄体功能不全)功血、黄体萎缩不全功血、排卵型月经过多和排卵期出血，多发生在育龄期，尤其是在流产后、产后。

四、功血的临床表现

1. 青春期功血：表现为青春期少女月经紊乱，经期长短不一，经量或多或少，有时甚至会大量出血。

2. 围绝经期功血：表现为绝经前妇女常有数周或数月短期闭经后，继而大量或长时间子宫出血。

3. 排卵型功血：多发生于生育年龄妇女，患者有排卵，但黄体功能异常。分为黄体功能不足和子宫内膜不规则脱落(又称黄体萎缩不全)。黄体功能不足常表现为月经前期少量阴道出血，月经周期可缩短或正常，有时月经周期虽在正常范围内，但卵泡期延长，黄体期缩短。黄体萎缩不全则表现为月经量增多和经期延长，可长达8～10天，月经后持续少量出血，月经周期可正常。黄体功能不正常导致患者不易受孕或孕早期流产。

五、功血的治疗原则

治疗原则为止血、调经、恢复健康和防止复发。根据年龄、病情、子宫内膜病理检查结果和有无生育要求等因人而定。

1. 青春期功血：止血、调经，促进下丘脑—垂体—卵巢功能轴周期性调节的建立及卵巢排卵。

2. 围绝经期功血：止血、调经，防止子宫内膜癌变，近绝经期妇女可诱导闭经。

3. 生育年龄功血：止血、调经，无排卵者促排卵，有生育要求者给予指导，以增加妊娠及减少流产的机会。

六、功血的止血方法

1. 一般止血药

常用的止血药有维生素 K_4、维生素 K_1、止血芳酸、止血环酸、止血敏等。

2.诊断性刮宫(简称诊刮)

适用于药物治疗无效或大量出血的已婚患者,尤其是围绝经患者,既可快速有效地止血,又起到诊断目的。未婚的青春期患者一般不行诊刮,可采用药物性刮宫(黄体酮 10～20 mg 肌内注射,每天一次,共 5 天,停药 3～7 天后会有撤退性出血),但对于贫血较重患者不适用。个别未婚患者,若出血量多,保守治疗效果不佳,B 超可疑有子宫内膜疾患,征得本人及家属同意后可行诊刮。

3.性激素止血法

应遵循个体化治疗原则,尽可能使用最低有效剂量。不要随意加用、减用或停药引起医源性出血。具体用法如下:

(1)雌激素内膜生长法:使内膜修复止血,主要用于青春期功血。目前多选用结合雌激素 2.5～3.75 mg,或戊酸雌二醇(补佳乐)6～8 mg,每 6～8 小时一次,血止后每 3 日递减 1/3量直至维持量,结合雌激素 0.625～1.25 mg/d,戊酸雌二醇 2～4 mg/d。一般至止血后 20 天停药,贫血者可适当延长使用时间。停药前 7～10 天应加用孕激素(醋酸甲羟孕酮 10 mg,每日一次),使子宫内膜转化为分泌期。雌孕激素同时撤退,有利于子宫内膜同步脱落,一般在停药 3～7 天发生撤药性出血。

(2)孕激素内膜脱落法(又称"药物性刮宫"):适用于体内有一定水平雌激素的患者,因近期停药会有撤退性出血,故不适用于严重贫血者。可给黄体酮(10～20 mg/d)×5 天,肌注;或醋酸甲羟孕酮(6～10 mg/d)×7～10 天,口服。

(3)孕激素内膜萎缩法:适用于子宫内膜单纯性或复杂性增生的患者或合并严重性贫血的功血患者。可使用炔诺酮(妇康片)5～7.5 mg、甲地孕酮(妇宁片)4 mg、醋酸甲羟孕酮 8～12 mg 等,连续用药 21 天,停药后 3～7 天发生撤药性出血。

(4)雄激素:可给丙酸睾丸酮(25～50 mg/d)×3 天。

第三节　痛经

一、痛经的定义

痛经为妇科最常见的症状之一,指行经前后或月经期出现下腹部疼痛、坠胀,伴有腰酸或其他不适,症状严重影响生活质量。痛经分为原发性和继发性两类,原发性痛经是指生殖器官无器质性病变的痛经,继发性痛经是指盆腔器质性疾病引起的痛经。

二、痛经的临床表现

主要特点表现为:(1)原发性痛经在青春期多见,常在初潮后 1～2 年内发病。(2)疼痛多自月经来潮后开始,最早出现在经前 12 小时,以行经第 1 日疼痛最剧烈,持续 2～3 日后缓解。疼痛常呈痉挛性,通常位于下腹部耻骨上,可放射至腰骶部和大腿内侧。(3)可伴有恶心、呕吐、腹泻、头晕、乏力等症状,严重时面色发白、出冷汗。(4)妇科检查无异常发现。

三、痛经预防与治疗

1. 一般治疗

应重视精神心理治疗，阐明月经时轻度不适是生理反应，消除紧张和顾虑有缓解效果。月经期要避免剧烈的体育活动和游泳并注意经期卫生。疼痛不能忍受时可辅以药物治疗。

2. 药物治疗

布洛芬 200～400 mg，每日 3～4 次，或酮洛芬 50 mg，每日 3 次，月经来潮即开始服药，连服 2～3 日。

四、痛经的预防保健

1. 饮食均衡，避免过甜或过咸的食物，多吃蔬菜、水果、鸡肉、鱼肉，少量多餐。
2. 注意并讲究经期卫生，消除对月经的紧张、恐惧心理，解除思想顾虑，心情要愉快。
3. 应避免咖啡、茶、可乐、巧克力，因其中所含的咖啡因可促成月经期间的不适。
4. 月经期间容易出现水肿，应禁酒。
5. 勿使用利尿剂。
6. 保持身体暖和将加速血液循环，松弛肌肉；多喝热的药草茶或热柠檬汁，也可在腹部放置热敷垫或热水袋。
7. 加强体育锻炼，尤其是体质虚弱者，可练习瑜伽操。
8. 补充矿物质，如钙、钾及镁，能缓解经痛。
9. 积极治疗慢性疾病。

第四节　外阴阴道念珠菌病

一、外阴阴道念珠菌病的定义

外阴阴道念珠菌病（VVC）曾称为霉菌性阴道炎，是念珠菌感染外阴阴道所致的疾病，其病原菌是以白假丝酵母菌为主的酵母菌。

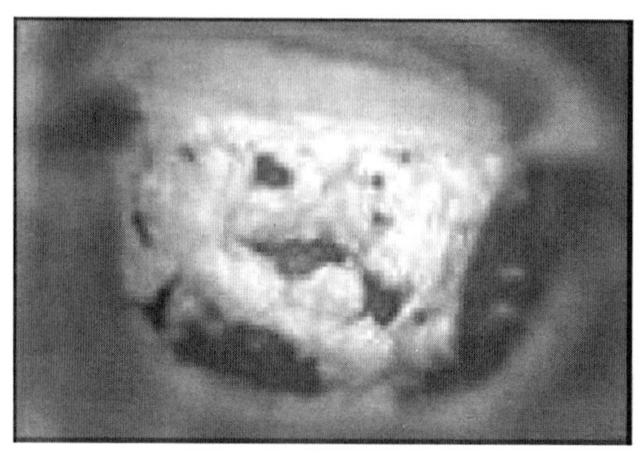

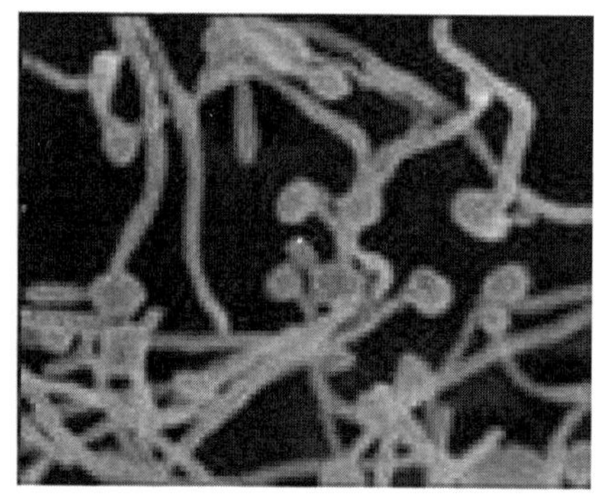

二、VVC 的分类

VVC 分为单纯性 VVC 和复杂性 VVC。单纯性 VVC 是指正常非孕宿主发生的散发由白假丝酵母菌所致的轻度 VVC。复杂性 VVC 包括复发性 VVC、重度 VVC、妊娠 VVC、非白假丝酵母菌所致的 VVC 或宿主为未控制的糖尿病、免疫力低下者。

三、VVC 临床表现

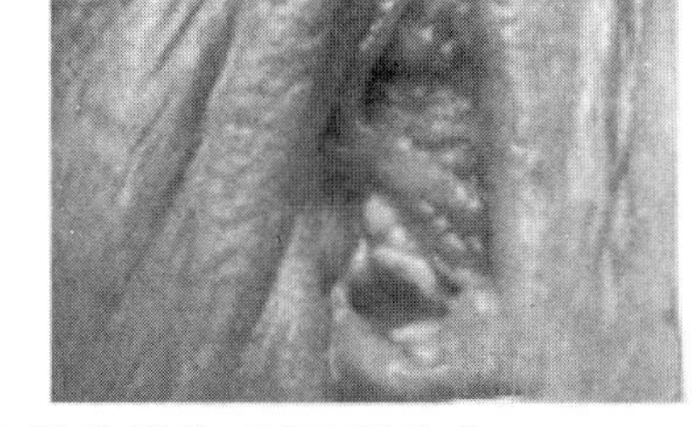

瘙痒和白带增多是外阴阴道念珠菌病的常见症状，但两者均不是外阴阴道念珠菌病的特异症状，其中外阴瘙痒最为常见，白带增多并未在所有的患者症状中出现。常在月经前一周内发病。典型的白带为白色豆渣样，也可为水样稀薄白带。

检查见外阴潮红、水肿，可见抓痕或皲裂，小阴唇内侧及阴道黏膜附着白色膜状物，阴道内可见较多的白色豆渣样分泌物，可呈凝乳状。

四、VVC 的治疗

根据 VVC 类型不同选择治疗方案。

1. 单纯性 VVC

首选阴道用药，下列方案任选一种。

(1)咪康唑栓 200 mg，每晚一次，共 7 天。

(2)克霉唑栓 100 mg，每晚一次，共 7 天。

(3)制霉素片 50 万 U，每晚一次，共 14 天。

必要时口服用药：(1)伊曲康唑 200 mg，2 次/天，共 1 天。(2)氟康唑 150 mg，顿服，共 1 次。

2. 重度 VVC

首选口服用药，症状严重者局部用低浓度肾上腺糖皮质激素软膏或唑类霜剂。口服用药：(1)伊曲康唑 200 mg，2 次/天，共 2 天。(2)氟康唑 150 mg，顿服，3 天后重复 1 次。阴道用药：应在治疗单纯性 VVC 方案基础上延长疗程。

3. 妊娠期 VVC

早孕期权衡利弊慎用药物。选择对胎儿无害的唑类阴道用药，而不选用口服抗真菌药物治疗。治疗方案同单纯性 VVC。

4. 复发性 VVC

治疗原则包括强化治疗和巩固治疗。根据培养和药敏试验选择药物。在强化治疗达到真菌学治愈后，给予巩固治疗至半年。

强化治疗：口服或局部用药方案任选一种。

口服用药：(1)伊曲康唑 200 mg，2 次/天，2～3 天。(2)氟康唑 150 mg，顿服，3 天后重复 1 次。

阴道用药：(1)咪康唑栓 200 mg，每晚一次，共 7～14 天。(2)克霉唑栓 100 mg，每晚一次，共7～14天。

第五节　滴虫性阴道炎

一、滴虫性阴道炎的概念

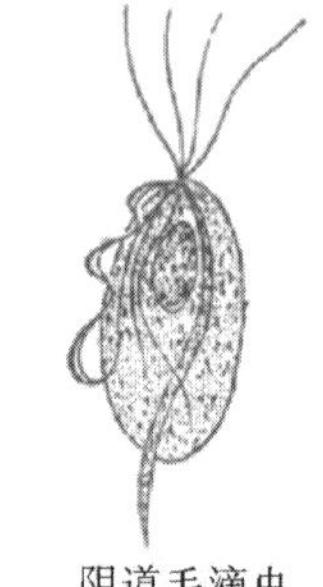
阴道毛滴虫

滴虫性阴道炎由阴道毛滴虫引起，滴虫在碱性环境中生存力较强，月经前后，隐蔽在腺体及阴道皱襞中的滴虫常得以繁殖，引起炎症发作。借性交直接传播，借公共浴池、浴盆、浴巾、游泳池、厕所、衣物、医疗器械等间接传播。本病有特效药物治疗，治愈率高。

二、滴虫性阴道炎临床表现

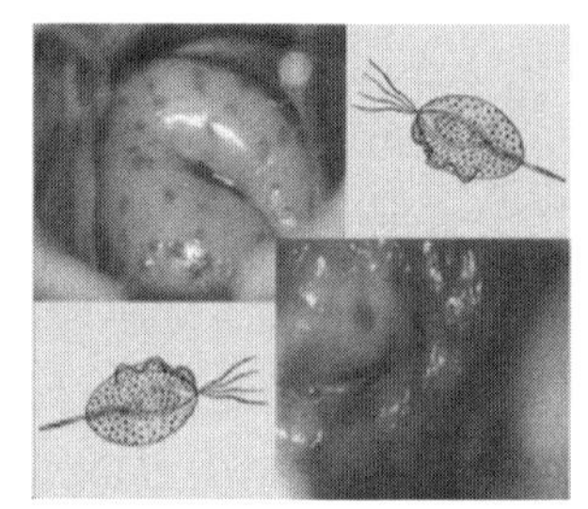

主要为外阴瘙痒和阴道分泌物增多，白带呈灰黄色稀薄泡沫状。外阴瘙痒的主要部位为阴道口及外阴，或有灼热、疼痛和性交痛，若尿道口感染，可有尿频、尿痛，有时可见血尿。在混合其他细菌感染时，分泌物呈脓性，可有臭味。阴道黏膜充血，有散在红色斑点，黏膜乳头增生，呈杨梅状。

三、滴虫性阴道炎的预防与治疗

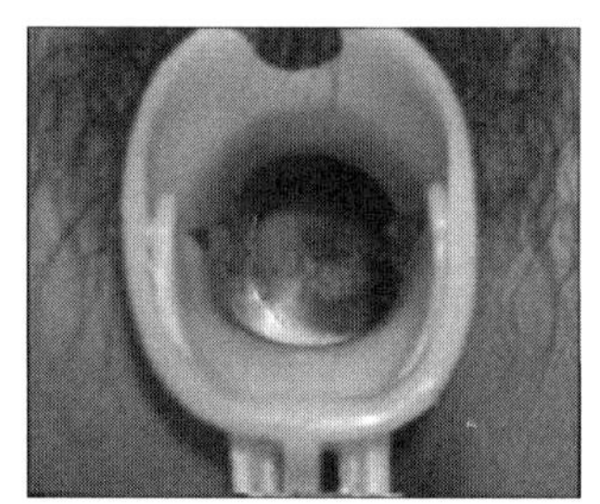

注意个人卫生，避免交叉感染。性伴侣必须同时治疗。内裤及洗涤用具应经常曝晒。

1. 全身治疗为主，首选治疗方案：甲硝唑2 g，或替硝唑2 g单次顿服。次选方案：甲硝唑200 mg口服，3次/日，共7天。

2. 局部用药为辅助治疗：用1%的乳酸液或0.5%的醋酸液或1∶5 000高锰酸钾溶液冲洗外阴及阴道，将甲硝唑200 mg放置阴道内，每晚一次，10次为一个疗程。

第六节　慢性子宫颈炎

一、慢性子宫颈炎的概念

慢性子宫颈炎是育龄妇女最为常见的疾病，是由病原体侵入宫颈柱状上皮所覆盖的部分，潜藏于皱襞中而形成的慢性感染。

二、慢性子宫颈炎的临床表现

常见症状为白带增多和下腹或腰部疼痛，若炎症向宫旁播散时，可以出现泌尿系统症状、痛经和性交痛。根据病理改变，慢性宫颈炎可分为下列几类：

1.宫颈糜烂

根据糜烂面的大小可分为三度：轻度，糜烂面积占整个宫颈面积的1/3以内；中度，糜烂面积占整个宫颈面积的1/3～2/3；重度，糜烂面积占整个宫颈面积的2/3以上。

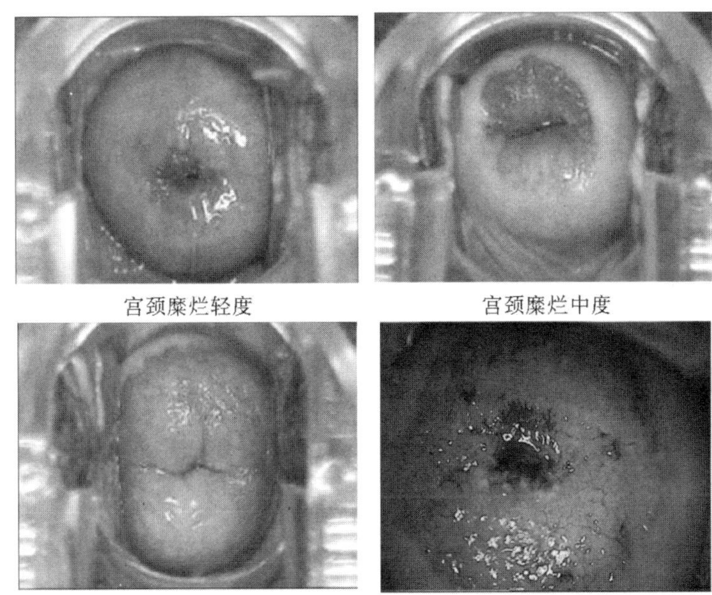

宫颈糜烂轻度　宫颈糜烂中度

宫颈糜烂重度　宫颈糜烂重度、触血

2.宫颈肥大

宫颈组织长期的充血、水肿，腺体和间质的增生及腺体中黏液潴留形成囊肿，使宫颈呈不同程度的肥大(常常大于4 cm)，并随着纤维结缔组织的增生，宫颈的硬度也随之增加。

3.宫颈息肉

慢性炎症的长期刺激使宫颈管的黏膜自基底层增生，增生的黏膜向颈管外口突出而形成息肉。色红、质软，一个或多个不等。由于存在慢性炎症，故摘除后常复发。

4.宫颈腺体囊肿

由于慢性炎症阻塞宫颈腺管口，腺体分泌物潴留而形成囊肿。

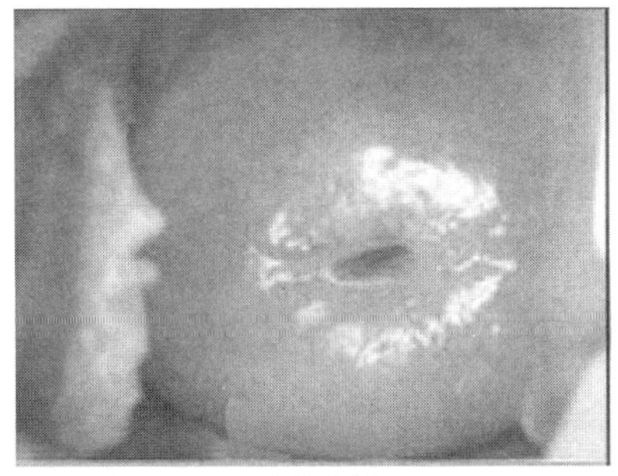

正常宫颈

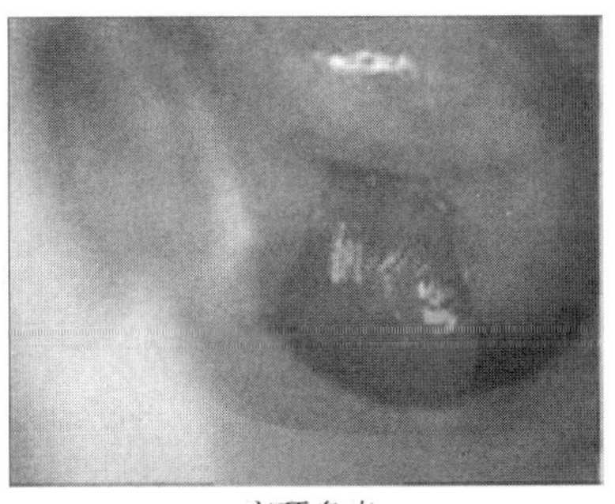

宫颈息肉

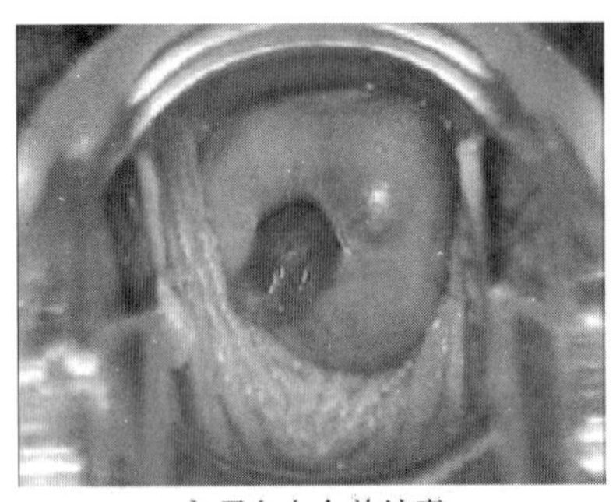
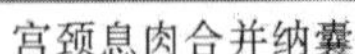

宫颈息肉合并纳囊

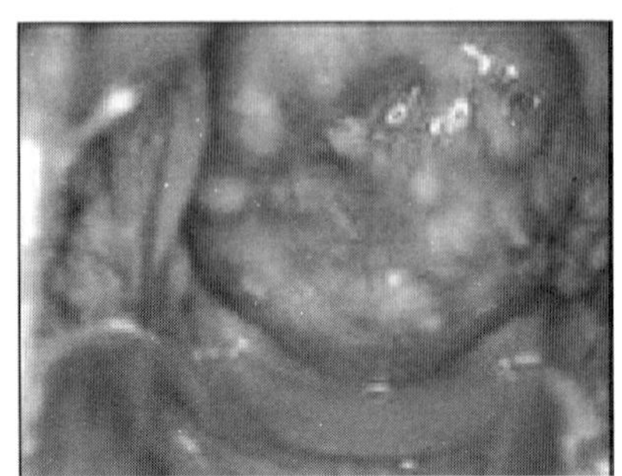

宫颈纳囊

三、慢性子宫颈炎的治疗

慢性宫颈炎在治疗前应先做宫颈刮片，排除早期宫颈癌，以免将早期癌误诊误治。主要以局部治疗为主。

1.电熨：在月经干净后3～7天进行治疗。电熨后创面可涂以10%甲紫或呋喃西林。

2.冷冻：用快速降温的冷冻头接触病变组织，达到－40～－45 ℃的低温，使局部组织冻伤、变性和脱落。

3.激光或微波代替电熨或冷冻法，其愈合过程较电熨略短。

4.手术疗法

(1)子宫颈锥形切除术：有子宫颈旧裂、外翻、重度糜烂，或肉眼可疑癌变而得不到刮片或切片的证实时，均可做锥形宫颈切除，再送病理检查。(2)宫颈息肉摘除术：摘除息肉后做宫颈管搔刮术(刮出物送病理检查)，并以20%硝酸银及盐水拭擦颈管，减少复发。宫颈肥大无症状者可不治疗，宫颈腺囊肿可以刺破或用二氧化碳激光或红外线光疗。

四、女性常见妇科炎症的预防

要预防妇科炎症必须做到：

1.注意个人卫生和性生活卫生，养成良好的卫生习惯，避免不洁性交。

2.提倡淋浴，最好改坐式便盆为蹲式。

3.尽量少穿紧身内裤、牛仔裤或质量低劣的裤类，不穿尼龙或类似织品的内裤，穿棉制品，衣着宽大松软；洗涤时不要与其他衣物(尤其袜子)混洗，洗后应及时晒干，不应阴干；新买衣裤应先洗涤后再穿；不互相借用内裤、浴巾和游泳衣。

4.积极治疗糖尿病、蛲虫病、过敏及瘙痒性疾病、肝肾疾病及贫血等。

5.加强体育锻炼，饮食应有足够营养及维生素，纠正偏食及不正常饮食习惯。

6.避免高度精神紧张及精神刺激，保持乐观情绪及充足睡眠。

7.落实计划生育，减少人流次数。

8.老公有包皮过长者应尽早手术治疗。

第七节　子宫肌瘤

一、子宫肌瘤的类型及临床表现

子宫肌瘤为女性生殖器中最常见的良性肿瘤，由子宫平滑肌和少量纤维结缔组织增生而成，又称子宫平滑肌瘤。子宫肌瘤根据发生部位分为宫体肌瘤和宫颈肌瘤；宫体肌瘤又根据肌瘤发展与子宫肌壁的关系分为肌壁间肌瘤、浆膜下肌瘤和黏膜下肌瘤。多数无明显症状；可有月经改变，经期延长，经量增多，不规则阴道出血，多见于黏膜下或突向黏膜的壁间肌瘤；根据肌瘤生长部位可出现膀胱或直肠压迫症状；其他可出现下腹坠胀、腰酸和白带增多。

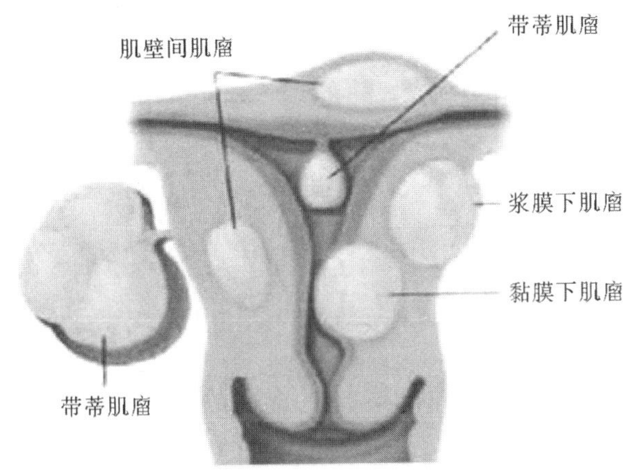

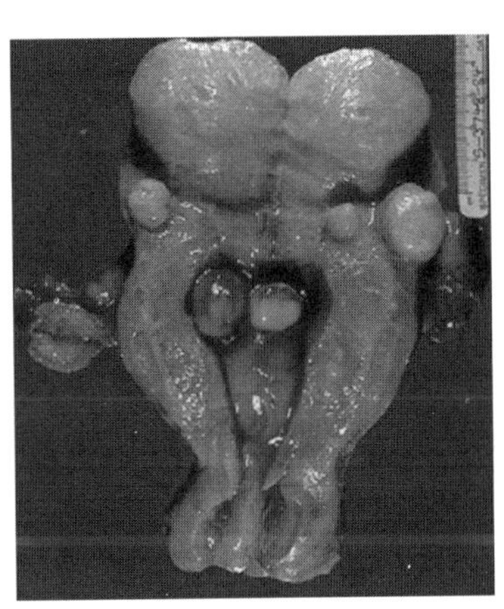

二、子宫肌瘤的治疗

根据患者的年龄、生育要求、症状及肌瘤的数量、大小和部位等情况，进行全面的考虑。治疗包括随访观察、药物控制和手术治疗三种。

1. 随访观察

适合年龄接近绝经期，子宫小于10孕周妊娠子宫，无明显症状者。等待绝经后肌瘤自然萎缩，每3～6个月复查一次，观察肌瘤增长情况，不做特殊处理，如发现肌瘤增大或有月经增多趋势，可进一步治疗。

2. 药物控制

适于年近绝经期，有月经紊乱或经量增多，但因其他原因不宜手术，经内膜病检除外恶变者。(1)雄激素：可对抗雌激素，使内膜萎缩，减少出血量。但为避免男性化，每月剂量不宜超过300 mg。(2)米非司酮：10～12.5 mg/d，口服，用于术前或提前绝经用。(3)孕三烯酮：具有较强的抗孕激素和抗雌激素活性，又有弱的雌激素和雄激素作用，2.5 mg一次，每周两次。(4)促性腺激素释放激素激动剂：一般作为术前辅助治疗，使肌瘤缩小后再手术，可减少术中出血量。

3. 手术治疗

(1)肌瘤挖除术:可保留生育功能,浆膜下肌瘤可经腹或腹腔镜下行肌瘤挖除,黏膜下肌瘤可经阴道或宫腔镜下切除。(2)子宫切除术:肌瘤较大,症状明显,无生育要求,或怀疑恶变者。术前需行宫颈细胞学检查、内膜活检除外恶性病变,年轻患者可保留宫颈。卵巢保留与否尚无统一意见,一般而言,小于 40 岁应尽力保留双侧卵巢,大于 50 岁者,可予切除,如尚有正常月经,可保留。

手术指征:(1)子宫大于 10 周妊娠大小;(2)月经过多伴贫血;(3)有膀胱、直肠压迫症状或肌瘤生长快;(4)绝经期肌瘤仍增大;(5)蒂扭转;(6)因子宫肌瘤导致不孕;(7)保守治疗失败等。

第八节　子宫颈癌

一、子宫颈癌概述

子宫颈癌是最常见的妇科恶性肿瘤。原位癌高发年龄为 30～35 岁,浸润癌为 50～55 岁。近 40 年由于宫颈细胞学筛查的普遍应用,宫颈癌和癌前病变得以早期发现和治疗。宫颈癌的发病率和死亡率已有明显下降。

二、与宫颈癌有关的危险因素

目前,病因尚未完全明了,可能与以下因素有关:

(1)性行为及分娩次数:性活跃、初次性生活小于 16 岁、早年分娩、多产等,与宫颈癌发生密切相关。

(2)病毒感染:高危型 HPV(高危型人乳头瘤病毒)感染是宫颈癌的主要危险因素。90%以上宫颈癌患者都能发现高危型 HPV 感染。世界卫生组织及国际癌症研究中心均确认高危型 HPV 持续感染是宫颈癌发病的主要原因。定期进行 HPV 检查,长期跟踪 HPV 感染情况,在细胞未发生病变时进行合理的干预,能及时有效地预防宫颈癌的发生。宫颈癌是目前唯一病因明确,可以及早发现并预防的癌症。从未接受过 HPV 基因检测的女性首次检测呈阴性,第二年复查仍为阴性时,可将常规 HPV 检测延长至三年一次。

(3)吸烟可增加感染 HPV 效应。

三、宫颈癌的临床表现

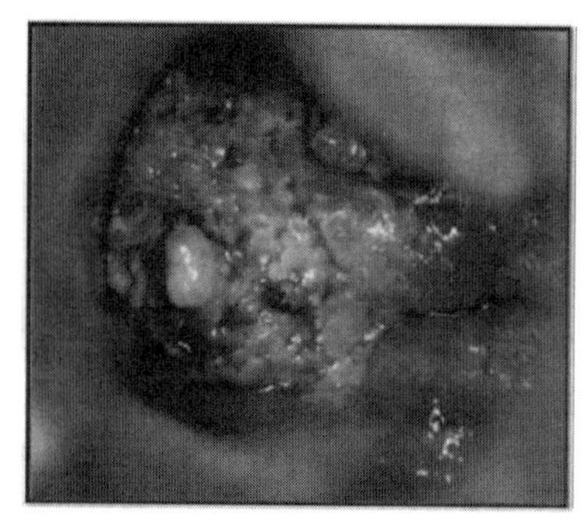

晚期宫颈癌

较早的症状有接触性出血(性交或阴道检查后)、绝经后间断少量出血或血性白带。随着癌症的发展,症状可表现为阴道流血、分泌物增多及疼痛。癌组织向周围组织侵犯,如膀胱或直肠,可出现尿血、便血及大小便困难,或侵犯神经引起腰骶、腹部或下肢痛。晚期则可出现继发感染、贫血及恶病质。早期宫颈的视诊及触诊都可无异常,或表现为糜烂,可见表浅溃疡或乳头状突起,触之易出血;

发展较明显时，可见菜花样结节或溃疡、空洞，癌组织脆、硬，易脱落出血。有宫旁转移时，可触及宫旁增厚、变硬或肿物。有阴道转移时，可见阴道表面不平，硬、脆，弹性减退，触诊易出血。

四、宫颈癌的诊断

1. 宫颈刮片细胞学检查

即刮取宫颈移行带区的细胞进行细胞学检查，方法有巴氏分类法和 TBS 分类法，现 TBS 分类法正逐渐取代巴氏分类法。在 TBS 分类中有上皮细胞异常或巴氏Ⅲ级及以上时需进行宫颈的活组织检查。

宫颈癌最佳筛查方法

医生取材HPV检测+液基细胞学检查(TBS分类)

HPV(−) 细胞学(−) → 随访(次/3~5年)

HPV(+) 细胞学(−) → 随访(次/年)；HPV(+) 细胞学(−) ⇢ 阴道镜检查/多点活检+病理检查

HPV(−) 细胞学(+) → 阴道镜检查/多点活检+病理检查

HPV(+) 细胞学(+) → 阴道镜检查/多点活检+病理检查

阴道镜检查/多点活检+病理检查 (−) → 随访(次/年)

阴道镜检查/多点活检+病理检查 (+) → 相应治疗

2. 阴道镜检查

宫颈刮片细胞学检查巴氏Ⅲ级以上、TBS 法鳞状上皮内病变及肿瘤固有荧光检查阳性者，应通过阴道镜的放大作用，寻找宫颈表面的可疑组织，提高活检的准确率。

3. 宫颈活组织检查

对于宫颈有明显病灶者可直接钳取，注意避开坏死组织钳取新鲜组织。对于宫颈病变不典型的可借助于碘试验、醋酸白试验和阴道镜检查协助确定可能的病变范围进行取材活检。无辅助手段时可在鳞柱交接部的 3、6、9、12 点进行活检。若宫颈刮片阳性而宫颈表面光滑或活检阴性，应刮取宫颈管内膜组织送检。

4. 宫颈锥切

对于宫颈刮片多次阳性而活检阴性，或活检为原位癌需要进一步检查有无间质浸润时可行锥切术。宫颈锥切包括常规手术切除、LEEP 技术或冷凝刀切除。

五、宫颈癌的治疗原则

(1)癌前病变的治疗：对于轻度及中度不典型增生，常用电烙、冷冻、激光、锥切等治疗。对重度不典型增生的处理应与原位癌相同，采用锥切或全子宫切除术，治疗前需先除外浸润癌。

(2)手术治疗：手术治疗限于早期宫颈癌(0 期～Ⅱ$_a$ 期)，Ⅱ$_b$ 期以上有明显宫旁浸润者不宜采用手术治疗，应给予放射治疗。

(3)放射治疗：放射治疗可用于各期子宫颈癌。对于Ⅰ期及Ⅱ$_a$ 期的疗效与手术治疗相似，Ⅱ$_b$ 期以上的患者由于不宜手术治疗而更适合采用放射治疗。

(4)其他治疗方法包括化学药物治疗及中医中药治疗,目前均为手术及放射治疗的辅助治疗法。

六、宫颈癌的预防

(1)普及防癌知识,开展性卫生教育,提倡晚婚少育。

(2)重视高危因素及高危人群,有异常病状者及时就医。

(3)积极治疗性传播疾病,早期发现及诊治 CIN(宫颈癌前病变),阻断宫颈浸润癌发生。

(4)健全及发挥妇女防癌保健网的作用,开展宫颈癌筛查,做到早发现、早诊断、早治疗。

(5)保持开朗、乐观的心态,养成良好的生活习惯,有利于提高免疫力,预防疾病。

(黄东红)

黄东红,南安市医院妇产科主任,副主任医师,兼任泉州市医学会妇产科分会常务委员、泉州市医学会围产医学分会常务委员、南安市围产协作组副组长。从事妇产科临床工作 25 年,有丰富的妇产科专业理论知识和临床经验,曾于 1994 年在福建省立医院进修妇产科一年。擅长妇科肿瘤、宫颈疾病、高危妊娠的诊断与处理等。多次被评为市卫生局及医院先进个人。

第十章　小儿养护

第一节　小儿健康常识

"一切为了孩子,为了孩子一切,为了一切孩子。"江泽民说过:"孩子是国家未来,国家发展的前提。"小儿时期的机体最易受病魔的侵害。祝愿每位父母,懂得小儿疾病的防护;既要善于保护孩子的健康,又能精于家庭护理。

一、小儿保健

1.小儿补钙

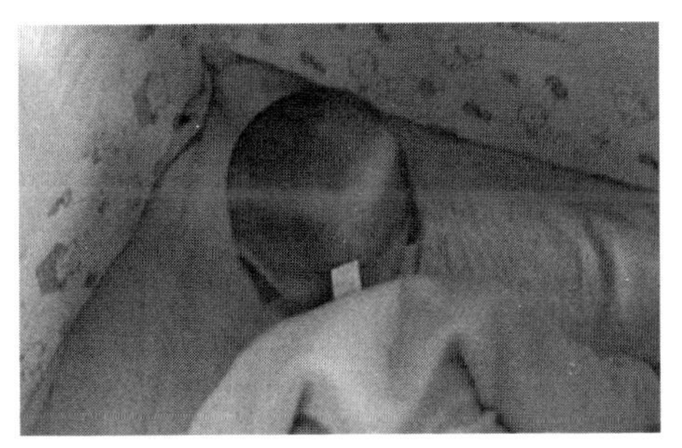

需不需要给婴幼儿补钙,不同的国家和地区的医生有不同的要求。有的家长误解了钙的作用,以为单纯补钙就能给孩子补出一个健壮的身体,把钙片作为"补药"或"零食"长期给孩子吃,这是错误的。营养学家指出,只要坚持平衡膳食的原则,如每天喝1～2杯牛奶,再加上蔬菜、水果和豆制品中的钙已经足够满足人体所需,就不必另外再补充钙片。如果盲目给孩子吃钙片,反而可能造成体内钙含量过高。

国外的研究表明,儿童长期吃钙过多会使血压偏低,增加日后患心脏病的危险。眼内房水中的钙浓度过高,可能沉淀为晶体蛋白聚合,引起白内障;尿液中钙浓度过高,在膀胱中容易形成结石,给尿路埋下隐患。如果同时摄取较多维生素D,肝、肾等重要的生命器官都会像骨骼一样"钙化",后果非常严重。另外,体内钙水平升高,可能抑制肠道对锌、铁、铜等元素的吸收,孩子易患微量元素缺乏症。因此,家里的孩子是否需要补钙,到底要补多少,还是要请儿科医生指导,决不可滥补。

2.小儿饮食不宜

(1)油炸食物:如油饼、油条、炸糕、炸鱼、炸肉、炸鸡蛋等。这是因为食物经高温油炸后,营养素被破坏。此外,油炸食品不易消化。(2)肥肉、有很多奶油的蛋糕、过黏的食物等。这是因为小儿的消化能力弱,吃了容易得胃肠病,而过甜的食物会影响食欲。(3)整粒的食物:如花生、瓜子等。这是因为这些食物给小儿吃时,如不慎会卡住脖子或吸入气管,造成危险。另外,这些食物含油量高,不易消化。(4)刺激性食物:如葱、蒜、调味品、浓茶、酒及香料过多的食物。(5)鱼刺过多的小鱼也不要给孩子吃，以免发生危险。(6)未成熟的水果、半生不熟的食物等。

3. 小儿接种疫苗

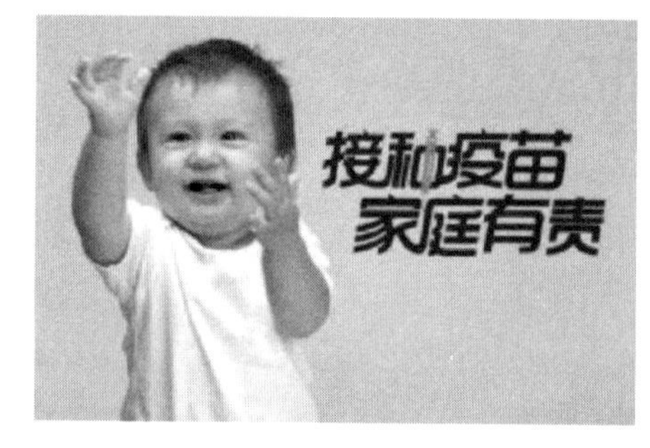

家长在带孩子接种疫苗前，一定要仔细了解孩子的身体情况是否适合接种，了解孩子对即将接种的疫苗是否有禁忌证，如果宝宝有结核病、心脏病、湿疹、免疫性缺陷等应暂缓接种。宝宝接种后要在医院观察15分钟以上，如无不良反应再离开。此外，对宝宝要细心照料，多休息多喝水，注意保暖，不要剧烈运动，接种当天不要洗澡，但要保证接种部位皮肤的清洁，防止细菌感染。接种后，如果宝宝出现局部红肿、发痒及疼痛等均属正常现象，若反应持续加重应及时去正规医院诊治。

计划免疫疫苗主要包括卡介苗、乙肝疫苗、脊灰疫苗、百白破疫苗、白破疫苗、麻疹疫苗、麻风疫苗、麻腮疫苗、麻腮风疫苗、乙脑减毒活疫苗、A群流脑疫苗、A+C群流脑疫苗、甲肝减毒活疫苗13种，总共22针次，这些均属免费疫苗；计划免疫外疫苗则由个人承担接种费用，包括水痘疫苗、HIB疫苗、流感疫苗等。

4. 用眼卫生

胎儿出生时经过产道眼睛就开始接触细菌，亦可通过母亲或护理人员的手和用具感染细菌，发生新生儿结膜炎。因此，在喂养新生儿时要严格注意消毒，防止交叉感染。需要注意的是胎儿在出生时眼睑上常覆盖一层灰白色胎脂，它有保护皮肤避免损伤和防止散热的作用，可逐渐被吸收，不必擦去。如果有异物掉进眼里，请眼科医生取出，忌自行盲目处理。对新生儿来说，过强的光线可产生光毒性，引起视网膜损伤，应该给予柔和的弱光。居室内用25瓦左右的日光灯或白炽灯较好，灯光不要直接照射新生儿眼睛，有时可变换有色光，以刺激色觉的发育。另外，灯不宜距新生儿太近，以降低光线的直接刺激，减少意外的发生。对早产儿而言，由于眼部的发育尚未成熟，故出生后常不睁眼，不必担心。对新生儿的眼部要注意保持清洁，洗澡时不要让浴液进入眼睛，眼部有分泌物时不可用粗糙的毛巾和卫生纸擦，以避免损伤眼睛，可用棉签轻擦。3个月时可追寻物体或玩具运动，此时给婴儿的玩具应为软质，色彩鲜艳，对比明显。婴儿在看见颜色鲜艳的东西常可表现出喜悦的表情。有的父母喜欢把玩具固定起来，这种方法不宜长时间采用，避免影响婴儿眼肌的发育，引起斜视。

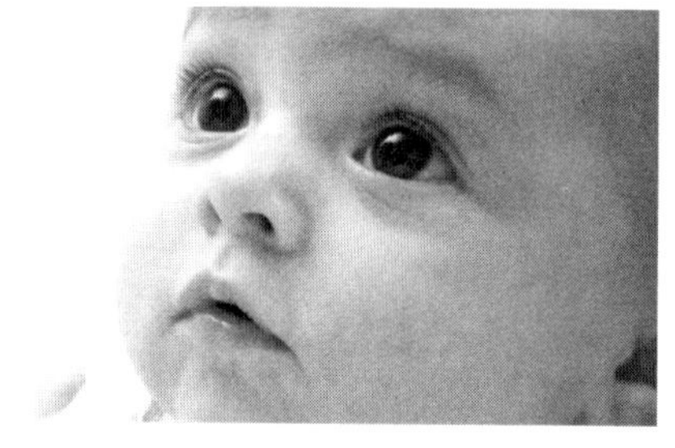

在幼儿期，由于幼儿接触各种外界环境的机会增加，接触病菌的机会亦多，要教育他们不用脏手揉眼睛，避免用别人的毛巾擦眼，最好设专用的毛巾和脸盆，养成讲卫生的习惯。学龄前期的儿童不要玩耍锐利器具如小刀、铅笔等，以免刺伤眼睛。合理膳食，注意补给维生素，特别是维生素A。在农村，眼睛保健要注意禁燃爆炸品，禁止玩弹弓、弓箭和摘马蜂窝，不要注视太阳等。读书时应遵循的用眼原则是年龄越小，连续看书写字的时间应越短，一般连续看书、写字的时间应控制在40～50分钟。学习时应采用正确的姿势，看书写字时，眼与书面的距离应保持 30～35 cm。写字光线一定要充足，不要在太阳光直接照射下看书、写字；不要在车、船上或走路时看书，因为这种情况下看书由于眼睛与书本之间的距离不断地在变动，因而眼睛需要不断地调节，易产生疲劳。中学生的眼睛生理调节功能比较强，如用眼过度，易引起近视的发生。要注意劳逸结合，让眼睛能有足够的休息。

近视眼的预防不仅仅是对那些未患近视眼的患者，对于那些近视眼的患者，采用合适的治疗方法，具有预防近视加深的作用。近视眼的好发年龄是 7～17 岁，越早开始预防效果越好。

预防的主要措施如下：

注意用眼卫生，按时做保健操，注意眼的休息。这也是预防近视眼的重要措施。

注意减少学习负担和近距离用眼的时间，改善学习和工作场所的照明条件。对已经形成近视的患者应佩戴合适的眼镜或不要佩戴眼镜，防止近视加深，减少近视并发症的发生。

注意合理的膳食习惯，加强体育锻炼，增强身体素质。

有人说近视眼如果戴了近视眼镜，就会摘不掉，而且度数会越来越深。这个说法是不对的。得了近视眼的患者首先要分清是真性近视还是假性近视，对于假性近视可以通过治疗恢复视力。但真性近视，视力减退不多的患者只要不影响学习，可不佩戴眼镜，如果视力下降影响学习、生活和工作，就要佩戴眼镜以提高视力。一般认为度数在 300 度以下的患者为轻度近视，可以只在看远时佩戴眼镜，看书或近距离工作时可摘下眼镜，这样可以少用或不用调节力，可能会有防止近视加深的作用。近视度数比较高的患者可以佩戴两副眼镜，一副眼镜是充分矫正视力的眼镜，看远时用；另一副可低于 300 度，在看近时用，防止加深度数。但是高度近视患者，如果不佩戴眼镜，则会由于经常近距离看东西，会引起近视加深。而且长期不戴眼镜，会因为视功能得不到锻炼而发生退化，有形成弱视和斜视可能。戴上了眼镜则要经常复查，如 3 个月或 1 学期查 1 次视力，如果视力有变化，要及时更换眼镜。同时要注意用眼卫生，否则近视会继续加深。

二、小儿常见消化道疾病

1. 秋季腹泻

夏秋交替应当心小儿腹泻。随着天气逐渐转凉，昼夜温差增大，婴幼儿腹泻日渐呈高发趋势。这个时期，小孩以病毒性消化道感染造成的肠炎多见，临床称为小儿秋季腹泻。其中，以轮状病毒所致的最为典型，主要发生在 2 岁以内的婴幼儿。轮状病毒主要通过粪口途径传播，此外尚可经呼吸道、生活密切接触传播。

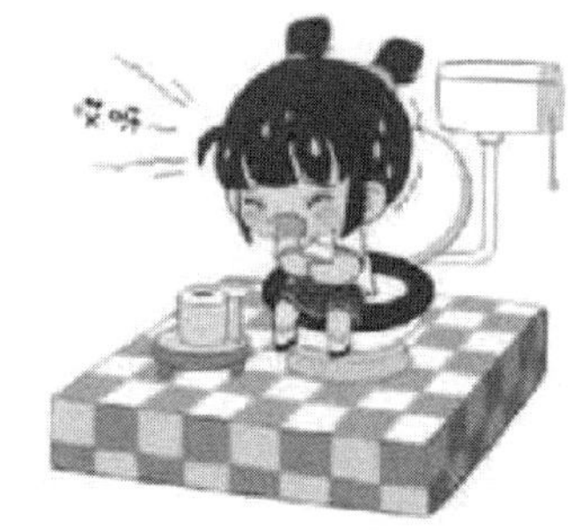

据了解，有 45%的儿童在 5 岁以前都患过轮状病毒肠炎，大多发生在 6 个月至 3 岁的时期，表现为脱水、发热、酸中毒、呕吐、咳嗽、营养不良及贫血等病症。3 岁以上的儿童，由于消化道功能和免疫系统逐步完善、成熟，发病率会明显降低，即使患病，病情也会轻很多，病程短，能自愈。

婴幼儿感染轮状病毒后，病初几乎每个孩子都会出现呕吐现象，多数患儿会出现发热症状，体温多在 38～40 ℃之间。病后 2 天左右出现腹泻，大便每日 5～10 次不等，水样便或蛋花样便，呈花绿色或乳白色，有少量黏液，无脓血，无腥臭味。腹泻及呕吐会使体内迅速失去水分，引起脱水。婴儿体内含水分较多，因严重腹泻而失水时，要比大人更易产生脱水状态。重度脱水患儿可并发水电解质紊乱，更严重的还可能出现脑炎、肠出血、肠套叠或心肌炎等病症，从而危及生命。

对于轻、中度脱水的患儿，可采用“口服补液盐”补充水分，同时喂白开水，并哺母乳或稀释牛奶。但脱水严重且伴有呕吐时，要及时到医院就诊，通过静脉注射补液。另外，在腹泻期间可进行补锌治疗。在患儿腹泻时，可适当延长喂哺时间，减少喂哺剂量，不吃时，不要硬逼，非常喜欢吃的也不要无限制。

那么，该如何预防婴幼儿腹泻这个秋季多发病？母乳喂养可防病毒感染。首先，应实行母乳喂养，因母乳含有分泌型的免疫球蛋白等抗体，有利于预防轮状病毒感染。其次，要把好“病从口入”这一关，养成饭前便后洗手的良好卫生习惯，不喝生水，不乱吃不干净的食品和隔夜食物。对婴儿要注意哺乳卫生，孩子的奶瓶、汤勺等食具在每次喂前、喂后都要用开水洗烫，最好每天煮沸消毒一次。在发病高峰期，尽量少到人群密集的场所去。衣被、玩具等要勤换洗、勤消毒。家长外出归来应先脱去外衣，洁面净手后再接触孩子，对患病的儿童要尽可能采取隔离措施。

建议广大家长注意合理喂养，循序渐进添加辅食，切忌几种辅食一起添加。少让婴幼儿吃不易消化的脂肪食物，多吃新鲜蔬菜，补充维生素，改善胃肠功能。及早治疗营养不良、佝偻病、贫血、微量元素缺乏等慢性疾病。孩子患病后切勿乱用药，因为抗生素对这种由病毒引起的腹泻不起作用，有时反而会使病程延长。

此外，还可进行接种小儿秋季腹泻的疫苗，这类疫苗在我国近10年开始应用，属于自费疫苗，效果良好。由于人体感染轮状病毒后获得的免疫维持时间较短，轮状病毒又有A、B、C、D四个亚型，相互没有交叉免疫，疫苗也不可能覆盖所有的亚型，所以疫苗需要每一年到一年半接种一次，保护率可达75%～80%。

2.手足口病

每年5月以来，儿童手足口病进入高发期，每天较多患儿就诊，病情或重或轻，年龄段多集中在3周岁以下。家长注意做好预防工作，还是可以避免的。吃东西前不洗手更易感染，个别孩子感染手足口病，主要原因是不讲卫生，什么东西都往口里塞。因此，吃东西前不洗手的孩子较易感染。

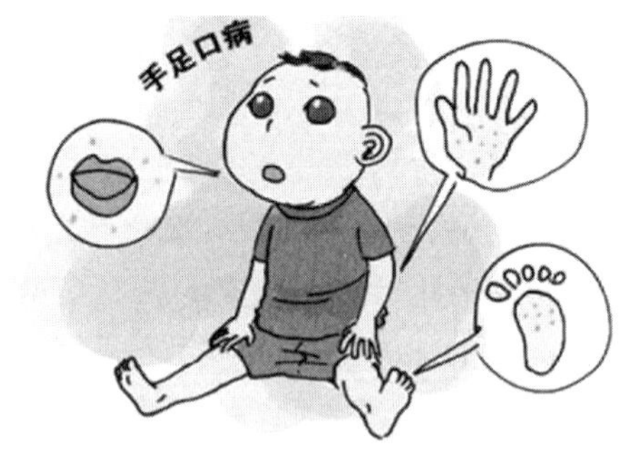

手足口病是由20多种肠道病毒引起的常见传染病，一般通过“粪口”传播。因此，勤洗手、不吃生食、多饮水，可以有效预防这类病毒的感染。

此外，还有一种原因是孩子与手足口病患儿接触，吸入患儿咳嗽时的飞沫或者接触了被其污染的玩具、书本、衣物等，也较易引发感染。流行季节，在人群密集场所，比如医院及托儿所、学校、超市等，孩子容易沾染到分泌物。抵抗力低、以前未得过手足口病的小孩容易被感染。

那么，如何预防手足口病？关键在于注意家庭及周围环境卫生，讲究个人卫生。比如，大人也要注意卫生，接触过患儿的家长、保姆、老师虽然自身不会患病，但可能通过间接接触，把带有飞沫、分泌物的病毒传播给小孩。因此，看护人接触幼童前，替幼童更换尿布、处理粪便后均要洗手，并妥善处理污物。婴幼儿的奶瓶、奶嘴使用前后，应充分清洗并做好消毒工作。

在此流行期间，不宜带儿童到人群聚集、空气流通差的公共场所，要避免接触患病儿童；要注意保持家庭环境卫生，居室要经常通风；勤晒衣被。这一期间，每天晨起可检查孩子皮肤（主要是手心、脚心）和口腔、肛门口有没有异常，注意孩子体温的变化。

手足口病毒害怕高温和紫外线，如果每天能晒 30 分钟太阳，也能有效杀灭病毒。

此外，服用益生剂类药物如双歧杆菌等也可以干扰肠道病毒的寄生，有效防疫手足口病。

可多吃含蛋白质的食物。蛋白质能促进人体产生抗体，可以中和某些感染因子，杀灭感染源并排出体外。摄取足够的鸡蛋、瘦肉、牛奶、豆制品等含蛋白质的食物，可增强人体抵抗力，使机体处于良好免疫状态。

多吃含维生素的食物。维生素 C 能防止小儿手足口病毒的繁殖、复制，提高患儿的免疫力、抵抗力。为了减轻手足口病的症状、缩短手足口病的病期，日常生活中，要多吃新鲜的蔬菜和水果，猕猴桃、草莓、橙子、葡萄柚、芦柑、柠檬、杧果等维生素 C 含量高的天然食物要多摄入。

多吃抗氧化的食物。手足口病患者要多摄入含硒、锌的食物及抗氧化强的红、黄、黑、绿等新鲜的蔬果，如红色的西红柿、黄（橙黄）色的胡萝卜、大量的绿叶蔬菜、黑色的菌藻类食物等。

对已发病的孩子，在饮食上应多吃一些易消化的流质或半流质，如米粥、牛奶、果汁等，且应尽量少量多餐，不要吃辛辣、甜腻和油炸的食物，多吃含维生素多的蔬菜水果。食物的温度要适当，太烫容易刺激口腔溃疡面引起拒食。

3. 小儿便秘

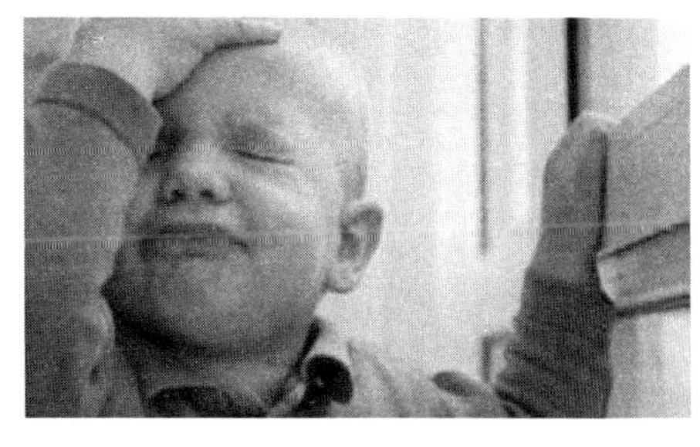

小孩很多天没有大便可以使用开塞露，而开塞露对人体也没有什么副作用，所以家长不用担心使用多次会不好，但是如果经常使用则会使孩子产生依赖。要让孩子大便正常最好还是从饮食上进行调理。比如天气较热，可以给小孩多食用蔬果之类，如香瓜、哈密瓜、木耳、海苔、海带等。此外，因为小孩的胃容量较小，所以可以让孩子的饮食坚持少量多餐，比如孩子每日所需要的营养可分成三顿正餐和两顿副餐来供给。要鼓励小孩多参加体育运动，增加肠蠕动以促进排便。家长还可以让孩子躺床上，用右手掌根部紧贴腹肌自右上腹—左上腹—右下腹方向边揉边按，这样不仅可以让孩子的肠蠕动加快，还有助于孩子睡眠。

4. 遗粪症

遗粪症又称功能性大便失禁，是指五岁以上的宝宝经常反复出现在不适当的时间或地方排便，不能很好地控制排便。出现这种情况的原因可能有遗传因素，神经系统发育较慢，又或者是家长的教育方式不当，心理性原因引起的便秘等。这种症状一般发生在表现不活泼、较胆小或者害羞的宝宝身上，一般精神创伤、惊恐、紧张等因素是引起宝宝出现遗粪症的常见原因。

首先找出宝宝出现这种情况的原因，然后帮助他们正确认识和面对。家长要耐心地让有这种状况的宝宝养成控制排便的习惯，形成控制排便的能力。当宝宝做到可以正常排便，并且不会弄到裤子上之后，就要适当地给予鼓励和表扬。若症状持续一周以上还未减轻，建议及早到医院儿科进行检查治疗。

三、小儿常见呼吸道疾病

1. 小儿感冒

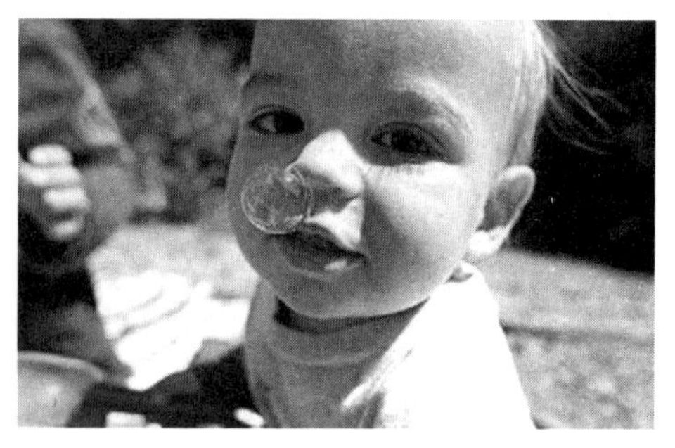

现在小儿容易感染的很多原因在于生活习惯，包括父母对平常的卫生条件要求太高。有部分孩子甚至生活在无菌环境里，如孩子接触到的任何物品家长都会给予充分消毒，这也导致宝宝的免疫力无法得到提升，只要稍微一接触到病菌就感染了。婴幼儿的免疫力正在慢慢形成，适当的低烧有助于提高小儿免疫力。发烧本身是一种自然的免疫过程，发烧时，人体的免疫力会增强，也能促进新陈代谢。此外，春季也是各种病毒的高发期，天气有时冷有时热也是引起感冒发烧的原因。

家长平时对于孩子的生活习惯、卫生条件无须要求太高。如果孩子的体温在38.5 ℃以下，一般不建议吃药，因为退烧药会干扰人体大脑中调节体温的中枢，应尽量采用物理降温，同时多补充维生素、水分及盐分。如果孩子的手脚心发烫，建议家长可用冰枕等冰凉物品对宝宝的头部、腋窝、腹股沟进行冰敷；反之，如果宝宝的手脚心是凉的，则要用温水进行擦拭。许多家长爱用酒精擦拭宝宝的身体，但是一般不建议，因为可能会引起酒精中毒。此外，可在家中备一些宝宝常用药物。如果是由发烧感冒引起的肠胃病，可多补充益生菌，如妈咪爱、整肠生等；如果体温在38.5 ℃以上，可服用一些非处方退烧药，如护彤、美林、泰诺林、小儿退烧药等。

日常护理也是家长需要注意的。如宝宝的居住所如果是新房，要考虑是否因甲醛超标而引起小儿慢性咳嗽。春季每天应保证2个小时的户外活动，可到公园、小区等地玩耍。要根据天气的变化随时给宝宝增减衣物，若宝宝流汗，一定要赶紧换上干的衣服。如果是在幼儿园，一定要有足够的空间，午休时一定要注意通风。

2. 小儿哮喘

秋季一直被认为是呼吸道疾病的常发生时期，因呼吸道感染而到医院就诊的患者明显增多，特别是体质薄弱的小孩子。

哮喘是影响气道的慢性疾病，入秋时节由于气压低、气温不稳定，各种过敏原如花粉、霉菌、细菌、灰尘及工业性刺激物等更易散落在低处，因此人体容易被侵袭而导致过敏。一旦细菌、病毒乘虚而入，被人吸入后可能直接诱发哮喘。特别是一些患者，因为他们的气道壁本来就存在慢性炎症，并对某些过敏原或激素容易过敏，一旦发作，气道壁就会因强烈收缩和水肿而变得狭窄，使空气难以进入肺部，因而表现为喘息、咳嗽、胸闷和呼吸困难，常在夜间和清晨发作，严重时有生命危险。

儿童秋季哮喘一般以咳嗽为主，多在夜间出现阵发性、刺激性干咳，咳嗽剧烈时，常伴有哮鸣音和气喘。患儿一般在咳嗽前没有明显的上呼吸道感染和发烧等表现。如果出现这样的咳嗽，即使没有明显的喘息现象，也应及时送往医院诊断治疗。小儿秋季哮喘症关键在于预防。患儿家长应懂得根据气候变化，及时给小儿增减衣服，夜间盖好被子，防止受凉感冒；其次，还要弄清引起发作的致敏原。据临床调查，患儿常见的致敏因素有灰尘、花粉、霉菌及尘螨等。此外，居室内要注意通风透光，住所的布置上尽量减少灰尘，不放花草。而尘螨常生长于居室的皮毛制品或者其他柔软的物品中，如地毯、皮毛玩具和床垫等，要注意清洁杀菌。近年来研究发现，药物也是可能的致敏物质。此外，加强营养也很重要，可以让孩子吃些富含蛋白质、维生素、微量元素的食物，如瘦肉、鸡蛋、豆制品以及新鲜蔬菜、水果等。在日常生活中，应防止小儿过度疲劳，保证充足的睡眠，加强体育锻炼，增强体质，提高机体对气候变化的适应性和耐受力。假期到来时，尽可能不带婴幼儿去野外踏青和公园游玩，不把婴幼儿带到公共场所及人多拥挤的地方活动，这样也可以减少孩子哮喘的发生。

3. 小儿咳嗽

小儿咳嗽是一种防御性反射运动，可以阻止异物吸入，防止支气管分泌物的积聚，清除分泌物，避免呼吸道继发感染。建议不论是哪种咳嗽，都应该让宝宝多喝水，不要等口渴了才想到喝水。宝宝饮用足够量的水，能使黏稠的分泌物得以稀释，容易被咳出。

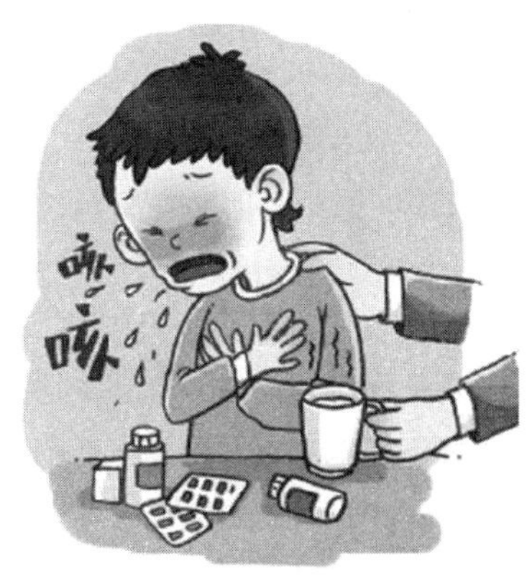

咳嗽的宝宝，饮食应以清淡为主，多吃新鲜蔬菜，可食少量瘦肉或禽蛋类食品。少吃油腻、鱼腥的食物，水果也不可或缺，但量不必多，风热咳嗽不可吃橘子。家里要定时开窗通风，还要保持室内温度适宜，有利呼吸道黏膜保持湿润状态及黏膜表面纤毛摆动，有助于排痰。值得注意的是，若持续咳嗽6周，说明隐藏着严重的原因，如哮喘、支气管炎症等，要在医生帮助下找出病因，对症用药。

4. 小儿打呼噜

从医学上讲，打呼噜又叫“睡眠呼吸暂停综合征”，是睡眠过程中发生的一种呼吸障碍。相对成年人而言，小孩子在睡眠过程中如果经常出现这种情况，会使睡眠的连续性中断，导致睡眠质量下降，影响生长发育，特别是在智力方面受到的影响更大。不同年龄的儿童打呼噜的病因不一样：在婴儿期可能是先天性喉软骨发育不良，这种情况大部分患儿随着身体发育可自行好转；学龄前期及学龄期的儿童主要原因是扁桃体或腺样体肥大，需要到医院就诊，严重的需手术切除。

建议保持营养均衡，防止因营养过剩而出现肥胖，保持作息时间规律，减少夜间的剧烈活动。同时，还要注意增强儿童体质，减少患上各种急慢性呼吸道传染病的概率，避免炎症引起的上呼吸道阻塞。

四、小儿其他常见疾病

1. 小儿贫血

目前福建泉州南安地区约有两成儿童患营养性缺铁性贫血。相比缺锌、缺钙，孩子缺铁更常见。

贫血是指单位容积血液内血红蛋白值或红细胞数低于正常值，或是两者都低于正常值。根据世界卫生组织的资料，6 个月至 6 岁者，血红蛋白值的低限为 110 g/L，6 岁至 14 岁为 120 g/L，低于低限值称为贫血。

从新生儿到青春期少年的贫血患者中，大部分为营养性缺铁性贫血。引起儿童贫血的原因有两个：一是儿童生长发育快，特别是在婴儿期，如果不添加含铁丰富的食物，婴幼儿很容易因缺铁而发生贫血；二是儿童饮食单调，特别是偏食者易发生贫血。要防治贫血，饮食营养很重要。

营养性缺铁性贫血主要和孩子挑食、偏食有关，特别是不爱吃肉的孩子。不过，有些孩子光吃肉，不爱吃蔬菜，也会产生贫血症状。家长要注意保证孩子的营养均衡，相对而言，种类越多越好。饮食不必过于精细，可以适当吃一些全麦面包、馒头等粗粮。

有人认为贫血的治疗一定要补充铁剂，其实，也可以采用食物补铁的方法。含铁丰富的食物主要有动物肝脏、红枣、豆类、瘦肉、海带、乌鱼、虾、紫菜、黑木耳、蘑菇等。只要合理进食，便可以满足儿童机体对铁的需要，起到防治营养性缺铁性贫血的作用。临床研究表明，科学运用食物补铁的方法，对治疗轻度贫血有一定疗效。

孩子营养性缺铁性贫血，问题不大，食补就可以。一些铁制剂会引起消化道反应，影响食欲。针对轻度的贫血，多吃一些含铁丰富的食物就可以纠正。建议给孩子添加辅食，首次添加含铁米粉，有助于补充铁。另外，逐渐加上富含维生素 C 的蔬菜泥或水果泥，有助于铁的吸收，随后可以添加富含铁的肝泥、肝粉或者动物血。

在重视预防的基础上，也要注意儿童有无缺铁性贫血表现。如果孩子出现食欲减退，伴有呕吐、腹泻，面色、口唇苍白，疲乏无力，不爱活动，应及时到医院检查是否已患贫血，以便及早治疗。

新妈妈产后发生贫血时，自身的营养得不到补充，身体虚弱的时候，也会引起乳汁分泌不足，同时乳汁的含铁量减少，也会影响宝宝对营养成分的吸收。

2. 小儿神经性尿频

小儿神经性尿频是儿科门诊的常见病症，以孩子清醒时频繁有尿为唯一的临床表现，也就是说，孩子每天的排尿次数增加，而尿量并无明显增多。当确定为神经性尿频后，家长不必过于紧张，应对孩子的近期生活状况进行分析，找出引起孩子紧张不安的原因，给孩子认真解释、安慰，使其对害怕担心的事情有一个正确认识，尽快恢复到以前轻松愉快的心情之中，这样尿频就会自然而然地得到纠正。此外，可用水煎 15 g 玉米，加适量糖代茶饮。一般三岁以上的孩子经过情绪调节后多数都可以缓解，不建议用药物治疗。若症状持续一周以上没有改善，建议及早到正规医院儿科进行诊治。

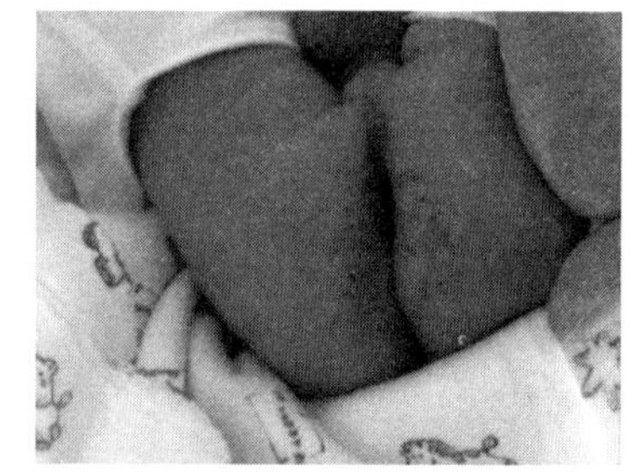

3. 幼儿尿布疹

尿布疹是由于婴幼儿排泄物对皮肤造成污染，进而由细菌感染造成的。症状表现为臀红，皮肤上有红色斑点状疹子，甚至溃烂流水，孩子爱哭闹，表现不安、烦躁，睡不踏实等。一般引起幼儿尿布疹的原因是未及时更换尿布,另一个原因是孩子皮肤娇嫩,容易对洗涤剂、柔顺剂过敏,也会造成幼儿尿布疹。

4.小儿异食癖

小儿异食癖是指婴幼儿在摄食过程中逐渐出现的一种特殊嗜好,对通常不应取食的异物进行难以控制的咀嚼与吞食,有些小孩会咬自己的手指甲。一般认为大部分是由于某些缺铁性贫血和锌缺乏导致。临床上一般给异食癖小儿服用铁剂或在食物中补充锌剂后,许多小儿异食癖现象也就消失了。

适当给孩子服点铁剂或硫酸锌,调整饮食习惯。不过,因为现在的孩子营养较丰富,所以咬手指甲也可能与心理因素有关,比如出现精神紧张、焦虑等情况时也会出现咬手指甲的现象。所以,家长日常应多关心孩子,注意观察,帮助其纠正不良习惯。有时,也可以在小孩的手指上涂点清凉油,以防孩子咬手指甲。

5.小儿厌食症

大多数小儿厌食症不是由疾病引起的,而是由于不良的饮食习惯、不好的进食环境及家长和孩子的心理因素造成的。建议做到饭前1个小时不吃东西,牛奶的量减半,以三餐为重点。平时让宝宝少吃点零食,零食中蛋白质等必需营养物质不够且不易消化,常吃会产生厌食。多带宝宝出去走走,多吃富含纤维的食物可促进肠胃蠕动。平时给宝宝看一些关于进餐的动画片,引导宝宝规范进餐。给宝宝的菜尽量切小块、煮烂,经常变换花样、口味及造型,让宝宝喜欢上美味漂亮的饭菜。如果长期食欲不好,应该带宝宝到医院检查。

第二节　关注小儿心理健康

最近这些年,小儿的心理健康已经得到了越来越多的家长的重视。可是,小儿心理与精神健康的整体水平却在逐年恶化。这不得不引起我们的重视。

社会学家埃里克·h.埃里克森(E. H. Erikson)的研究指出,一个人从出生到死亡,共经历八个心智成长的阶段,其中最初的4个阶段即发生在儿童期(特指0～12岁)。

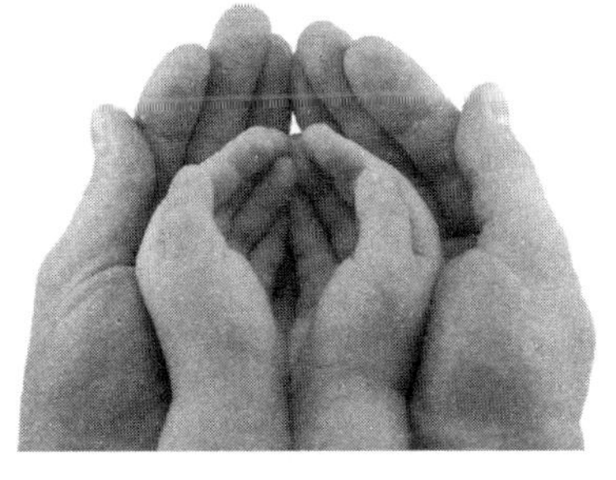

一、儿童心智成长阶段

1.第一阶段(0～1岁):信任·不信任

此阶段的孩子因饥饿、受惊等,需要喂养及拥抱。家长应该让孩子感受到自己受到的重视及被需要。

在这一个阶段孩子的需要得到满足,能有更多安全感,长大后,会形成开朗及信任别人的性格。如果家长未能在这一阶段满足孩子的需要则会导致反效果。

此阶段的儿童心智成长不良,会导致成人期诸多心理障碍,常表现为竭力维持毁灭性的情感关系,而且展示偏执狂症的倾向,如暴饮暴食或过分地需要别人的夸奖等。

2.第二阶段(2～3岁):自主·羞愧

此阶段的孩子开始学习控制自己的生理机能及注意到身体的能力和限制(如控制大小便)。

在这一个阶段孩子的需要得到满足,感受到家长的支持与尊重,他会充满自己在这个世界的存在感。如果家长未能在这一阶段满足孩子的需要,孩子得不到鼓励,或受到恶意的批评、嘲笑,尤其是在他尝试学习如何控制大小便的过程中,则易产生害羞以及惭愧的心理挫败。

此阶段的儿童心智成长不良,成人时常表现为不知道自己真正需要些什么,不能拒绝别人的要求,害怕有新的经验,害怕面对别人的愤怒等。

3.第三阶段(4～5岁):主动性·内疚

此阶段,孩子喜欢幻想、创造及按自己的想法行事,易于发展出主动性。

若在这一个阶段孩子的需要得到满足,受到家长的支持,他会敢于说出自己的想法,表达自己的情绪,并且会发展出一份健康的好奇心。如果家长未能满足孩子的需要,不支持他,反而因他做出新的尝试而处罚他,他会觉得内疚、有犯罪感,从而停止他的主动性。

此阶段的儿童心智成长不良,会导致成人期的诸多心理障碍,如不擅认识及表达内心的感受,害怕说出内心的想法,对感情过分的责任感,不断地去讨好别人等。

4.第四阶段(6～11岁):勤勉·自卑

此阶段的儿童,会开始与他人竞争及比较。

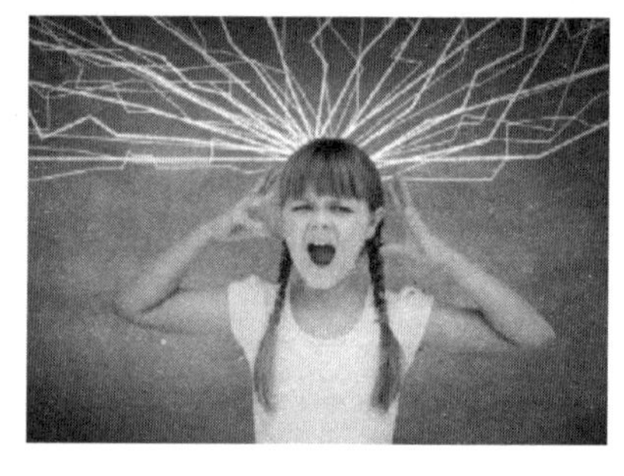

若在这一个阶段孩子的需要得到满足,老师和家长鼓励孩子学习并表示孩子与其他孩子有同样的能力,孩子将会变得很有活力。如果家长未能满足孩子的需要,甚至经常严厉地批评或忽略孩子,孩子会失去对自己的信心,或者自觉性差。他会产生自卑的心理。长大后会逃避参与任何的竞赛或者凡事过分喜欢与别人争,觉得没有安全感及比不上别人,对人和事物都吹毛求疵等。

此阶段的儿童心智成长不良,极易演化成成人期的如下心理障碍:凡事要求完美,经常拖延及耽搁,对设立及达到目标感到茫然。

二、影响儿童心理发展的常见因素

1.遗传因素

遗传是物质前提。儿童心理发展的个别差异的最初可能性来源于遗传的个别差异。这些差异的存在,很好地表现在有的儿童易于跳脱、玩闹,有的易于安静思考;有的表现出出色的音乐天赋,有的表现出出色的运动才能。各种各样的外部刺激与环境影响正是通过遗传因素来起作用的。

2.生理因素

生理上的成熟为儿童心理的发展提供了新的可能性,为新的心理活动的出现做好准备。生理成熟的程度决定了这一阶段心理发展的潜在可能范围。当然,生理成熟也对儿童心理发展的顺序性起到制约作用。

3.外界环境与教育

外界环境与教育等客观因素制约着儿童心理在这个可能的潜在范围内所能达到的高度,同时也是影响儿童心理个别差异的最重要的条件。外界环境与教育不仅仅可以导致儿童价值观体系上的差异,而且对于儿童性格与气质方面的差异化也起到重要的作用。

4.自身的调节与实践活动

儿童不是遗传作用与环境影响的消极、被动的接受体,他们可以通过自身的调节来平衡机体内外的各种影响,并且可以通过自己的实践活动来主动地作用于环境,选择或改造环境,使环境适合于自己的发展。

三、儿童心理发展常见的心理与行为问题

1.情绪障碍

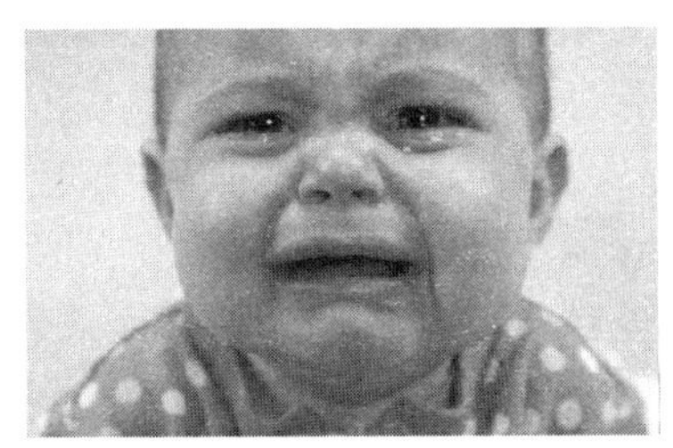

主要表现为:屏气发作,乱发脾气,常以哭闹要挟大人,依赖退缩,胆小恐惧,社交焦虑等。

情绪障碍主要起因于父母品行不良、教育方式不当或者环境对儿童造成过度压力。建议家长平时不能过分溺爱,学校也应注意学校环境能否给孩子提供安全感,教学过程有否超出孩子的负荷等。

2.行为障碍

(1)睡眠障碍。如梦游、夜惊、梦呓、睡眠不安等,对于这种现象往往是由于大人过分看重睡眠时间,并且不注意调整孩子的睡眠规律,强迫孩子睡眠造成的。对此,问题出在大人,只要纠正大人对孩子睡眠的焦虑情绪即可。

(2)饮食障碍。偏食的原因有多种,或是父母一味地迎合孩子的要求,或是孩子的逆反心理,或是孩子的“退行”行为。

(3)排泄行为障碍。排泄行为障碍如遗尿,其原因包括在婴儿期缺乏训练,智能发育较迟缓,或是神经敏感型儿童的一种敏感反应等。

(4)多动症。儿童多动症的治疗应从生物、心理、社会三方面入手。家长在治疗中起关键性作用。应为孩子创造一个和谐、温暖的家庭氛围,对孩子的辅导应耐心细致。教师应给多动症儿童更多的爱心,不能当众随意批评,而应尽量将患儿的注意力吸引到有益的活动中去。

3.品行障碍

(1)说谎。对于说谎的现象,父母与教师不能一味地批评指责,而是要了解儿童说谎的原因,然后有针对性地对他们说谎的一些不正确的思想给予耐心解释教导,帮助儿童认识到说谎、不承认错误行为的可能后果。

(2)偷盗。在教育和纠正儿童偷盗行为之前,关键是必须深入了解其真正原因:是作为向人吹嘘的手段,还是为了引起别人的注意,或者是内心有不公平感觉的结果,甚至仅仅只是出于好奇,等等。要针对具体的原因来进行耐心细致的教育引导并最终纠正。

(3)攻击行为。攻击行为常存在于那些父母过分宠溺、百依百顺的孩子,也见于那些缺乏父母关爱或者有家庭暴力的孩子。对此障碍,只要通过积极的环境改变与教育引导,儿童的攻击行为是可以转变的。

(4)破坏行为

儿童破坏行为的原因是多方面性的，有因为敌对情绪引起报复心理，有为了发泄不愉快情绪或者为了在人前炫耀自己等。对此找出根源是关键，从源头入手并找出治疗方向，并非是一发现有破坏行为就严厉批评或处罚。

4.发展障碍

(1)智能发育迟滞。

(2)口吃。口吃的儿童很容易因被人嘲笑而变得孤僻、自卑，故而需要得到及时有效的纠正及治疗，并且在过程中要特别注意消除儿童的紧张情绪。

(3)学习障碍。学习障碍是指儿童在某些方面的学习能力对比同龄人有明显的差距。对于这种孩子，老师和家长都不能失望与放弃，相反要进行更多的鼓励与帮助。

(4)自闭。虽然自闭与遗传相关，但有研究已明确父母的性格与教育方式上存在的问题才是儿童自闭的罪魁祸首。有的父母对孩子的哭闹、不听话常表现出不耐烦、冷淡或置之不理，最终导致彼此的感情疏远。孩子有苦恼无人倾诉，时间长了，孩子就逐渐不愿理人，喜欢独处，最后封闭自己的生活。

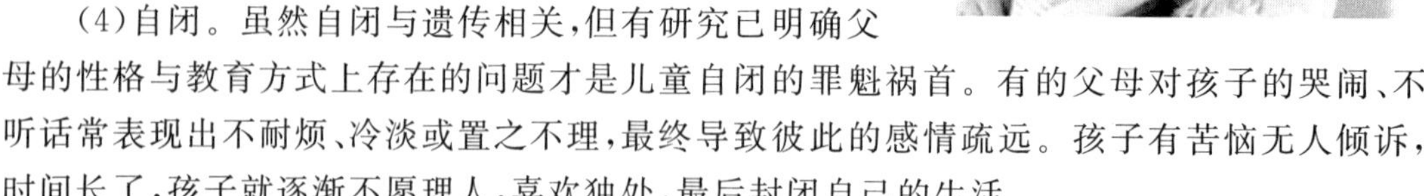

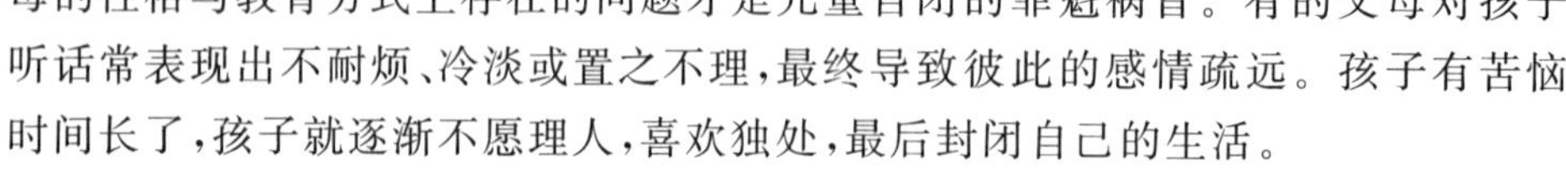

四、针对儿童心理问题的治疗

1.沙盘游戏疗法

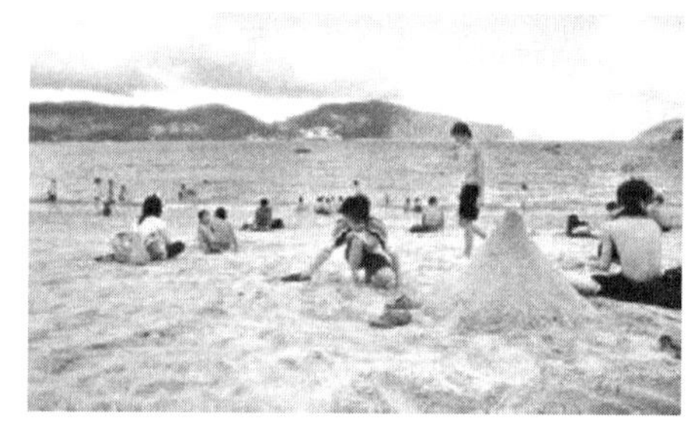

“沙盘游戏”，顾名思义，需分解为“沙”、“盘”和“游戏”三部分。可分为“干沙游戏”和“湿沙游戏”。儿童似乎对沙子具有某种先天性的情感，所以幼儿园里都常设有“玩沙地”和“玩水池”项目。游戏本就是儿童的天性，在游戏中能够体现出儿童天性的类别和障碍，于是，也就创造了在游戏中得到治疗与治愈的条件和机会。沙盘游戏受到了国际临床心理学界的推崇，已被公认为是最有效，也最经济的心理治疗方法之一。

2.绘画疗法

绘画疗法是引导并鼓励儿童自行想象并绘画出来，是为了让儿童通过在绘画的创作过程中，利用非言语工具，来发现儿童心理的意识与潜意识，并且能够从中将潜意识内隐藏的感情与心理形态呈现出来，同时能够让儿童在绘画的过程中获得疏解与满足，以此达到诊断与治疗并举的效果。

3.故事疗法

在故事中，特别是在富有流动的、自由联想的故事中，儿童的经验得到利用及积累，被赋予了生活和关系的意义。儿童在故事中的幻想和隐喻，是儿童内驱力的冲突、挣扎、焦虑、罪恶感及侵略性的表现，并在故事中通过与故事人物的互动和对话，引导儿童正确认识世界，丰富其应对方式，并宣泄出内在的情绪困扰，更好地促进其成长。

第三节　小儿意外防护

一、谨防小儿坠落

近年来，随着经济的快速发展，城市的房屋越建越多，楼层越建越高，虽然人们的住房条件得到了很大改善，但是也在无形中潜伏着不少的安全隐患。因此高楼层的父母应特别注意门窗上的插销是否牢固，以保证孩子的人身安全，防止小儿出现坠落的可能。父母应尽量做到：(1)定期检查门窗插销。两三个月检查一次门及窗户的插销是否配齐和牢固。(2)正确地摆放室内家具。孩子小，好奇心强，爱走动、攀爬，容易被窗外的一点响动吸引。因此，注意窗户、柜子下面不要放桌、椅、木箱等物，防止孩子利用它们爬高。尽量避免柜子窗户上摆放盆栽等物品，防止坠落砸伤孩子。(3)沟通教育孩子，讲明危害。教育孩子不趴窗户，讲明危险的后果，并随时提醒孩子注意。(4)榜样的力量。成人要以身作则，尽量不趴窗户张望，如必须趴窗户时，也要尽量避开孩子，处理完事，应立即扣紧窗户插销。

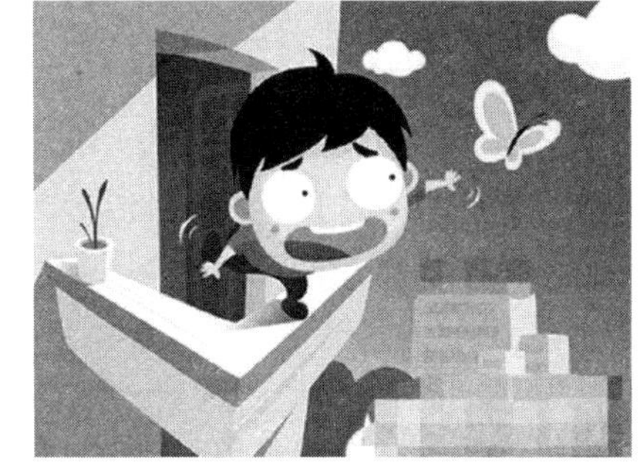

二、谨防小儿脱臼

婴幼儿的各大主要关节仍处于生长发育的过程，关节周围韧带松弛，韧带较为薄弱，韧性大，稳定性差，稍加不慎，容易发生“脱臼”现象。

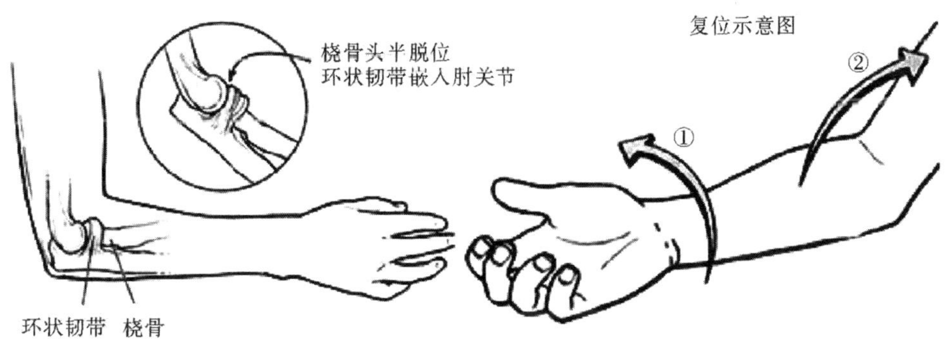

为了不发生脱臼，要注意预防。给孩子穿脱衣服时，动作要轻柔，尽量避免暴力牵拉。走路或上下台阶时，不能随意提拉孩子的手臂，不能拎着孩子的手臂提起来玩。带孩子到室外活动时，尽量选择宽阔平坦的场地，避免跑动引起摔倒跌伤。孩子相互玩耍时尽量避免互相牵拉而引起不必要的损伤。

三、谨防异物入眼、耳、鼻、气管、消化道

1. 异物入眼

如异物在眼球表面，肉眼可见，可用干净的棉花球或者纸巾轻轻擦去，避免用力过大，误伤孩子眼球。如异物不慎嵌入结膜内，则需要翻开眼皮才能拭去。如异物嵌入眼球内部，需立即到医院眼科就诊，避免拖延过久对孩子引起不必要的伤害。

2. 异物入耳

若异物进入耳朵内，体积较小的话，可让孩子的头歪向异物的一侧，然后单脚跳，异物有可能出来。

3. 异物入鼻

异物进入鼻腔，婴幼儿容易发生。如不慎异物进入鼻时，可让孩子用手按住无异物的鼻孔用力擤出。也可用棉花或纸捻刺激鼻黏膜，使其打喷嚏后喷出。若异物进入鼻腔较深处，则需到医院五官科由专门医生取出。

4. 异物入气管

一般很难自然咳出，因容易引起呼吸困难、窒息，较为危险，故需迅速送往医院急救，切忌自行拍背，导致异物进入气管深部，加大取出难度。

5. 异物入消化道

如果孩子吞咽的是较为光滑的异物，没有明显的不适感觉，可先食用粗纤维的食物使其尽早随大便排出。应注意观察孩子的大便，如2～3天没有排出，或吞进异物后孩子产生吞咽困难、局部疼痛时，应立刻到医院就诊。

四、谨慎放置家用药品

每个家庭都应该储备常用药品，以防不时之需。但是，应注意保管药品，防止宝宝误服引起不必要的伤害。

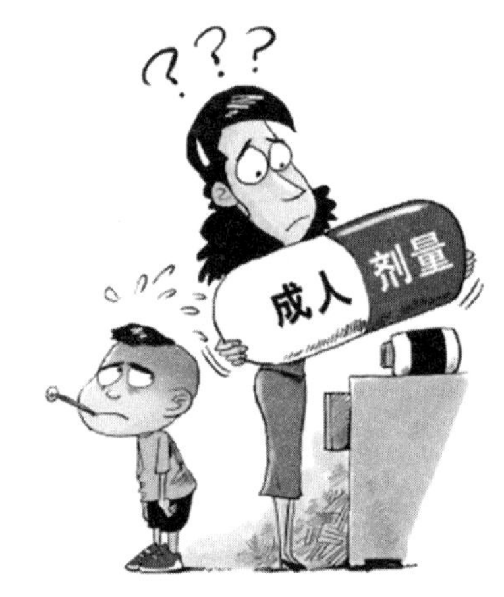

常用药品的保管尽量做到以下几个方面：(1)一个药瓶只能装一种药品，需注明药名、规格、用途、用量、用法、药品生产日期等。(2)口服药品、外用药品需分开放置，并做好明确的区别标识。(3)常见药品的保存方法：维生素C、鱼肝油等容易氧化的药品，需装在棕色玻璃瓶内，放在阴暗处，并密闭保存；乳酶生等益生菌怕热，应放在2～15 ℃的低温处保存；酵母片、硫酸亚铁、葡萄糖酸钙片等易吸收水分而潮解的药品，要装在密封的瓶中，放在干燥处。除怕热药品外，其他药品均应妥善包装，统一放在小药箱里并加锁。(4)对于家长因个人原因需长期服用的药品，必须放置在孩子拿不到的地方，防止孩子因好奇而误服，发生中毒和伤害。(5)给予孩子服用的药品应单独放置。服用前必须准确地看清药品名称、用量及药品生产日期。(6)如需服用已放置较长时间的片剂，需鉴别该药的颜色有无变化，是否发霉、变质。水剂则应注意是否混浊，有无

沉淀物产生。还要查明药品的有效期，如药品已过期或没有注明有效期，均不能服用。

五、谨慎放置家用电器

对于常用的家用电器，如电冰箱、彩色电视机、洗衣机、微波炉等，摆放时应注意以下几个方面：(1)插座需安装在孩子触碰不到的地方。对于封闭式插座，应选用安全保险挡板的，因插座本身位置需较低，故应考虑用桌子、小书柜等家具加以遮盖，并应经常检查，防止漏电。(2)孩子玩耍和活动的地方尽量不摆放家用电器。(3)所有电器在使用完毕后，都应及时拔下插头，防止意外的发生。(4)告知孩子不得随意触碰家用电器，讲清乱动电器的危害，嘱其注意安全。(5)不得将孩子独自留在家中。(6)孩子懂事后(5岁以上)，可循序渐进地指导孩子使用一些常用电器，并允许孩子在成人的陪同下使用。

一旦发生触电事故，应立即切断电源，在人与设备同时受损的情况下，必须先救人，并立即拨打120，对触电者可进行人工呼吸，绝对不可带电救人。

六、谨防失火

引火用具应妥善保管。引火用具多种多样，如打火机、火柴等。这类物品的保管地方应固定，使用完毕后应立即放回原处，切记不可随手乱扔。煤气灶、煤气罐或火炉应该放在孩子拿不着或摸不到的地方。煤气炉装有自动引火装置的家庭，出门之前要检查开关是否关闭。不能将孩子锁在家里，应教育孩子不玩火。

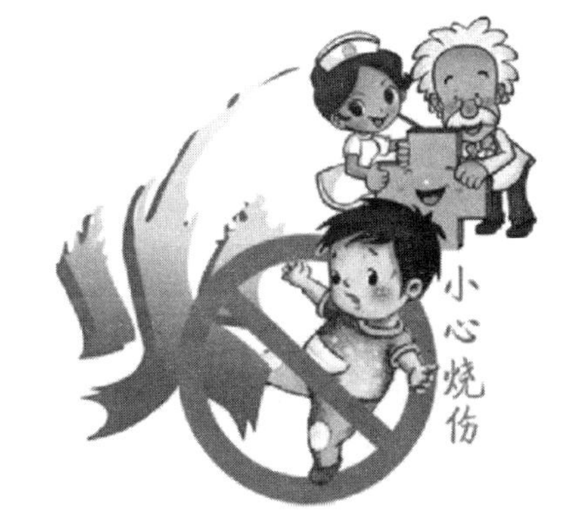

事故处理要妥善。如有不慎，家中失火，也不要惊慌，应立即切断电源，迅速拨打119报告火警救援，抢救伤员。如厨房失火，应立即将煤气罐转移到安全的地方，以防爆炸。如有人被烧伤，烧伤面积小可搽些獾油、牙膏，以控制烧伤面积的扩大。如大面积烧伤，较快地用剪刀轻轻剪开衣裤，不要碰破水泡，并及时送往医院就诊。

七、培养孩子自我保护能力

随着社会生活和人际关系的日趋复杂，家长应从小培养孩子的适应能力、应变能力，尤其是自我保护能力。家长带孩子外出旅游，逛商场、公园等人员密集场所时，应时刻牵着孩子，不使其离开身边，即使在人少开阔的地方，也不可让孩子超出自己的视野。应教育孩子不跟陌生人讲话，不得离开自己身边，并让孩子记住自己的名字及家庭住址等相关信息。为以防万一，家长还有必要教会孩子走失后应该怎么办，教导孩子不给陌生人开门。

为了巩固和加深孩子的印象，对于孩子的正确做法，家长要及时地给予肯定。过犹不及，安全教育也要适度，安全教育的方式要积极。

第四节　趣味童谣

童谣是训练小儿语言的有效途径。

一、拍手歌

我说一谁对一，什么菜叶是扁的？
你说一我对一，韭菜叶儿是扁的。
我说二谁对二，什么菜叶有香味？
你说二我对二，香菜芹菜有香味。
我说三谁对三，什么青青两头尖？
你说三我对三，豆角青青两头尖。
我说四谁对四，什么身上带着刺？
你说四我对四，新摘的黄瓜身上带着刺。
我说五谁对五，什么东西叫马铃薯？
你说五我对五，土豆也叫马铃薯。
我说六谁对六，什么圆圆像个球。
你说六我对六，洋白菜圆圆像个球。
我说七谁对七，什么有圆有长的？
你说七我对七，茄子有圆有长的。
我说八谁对八，又甜又面什么瓜？
你说八我对八，又甜又面老窝瓜。
我说九谁对九，又脆又甜有没有？
你说九我对九，又脆又甜莲花藕。
我说十谁对十，什么红红绿绿最好吃？
你说十我对十，西红柿红红绿绿最好吃。

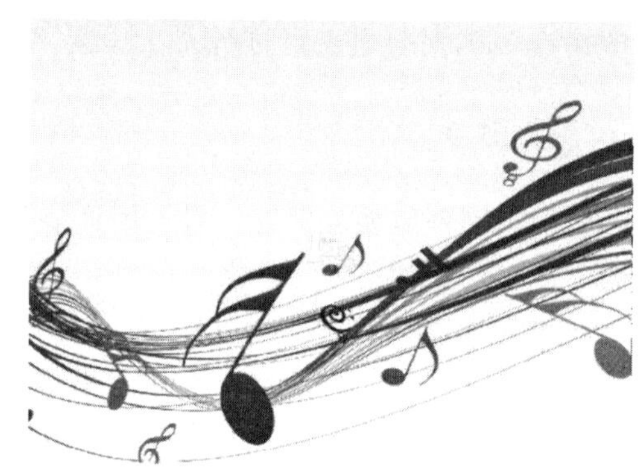

二、绕口令

1. 挂铜铃
高高山上一根藤，藤条头上挂铜铃，
风吹藤动铜铃动，风停藤停铜铃停。
2. 海花和海娃
姐姐叫海花，弟弟叫海娃。
海花会种花，海娃会种瓜。
海花教海娃种花，海娃教海花种瓜。
海花和海娃，学会了种花和种瓜。

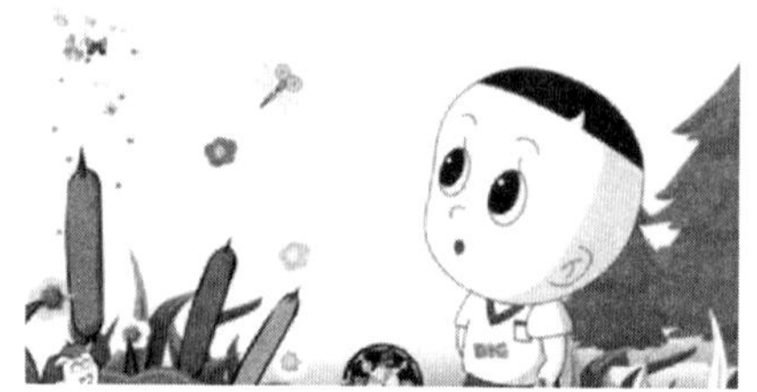

第五节　中国古代的儿科大夫

春秋战国那个时候，有一个很多人称赞的大夫叫扁鹊。

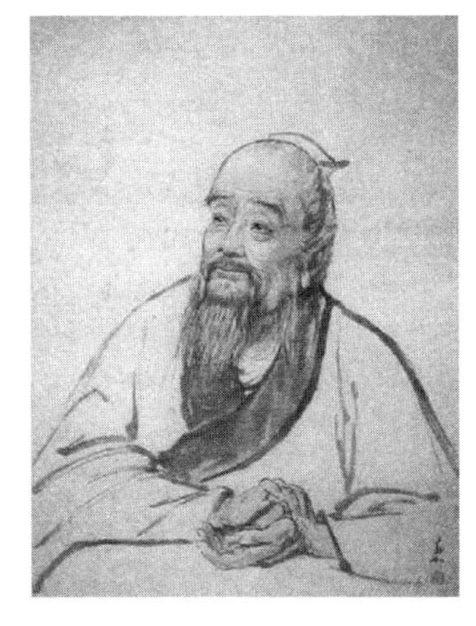

那个时候的大夫一边走一边给人看病。扁鹊走了很多地方，看了很多病人后，把病人进行归类、总结，到老了走不动了就专心写书。扁鹊去了几个国家，给年龄不一样的人看病。他走到秦国，在秦国侧重看小儿的疾病。秦国人很关心小儿，秦国的国王要一统天下，就想方设法让他国家的人民既有力气又有勇气，因此从小就关心小儿的身体，不仅有病及时看，而且小儿的营养也加强。小儿长大成人后身体也就健壮。有人据此说扁鹊是最早的儿科大夫。

后来在秦汉和两晋的时候，少量的医学书里面就开始出现儿科疾病的内容。

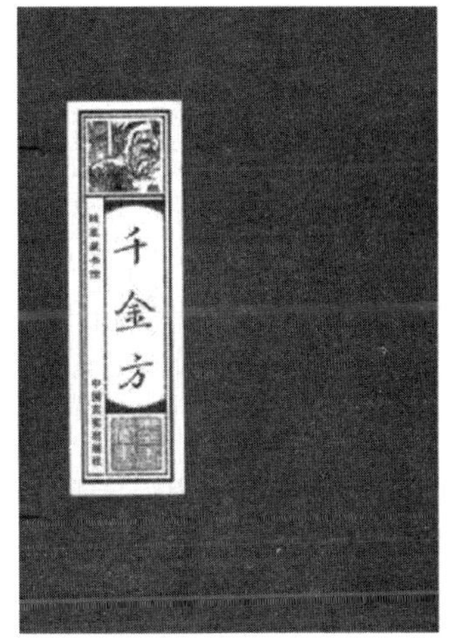

隋唐出现专门管小儿的国家机构，在这个机构里设立了一个专门给小儿看病的科室。那时有好几个有名的大夫，像隋代的巢元方、唐代的孙思邈。孙思邈很出名，他有一个大家都知道的称呼——“药王”。他写了《千金方》和《千金翼方》。《千金方》里，很多内容讲的就是小儿疾病的治疗。

医学著作如《宋本伤寒论》、《太平惠民和剂局方》等在宋代出现并指导实践，里面有部分小儿的诊治方剂得到广泛使用。

宋代有一个世人称赞的大夫钱乙。他应用中医治疗小儿疾病很有效，得到大家的认可。他的名著《小儿约证直诀》里面的内容都是谈论治疗小儿疾病的方法。小儿疾病的诊治在这基础上得到很大的发展。他研究出了六味地黄丸并且应用在小儿身上，六味地黄丸补肾，对小儿的生长有利。在《小儿药证直诀》里他写道：“儿童有五迟五软的现象，这都是肾虚的表现。”五迟五软是小儿生长发育障碍的常见病症。五迟是指立迟、行迟、语迟、发迟、齿迟，五软是头颈软、口软、手软、足软、肌肉软。他认为肾气不好，发育就不好，就应该吃六味地黄丸。

古代大夫怎么给小儿看病呢？

一般大夫看完病后就给药服用。口服的药有讲究：

1. 用有甜味的药。苦的药小儿不容易接受，如果药太苦，小儿就不想服用。

2. 用药的量尽量少。用的药大部分是4～5 g，相对成人轻很多。用药量大，小儿的内脏容易受到伤害，对身体发育会有影响。

3. 一些药小儿尽量不用，如附子对小儿身体不利，所以基本不用。

古代大夫很聪明，能把服用的药变出很多花样，比如做成小的药丸、膏剂给小儿喂服或做成散剂用水冲服，有的药烧制好后加入蜂蜜或者阿胶做成糖浆的膏，这些方法到现在还在用。还可以把药和食物混在一起，如健脾八珍糕，能提高小儿胃肠功能，对身体健康有益，而且香甜好吃，小孩爱吃，像这种药和食物结合做成的糕点还有很多。

第六节　小儿睡眠

一、孩子睡眠不安常见原因

1.睡眠不安常见原因

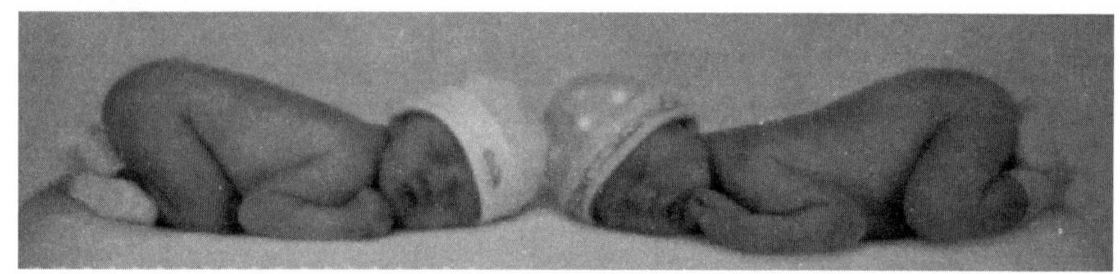

睡眠质量的好坏，对宝宝的健康影响很大。如果宝宝睡得不踏实，似睡非睡，可能原因如下：

(1)生理原因：出牙期、断奶期、预防接种后。

(2)饮食不当：睡前饱食，夜间频繁喂奶，新近添加辅食不适应，消化不良等。

(3)宝宝疲劳过度：睡前玩得时间太长，兴奋过度；或白天受了惊吓，心情恐惧，情绪焦虑等，使得精神不能很好地被抑制下来，导致入睡困难，俗称“闹觉”，或进入浅睡眠阶段后很快又醒过来，很难进入深睡眠阶段。

(4)睡眠问题：长期睡眠不足、睡眠饮食排便时间安排不合理或无规律导致睡眠紊乱；随意更改睡眠时间，家长缺乏培养和建立孩子睡眠生物钟的意识。

(5)睡眠环境：如空气污浊，室温过高或过低，过于干燥；被褥太厚，穿棉衣睡觉等。

(6)患病：便秘、腹泻、湿疹，感染性疾病如中耳炎、鼻窦炎、佝偻病早期、蛲虫感染；孩子不舒适，如发热、鼻塞、腹胀、疼痛、腹泻、便秘、呕吐、瘙痒等。

(7)日常生活变化：如由于出门，移往陌生的新屋，有新的保姆或亲戚照顾婴儿，以及担心父母出差分离等。

2.睡眠的生理现象

新生儿白日睡觉约4～6次，睡眠的时间8.5小时；2.5～4.5岁时可完全不睡。1～3个月婴儿最长的睡眠时间在午夜至清晨。约7个月龄建立规则的睡眠—清醒生物钟。如同坐、爬、走等运动发育里程碑一样，婴儿睡眠过程中的“夜醒”是发育中的正常现象。1岁时20％～30％的婴儿仍然出现夜间醒来的现象。夜间睡眠状况是发育的一个标志，主要受成熟因素控制，但家庭和社会因素也可能影响睡眠生物钟的建立。

如何让孩子入睡？停止夜间喂食，不用喂奶催眠。一定要培养孩子自然入睡的习惯，如果半夜孩子醒来，不要开灯，继续哄孩子重新进入下一个睡眠周期，只要坚持，一定能让孩子建立起自己的睡眠生物钟。家长所要做的是创造睡眠环境，按时让孩子睡觉，哄孩子进入睡眠的预备阶段，不随便更改小儿入睡时间，保证孩子有充足睡眠。哄孩子入睡的方法：婴儿可利用固定乐曲催眠入睡，不拍，不摇，不用喂奶催眠；幼儿可用低沉声音重复讲故事帮助迅速入眠。

二、孩子睡眠易出汗原因

处于生长发育期的孩子在活动、饮食后，或睡眠前后都比较容易出汗。孩子出汗多特别是睡眠时，有相当一部分属于生理性多汗。

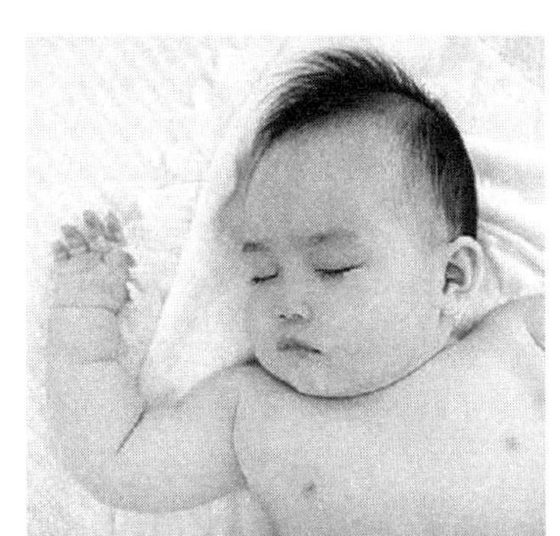

1.生理性原因

(1)新陈代谢旺盛，交感神经系统发育待完善。

(2)上床后活泼好动后入睡。

(3)睡前喝热奶或饮料。

(4)衣服或被子过多。

(5)室温过高。

生理性出汗，长大一点后自然会好转，出汗严重者，可找儿科中医生开中药服用。

2.病理性原因

(1)维生素D缺乏性佝偻病。

(2)营养不良性贫血、体虚。

(3)结核病。

第七节　说说成材晚

民间有一句话说："好饭不怕晚。"古代哲学家老子也说过："大方无隅，大器晚成。"又说："大器晚成，大音希声。"在这里，"大器晚成"的解释是成为有用的人需要一段时间的经历和知识经验的沉淀。

一部分人成材晚也是人才成长的规律之一。

牛顿在念小学的时期被教师和同学认为是"笨蛋"。十几岁时，他的妈妈还在为他的成绩不好感到没有希望，曾经让他从学校出来去干农活。

李比希是德国著名化学家，在有机化学方面特别有研究，读小学的时候成绩全班倒数第一，读大学的时候，各个科目成绩仍然很不好。有一次校长特地把他叫过来问他："你将来打算干什么呢?"李比希非常坚定的对校长说："我想当一名化学家。"他的话刚说完，他们班的同学都禁不住大笑起来。因为学习成绩很不好，他的爸爸最终受不了，叫他从学校退了出来，找了一个药剂师做他的师傅，师傅教了近一年，他心不在焉，不感兴趣，最后也被赶了出去。

历史上这样的人还有很多，如诗人席勒，教育家裴斯泰洛齐，博物学家蒲丰，戏剧家易普生，物理学家皮埃尔·居里等，在小的时候都曾被别人认为是"笨蛋"，不可能有作为。

成材晚的人有各种各样的原因：有的生长发育晚，有的智力发育较慢；有的"开窍"、"醒悟”迟，小的时候不懂得努力；有的对课堂严肃呆板的教学不感兴趣，经常跑出去玩耍；有的沉迷在自己喜欢的运动中，没有对学习用功等。

小儿的成长有他自己的规律，我们不能急着去让他马上成功，而应该让他有一个宽松的环境去成长。如一位很会种树的老人说：“我并没有使树木长得高大繁茂、果子结得又早又多的本领，我不过是能顺着树木生长的规律，让它尽兴发展罢了。”

成材晚也是一道风景，作为家长，不能认为自己的孩子无用而放弃对孩子的培养。“笨”的孩子有时候只是智力没有充分开发而已。成材晚的人就如美酒，“后劲”都足得很哩！

（周庆良）

周庆良，男，副主任医师，本科学历，学士学位。从事儿科临床工作二十余年，现任南安市医院儿科主任、泉州市儿科学会理事等。擅长儿科疾病的治疗，先后在国家级、省级刊物发表论文十余篇。获得泉州市第七届优秀论文自然科学奖三等奖，南安市科技局科技进步奖二等奖、三等奖各一项，获国家实用新型专利四项。

第十一章　呵护口腔

第一节　认知牙齿

一、乳牙和恒牙

人的一生有两副牙，第一副为乳牙，第二副为恒牙。

1.乳牙

一般情况下乳牙共20个。婴儿出生后约半岁(6个月)乳牙开始萌出，约2周岁半20个乳牙全部萌出。六七周岁到十二三周岁期间为替牙期，乳牙逐渐脱落，恒牙逐渐萌出。

2.恒牙

恒牙自6周岁左右开始萌出，除非受到外伤或者疾病，否则恒牙一般不脱落。每个人恒牙的数量一般为28～32颗：上下左右各7颗，合28颗，另外上下左右都可能有或者没有第八颗(即第三磨牙，也称智齿)，所以共计28～32颗。

二、牙齿萌出时间与顺序

无论是乳牙还是恒牙，牙齿萌出时间存在较大的个体差异。牙齿萌出顺序相对固定，所以观察牙齿萌出的顺序比萌出时间更有临床意义。一般情况下，牙齿的萌出左右对称，但下颌牙齿比上颌相对应的牙齿更早萌出。

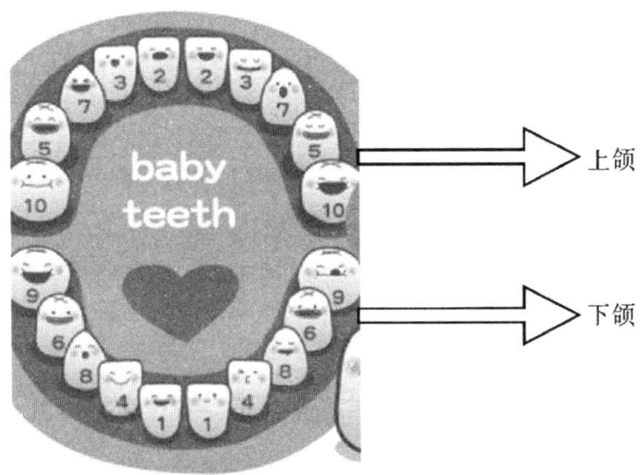

乳牙萌出顺序：牙齿上的数字代表萌出顺序

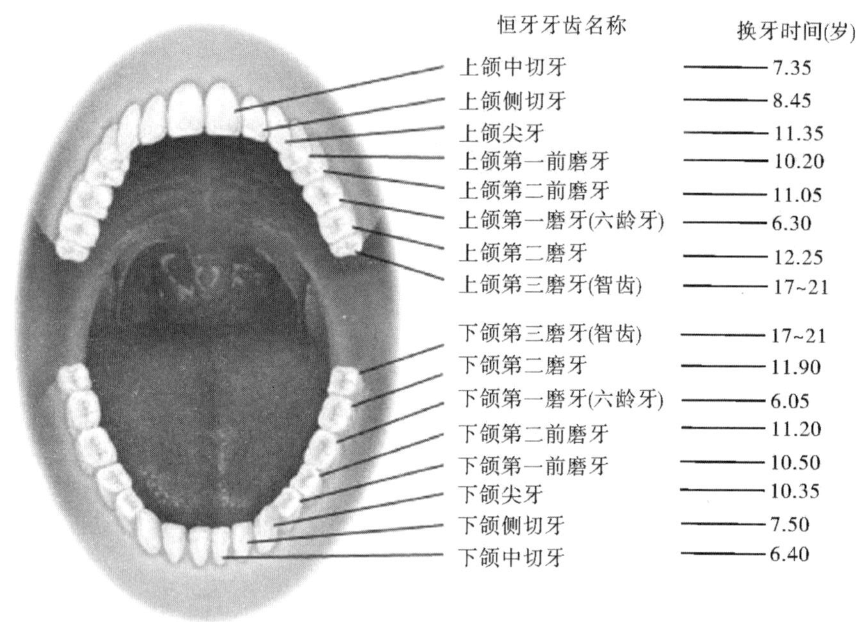

三、牙齿的基本结构

1.外部观察

每个牙均可分为牙冠、牙颈、牙根三部分。牙冠暴露于口腔中,牙根包埋在牙槽骨内,牙冠与牙根交界处为牙颈部。当牙槽骨生理性或病理性吸收后,牙根暴露,临床牙冠变长。

2.剖面观察

通过牙体的纵剖面可见牙体由三种硬组织(牙釉质、牙骨质、牙本质)及一种软组织(牙髓)组成。

牙釉质是构成牙冠表面的硬组织,是人体最坚硬的组织,呈白色半透明。牙骨质是覆盖在牙根表面的一层硬组织。牙本质是构成牙体的主要组织,位于牙釉质和牙骨质的内层。牙本质的内层有一容纳牙髓的腔,牙髓位于其中。

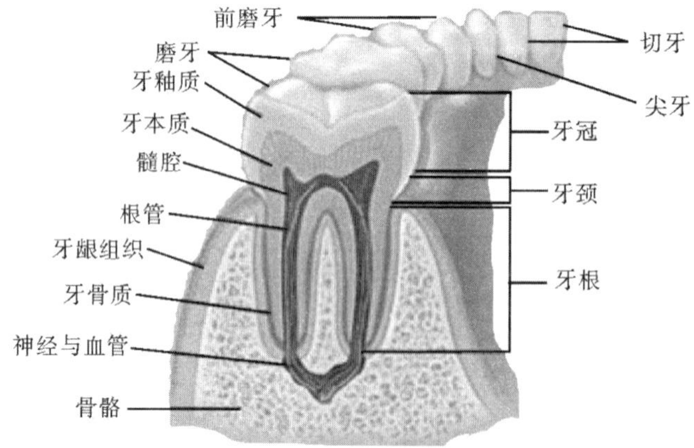

通俗地讲,牙齿是一个坚硬的器官,但其内部是中空的,容纳包括血管、神经在内的牙髓。血管、神经通过位于牙根尖的根尖孔进入牙髓腔。

第二节　预防龋病

龋病，俗称“蛀牙”，是多种因素共同作用导致的慢性细菌感染性疾病。龋病的发生是细菌、宿主（主要包括牙齿、口腔环境以及全身状况）、食物相互作用的结果，特定的细菌黏附于牙面并分解食物产生酸性物质，使牙面脱矿，最终导致牙体组织崩解形成龋洞。通常情况下，龋病是一个慢性进展性疾病。

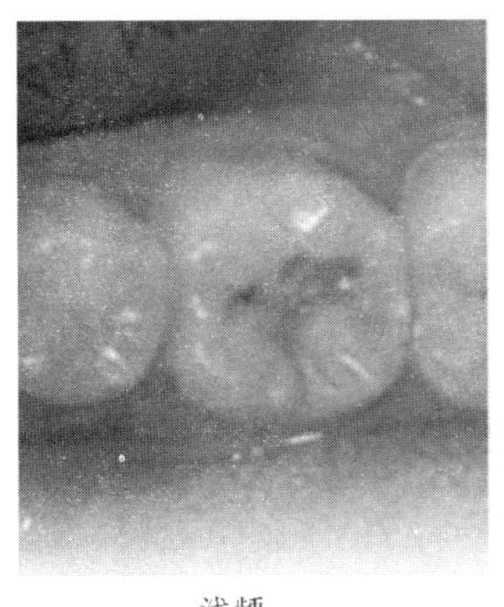
浅龋

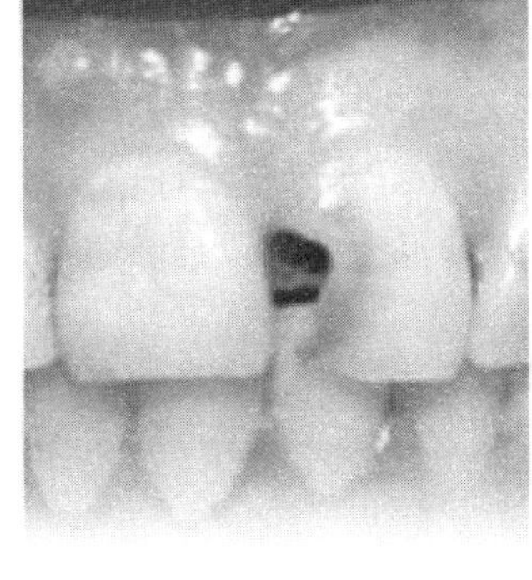
中龋

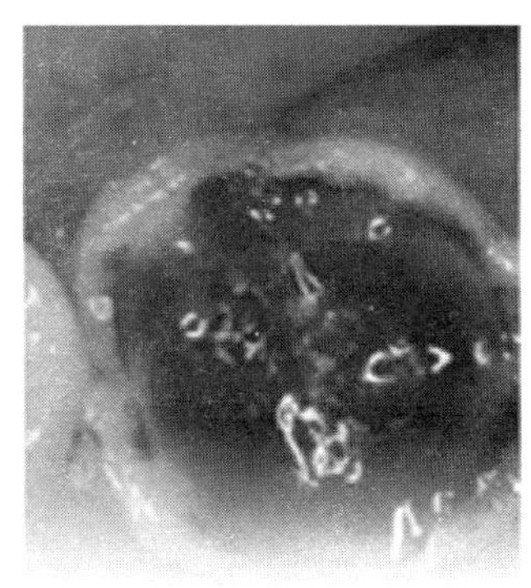
深龋

不同程度的龋病

一、龋病危险因素

龋病危险因素是指可能会发生龋病的潜在因素，包含在促使龋病发生的细菌、宿主及食物因素之中。

1. 宿主因素

（1）牙与口腔

牙与牙列发育缺陷、病理性及医源性因素，造成细菌及食物残渣在牙表面长期滞留。

①牙发育缺陷

牙面上有比较深的沟、缝；牙釉质发育不良；牙列不齐，容易形成细菌、食物滞留区，且不易刷洗，易发龋病；两个牙齿相邻接的部位不易清洁，易发龋病。

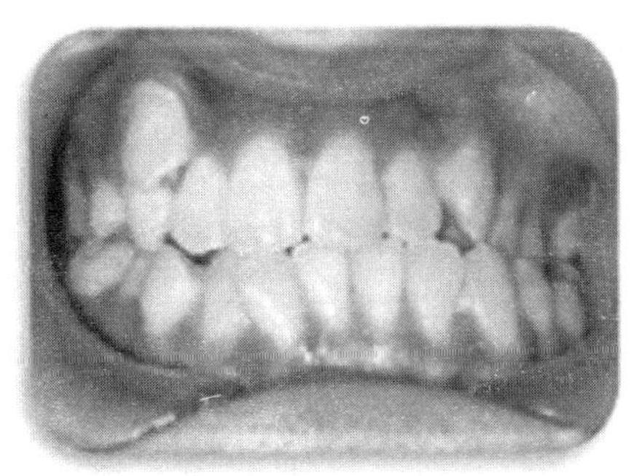

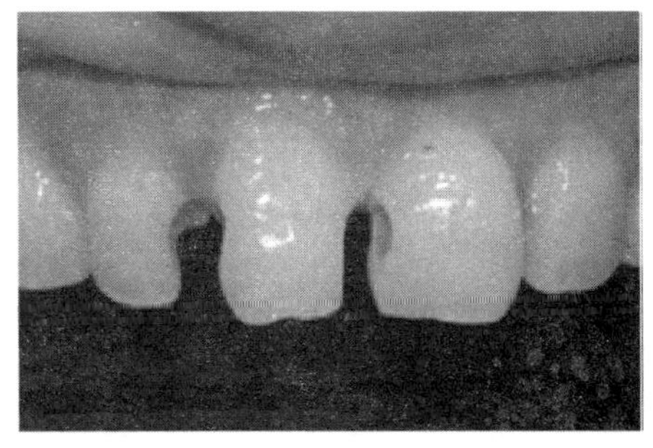

智齿没有完全萌出，或者倾斜移位，与前面的牙齿之间容易形成细菌、食物滞留区。

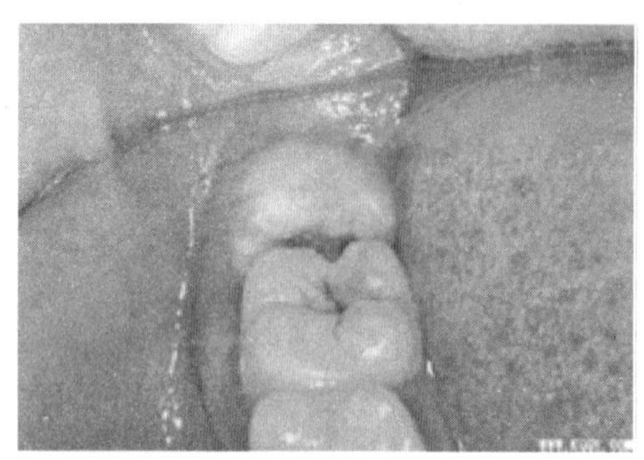

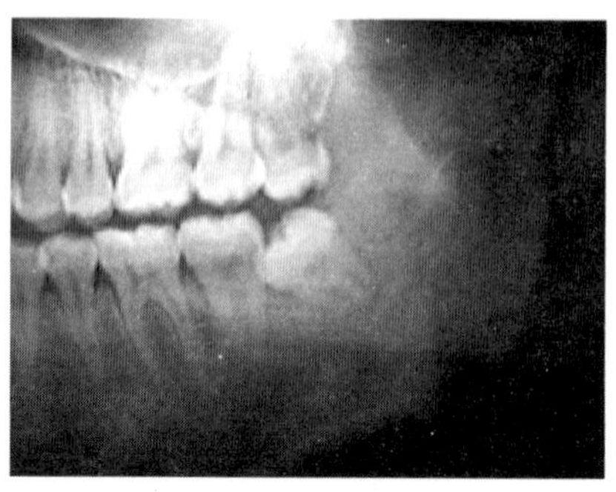

②口腔医源性因素

镶固定义齿（固定假牙）后，固定义齿与真牙及牙龈交界处是潜在的细菌滞留区，常常被忽略。长期堆积容易使牙体逐渐龋坏，最终可能导致固定义齿松动脱落。

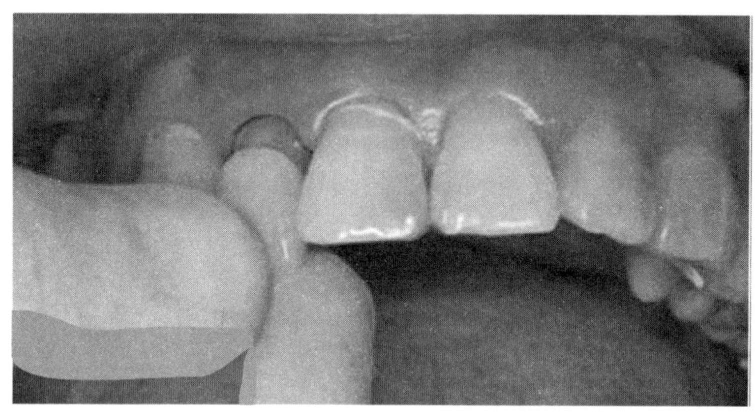

正畸固定矫治器托槽周围：托槽周围是容易堆积菌斑的区域，常出现托槽周围的釉质表面下脱矿区及邻面间隙龋。

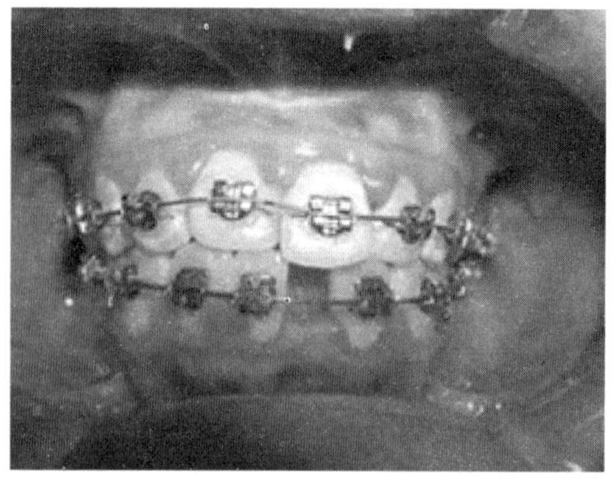

③局部病理性因素

牙根外露：由于牙周炎症导致牙根外露，外露的表面牙骨质易受到致龋菌产酸的作用，使牙骨质脱矿及有机物崩解，发生龋病。根面龋常发生于成人及老年人。

牙磨损：由于牙的重度磨耗，邻牙接触点消失，造成食物嵌塞，菌斑堆积，易造成邻面龋。

(2)唾液分泌障碍

多种原因可以造成长期唾液分泌障碍，削弱了口腔自身防御能力，使牙齿容易龋坏。

2.饮食因素

(1)过多过频的糖摄取

最容易被细菌利用产酸的食物是蔗糖。在生活中，饮食中甜食多或甜食加餐次数多，则糖在口腔内存留时间过长，细菌连续代谢产酸，pH 值下降，使酸性产物在牙面长时间滞留，从而增加了患龋的可能。

(2)酸性饮料

饮用过多的酸性饮料，致使牙齿进一步受到酸的侵蚀，很容易加重牙齿的龋坏过程。

(3)不良饮食习惯

幼儿在睡前经常加饮含糖牛奶及其他营养品。由于工作或生活习惯，成人也时常睡前加餐，特别是甜食，加餐后如果经常忽略口腔卫生，那就是发生龋的危险条件。原因是在夜间睡眠时间，咀嚼活动停止，唾液分泌及口腔自洁能力降低，有利于口腔微生物大量繁殖，如果食品含糖过多，更有利于致龋菌繁殖，产生致龋毒性作用。

(4)氟牙症

在高氟地区，饮水含氟量过高，人群口腔局部及全身出现慢性氟中毒，牙釉质氟斑腐蚀达到牙本质，出现重度氟牙症时，常出现多发龋或一颗牙同时出现多面龋。

3.细菌因素

上述各种危险因素一般相应地存在着口腔内菌群比例失调的表现，特定细菌及其酸性产物的数量超过正常范围。

二、龋病的症状

龋病根据病变程度可分为浅龋、中龋、深龋。

1.浅龋

亦称釉质龋，龋坏局限于釉质。初期于平滑面表现为脱矿所致的白垩色斑块，以后因着色而呈黄褐色，窝沟处则呈浸墨状弥散，一般无明显龋洞，仅探诊时有粗糙感。后期可出现局限于釉质的浅洞，无自觉症状，探诊也无反应。

2.中龋

龋坏已达牙本质浅层，临床检查有明显龋洞，可有探痛，对外界刺激(如冷、热、甜、酸和食物嵌入等)可出现疼痛反应，当刺激源去除后疼痛立即消失，无自发性痛。

3.深龋

龋坏已达牙本质深层，一般表现为大而深的龋洞，或入口小而深层有较为广泛的破坏，对外界刺激反应较中龋为重，但刺激源去除后，仍可立即止痛，无自发性痛。

三、龋病的预防措施与方法

1.龋病的三级预防

(1)一级预防

①进行口腔健康教育：普及口腔健康知识，了解龋病发生的知识，树立自我保健意识，养成良好口腔卫生习惯。

②控制及消除危险因素：对口腔内存在的危险因素，应采取可行的防治措施。在口腔医师的指导下合理使用各种氟化物的防龋方法，如窝沟封闭、防龋涂料等。

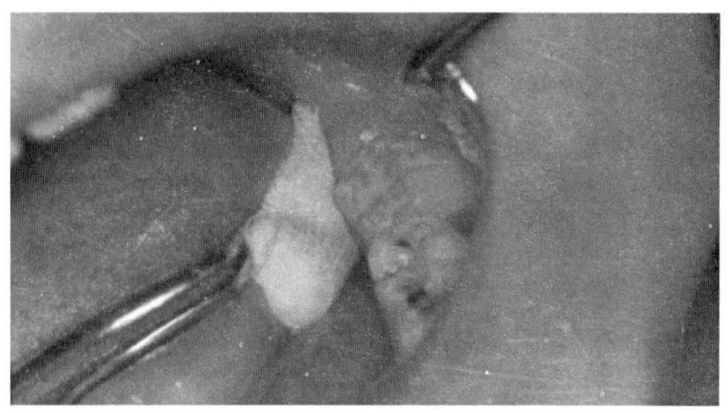

窝沟封闭

(2)二级预防

早期诊断早期处理，定期进行口腔检查，发现早期龋及时充填。

(3)三级预防

①防止龋病的并发症：对龋病引起的牙髓炎、根尖周炎应进行恰当的治疗，防止炎症继续发展。对不能保留的牙应及时拔除。

②恢复功能：对牙体缺损及牙齿缺失，及时修复，恢复口腔正常功能，保持身体健康。

2.龋病的预防方法

(1)菌斑控制

①机械方法：机械清除菌斑是简易的自我保健方法。器械包括有牙刷、牙膏、牙线、牙签、牙间刷及牙间清洁器。

②化学方法：使用含有杀菌剂的漱口液如氯已定（又称洗必泰）漱口，用含有杀菌或抑菌防龋功效成分如黄芩、金银花、茶多酚、氟化物等的牙膏刷牙。

(2)糖摄入量控制和使用糖代用品

控制食糖频率及吃糖后及时清洁口腔，减少糖在口腔内的滞留时间极为重要。同时可使用蔗糖代用品，包括高甜度代用品和低甜度代用品（如木糖醇）。

(3)增强宿主的抵抗力。

第三节　关注牙周

牙周病是口腔最常见的疾病之一，在世界大多数人口中广泛流行。牙周病的发生、发展或停止是牙周微生物与宿主免疫炎症反应在先天、后天及环境因素的影响下交互作用的结果，因此认为牙周病是多因素疾病。

一、牙周病的危险因素

1.局部危险因素

(1)牙石

牙石是沉积在牙面或修复体表面的以菌斑为基质的已矿化或正在矿化的钙盐晶体。

牙石与牙周病的关系非常密切。牙石的存在为菌斑的附着提供了良好的部位。菌斑和坚硬粗糙的牙石刺激牙龈，引起牙龈炎。牙石的存在还使日常口腔卫生措施的效果不佳，促使更多菌斑形成；牙石本身还容易吸附细菌的毒素，增加对牙龈的刺激。因此，牙石是牙周病的重要促进因素，在牙周病的预防和治疗中应首先彻底清除牙石。

(2)食物嵌塞

在咀嚼过程中，食物碎块或纤维被咬合压力楔入相邻两牙的牙间隙内，称为食物嵌塞。食物嵌塞是导致局部牙周组织破坏最常见的原因。

(3)咬合创伤

牙周组织的健康有赖于正常的咬合力的功能刺激，当咬合力超过牙周组织的承受能力时，可发生牙周组织的创伤，即咬合创伤或牙周创伤。某一些咬合状态容易导致这种咬合创伤，如个别牙的过早接触、修复体过高、夜磨牙以及正畸治疗加力不当等。

(4)不良习惯

不良习惯在牙周病的发生发展中是一个重要促进因素，如夜磨牙、咬硬物、口呼吸、单侧咀嚼、不良刷牙习惯等均可导致牙周组织损伤。

(5)不良修复体

制作不良的充填物或修复体，安装不当的正畸矫治器，不但可能直接压迫和刺激牙龈组织，而且不易清洁，造成食物碎屑和菌斑大量堆积，引起牙周组织的炎症。

(6)牙位异常和错颌畸形

牙的错位、扭转、过长或萌出不足等均有利于菌斑堆积，或形成咬合创伤、食物嵌塞，促使牙周炎发生或加重。

2.全身危险因素

(1)吸烟

吸烟是牙周病的重要危险因素之一。所有的研究都提示吸烟方式和吸烟量对牙周病的严重程度有影响。

(2)糖尿病

糖尿病是牙周病明显的高危因素。

(3)遗传因素

遗传因素属于牙周病先天的、不可控制的危险因素。然而它并不直接引起牙周病，而是增加宿主对牙周病的易感性，使疾病较早发生或加重牙周病的病理过程，即某些遗传因素可决定牙周病的进展和严重程度。

二、牙周病的分级预防

牙周病的预防非常重要，其主要目的是消除致病的始动因子及促进疾病发展的危险因素。预防牙周病应从以下几方面着手：一是以健康教育为基础，增强人群牙周病预防的意识，提高自我口腔保健和维护牙周健康的能力；二是养成良好的口腔卫生习惯，去除致病微生物，使牙周支持组织免遭破坏；三是提高宿主的防御能力，保持健康的生理和心理状态；四是维持牙周治疗的疗效。

1.一级预防

一级预防又称初级预防，是指在牙周组织受到损害之前防止致病因素的侵袭，或致病因素已侵袭到牙周组织，但尚未引起牙周病损之前立即将其去除。

2. 二级预防

二级预防旨在早期发现、早期诊断、早期治疗，减轻已发生的牙周病的严重程度，控制其发展。

3. 三级预防

三级预防以义齿修复失牙，重建功能；并通过随访、精神疗法和口腔健康的维护，维持其疗效，预防复发。同时，还应治疗相关的全身性疾病，如糖尿病，增强牙周组织的抵抗力。

总之，牙周疾病的预防需要健康教育和具体预防措施相结合，而且其效果更有赖于患者对家庭防护措施的坚持和正确实施。

第四节 远离口腔癌

口腔癌是世界上 6 种最常见的癌症之一。口腔癌比其他部位的癌易转移，治疗花费大，预后差，越来越受到普遍的重视。

一、口腔健康教育与口腔健康促进

1. 预防和控制危险因素

(1)戒除吸烟、饮酒等不良嗜好

大量研究表明，在致癌因素中，烟草是最大的癌症诱发物，故吸烟是最危险的不良习惯。

酒与恶性肿瘤之间的关系，主要表现在口腔、咽、喉与食管癌上，酒中酒精含量越高，致癌的危险性就越高。

避免咀嚼槟榔，特别是在槟榔中混有烟草和石灰时致癌危险性较大。

(2)注意对光辐射的防护

防止长时间直接日照。

(3)平衡膳食营养

减少脂肪摄入量，增加蔬菜、水果摄入。增加维生素 A、B、E 和微量元素硒的摄入量。

(4)避免过热饮食

不食过热食品，避免刺激口腔黏膜组织。

(5)避免口腔不良刺激

及时调磨义齿锐利边缘，防止对软组织摩擦、压迫和创伤。

(6)保持良好的口腔卫生，拔除残根、残冠，及时调磨锐利牙尖；避免反复咬颊、咬舌。

2. 提高公众对口腔癌警告标志的认识

提高公众对口腔癌警告标志的认识，以便加以警惕，及早就医。口腔癌的警告标志如下：

(1)口腔内的溃疡，2 周以上尚未愈合。

(2)口腔黏膜有白色、红色和发暗的斑。

(3)口腔与颈部有不正常的肿胀和淋巴结肿大。

(4)口腔反复出血，出血原因不明。

(5)面部、口腔、咽部和颈部有不明原因的麻木与疼痛。

二、定期口腔检查

定期口腔检查可以早期发现口腔癌或癌前病变，提高预防和早期治疗率。除了请医生定期进行口腔检查外，还要学会自我检查的方法，以便早期就医。自我检查的方法与步骤如下(在充足的照明下，患者面对镜子)：

1. 对头颈部进行对称性观察

注意皮肤颜色的变化。

2. 手食指触摸面部

面部如有颜色变化、触疼或肿块、疣痣增大，2周内就医检查。

3. 触摸颈部

从耳后触摸至锁骨，注意触摸疼痛与肿块。检查左右两侧颈部。

4. 上下唇

先翻开下唇，观察唇红部与唇内侧黏膜，用食指与拇指从内向外，从左向右触摸下唇，对上唇做同样检查，触摸是否有肿块，观察是否有创伤。

5. 牙龈与颊部

用食指拉开颊部，观察牙龈，并用食指与拇指夹住颊部，进行触摸。

6. 舌与口底

伸出舌，观察舌的颜色与质地，用消毒纱布包住舌尖部，然后把舌拉向左或右，观察舌的边缘部位。用食指与拇指触摸舌体，注意是否有异常肿块。检查口底需用舌添上腭部，以观察颜色与形态的变化，然后用食指触摸口底。

7. 上腭部

对上腭部检查有时需用牙刷柄压住舌，头略后仰，观察软腭与硬腭的颜色与形态。

第五节　自我口腔保健

一、漱口

1. 漱口的作用与方法

(1)漱口的目的和用途

漱口能清除食物残渣和部分松动的软垢，以及口腔内容易借助含漱力量而被清除的污物和异味，故漱口一般用于饭后。口腔有感染，根据临床医生的处方和推荐，可以应用加入一定药物的漱口剂含漱，能够帮助减少口腔致病微生物的数量，或抑制细菌的繁殖生长，能起到一定的辅助治疗作用，亦能使口腔受损伤的创面保持清洁，促进创面愈合。漱口还可以清除口臭，使口气保持清新，感觉舒适。但应注意，漱口的效果与漱口时的用水量、含漱的力量和鼓漱的次数有关，漱口不能代替刷牙，因为它不能有效地清除已经形成的牙菌斑。

(2)漱口方法

漱口时将少量漱口液含入口内，紧闭嘴唇，上下牙稍微张开，使液体通过牙间隙区轻轻加压，然后鼓动两颊及唇部，使溶液能在口腔内充分接触牙面、牙龈及黏膜表面，同时运动舌，使漱口水能自由地接触牙面与牙间隙区。利用水力前后左右，反复几次冲洗滞留在口腔各处的碎屑和食物残渣，然后将漱口水吐出。若戴有活动义齿应先取下义齿再含漱，同时将义齿洗刷干净。

2. 漱口剂的种类与应用

一般漱口用自备的清洁水或盐水含漱。为了辅助预防和治疗口腔疾病，常用加入某些药物的溶液作为含漱剂，如1/2500洗必泰液。药物漱口液一般用于龈炎洁治后和牙周手术后，但不要作为日常口腔护理用品，不能用作长期漱口。当口腔疾病痊愈后，就应立即停止，以免引起口腔内正常菌群失调和产生抗药性。但经常用清洁水或淡盐水含漱，则对口腔组织无损害。

二、刷牙

刷牙是去除牙菌斑，保持口腔清洁的重要自我保健方法。刷牙可去除牙菌斑和软垢，并借助牙刷的按摩作用增进牙龈组织的血液循环和上皮组织的角化程度，有助于增强牙周组织对局部刺激的防御能力，维护牙龈的健康。

但是，刷牙方法不正确，不但达不到清洁牙的目的，还可造成牙龈退缩，增加发生牙槽骨吸收或楔状缺损的机会。

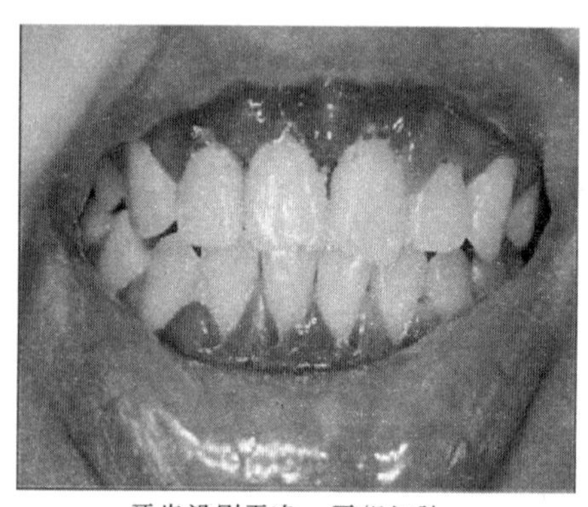

牙齿没刷干净，牙龈红肿

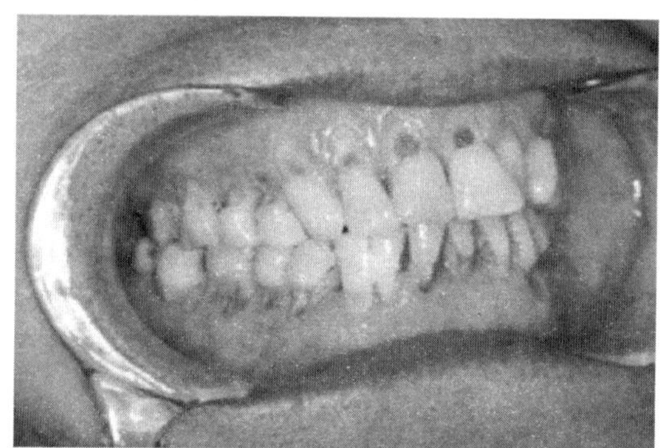

刷牙力量过大，牙颈部楔状缺损

1. 牙刷

(1)牙刷的选择

牙刷通常指的是手动牙刷。通用型牙刷以直柄为宜，刷毛软硬适度，排列平齐，毛束排列不宜过多，一般为10～12束长3～4束宽，各束之间要有一定间距。理想的刷毛应具有适当的弹性、硬度，表面光滑，不易吸收水分，容易洗涤及干燥。无臭无味。软毛牙刷柔韧易弯曲，并能进入龈缘以下和牙间隙清除菌斑，目前国内外口腔专业人士已普遍向病人推荐软毛牙刷。另外，波浪形刷面能够增加去除牙菌斑的效力，有利于牙间隙的清洁。

(2)牙刷的特殊种类

①电动牙刷：主要用于生活不能自理的弱智儿童或手功能障碍，需要别人帮助的刷牙者。

②牙间刷：主要用于清除牙邻面菌斑与食物残渣，清洁矫正器、固定修复体、种植牙、牙周夹板、缺隙保持器以及其他常用牙刷难以达到的部位。

(3)牙刷的保管

刷牙后，牙刷毛间往往粘有口腔中的食物残渣，同时，也有许多细菌附着在上面。因此，要用清水多次冲洗牙刷，并将刷毛上的水分甩干，置于通风处。牙刷应每人一把，以防止疾病交叉感染。牙刷用旧后刷毛卷曲不仅失去清洁作用且会擦伤牙龈，应及时更换。

2.牙膏

(1)牙膏的基本成分

牙膏的基本成分包括摩擦剂、洁净剂、湿润剂、胶黏剂、防腐剂、甜味剂、芳香剂、色素和水。

(2)牙膏的基本作用

①有助于通过刷牙的机械方法，增强牙刷去除食物残渣、软垢和牙菌斑的效果，保持清洁、美观和健康。

②有助于消除或减轻口腔异味，使口气清新，有爽口作用。

③如果在牙膏膏体中加入其他有效成分，如氟化物、抗菌药物，或控制牙石与脱敏的化学制剂，则具有某种特殊功效，如防龋，减少菌斑与牙石形成以及脱敏作用等。

(3)牙膏的选择

目前，药物牙膏已在世界范围内广泛应用，主要包括脱敏牙膏、增白牙膏、中草药牙膏。每个人可根据自身口腔状况选择合适的牙膏，如牙本质敏感者，可选脱敏牙膏；牙龈出血可适当使用云南白药牙膏。

3.刷牙方法

(1)刷牙方法

刷牙方法很多，每一种方法都有它的特点，这里介绍适合大多数人、应用较为广泛的巴斯刷牙法，又称水平颤动法。

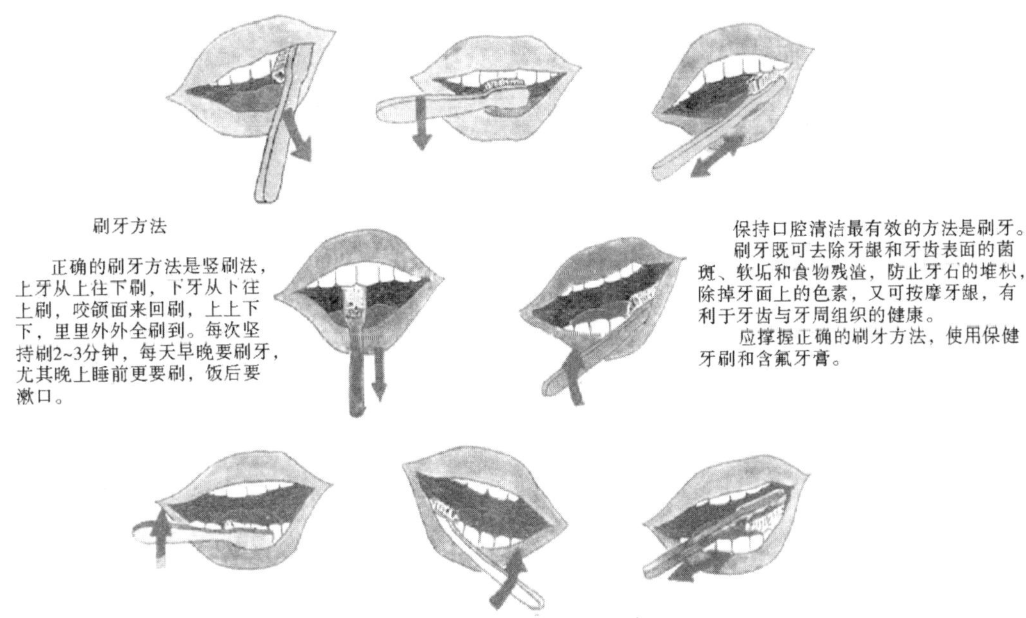

刷牙要领：手持刷柄，刷毛指向根尖方向(上颌牙向上，下颌牙向下)，虽然刷毛呈45°角，但通常较容易和较安全的是先与牙长轴平行，然后稍作旋转，与龈缘呈45°角。刷毛角度为把牙刷刷毛端放在直指龈沟的位置，刷毛约与牙长轴呈45°角，勿使刷毛屈曲。轻度加压使刷毛端进入龈沟，以短距离(2～3 mm)水平颤动牙刷，勿使毛端离开龈沟，至少颤动10

次。重新放置牙刷，将牙刷移至下一组 2～3 颗牙，注意重叠放置在上颌下颌牙弓唇舌面的每个部位，重复全面拂刷。牙刷舌腭侧前牙面位置将牙刷竖放在前牙，使刷毛垂直并指向和进入龈沟。

（2）刷牙应注意的问题

①牙刷放置的起始部位与刷牙顺序：牙刷放置的起始部位可因人的习惯不同而异，一旦设定则必须循序渐进，才能面面刷到。每次牙刷放置的位置一般占 1～3 颗牙面的距离。每次设置至少刷 5～10 次，然后移至下一个邻牙刷牙位置，两个刷牙位置之间均应有重叠，下颌牙唇颊侧一般约 9 个刷牙位，舌侧为 11 个。

②刷牙范围与时间：每次刷牙 3 分钟以上，刷牙范围的分布必须能够覆盖所有的牙面，每个刷牙位置缓慢颤动 10 次。

③刷牙次数：为了控制牙菌斑，保持口腔卫生与预防口臭，至少每天刷牙 2 次。鼓励入睡前清洁口腔。

④补充刷牙：有些部位刷牙时经常容易被忽视，比如错位牙，有时需要补充一些刷牙动作，有时需要用牙线或牙签或牙间隙刷加以补充。整个口腔清洁范围应包括舌。因为舌是口腔微生物的主要集中点之一，可以用牙刷刷洗清洁舌，也可以用刮舌板。

（3）刷牙效果评价

常用的方法是刷牙后用菌斑染色剂显示是否有菌斑残留。根据菌斑残留程度判断刷牙效果。刷牙的质量比次数更重要。

三、牙间隙清洁

单凭牙刷和牙膏的作用不能完全清洁牙，因为牙刷刷毛不能完全伸及牙间隙，而牙间隙最容易滞留牙垢或污物，所以去除牙间隙部位的牙菌斑很重要，因为大多数龈炎都是由牙龈乳头处开始，而且此处的龈炎发生率最高。一般使用牙签、牙线、牙间隙刷等进行牙间隙清洁。

1. 牙签

牙签是用来剔除嵌塞在牙间隙内食物残渣的小工具。使用牙签时应注意：

（1）应将牙签的头朝着牙齿的咬合面方向，抵在牙齿的颊面上，以 45°角滑行到牙缝内，顺着牙缝剔，上牙向下外侧剔拨，下牙向上外侧剔拨，如遇纤维食物嵌塞时，亦可做颊舌侧（内外方向）穿刺动作来剔除。

（2）使用牙签时，压力不可过大，以免造成牙龈损伤。牙签尖端不可垂直插进牙间隙，以免刺伤软组织，引起局部感染。天长日久，则牙间龈组织发生萎缩，牙间隙增大而加重食物嵌塞。

2. 牙线

牙线是用尼龙线、丝线或涤纶线制成的用来清洁牙齿邻面的一种有效洁牙工具，它有助于对牙刷不能到达的邻面间隙或牙龈乳头处的清洁，特别对平的或凸的牙面最适合。使用牙线的注意事项：

（1）两指控制牙线的距离不应超过 3.5 cm。

（2）不要强行用力将线压入牙间隙，有紧而通不过的感觉时，可在牙齿接触面处拉锯式地前后移动，轻柔地让线滑入间隙。

（3）牙线可移到牙龈沟底以清洁龈沟区，但不能进入牙龈组织，以免引起牙龈不适、疼痛

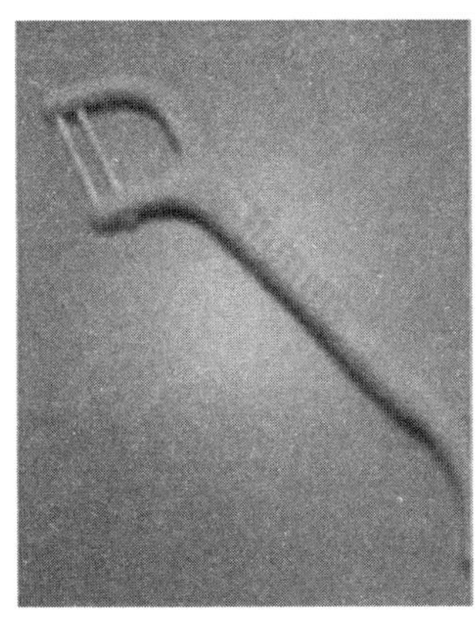
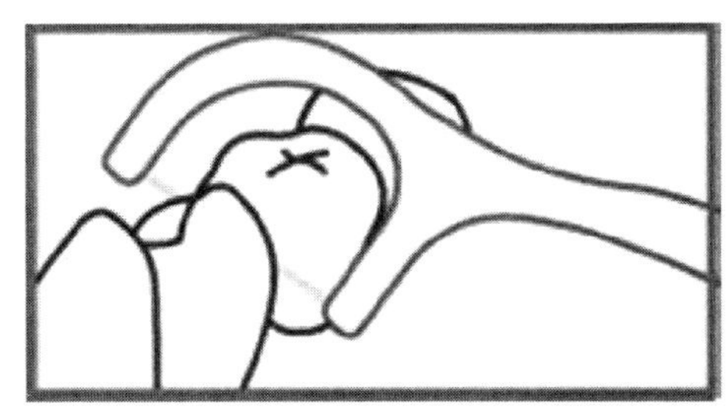

或出血。

(4)用两手指将牙线在每侧牙面上刮 4～6 次,直到牙面发出“吱吱”声,牙面清洁为止。

(5)当牙线磨损或污染时,可转动中指,放出另一段完好的牙线继续使用。

(6)开始用牙线,可能手指笨拙,花费时间多,不断练习,会增加熟练程度和提高效果。照此方法,再把线轻压到牙颈处上下刮动牙邻面 4～6 次,依次把每个牙邻面一一轻刷干净。

3.牙间刷

牙间刷状似小型的洗瓶刷,为单束毛刷,有多种大小不同的形状和型号供选择。较小型的牙间刷一般会插上手柄,以便于握持使用。用于清除难以自洁的牙面和牙间隙中的牙菌斑。

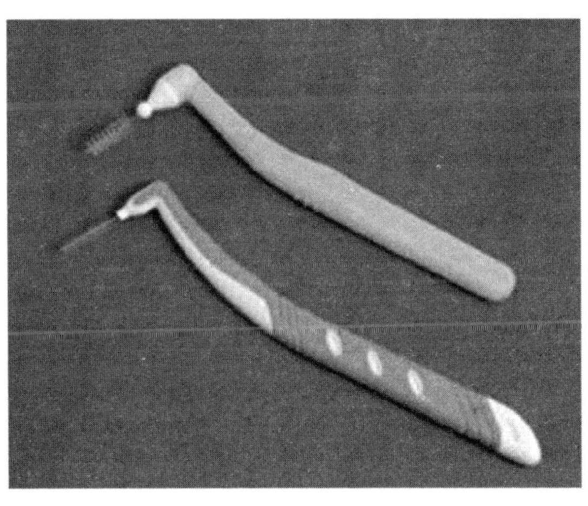

四、咀嚼和牙龈按摩

1.咀嚼

咀嚼是口腔的主要功能。咀嚼还可以刺激颌骨的生长发育,充分咀嚼无论对全身或口腔局部都非常重要。它的作用是:

(1)生理性刺激

上下颌骨及咀嚼肌的发育有赖于咀嚼活动所产生的生理性刺激。咀嚼产生的力和食物的摩擦作用可促进牙周组织的健康,同时使口腔黏膜角化程度增高,增强其对致病刺激的抵抗力。

(2)口腔清洁

在咀嚼过程中食物(特别是纤维食物)在唾液的参与下不断擦洗牙齿和牙龈,参与咀嚼活动的唇、颊、舌不断擦洗牙齿和牙龈。咀嚼活动刺激唾液分泌,有利于口腔清洁。

(3)消除不利咀嚼的因素

长期偏侧咀嚼不仅牙与牙床得不到功能刺激,还可以引起废用侧咀嚼肌肉的萎缩,而有功能侧肌肉发达,久而久之,面部就出现不对称,一侧大,一侧小。

(4)增强咀嚼功能

食物太精、太软与咀嚼不足互为因果关系,所以要达到充分咀嚼必须注意食物的物理性质,包括硬度、纤维素含量、合理的烹调方法。应该选用较硬、含纤维素多的食物以获得充分的咀嚼,同时也利于口腔清洁。

2. 牙龈按摩

牙龈按摩是口腔保健方法之一。通过按摩牙龈,可以使上皮增厚,角化增强,并有利上皮结缔组织的营养代谢活动,还能增加牙龈组织血液循环,改善营养及氧的供应,有助于组织的代谢,提高牙周组织对外界损伤的抵抗力,减少牙周疾病的发生。

常用的按摩方法有两种:

(1)牙刷按摩法

在刷牙时进行,将刷毛以45°角压于牙龈上做前后短距离颤动,此时刷毛伸进牙龈乳头和龈沟内进行有效的牙龈按摩。

(2)手指按摩

①口外按摩法:一般用右手食指,放在牙龈相应的面部皮肤上,按一定顺序,做局部小圆旋转移动按摩,然后漱口。

②口内按摩法:先将右手手指洗净,并用75%酒精消毒。手指放入口内唇(颊)侧牙龈上,来回移动,或做小圆形旋转移动,然后向牙冠方向施力并向合方滑动。每个牙龈区,反复动作数次。按摩后立即漱口,以免龈沟内渗出液随唾液吞入。

3. 口香糖

无糖口香糖已被证实有益于口腔健康。

第六节　口腔知识问答

1. 刷牙或咬东西时牙龈出血是怎么回事?

牙龈出血的原因一般分为局部性和全身性两种:局部原因引起的牙龈出血,常见的是牙龈炎和牙周炎。这些病人在牙龈边缘沉积牙石,对牙龈有刺激作用,能引起牙龈发炎、肿胀、充血,轻者在刷牙、吮吸、咬硬物或剔牙时出血,重者在轻微刺激或没刺激时也会出血。此外,假牙不合适、食物嵌塞、牙周损伤等,都可造成牙龈出血。有一部分牙龈出血是由于全身性疾病所引起的,如白血病、血友病、血小板减少性紫癜等。

2. 牙本质敏感怎么办?

牙本质敏感,主要是指对冷、热、酸、甜等刺激产生的短暂而尖锐的疼痛。对于牙本质敏感的防治,建议:饭后漱口;减少酸性食物和饮料的摄入;进食酸性食物和饮料后不要即刻刷牙，一小时后再刷牙；选择合格的牙刷，采用正确的刷牙方法，避免刷牙时用力过大；使用抗敏感牙膏，如4～8周后无明显效果，应及时就医。

3.智齿要不要拔除？

正常萌出的智齿具有一定的咀嚼功能，不需要拔除。没有完全萌出或者倾斜移位的智齿，经常会导致食物嵌塞，造成局部卫生状况不佳，继而引起智齿周围软组织炎症以及智齿龋坏、邻牙龋坏，因此需要主动拔除。

4.牙受伤完全脱落该怎么办？

牙齿外伤完全脱落时，应马上找到脱落的牙齿。如果脱落的牙已经脏了，可以就近用生理盐水轻轻冲洗，冲洗时捏住牙冠不要捏牙根，更重要的是不能用手或布擦洗牙根。脱落的牙齿也不能用纸、干布或棉花包裹，以防止损伤牙周膜组织。洗净的牙齿应尽快放回牙槽窝里，保持原位，并立即赶往医院。如不能立即复位，应防止脱位牙干燥，可将其放入新鲜的冷牛奶或生理盐水中，或将牙齿放在舌下含着，使牙齿有适宜的温度，保持牙齿表面的湿润。脱落牙的治疗一定要分秒必争，尽可能在半小时内进行复位，再植成功率能达到90%以上；如超过两个小时则再植成功率大大降低。

5.为什么会发生口臭？如何防治？

口臭可分为口源性和非口源性，鉴别口源性和非口源性口臭最简单的方法是：闭口后，若仍有臭味从鼻部呼出，则为非口源性口臭。

(1)口源性口臭

口腔是口臭的主要来源，绝大多数口臭是由口腔局部因素引起的。口源性口臭占口臭80%～90%，主要由厌氧菌引起。口腔卫生状态欠佳，菌斑、软垢、牙石大量堆积，牙龈炎、牙周病、龋病的存在是口臭的常见病因；口腔的癌变可产生迅速发展并持续加重的口臭；各种原因引起的口腔干燥症由于唾液流率下降可加强腐败作用而引起口臭；由于舌苔的病理改变也可导致口臭。

(2)非口源性口臭

①呼吸道来源的口臭

上呼吸道来源的口臭可发生在慢性上颌窦炎、鼻阻塞、鼻咽脓肿、喉癌；下呼吸道来源的口臭可由支气管炎、支气管扩张、肺炎、肺脓肿、肺癌等引起。

②血液携带来源的口臭

由血液携带来源的口臭主要发生在系统性疾病(肝硬化、晚期肾病、糖尿病等)、代谢紊乱、药物作用。女性月经期、吸烟等也可出现口臭。

(3)口臭的防治

一般情况下非口源性口臭在原发病灶得到控制后即能缓解。在口臭的治疗方法中，基本治疗方法包括清洁舌头，刷牙和使用牙线，漱口和使用牙膏，定期口腔检查和洁治。

6.什么是三叉神经痛？

三叉神经痛是常见的脑神经疾病，是指在三叉神经分布区域内出现的阵发性电击样激烈疼痛。历时数秒或数分钟，间歇期无症状，病程呈周期性发作，疼痛可自发，也可因刺激扳机点引起，口服卡马西平有效。应注意与下列疾病相鉴别：牙痛和其他牙源性疾患、鼻窦炎、偏头痛、颞下颌关节紊乱综合征、舌咽神经痛、非典型面部神经痛。

7.牙缺失后为什么要及时修复？

长时间缺牙会对口腔造成很严重的危害。

(1)造成“咬合”紊乱。当一侧缺牙，用另一侧咀嚼，形成偏侧咀嚼习惯，肌肉出现张力不平衡，长此以往就会出现咬合紊乱。

(2)咀嚼功能减退。当个别牙齿缺失后，咀嚼效率随之降低或丧失，唾液分泌减少，胃肠蠕动减慢，影响人体对营养成分的吸收，导致胃肠功能紊乱及其他疾病。

(3)对邻牙健康有害。缺牙空隙两侧的牙，由于失去支撑，也向空隙处倾斜，发生牙齿排列紊乱，必然形成较大的缝隙、移位、扭转，造成食物嵌塞等。

(4)长期缺牙，可导致相对的牙齿伸长，为以后修复造成不便，同时伸长的牙齿与相邻牙齿之间亦容易嵌塞。

(5)长期缺牙可致局部牙槽骨因缺少咀嚼力量的刺激而萎缩，给后期的修复造成困难，同时也影响修复的效果。

因此，牙齿缺失后，应及时到医院进行全面的检查，并制定相应的修复方案。

8.塞牙怎么办？

首先要找出导致塞牙的原因，经常可见的原因有：

(1)牙缝之间有龋坏导致塞牙，应该马上到医院进行龋洞充填。

(2)牙齿不齐导致塞牙，可以矫正牙齿并且用牙线清洁牙缝。

(3)智齿伸长引起的塞牙，多余的智齿可以拔除。

(4)补牙后，或做烤瓷牙后，出现塞牙症状，可以重新制作假牙。

(5)牙齿磨耗引起的塞牙，到医院进行调磨或修复。

(6)牙龈萎缩、牙周炎出现的塞牙，应积极治疗牙周炎，并利用牙刷、牙间隙刷、牙线等口腔护理用品及时清除食物残渣，保持口腔卫生。

9.什么是窝沟封闭，什么时候可以进行窝沟封闭？

窝沟封闭是用高分子材料把牙齿的窝沟填平，使牙面变得光滑易清洁，细菌不易存留，达到预防窝沟龋的作用。

窝沟封闭的最佳时机为牙齿完全萌出，且尚未发生龋坏的时候。

(1)儿童牙齿萌出后达到咬合平面即适宜做窝沟封闭，一般在萌出4年之内。

(2)乳磨牙3～4岁，第一恒磨牙6～7岁，第二恒磨牙11～13岁，双尖牙9～13岁。

(3)对口腔卫生不良的残疾儿童，虽然年龄较大或牙齿萌出口腔时间较久，可考虑放宽窝沟封闭的年龄。

10.怎样清洁活动假牙？

戴假牙也要保持清洁卫生，对于戴活动假牙的老年人，应在每次饭后取出活动假牙以软毛牙刷刷洗干净；夜间不可戴着假牙入睡，应清洗后放置清水中保存，最好使用假牙清洁片帮助清洁。

11.错颌畸形有什么危害？

(1)影响颌面发育。错颌畸形将影响颌面软硬组织的正常发育，造成颜面的畸形。

(2)影响口腔的健康。错颌的牙齿拥挤错位由于不易自洁而好发龋病及牙龈牙周炎症，同时常因牙齿错位而造成牙周损害。

(3)影响口腔功能。严重的错颌畸形可影响口腔正常功能，如前牙开𬌗造成发音的异常，后牙锁𬌗可影响咀嚼功能；严重下颌前突则造成吞咽异常，严重下颌后缩则影响正常呼吸。

(4)影响容貌外观，造成严重心理精神障碍。

12.儿童牙颌畸形矫正的最佳年龄是几岁？

对牙颌畸形矫治年龄的选择要具体情况具体对待。

(1)乳牙期(3～7岁)

这时如发现妨碍功能及发育的错颌，只要儿童能配合就可以进行治疗。有时矫正年龄可以提前，在两岁半到五岁之间可以进行简单的矫治。需立即矫治的畸形有：前牙反颌、下颌前突(地包天)、后牙反颌、过度深覆颌、闭锁颌以及一切妨碍颌面正常发育和功能的不良习惯，如吮指和吐舌习惯、经常咬上下唇习惯、口呼吸习惯。

(2)替牙期(7～12岁)

此期属颌骨发育的快速期，此期变化快，诊断难，对发育和功能有影响的牙颌畸形应予矫治。此期应矫正的有：前牙反颌、后牙错颌及多生牙造成的错颌、个别牙齿的严重错位拥挤、上下牙弓间的关系异常及一些不良习惯。

(3)恒牙期(12～15岁)

一般来说，第二磨牙萌出是错颌畸形矫治的最佳时机，此时诊断比较明确，各种错颌畸形都可以矫治，而且矫正的效果最好，往往达到事半功倍的效果。

13.什么是种植牙？

种植牙并不是真的种上一棵或几棵与天然牙一样的牙齿，而是以种植材料埋植到牙槽骨内(种植体)，再在其上做假牙的一种"假牙"修复方法。它是一种以植入骨组织内的下部结构为基础来支持、固位上部牙修复体的缺牙修复方式。主要包括下部的支持种植体和上部的牙修复体两部分。

14.种植牙会和真牙一样坚固耐用吗？

研究表明，许多种植牙实际上比真牙还要更稳固。比起活动义齿，研究表明种植牙获得了100%咀嚼效率的恢复。种植牙的出现，缺牙患者终于可以去吃他们从前不敢吃的食物，享受美食生活的乐趣。但是值得一提的是，由于种植体周围缺乏天然牙齿那样丰富的神经末梢感受器，因此，在受到异常咀嚼力的时候，更容易受损伤，从而一定程度上影响种植体的使用寿命。

15.种植手术过程中有什么不舒适？

现代麻醉技术以及术后良好的护理措施可以使病人的不舒适降到最少。大约10天口内伤口即可愈合。愈合期间，需要注意伤口区及时清洁，避免咀嚼硬物。许多患者都感觉种植体植入手术的不适比拔牙还要轻一点。

16.我适合种植修复吗？

通常，一个能接受常规牙拔除术及口腔手术的健康人都可以考虑种植修复。像一些特殊的慢性疾病患者，如糖尿病、未控制的心脏病和高血压、血液病、骨质疏松症以及口腔癌术后需要放疗的患者不适合马上接受种植修复。另外，吸烟和酗酒等不能保持良好口腔卫生条件的患者也不宜。种植义齿并不为年龄所限制，这样，饱受缺牙之苦的众多老年患者终于也可以分享种植义齿这一成功技术所带来的好处。总之，牙科医师要对你的身体情况进行全面的评价后，才能制定出适合您的治疗计划。

17. 种植牙的治疗时间需要多久？

从咨询到第一次手术需要一个月，骨颌种植体紧密结合，再制作上部修复体需要 2～3 个月。根据患者的牙槽骨形态、口腔状况、咬合力、选用的种植体不同，治疗时间 6～9 个月不等，但随着种植系统和手术方法的改进，治疗时间可不断减少。

（陈清凉）

陈清凉，男，南安市中医院（南安市第二医院）口腔科副主任医师、中华口腔医学会种植专委会会员。1993 年毕业于福建医科大学口腔系，2007 年到华西口腔医学院参加口腔种植培训班。从事口腔临床工作二十多年，积累了丰富的临床经验，擅长口腔种植、口腔正畸。发表多篇论文，其中《龈下刮治与丁硼乳膏治疗牙龈出血的疗效观察》被评为优秀学术论文。

第十二章 关注心血管

随着我国经济的快速发展，社会经济状况的提升，国民生活水平的不断提高，心血管疾病的危险因素持续增长，发病率和死亡率持续上升，心血管病死亡占总死亡原因的首位。

根据世界卫生组织公布的《2012世界卫生统计报告》，心血管病、癌症、慢性呼吸系统疾病、糖尿病等非传染性疾病已成为21世纪人类最大的健康威胁，每年导致3 600多万人失去生命。《中国心血管病报告2011》数据显示，我国心血管疾病（心脏病、卒中）的发病和死亡率一直呈持续上升趋势，全国心血管病患者大约有2.3亿人，其中高血压2亿人，脑卒中至少700万人，心肌梗死200万人，心力衰竭420万人，肺心病500万人，风湿性心脏病250万人，先天性心脏病200万人。每5个成年人中有1人患心血管病。每年死于心血管病的约350万人，几乎每死亡3个人中就有1人是心血管病，平均每小时因心血管病导致的死亡人数达340人。更令人不安的是，据数据统计到2020年，我国每年因心血管疾病死亡的人数将可能达到400万。随着心血管病发病率与死亡率的持续上升，心血管病的医疗费用也大幅度增加。

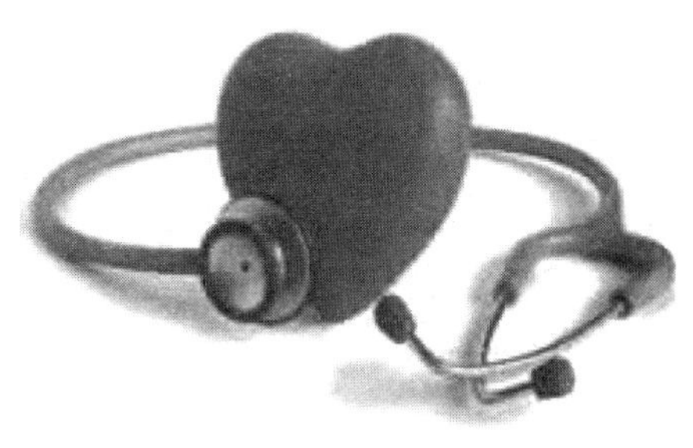

2010年中国心血管疾病（包括脑血管病）中，急性心肌梗死的住院总费用为42.87亿元，颅内出血为123.51亿元，脑梗死为227.47亿元，扣除物价因素的影响，自2004年以来，年均增长速度分别为33.14%、24.01%和30.10%。2010年中国心血管疾病（包括脑血管病）中，急性心肌梗死的次均住院费用为15 773.5元，颅内出血为11 019.8元，脑梗死为7 143.3元，扣除物价因素后，自2004年以来，年均增长速度分别为8.05%、6.02%和2.37%。

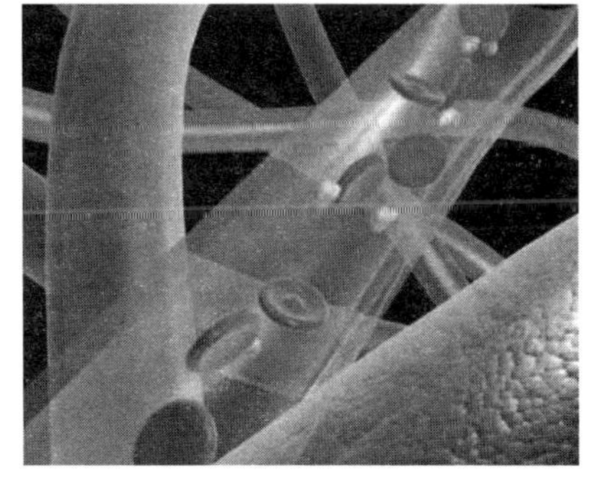

中国人群心血管病危险因素的流行状况：研究者对2007—2008年开展的中国糖尿病与代谢异常研究的46 239名20岁以上观察对象的数据进行了分析。结果显示，男性冠心病、脑卒中以及心血管病的患病率为0.74%、1.07%和1.78%，女性为0.51%、0.60%以及1.10%，心血管病的患病率随年龄升高而升高。男性超重或肥胖、高血压、血脂异常、血糖异常的患病率为36.67%、30.09%、67.43%和26.69%，女性为29.77%、24.79%、63.98%和23.62%。观察人群中具有1、2、3或4个以上危险因素（吸烟、超重或肥胖、高血压、血脂异常和血糖异常）者的比例分别为31.17%、27.38%、17.76%以及10.19%，校正性别和年龄因素后，与没有危险因素相比，上述人群发生心血管病的风险比分别为 2.36、4.24、4.88 和 7.22。可见，心血管疾病给国家、社会、家庭带来了巨大的负担，心血管病的防治工作十分重要且迫在眉睫。要做好心血管病的防治，更重要的是一级预防，也就是心血管病危险因素的控制。心血管病的危险因素有高血压、吸烟、血脂异常、超重/肥胖、身体活动不足、膳食营养不足等。

目前，心血管医学的现状基本上是“没病的等得病，得病的等复发”，前不预防，后不康复，由此导致心血管疾病的高发病率、高致残率。两千多年前，《黄帝内经》中提出“上医治未病，中医治欲病，下医治已病”，即医术最高明的医生并不是擅长治病的人，而是能够预防疾病的人。“上医治未病”，医学神圣崇高的目的不是坐堂行医，满足于当“坐堂医生”，而是促进健康和预防疾病。只有控制好心血管病的危险因素，才能遏制心血管病持续上升的发病率与死亡率，保障国民的身体健康，提高生活质量，降低由此产生的巨额的医疗费用，促进国民经济的快速持续发展。做好心血管病的防治，除了医疗机构和医务人员规范诊断治疗外，患者的因素也是十分重要的，必须普及心血管病的防治知识，提高患者的依从性，使心血管病得到规范的治疗。

第一节 高血压

高血压是最常见的慢性病，也是心脑血管病最重要的危险因素之一。其脑卒中、心肌梗死、心力衰竭及慢性肾脏病等主要并发症，不仅致残、致死率高，而且严重消耗医疗和社会资源，给家庭和国家造成沉重负担。血压从 110/75 mmHg(1 mmHg＝0.133 kPa)开始，随着血压水平的提高，心血管病发生的危险相应增加。50%～75%的脑卒中和 40%～50%的心肌梗死发生与血压升高有关。在导致劳动力丧失的原因中，高血压占 6%。全国每年由于血压升高而导致的过早死亡人数高达 200 万，直接医疗费用每年至少达 366 亿元，因此有效地控制高血压，对心血管病的防治意义重大。中国存在着庞大的高血压人群，2002 年中国居民营养与健康状况调查显示，我国成人高血压患病率为 18.81%，总数达 2 亿，相当于每 10 个成年人中就有 2 个高血压。但是，高血压的知晓率、治疗率、控制率仅分别为 30.6%、24.7%、6.1%，处于相当低的水平，特别是经济文化发展水平较低的农村或边远地区情况尤为严重。目前我国约有 1.3 亿高血压患者不知道自己患有高血压，在已知自己患有高血压的人群中，也有约 3 000 万没有治疗；在接受降压治疗的患者中，有 75%血压没有达到目标水平，高血压防治任务十分艰巨。做好高血压的防治，固然需要医疗机构和医务人员的努力，同时也需要广大患者了解高血压防治的相关知识，做到规范治疗，达标控制血压。

高血压与哪些因素有关?
食盐过多
口味过重
遗传
吸烟
精神紧张
压力大
高血压
肥胖
酗酒
缺乏运动

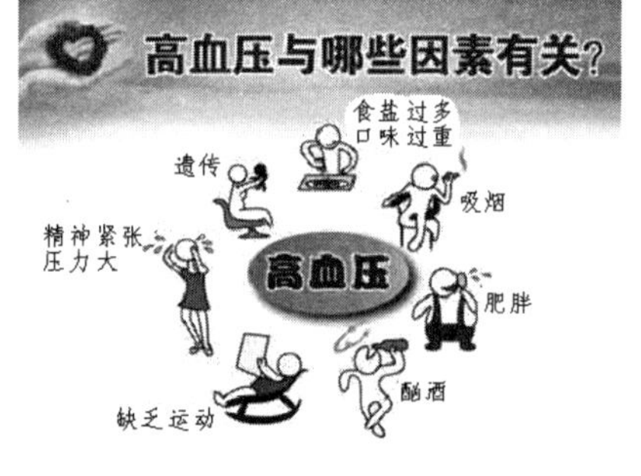

一、高血压的概念

高血压分为原发性高血压和继发性高血压。原发性高血压是以血压升高为主要临床表现伴或不伴有多种心血管危险因素的综合征，病因为多因素，约占95%；继发性高血压是指由某些确定的疾病或病因引起的血压升高，约占5%。本文所指的高血压即为原发性高血压。高血压是一种生活方式病，认真改变生活方式有利于血压的预防和控制。

二、引起高血压的危险因素

1. 高钠低钾膳食

人群中，钠盐（氯化钠）摄入量与血压水平和高血压患病率呈正相关，而钾盐摄入量与血压水平呈负相关。膳食中钠/钾比值与血压的相关性甚至更强。我国14组人群研究表明，膳食钠盐摄入量平均每天增加2 g，收缩压和舒张压分别增高2.0 mmHg和1.2 mmHg。

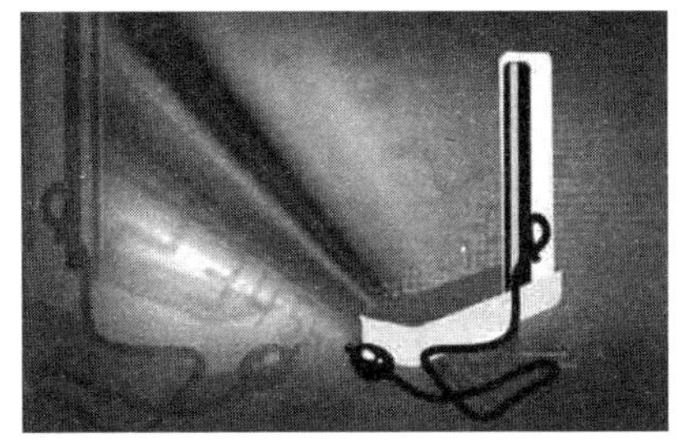

高钠、低钾膳食是我国大多数高血压患者发病最主要的危险因素。我国大部分地区，人均每天盐摄入量在12～15 g以上。在盐与血压的国际协作研究（INTERMAP）中，反映膳食钠/钾量的24小时尿钠/钾比值，我国人群在6以上，而西方人群仅为2～3。

2. 超重和肥胖

身体脂肪含量与血压水平呈正相关。人群中体重指数（BMI）与血压水平呈正相关，BMI每增加3 kg/m^2，4年内发生高血压的风险，男性增加50%，女性增加57%。我国24万成人随访资料的汇总分析显示，BMI≥24 kg/m^2者发生高血压的风险是体重正常者的3～4倍。身体脂肪的分布与高血压发生也有关。腹部脂肪聚集越多，血压水平就越高。腰围男性≥90 cm或女性≥85 cm，发生高血压的风险是腰围正常者的4倍以上。

随着我国社会经济发展和生活水平的提高，人群中超重和肥胖的比例与人数均明显增加。在城市中年人群中，超重者的比例已达到25%～30%。超重和肥胖将成为我国高血压患病率增长的又一重要危险因素。

3. 饮酒

过量饮酒是高血压发病的危险因素，人群高血压患病率随饮酒量增加而升高。虽然少量饮酒后短时间内血压会有所下降，但长期少量饮酒可使血压轻度升高，过量饮酒则使血压明显升高。如果每天平均饮酒>3个标准杯（1个标准杯相当于12 g酒精，约合360 g啤酒，或100 g葡萄酒，或30 g白酒），收缩压与舒张压分别平均升高3.5 mmHg与2.1 mmHg，且血压上升幅度随着饮酒量的增加而增大。

在我国饮酒的人数众多，部分男性高血压患者有长期饮酒嗜好和饮烈度酒的习惯，应重视长期过量饮酒对血压和高血压发生的影响。饮酒还会降低降压治疗的疗效，而过量饮酒可诱发急性脑出血或心肌梗死发作。

4. 精神紧张、缺乏体力活动

长期精神过度紧张也是高血压发病的危险因素，长期从事精神高度紧张工作的人群高血压患病率偏高。

5.遗传因素

高血压有遗传倾向。目前多数学者认为，高血压属于多基因遗传性疾病。通过高血压患者家系调查发现，父母均患有高血压者，其子女今后患高血压概率高达45%；父母一方患高血压病者，子女患高血压的概率是28%；而双亲血压正常者其子女患高血压的概率仅为3%。

三、血压的正确测量

影响准确测量血压的因素如下：

1.受测者准备

与受测者有关的诸多因素均可引起血压测量的偏差。如室内温度、运动、饮酒、吸烟、手臂位置、肌肉紧张、膀胱充盈、讲话和环境噪声等。受测者讲话是常见的因素，因此，测压时受测者不能讲话，医护人员也不能与受测者讲话。

2.受测者体位

血压测量最常采用的体位是坐位或仰卧位，但这两种体位所测血压有差别。有报道指出坐位测量的舒张压较仰卧位高5 mmHg，收缩压相差不大。部分患者需要测量直立位血压，一般仰卧位的收缩压较直立位高5～8 mmHg，舒张压高4～6 mmHg。双腿交叉可使收缩压升高2～8 mmHg。

3.手臂的位置

测量血压时气囊位置应该与右心房水平同高。如果上臂位置低于右心房水平，测得值偏高；如果上臂高于心脏水平，测得值偏低。每高于或低于心脏水平2.5 cm，血压相差2 mmHg。坐位时，右心房水平位于胸骨中部第四肋水平。卧位时用小枕支托以使上臂与腋中线同高。

4.左右上臂血压的差别

约20%的人左右上臂血压差别＞10 mmHg(称为臂间血压差异)，因此推荐第一次检查时应测量左右上臂血压。臂间血压差异持续＞20 mmHg时高度提示主动脉弓缩窄及上肢动脉闭塞。当左右上臂血压不一致时，采用数值较高侧手臂测量的血压值。

5.血压计的位置

测压过程中血压计水银柱要保持垂直，读数时必须保持视线垂直于血压计刻度面的中心。

6.血压计的精确性

临床上使用的所有血压计都需进行精确性检验，只有通过检测合格的血压计才能在临床上使用。目前诊室血压主要使用台式水银血压计，台式水银血压计是验证其他非台式水银血压计准确性的重要工具，同时台式水银血压计也应定期校准(一般每半年检测1次)。水银量过少测出的收缩压、舒张压都偏低；水银量过多，测出的收缩压、舒张压都偏高。刻度管内的水银凸面正好在刻度“0”时水银量合适。

7.袖带大小

有研究比较了动脉内压力和袖带(血压)的关系，结果显示，袖带宽度为臂围的46%时误差最小。目前认为，袖带气囊至少应覆盖80%的上臂周径。如果使用的袖带相对于臂围过小，会导致血压测量值高于血管内压力。对上臂过于粗壮的肥胖者，在没有合适的袖带选用时，可将袖带置于前臂上部，听诊桡动脉搏动测压。此时应当特别注意前臂的位置与心脏同高。如果左右上臂均不适合于血压测量，可以考虑使用下肢。将袖带绑于小腿下端，监听足背动脉血压，95%的患者可以测得踝部血压。

8. 袖带位置及缠绕松紧程度

袖带气囊中部放置于上臂肱动脉的上方，袖带边缘不要卷起以免袖带起止血带的作用。袖带的下缘在肘窝的上方 2～3 cm 处。袖带绑得太紧，测出的收缩压、舒张压都偏低；绑得太松可使测得的血压偏高。一般认为能塞进 2 个指头时松紧适度。

9. 充放气速度

缓慢均匀放气，速度为每搏心跳下降 2～4 mmHg，放气速度过快，可使测得的收缩压偏低而舒张压偏高。当心动过缓和心律不齐时推荐放气速度为每搏心跳下降 2 mmHg。

10. 测量次数

当对患者进行数次测量时，第 1 次往往是较高的。因此每次测量血压至少测 2 次，中间间隔 1 分钟，取平均值作为受测者的血压。如果两次测量值相差＞5 mmHg，应再进行测量，计算 3 次平均血压值。

11. 尾数偏好

所谓尾数偏好，是指将血压读数习惯性记录为末位 0 或 5 mmHg，此现象要尽量避免，台式水银血压计测量血压单次记录血压值尾数应精确到 2 mmHg，即 0、2、4、6、8 mmHg 的尾数。电子血压计以血压计显示的血压数值为准，即从 0 到 9 的 10 个数字均可。

12. 其他影响因素

关于影响血压测量准确性的因素还有如下报道：(1)将听诊器胸件塞于袖带下动脉搏动处，测得的血压值低于听诊器胸件不塞于袖带下的规范操作的测得值。(2)隔着衣服测得的血压值要比规范操作测得值高一些，而将衣袖捋起来后测得的血压要比规范操作的低一些。也有研究显示，如在胳膊上加一层＜0.5 cm 厚度的内衣再进行检查，其对检查的结果数值没有什么影响。(3)冬天脱上衣后立即测量血压可使得血压升高 3～5 mmHg。(4)血压存在季节性差异，气温低的冬季血压高于夏季。

因此，测血压时，必须注意上述这些因素，这是准确测量血压的前提，是高血压诊断治疗的关键，如果测量的血压不是患者的真实血压水平，就会误诊误治，不该治疗的给予治疗，该治疗的未能得到治疗。有些患者来到医疗机构，观看医务人员测血压后，觉得测血压很简单，无非就是血压计袖带一绑，打气放气，听诊器一听，就测出血压了。回家后依葫芦画瓢，给自己或别人测量血压，作为诊断或观察治疗效果的依据。殊不知，这样的结果往往是不准确的，会影响到诊治效果。因为医务人员要经过系统的学习和培训，才能规范准确地测血压。血压测量是了解血压水平、诊断高血压、指导治疗、评估降压疗效以及观察病情变化的主要手段。规范操作、准确测量血压是高血压诊断、分级及疗效评估的关键。目前，在临床和人群防治工作中，主要采用诊室血压、动态血压以及家庭血压三种方法，三种血压测量方法各有其特点。诊室血压由医护人员在诊室按标准规范进行测量，目前尚是评估血压水平、临床诊疗及对高血压进行分级的常用的较为客观、传统的标准方法和主要依据。动态血压由自动的血压测量仪器完成，24 小时内测量次数较多，无测量者误差，可避免白大衣效应，并可测量夜间睡眠期间的血压。因此，动态血压既可更客观地测量血压，还可评估血压短时变异和昼夜节律。家庭血压由受测者自己完成，也可由家庭成员等协助完成。家庭血压是在熟悉的环境中测量，也可避免白大衣效应。[①] 家庭血压还可用于评估数日、数周甚至数月、数年血压的长期变异和降压疗效，有助于增强高血压患者的参与意识，改善其治疗依从性。本文仅介绍诊室血压和家庭血压。

四、高血压的诊断标准

高血压的诊断标准是人为规定的，并且不是一成不变的，随着医学科学的发展，人类对疾病认识的深入，高血压的诊断标准在不断修订，美国、欧洲的高血压诊断标准亦经常修订。2010 年，我国卫生部疾病控制局、高血压联盟（中国）国家心血管病中心联合组织全国的高血压病方面的专家，修订完成了《中国高血压防治指南》，指南制定了新的高血压的诊断标准。

当前，一部分患者甚至部分医务人员，特别是社区和乡村诊所医生，没有及时学习更新高血压的相关知识，仍在使用旧的标准，甚至错误地认为，标准随年龄的增加而增加，或者仅凭偶然的一次血压升高超过标准，就诊断为高血压。现就 2010 年《中国高血压防治指南》的标准介绍如下：

目前我国采用正常血压（收缩压＜120 mmHg 和舒张压＜80 mmHg）、正常高值（收缩压 120～139 mmHg 和/或舒张压 80～89 mmHg）和高血压（收缩压≥140 mmHg 和/或舒张压≥90 mmHg）进行血压水平分类。

以上分类适用于男、女性，18 岁以上任何年龄的成人。将血压水平 120～139 mmHg/80～89 mmHg 定为正常高值，是根据我国流行病学调查研究数据的结果而确定的。血压水平 120～139 mmHg/80～89 mmHg 的人群，10 年后心血管风险比血压水平 110/75 mmHg 的人群增加 1 倍以上；血压 120～129 mmHg/80～84 mmHg 和 130～139 mmHg/85～89 mmHg 的中年人群，10 年后分别有 45％和 64％的人会成为高血压患者。

人群中诊室血压水平呈连续正态分布，血压升高的划分并无明确界线，因此高血压的临床诊断标准是根据流行病学数据来确定的。高血压定义为：在未使用降压药物的情况下，非同日 3 次测量血压，收缩压≥140 mmHg 和/或舒张压≥90 mmHg；收缩压≥140 mmHg 和舒张压＜90 mmHg 为单纯性收缩期高血压。患者既往有高血压史，目前正在使用降压药物，血压虽然低于 140/90 mmHg，也诊断为高血压。根据血压升高水平，又进一步将高血压分为 1 级、2 级和 3 级（见表 12-1）。

---

① 白大衣效应即“白大衣高血压”：指有些人去医院就诊时，在医生诊室测量血压时血压升高，但回到自己家中自己测血压或 24 小时动态血压监测（由病人自身携带着测血压装置，无医务人员在场）时血压正常。这是因为病人见到穿白大衣大夫后精神紧张，血液中就会出现使心跳加快的儿茶酚胺，同时也使某些血管收缩，增加外周阻力，从而导致血压上升。

表 12-1　高血压分级

分　　类	收缩压(mmHg)	舒张压(mmHg)
正常血压	<120 和	<80
正常高值	120～139 和/或	80～89
高血压	≥140 和/或	≥90
1 级高血压(轻度)	140～159 和/或	90～99
2 级高血压(中度)	160～179 和/或	100～109
3 级高血压(重度)	≥180 和/或	≥110
单纯收缩期高血压	≥140 和	<90

五、高血压的治疗

高血压一旦确定诊断，大多数需长期服药，甚至终身服药，因此必须到有条件的医院进行系统规范的检查与治疗，切不可自行随便服药随意治疗，这样会贻误病情。

1. 高血压治疗的基本原则

(1)高血压是一种以动脉血压持续升高为特征的进行性"心血管综合征"，常伴有其他危险因素、靶器官损害或临床疾患，需要进行综合干预。

(2)抗高血压治疗包括非药物和药物两种方法，大多数患者需长期，甚至终身坚持治疗。

(3)定期测量血压，规范治疗，改善治疗依从性，尽可能实现降压达标，坚持长期平稳有效地控制血压。

治疗高血压的主要目的是最大限度地降低心脑血管并发症发生和死亡的总体危险，因此，应在治疗高血压的同时，干预所有其他的可逆性心血管危险因素(如吸烟、高胆固醇血症或糖尿病等)，并适当处理同时存在的各种临床情况(如冠心病、心力衰竭、中风、糖尿病、肾病等)。危险因素越多，其程度越严重，若还兼有临床情况，则心血管病的绝对危险就越高，对这些危险因素的干预力度也应越大。心血管危险与血压之间的关系在很大范围内呈连续性，即便在低于 140/90 mmHg 的所谓正常血压范围内也没有明显的最低危险阈值，因此，应尽可能实现降压达标。

最近，对既往的抗高血压临床试验进行汇总分析后发现，在高危患者中，虽然经过降压、调脂及其他危险因素的干预，患者的心血管"残余危险"仍然很高，长期预后难以根本改善。为了改变这种局面，需要进行更早期的有效干预，即对低、中危患者进行更积极的治疗，并对检出的各种亚临床靶器官损害进行有效治疗，以预防或延缓此类患者的疾病发展进入高危阶段。对血压处于正常高值范围的人群，降压治疗可以预防或延缓高血压发生。

2. 高血压患者的降压目标

一般高血压患者，应将血压(收缩压/舒张压)降至 140/90 mmHg 以下；65 岁及以上的老年人的收缩压应控制在 150 mmHg 以下，如能耐受还可进一步降低；伴有慢性肾脏疾病、糖尿病、病情稳定的冠心病或脑血管病的高血压患者治疗更宜个体化，一般可以将血压降至

130/80 mmHg 以下。舒张压低于 60 mmHg 的冠心病患者，应在密切监测血压的情况下逐渐实现降压达标。

所谓“个体化”原则的核心则是紧密结合每一位患者的具体情况做规范的个体治疗。必须做到两个前提：①对病因、发病机制、病理生理、靶器官损害和合并症及其危险因素有明确的认识。②有一批作用机制不同的、安全有效的降压和防治靶器官损害的药物可供选择。不同的个体，不同的降压靶目标：①一般人群降压目标必须是收缩压＜140 mmHg 和舒张压＜90 mmHg；②有糖尿病的要＜130/80 mmHg；③有肾脏损害或尿蛋白≥1 g/24 h 者，推荐更低的降压目标＜125/75 mmHg。有些患者认为目前药店里有很多降压药出售，反正都能降压，随便买一种服用就可以了，自己的血压该降到多少，有没有达标全然不管，更谈不上“规范化”和“个体化”。高血压的治疗包括非药物治疗与药物治疗。

(1)非药物治疗(生活方式干预)

非药物治疗主要指生活方式干预，即去除不利于身体和心理健康的行为和习惯。它是高血压治疗的基础，不仅可以预防或延迟高血压的发生，还可以降低血压，提高降压药物的疗效，从而降低心血管风险。具体内容简述如下：

①减少钠盐摄入

钠盐可显著提高血压以及高血压的发病风险，而钾盐则可对抗钠盐升高血压的作用。我国各地居民的钠盐摄入量均显著高于目前世界卫生组织每日应少于 6 g 的推荐，而钾盐摄入则严重不足，因此，所有高血压患者均应采取各种措施，尽可能减少钠盐的摄入量，并增加食物中钾盐的摄入量。主要措施包括：尽可能减少烹调用盐，建议使用可定量的盐勺；减少味精、酱油等含钠盐的调味品用量；少食或不食含钠盐量较高的各类加工食品，如咸菜、火腿、香肠以及各类炒货；增加蔬菜和水果的摄入量；肾功能良好者，使用含钾的烹调用盐。

②控制体重

超重和肥胖是导致血压升高的重要原因之一，而以腹部脂肪堆积为典型特征的中心性肥胖还会进一步增加高血压等心血管与代谢性疾病的风险，适当降低升高的体重，减少体内脂肪含量，可显著降低血压。

衡量超重和肥胖最简便和常用的生理测量指标是体重指数[BMI，计算公式为：体重(kg)／身高$(m)^2$]和腰围。前者通常反映全身肥胖程度，后者主要反映中心性肥胖的程度。成年人正常体重指数为 18.5～23.9 kg/m^2，在 24～27.9 kg/m^2 为超重，提示需要控制体重；BMI＞28 kg/m^2 为肥胖，应减重。成年人正常腰围＜90/85 cm(男/女)，如腰围＞90/85 cm(男/女)，同样提示需控制体重。

最有效的减重措施是控制能量摄入和增加体力活动。在饮食方面要遵循平衡膳食的原则，控制高热量食物(高脂肪食物、含糖饮料及酒类等)的摄入，适当控制主食(碳水化合物)的量。在运动方面，规律的、中等强度的有氧运动是控制体重的有效方法。减重的速度因人而异，通常以每周减重 0.5～1 kg 为宜。对于非药物措施减重效果不理想的重度肥胖患者，应在医生指导下，使用减肥药物控制体重。

③不吸烟

吸烟是一种不健康行为，是心血管病和癌症的主要危险因素之一。被动吸烟也会显著增加心血管疾病危险。吸烟可导致血管内皮损害，显著增加高血压患者发生动脉粥样硬化性疾病的风险。戒烟的益处十分肯定，而且任何年龄戒烟均能获益。烟草依赖是一种慢性成瘾性疾病，不仅戒断困难，复吸率也很高。因此，高血压患者必须戒烟，并鼓励患者寻求药物辅助戒烟(使用尼古丁替代品、安非他酮缓释片和伐尼克兰等)，同时也应对戒烟成功者进行随访和监督，避免复吸。

④限制饮酒

长期大量饮酒可导致血压升高，限制饮酒量则可显著降低高血压的发病风险。我国男性长期大量饮酒者较多，在畲族等几个少数民族女性也有饮酒的习惯。每日酒精摄入量男性不应超过 25 g，女性不应超过 15 g。不提倡高血压患者饮酒，如饮酒，则应少量，白酒、葡萄酒(或米酒)与啤酒的量分别少于 50 mL、100 mL、300 mL。

⑤体育运动

一般的体力活动可增加能量消耗，对健康十分有益。而定期的体育锻炼则可产生重要的治疗作用，可降低血压、改善糖代谢等。因此，建议每天应进行适当的 30 分钟左右的体力活动；而每周则应有 1 次以上的有氧体育锻炼，如步行、慢跑、骑车、游泳、做健美操、跳舞和非比赛性划船等。典型的体力活动计划包括三个阶段：a. 5～10 分钟的轻度热身活动；b. 20～30 分钟的耐力活动或有氧运动；c. 放松阶段，约 5 分钟，逐渐减少用力，使心脑血管系统的反应和身体产热功能逐渐稳定下来。运动的形式和运动量均应根据个人的兴趣、身体状况而定。

⑥减轻精神压力，保持心理平衡

心理或精神压力引起心理应激(反应)，即人体对环境中心理和生理因素的刺激作出的反应。长期、过量的心理反应，尤其是负性的心理反应会显著增加心血管风险。精神压力增加的主要原因包括过度的工作和生活压力以及病态心理，包括抑郁症、焦虑症、A 型性格(一种以敌意、好胜和妒忌心理及时间紧迫感为特征的性格)、社会孤立和缺乏社会支持等。应采取各种措施，帮助患者预防和缓解精神压力，纠正和治疗病态心理，必要时建议患者寻求专业的心理辅导或治疗。

(2)药物治疗

应在医生的指导下进行，不可自行盲目服药。

六、高血压的易患人群和防治策略

社区高危人群的干预主要强调早期发现和控制心血管疾病的危险因素，预防心血管疾病的发生。

1. 高血压的易患人群

高血压易患因素主要包括：

(1)正常高值血压人群(120～139 mmHg 和/或 80～89 mmHg)；

(2)超重和肥胖；

(3)酗酒；

(4)高盐饮食。

2. 高血压易患人群的防治策略

(1)健康体检

健康体检要包括身高、体重、血压测量、尿常规、血糖、血脂、肾功能、心电图等，尽量查出高血压的危险因数。

(2)控制危险因素

对危险因数的控制，应在医生的指导下进行干预。

第二节　吸烟

一、吸烟对心血管病发病与死亡的影响

1. 吸烟是心血管病的独立危险因素之一

中国多省市心血管病危险因素队列研究入选了 30 000 例年龄在 35～64 岁之间的观察对象并进行了 10 年随访，证实吸烟是急性冠心病事件和急性缺血性脑卒中的独立危险因素之一。35～64 岁人群中，19.9％的急性冠心病事件和 11％的急性缺血性脑卒中事件归因于吸烟。多因素分析显示，吸烟者的急性冠心病事件、缺血性卒中事件和出血性卒中事件的发病危险分别是不吸烟者的 1.75 倍、1.37 倍和 1.21 倍。中美队列分别对近 1 万人长达 15 年的随访研究也取得了相似的结果：35～59 岁人群中31.9％的缺血性心血管病（冠心病＋缺血性卒中）归因于吸烟；与不吸烟者相比，男性吸烟者缺血性心血管病的发病危险增加 1 倍，女性增加 59％。

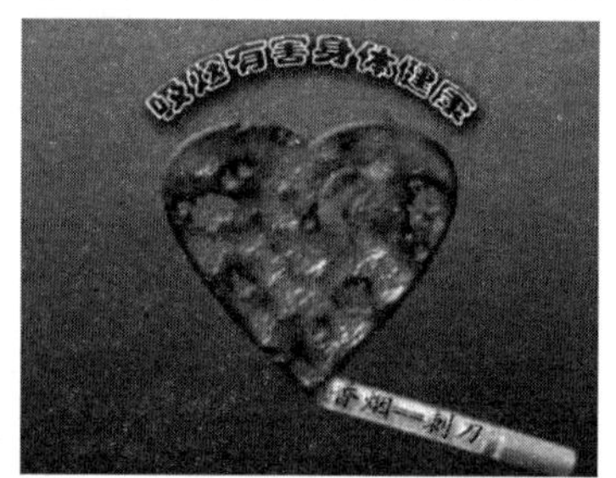

2. 吸烟者脑卒中发病和死亡的危险增加

1991 年，全国有代表性的 169 871 名 40 岁以上的成人样本人群平均随访 8.3 年的前瞻性队列研究显示：目前吸烟者脑卒中发病和死亡的相对危险分别是男性 1.28 (1.29～1.37) 和 1.13 (1.03～1.25)，女性 1.25 (1.13～1.37) 和 1.19 (1.04～1.36)。

3. 吸烟是脑梗死的危险因素之一

有研究利用脑梗死 546 例患者的经颅动脉血管超声检查结果，根据超声结果分为斑块组 398 例、无斑块组 148 例。分析显示脑梗死患者颈部血管斑块发生率较高，占 72.89％。与无斑块组比较，斑块组患者年龄、吸烟、脑卒中、血压、高敏 C 反应蛋白、糖尿病、脂蛋白(a)、全部前循环及部分后循环脑梗死发生率均明显升高。

4. 被动吸烟对心血管病发病和死亡的影响

被动吸烟，也称“二手烟”暴露，指本人不吸烟者在家中或工作场所暴露于他人吸烟时的烟草烟雾。被动吸烟者心血管病发病与死亡风险亦增加。对 18 项流行病学研究的荟萃分析显示，被动吸烟者冠心病的发病危险增加 25％。根据中国 2005 年吸烟导致 140 万人死亡的数据，推算出吸烟的直接经济损失为 665.6 亿元人民币，间接经济损失 861.11 亿～1 205.01亿元人民币，总经济损失 3 000 亿元人民币，约占当年国民生产总值的 1.5％。

5. 吸烟与血液循环的关系

烟被点燃吸入后，对心脏产生几种暂时效应。烟中的尼古丁使血压升高，心率加快。烟中的一氧化碳进入血液后，减少了心脏及身体其他部位需要的氧含量。吸烟也可引起血液中血小板的黏附、聚集，并减少血小板的寿命，减少血液凝固时间，增加血液黏稠度，所有这些反应均造成心血管系统的损害。

6. 吸烟与动脉粥样硬化

动脉粥样硬化的发生是由于脂质在动脉内壁的沉积，使血管管腔狭窄、弹性减弱。而动脉硬化是心脏疾病及中风的主要原因。吸烟者患冠状动脉及其他动脉硬化多于非吸烟者，发生后情况也更严重。

7. 吸烟与心肌梗死

吸烟、高血压、高血脂是心肌梗死的主要危险因素。因此，患有高血压、高血脂的病人再吸烟，就更增加了心肌梗死的危险性。吸烟量越多，心肌梗死的危险性就越大。

8. 吸烟与心绞痛

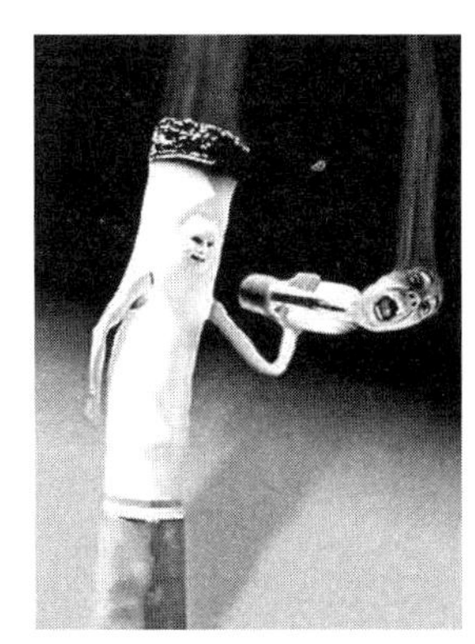

吸烟者可减少心肌的供氧，同时导致心跳加快。心绞痛的吸烟者，吸烟时比不吸烟时更快出现心绞痛。所以防止心绞痛，必须限制吸烟。

牛津大学的一项研究证实，吸烟引发中年人心脏病发作。该大学 Peto 博士在欧洲心脏病学学术会议上称，30～49 岁的吸烟者发生心脏病的危险性比不吸烟同龄人高出 5 倍。

研究人员对 1.4 万名心梗后存活者及 3.2 万名亲属进行了有关吸烟习惯的调查，结果发现吸烟与不吸烟之间心梗发病危险的差异比某种香烟与另一种香烟之间的差别要大得多。吸烟者越年轻，因吸烟而引起心脏病发作的比例越高。30～49 岁人群中，80%的心脏病发作与吸烟有关，50～59 岁及 60～69 岁人群分别为 67%及 50%。

吸烟对心血管的危害甚至对人体健康的危害如此巨大，这已经得到科学的论证。但是，目前吸烟的人数在增加，年轻人和女性吸烟比例在上升，戒烟率低，复吸率高。主要是民众对吸烟的危害了解不够，一些传统的错误观念没有改变。吸烟有害健康，应该全民行动起来，吸烟者主动戒烟，不吸烟者拒绝“二手烟”，特别是已患心血管病的患者，更应该“关爱生命，拒绝烟草”。

二、推荐戒烟的方法

随着人们的知识水平以及对健康的重视程度不断地提高，越来越多的人意识到吸烟有损于健康，许多人加入了戒烟的行列。但是，人们在戒烟的时候会产生许多不适，如对烟草的渴望、烦躁不安、易怒、焦虑、情绪低落、注意力不集中、心率降低、食欲增加等症状，医学将这种表现称为烟草依赖戒断综合征。正是无法摆脱戒断症状的影响，往往使戒烟半途而废，因此人们渴望找到能够有效地减少戒断症状而又对人体无害的戒烟方法。

下面介绍几种目前常采用的戒烟方法：

1. 非尼古丁替代疗法

戒烟新药“伐尼克兰”(商品名畅沛)是一种不含尼古丁的戒烟药，是尼古丁受体的部分激动剂，同时具有激动及拮抗的双重调节作用。畅沛与尼古丁受体结合后，尼古丁受体能释放少量的多巴胺，产生少量的愉快感，这可以缓解戒烟者对烟草的渴望，减轻戒断症状。又因为畅沛与尼古丁受体结合后，尼古丁与受体的结合就被阻断了，这时候会觉得“吸烟没那么愉快了”，对烟草的渴望就会降低，容易坚持不吸烟，大大降低复吸率，从而使得戒烟者能更轻松地摆脱对尼古丁的依赖。

2.尼古丁替代疗法

这是世界卫生组织推荐的首选戒烟方法。目前最常采用的是尼古丁透皮贴剂。可以根据吸烟者的吸烟量选择不同尼古丁含量的剂型,每日一贴,每个疗程 8～12 周。其特点是可以 24 小时持久稳定释放药物,随吸烟量减少,尼古丁含量逐渐递减,最后摆脱尼古丁依赖,达到戒烟的目的。

它的特点是可以减轻或缓解戒烟过程中引起的一系列精神和生理症状,安全、简单、易操作,适于所有吸烟者。

不足是复吸率高,费用也较高,使用不当易形成对尼古丁的依赖性,皮肤敏感的人易产生皮肤过敏反应。

目前市场上销售的采用尼古丁替代疗法的产品,由于缺乏剂量控制和有针对性的指导而更易产生尼古丁依赖,应在专业人士指导下使用。

3.药物疗法

目前最常用的戒烟药物是缓释盐酸安非他酮,此药是抗抑郁药,目前也用于戒烟治疗,机理是通过抑制去甲肾上腺素和多巴胺对神经的激活和强化作用来降低戒断综合征的发生。

其特点是无高度依赖性,安全、简单、易操作、耐受性好,停药后不会出现反弹现象等,尤其是戒烟之后体重增胖的那些吸烟者,选用这种药可能会比较有好处。

药物戒烟副作用主要有头痛、失眠和口干等。头部有外伤史、酗酒、食欲减退者不能使用。

4.穴位刺激疗法

由于许多人对药物和尼古丁等化学制剂治疗心存芥蒂,担心其副作用,愿意选择更为安全、副作用小的物理治疗方法,因此穴位刺激疗法便成了人们的选择目标,在此做一个较详细的介绍。此疗法包括针灸和激光穴位照射两种方式。最早的穴位治疗均采用针灸方式,但针灸使戒烟者感到疼痛,同时为有创治疗,难以排除交叉感染的可能。因此激光穴位照射以无创、无痛和疗效好逐步被临床采用。

穴位刺激疗法原理:有学者发现人体的神经系统能分泌多种内源性阿片类物质,如β-内啡肽等,这些物质能调节人体的兴奋和抑制。人的喜、怒、哀、乐、愉快、焦躁等均受到这些物质的影响。

当吸烟时,烟草中的尼古丁等物质在数秒钟内进入血液循环中,替代内源性阿片类物质同时抑制神经系统分泌啡肽类物质,长期吸烟的人大部分依赖烟中的尼古丁来维持神经系统的兴奋,使机体保持相对的稳定,久而久之,形成烟瘾。

戒烟时,一旦作为外源性物质的尼古丁停止供应,内源性物质因受抑制而分泌不足,不能及时补充人体的需要,从而导致体内出现内源性阿片类物质缺乏的状态并诱发出一系列戒断症状。穴位刺激治疗后诱发神经系统产生大量的内源性阿片类物质,从而弥补了因尼古丁供应中止所造成的阿片类物质缺乏,减少戒断症状,达到戒烟的目的。

另一作用是通过刺激穴位调节吸烟者味觉的变化,使吸烟者再抽烟时觉得烟淡而无味,甚至觉得烟苦,点燃香烟会令吸烟者产生头晕、恶心甚至想吐等症状,看别人抽烟也无感觉,从而不再产生复吸的欲望。但引起味觉改变的机理尚不明确,一般考虑与人体神经体液调节有关。

激光戒烟原理:应用激光束照射穴位,由于是低强度激光,在照射的时候不会对皮肤组织造成任何损伤,治疗过程无痛苦。激光刺激穴位时,能穿透表皮,具有针刺的特点,又可使局部穴位的温度提高,即光能转化为热能,兼有灸疗的作用。

每次治疗约40～50分钟,一般需连续治疗5次,吸烟量大或烟龄长的人视情况适当增加治疗次数。少数经络敏感人照射时,会出现轻微的类似于针灸的酸、麻、胀的感觉。

激光照射的主要作用是减少戒断综合征的症状。特点是治疗痛苦小,损伤小,无化学药物的副作用,经济实惠。激光戒烟近期疗效在80%左右,但随时间的延长其效果会有所下降。除精神病患者、癫痫患者不适用外,其他吸烟者均可采用。

5.五日戒烟法

这是美国专家为想成为宇航员的人研制的一种戒烟法。第一天,比平时早起半小时,喝三杯水,洗个澡。早餐只吃些水果和果汁,早餐后做几个深呼吸练习。每天想吸烟时就喝两杯水或果汁,做几个深呼吸动作,不要到吸烟者的环境中去。午餐要清淡,一份蔬菜沙拉,一份汤,一份辣汁菜丁,一个果酱馅饼,一杯果汁,午餐后一定要散散步。晚餐也要清淡。不要闲呆着,不要坐着看电视,不要躺靠在沙发上,不要喝酒。第二天,空腹喝两三杯水,然后做几次深呼吸练习。早餐(水果、果汁)后徒步去上班,可以是徒步走一段路。然后按第一天的规律生活。想吸烟了,就做几个深呼吸,喝些水和果汁,把吸烟的欲望压下去。第三天,饮食规律不变,不要吸烟,要有毅力,下决心戒烟。第四天,吸烟的欲望正在消失,生活规律和饮食制度不变。第五天,对所取得的成功感到满足,对自己的意志力充满信心,遵循前四天的生活规律和饮食制度。

此方法是从心理、社会方面着手,积极调节吸烟者的主动戒烟意识,并用科学的方法(包括健康教育、心理疗法、行为支持等),协助其克服各种戒烟的困难和障碍,从而达到戒烟的目的,适于戒烟群体应用。戒烟特点是发挥了群体的作用,使吸烟者在戒烟过程中互相鼓励、监督、支持和交流;满足吸烟者不同戒烟阶段的需要;使吸烟者改变对吸烟的态度;帮助吸烟者建立健康的生活方式。

由于是凭借毅力戒烟,成功率不高,复吸率较高。适合所有吸烟者,尤其是年龄大、吸烟量较多的男性吸烟者。

6.厌恶疗法

通过恶性刺激来减弱或消除吸烟依赖性,使吸烟者对吸烟产生厌恶心理。

(1)心理厌恶法。在吸烟时,想象香烟上有痰迹或脏东西;经常思考烟雾中的毒素对肺、肾和血管造成的危害;考虑吸烟可能对家庭成员,特别是孩子造成影响,他们正在呼吸被自己污染了的空气。适用于所有的吸烟者。

(2)生理厌恶法。在短时间内吸大量的香烟,直到感觉吸烟恶心为止,又称为"满灌戒烟法"。用此种方法可以提高戒烟能力,但看患者的戒烟决心,尚需过心理关、社会效应关。即在戒除烟瘾的同时,还要下决心戒除心瘾。此法戒烟效果不明确,另外快速吸烟会导致尼古丁中毒,患有心脑血管疾病的吸烟者不能使用此法。

综上所述,戒烟的方法很多,各有利弊,但不论什么方法对戒烟者来说都仅是辅助治疗。戒烟的关键在于戒烟者要有强烈的戒烟愿望及坚定的决心,否则再好的戒烟方法也不可能真正达到戒断的目的。

戒烟后复吸的主要原因是对尼古丁的依赖。世界卫生组织已经把烟草依赖定性为一种疾病，它属于神经精神疾病的范畴。尼古丁依赖包括冲动性使用、停药困难以及慢性使用后停药会产生戒断症状三个方面。其中心理渴求是物质依赖最核心的特征之一。渴求实际上就是我们常说的“心瘾”，也就是对成瘾物质的心理依赖。尼古丁渴求是戒烟者戒烟后复吸的主要因素之一。

复吸的其他因素还有周围人群吸烟对戒烟者的影响，消极的情绪如生气、挫折、压抑、烦躁和无聊，及人际关系紧张、社会压力、饮酒或赴宴、饭后休闲时间等。

因此摆脱复吸，要使吸烟者真正认识到吸烟的危害，在采用上述戒烟方法的同时心理疗法、行为疗法、锻炼疗法也是不可缺少的。

第三节　血脂异常

2002年中国居民营养与健康调查显示，我国18岁以上人群血脂异常（胆固醇TC>5.72 mmol/L，甘油三酯TG>1.70 mmol/L，高密度脂蛋白HDL-C<1.04 mmol/L至少一项）的患病率为18.6%，估算患病人数达到2.0亿。胆固醇升高（TC>5.72 mmol/L）患病率2.9%，胆固醇边缘升高（TC 5.20～5.71 mmol/L）患病率3.9%，甘油三酯升高（TG>1.70 mmol/L）患病率11.9%，高密度脂蛋白胆固醇降低（HDL-C<1.04 mmol/L）患病率7.4%，城市人群胆固醇升高患病率较高。中国人群血脂水平和血脂异常患病率虽然尚低于多数西方国家，但随着社会经济的发展、人民生活水平的提高和生活方式的变化，人群平均的血清胆固醇水平正逐步升高。与此同时，与血脂异常密切相关的糖尿病和代谢综合征在我国也十分常见。调查发现中国人群血清脂质水平和异常率存在明显的地区差异，血清胆固醇和低密度脂蛋白胆固醇升高率的分布特点是城市显著高于农村，大城市高于中小城市，富裕农村高于贫穷农村，与社会经济发展水平密切相关，提示我们在经济转型期血脂异常防治工作面临的挑战和机遇并存。胆固醇和低密度脂蛋白胆固醇升高率在男性和女性中都随年龄增高，到50～69岁组达高峰，70岁以后略有降低，50岁以前男性高于女性，60岁以后女性明显增高，甚至高于男性。这些分布特点表明血脂异常的防治应以城市和富裕农村、中年男性和更年期以后的女性为重点。

一、血脂与心血管病的关系

我国队列研究证实，血清胆固醇、低密度脂蛋白胆固醇升高或高密度脂蛋白胆固醇降低显著增加缺血性心血管病（冠心病和缺血性卒中）危险。

近30年的研究表明，血脂异常是我国人群心血管病的重要危险因素之一，而人群血脂水平和血脂异常患病率在快速增高。在经济发达地区的人群中，中老年人群患病率相对较高，目前迫切需要加强人群血脂异常的防治。应积极采取有效措施，提高血脂异常防治水平，降低人群心血管病危险。血脂异常引起动脉粥样硬化的机制是目前研究的热点。现有研究结果证实，高胆固醇血症最主要的危害是易引起冠心病及其他动脉粥样硬化性疾病。以下领域的研究已证实高胆固醇血症与动脉粥样硬化间的关系：(1)动物实验；(2)人体动脉粥样斑块的组织病理学研究；(3)临床上冠心病及其他动脉粥样硬化性疾病患者的血脂检测;(4)遗传性高胆固醇血症易早发冠心病;(5)流行病学研究中的发现;(6)大规模临床降脂治疗试验的结果。

LDL是致动脉粥样硬化的基本因素。LDL通过血管内皮进入血管壁内,在内皮下滞留的LDL被修饰成氧化型LDL(Ox-LDL),巨噬细胞吞噬Ox-LDL后形成泡沫细胞,后者不断地增多、融合,构成了动脉粥样硬化斑块的脂质核心。大量研究提示,在动脉粥样硬化形成过程中,持续发生一系列的慢性炎症反应。所以,有研究认为,动脉粥样硬化是一种慢性炎症性疾病。然而,LDL可能是这种慢性炎症的始动和维持的基本要素。HDL被视为是人体内具有抗动脉粥样硬化的脂蛋白。因为HDL可将泡沫细胞中的胆固醇带出来,转运给肝脏进行分解代谢。也有研究提示,HDL还可能通过抗炎、抗氧化和保护血管内皮功能而发挥其抗动脉粥样硬化作用。大量的流行病资料表明,血清HDL-C水平与冠心病发病呈负相关。流行病学资料发现,血清HDL-C每增加0.40 mmol/L (15 mg/dL),则冠心病危险性降低2%～3%。HDL-C>1.55 mmol/L (60 mg/dL)被认为是冠心病的保护性因素。HDL-C的高低明显受遗传因素的影响。严重营养不良者,伴随血浆TC的明显降低,HDL-C也低下;肥胖者HDL-C也多偏低;吸烟可使HDL-C下降;而少至中量饮酒和体力活动会升高HDL-C;糖尿病、肝炎和肝硬化等疾病状态可伴有低HDL-C;高TG血症患者往往伴有低HDL-C。虽然继发性或遗传性因素可升高TG水平,但临床中大部分血清TG升高主要见于糖尿病和代谢综合征。TG轻至中度升高常反映CM和VLDL残粒增多,这些残粒脂蛋白由于颗粒变小,可能具有直接致动脉粥样硬化作用。但是,多数研究提示,TG升高很可能是通过影响LDL或HDL的结构,而具致动脉粥样硬化作用。调查资料表明,血清TG水平轻至中度升高者患冠心病的危险性增加。当TG重度升高时,常可伴发急性胰腺炎。apo B反映血液中LDL的数量。有研究结果提示,血清apo B浓度升高与冠心病发生危险性呈明显正相关。当高甘油三酯血症时(VLDL高),sLDL(B型LDL)增高,与大而轻LDL(A型LDL)相比,则apo B含量较多而胆固醇较少,故可出现LDL-C虽然不高,但血清apo B增高的所谓“高apo B脂蛋白血症”,它反映B型LDL增多。所以apo B与LDL-C同时测定有利于临床判断。apo AⅠ反映血液中HDL的数量。apo AⅠ浓度与冠心病发生危险性呈负相关。家族性高TG血症患者HDL-C往往偏低,但apo AⅠ不一定低,不增加冠心病危险;但家族性混合型高脂血症患者apo AⅠ与HDL-C都会下降,冠心病危险性高。apo AⅠ缺乏症(如Tangier病)、家族性低α脂蛋白血症、鱼眼病等血清中apo AⅠ与HDL-C极低。Apo B/apo AⅠ比值对于预测冠心病可能更有价值。有关apo B和apo AⅠ的测定方法虽已国际标准化,但其可靠性和准确性都不十分令人满意。同时,测定结果的临床价值尚需更大规模的研究证实。有调查资料显示,Lp(a)升高者发生冠心病的危险性增加,提示Lp(a)可能具有致动脉粥样硬化作用,但尚缺乏临床研究的证据。此外,Lp(a)增高还可见于各种急性时相反应、肾病综合征、糖尿病肾病、妊娠和服用生长激素等。由于目前尚无公认的血清Lp(a)测定的参考方法,其临床价值难以确定。

致动脉粥样硬化脂蛋白谱是指一组血脂异常,包括TG升高、HDL-C低和sLDL颗粒增多。这3种血脂异常共同存在,常是糖尿病和代谢综合征所伴随的血脂异常的特征。由于当这3种血脂异常同时存在时,发生冠心病的危险性明显增加,因而在临床上引起了重视。

二、血脂检测及临床意义

临床上检测血脂的项目较多，血脂的基本检测项目为胆固醇、甘油三酯、高密度脂蛋白胆固醇和低密度脂蛋白胆固醇。其他血脂项目如载脂蛋白 A(apo AⅠ)、载脂蛋白 B(apo B)、脂蛋白(a)[Lp(a)]等的检测属于研究项目，不在临床基本检测项目之列。

1. 胆固醇(TC)

胆固醇是指血液中各脂蛋白所含胆固醇之总和。影响胆固醇水平的主要因素有:(1)年龄与性别:胆固醇水平常随年龄上升而上升，但到 70 岁后不再上升甚或有所下降，中青年期女性低于男性，女性绝经后胆固醇水平较同年龄男性高。(2)饮食习惯:长期高胆固醇、高饱和脂肪酸摄入可造成胆固醇升高。(3)遗传因素:与脂蛋白代谢相关酶或受体基因发生突变，是引起胆固醇显著升高的主要原因。

2. 甘油三酯(TG)

临床上所测定的甘油三酯是血浆中各脂蛋白所含甘油三酯的总和。甘油三酯水平也受遗传和环境因素的双重影响。与胆固醇不同，同一个体的甘油三酯水平受饮食和不同时间等因素的影响较大，所以同一个体在多次测定时，甘油三酯值可能有较大差异。人群中血清甘油三酯水平呈明显的正偏态分布。

3. 高密度脂蛋白胆固醇(HDL-C)

基础研究证实，HDL 能将外周组织如血管壁内胆固醇转运至肝脏进行分解代谢，提示 HDL 具有抗动脉粥样硬化作用。由于 HDL 所含成分较多，临床上目前尚无方法全面地检测 HDL 的量和功能，故通过检测其所含胆固醇的量，间接了解血浆中 HDL 的多少。

4. 低密度脂蛋白胆固醇(LDL-C)

LDL 代谢相对较简单，且胆固醇占 LDL 重量的 50%左右，故目前认为，LDL-C 浓度基本能反映血液 LDL 总量。LDL-C 增高是动脉粥样硬化发生、发展的主要脂质危险因素。一般情况下，LDL-C 与 TC 相平行，但 TC 水平也受 HDL-C 水平的影响，故最好采用LDL-C 取代 TC 作为对冠心病及其他动脉粥样硬化性疾病的危险性评估。上述影响 TC 的因素均可同样影响 LDL-C 水平。

5. apo AⅠ

正常人群血清 apo AⅠ水平多在 1.2～1.6 g/L 范围内，女性略高于男性。HDL 颗粒的蛋白质成分(载脂蛋白)约占 50%，蛋白质中 apo AⅠ约占 65%～75%，其他脂蛋白极少，所以血清 apo AⅠ可以反映 HDL 水平，与 HDL-C 呈明显正相关，其临床意义也大体相似。但是，HDL 是一系列颗粒大小与组成不均一的脂蛋白，病理状态下 HDL 亚组分及其组成成分常会发生变化，故 apo AⅠ的升降也可能与 HDL-C 变化不完全一致。

6. apo B

正常人群中血清 apo B 多在 0.8～1.1 g/L 范围内。正常情况下，每一个 LDL、IDL、VLDL 和 Lp(a)颗粒中均含有一分子 apo B，因 LDL 颗粒占绝大多数，大约 90%的 apo B 分布在 LDL 中。apo B 有 apo B 48 和 apo B 100 两种，前者主要存于 CM 中，后者主要存在 LDL 中。除特殊说明外，临床常规测定的 apo B 通常指的是 apo B 100。血清 apo B 主要反映 LDL 水平，它与血清 LDL-C 水平呈明显正相关。apo B 水平高低的临床意义也与 LDL-C 相似。在少数情况下，可出现高 apo B 血症而 LDL-C 浓度正常的情况，提示血液中存在较多小而致密的 LDL(sLDL)。

7. Lp(a)

血清 Lp(a)浓度主要与遗传有关，基本不受性别、年龄、体重、适度体育锻炼和大多数降胆固醇药物的影响。正常人群中 Lp(a)水平呈明显偏态分布，虽然个别人可高达 1 000 mg/L 以上，但 80%的正常人在 200 mg/L 以下，文献中的平均数多在 120～180 mg/L，中位数则低于此值。通常以 300 mg/L 为重要分界，高于此水平者患冠心病的危险性明显增高。临床上用于 Lp(a)检测的方法尚未标准化。

8. sLDL

血浆中 LDL 的颗粒大小不均，每一个体都有大、中、小颗粒 LDL。已证明血浆 TG 水平与 LDL 颗粒结构有关。当 TG＜1.70 mmol/L(150 mg/dL)时，大而轻的 LDL 较多，血浆电泳时 LDL 谱呈“A”型；当 TG＞1.70 mmol/L 时，sLDL 水平升高，LDL 谱呈“B”型，并伴随血浆 apo B 水平的升高，HDL-C 及 apo AⅠ水平降低。目前认为 sLDL 具有很强的致动脉粥样硬化作用。但是，临床上尚无简便可靠的实用方法检测 sLDL。

上述 8 项血脂检测项目中，前 4 项即 TC、TG、HDL-C 和 LDL-C 是基本的临床实用检测项目。对于任何需要进行心血管危险性评价和给予降脂药物治疗的个体，都应进行此 4 项血脂检测。有研究结果提示，TC/HDL-C 比值可能比单项血脂检测更具临床意义，但相关的临床研究结果报道并不多，尚需进行更多的研究，尤其是需要直接比较 TC/HDL-C 比值与 LDL-C 或 HDL-C 单项检测的临床预测价值。

三、心血管病整体危险评估

1. 血脂异常的检出

血脂异常及心血管病的其他危险因素主要是通过临床日常工作来检出的，这不限于因心血管病前来就诊的患者，而应该包括前来医院就诊的所有血脂异常和心血管病易患人群。一般人群的常规健康体检也是血脂异常检出的重要途径。为了及时发现和检出血脂异常，建议 20 岁以上的成年人至少每 5 年测量 1 次空腹血脂，包括 TC、LDL-C、HDL-C 和 TG 测定。对于缺血性心血管病及其高危人群，则应每 3～6 个月测定 1 次血脂。对于因缺血性心血管病住院治疗的患者应在入院时或 24 h 内检测血脂。血脂检查的重点对象：(1)已有冠心病、脑血管病或周围动脉粥样硬化病者。(2)有高血压、糖尿病、肥胖、吸烟者。(3)有冠心病或动脉粥样硬化病家族史者，尤其是直系亲属中有早发冠心病或其他动脉粥样硬化性疾病者。(4)有皮肤黄色瘤者。(5)有家族性高脂血症者。建议 40 岁以上男性和绝经期后女性应每年均进行血脂检查。

2. 心血管病综合危险的评价

国内外大规模前瞻性流行学调查结果一致显示，患心血管病的危险性不仅取决于个体具有某一危险因素的严重程度，而且更取决于个体同时具有危险因素的数目。是危险因素的数目和严重程度共同决定了个体发生心血管病的危险程度，称为多重危险因素的综合危险。我国流行病学研究资料表明，血脂异常是冠心病发病的危险因素，其作用强度与西方人群相同；我国人群血清总胆固醇水平增高不仅增加冠心病发病危险，也增加缺血性脑卒中发病危险。将血脂异常防治着眼于冠心病的同时也着眼于脑卒中，在我国人群中有重要的公共卫生意义。监测资料和多个队列随访资料均表明我国缺血性脑卒中事件发病率约为冠心病事件的2倍以上，说明如果照搬西方人群仅靠冠心病发病危险作为衡量个体或群体存在的心血管病综合危险是不合适的。为了更为恰当地反映血脂异常对我国人群健康的潜在危害，我国学者提出用“缺血性心血管病（冠心病和缺血性脑卒中）危险”来反映血脂异常及其他心血管病主要危险因素的综合致病危险。与仅使用冠心病发病危险相比，这一新指标使得高TC对我国人群心血管健康绝对危险的估计上升至原来的3～5倍，更恰当地显示了血清胆固醇升高对我国人群的潜在危险。因此，“综合危险”包含两重含义：一是指多种心血管病危险因素所导致同一疾病的危险总和，二是指多种动脉粥样硬化性疾病的发病危险总和。根据心血管病发病的综合危险大小来决定干预的强度，是血脂异常治疗的原则。因此，全面评价心血管病的综合危险是预防和治疗血脂异常的必要前提。我国人群流行病学长期队列随访资料表明，高血压对我国人群的致病作用明显强于其他心血管病危险因素。建议按照有无冠心病及其等危症、有无高血压、其他心血管危险因素的多少，结合血脂水平来综合评估心血管病的发病危险，将人群进行危险性高低分类，此种分类也可用于指导临床开展血脂异常的干预（见表12-2）。

表12-2　血脂异常危险分层方案

危险分层	TC 5.18～6.19 mmol/L（200～239 mg/dL）或 LDL-C 3.37～4.12 mmol/L（130～159 mg/dL）	TC ≥6.22 mmol/L（240 mg/dL）或 LDL-C ≥4.14 mmol/L（160 mg/dL）
无高血压且其他危险因素数＜3	低危	低危
高血压或其他危险因素≥3	低危	中危
高血压且其他危险因素数≥1	中危	高危
冠心病及其等危症	高危	高危

注：其他危险因素包括年龄（男≥45岁，女≥55岁）、吸烟、低HDL-C、肥胖和早发缺血性心血管病家族史。

（1）冠心病及其等危症

此类患者在未来10年内均具有极高的发生缺血性心血管病事件的综合危险，需要积极降脂治疗。冠心病包括急性冠状动脉综合征（包括不稳定性心绞痛和急性心肌梗死）、稳定性心绞痛、陈旧性心肌梗死、有客观证据的心肌缺血、冠状动脉介入治疗（PCI）及冠状动脉旁路移植术（CABG）后患者。冠心病等危症是指非冠心病者10年内发生主要冠状动脉事件的危险与已患冠心病者同等，新发和复发缺血性心血管病事件的危险＞15%，以下情况属于冠心病等危症：

①有临床表现的冠状动脉以外动脉的粥样硬化，包括缺血性脑卒中、周围动脉疾病、腹主动脉瘤和症状性颈动脉病（如短暂性脑缺血）等。

②糖尿病。过去将糖尿病列为心血管病的危险因素，近年来发现其重要性远不止于此。糖尿病患者发生心肌梗死后的病死率比非糖尿病者明显增高。糖尿病患者一旦发生冠心病，其预后比无糖尿病者差。因此，当前将糖尿病列为冠心病的等危症。

③有多种危险因素，其发生主要冠状动脉事件的危险相当于已确立的冠心病，心肌梗死或冠心病死亡的10年危险＞20%。

（2）危险评估包括的其他心血管病主要危险因素

用于评价心血管病综合危险的因素除血脂异常外还包括下列具有独立作用的主要危险因素：

①高血压，血压≥140/90 mmHg (1 mmHg=0.133 kPa)或正接受降压药物治疗；

②吸烟；

③低 HDL-C 血症，<1.04 mmol/L (40 mg/dL)；

④肥胖，体重指数(BMI)≥28 kg/m^2；

⑤早发缺血性心血管病家族史(一级男性亲属发病时<55岁，一级女性亲属发病时<65岁)；

⑥年龄(男性≥45岁，女性≥55岁)。

吸烟对我国人群的心血管病致病相对危险约为不吸烟者的2倍，但人群归因危险百分比高达32%，仅次于高血压。HDL-C是能够降低心血管病发病危险的因素，也称"保护性因素"。当个体的 HDL-C 水平≥1.55 mmol/L (60 mg/dL)时，综合危险评估时其他危险因素的数目减"1"。

四、我国人群的血脂合适水平

我国人群的血脂分层见表12-3。

表12-3　血脂分层

分层	TC	LDL-C	HDL-C	TG
合适范围	<5.18 mmol/L	<3.37 mmol/L	≥1.04 mmol/L	<1.70 mmol/L
边缘升高	5.18～6.19 mmol/L	3.37～4.12 mmol/L		1.70～2.25 mmol/L
升高	≥6.22 mmol/L	≥4.14 mmol/L	≥1.55 mmol/L	≥2.26 mmol/L
降低			<1.04 mmol/L	

1. TC

我国队列研究分析结果显示，TC从3.63 mmol/L (140 mg/dL)开始，随TC水平的增加，缺血性心血管病发病危险增高。TC水平与缺血性心血管病发病危险的关系是连续性的，并无明显的转折点。诊断高胆固醇血症的切点只能人为制定。当TC增至5.18～6.19 mmol/L (200～230 mg/dL)时，其缺血性心血管病的发病危险较TC<3.63 mmol/L(140 mg/dL)者增高50%左右；当TC增至6.22 mmol/L(240 mg/dL)以上时，其缺血性心血管病的发病危险较TC<3.63 mmol/L(140 mg/dL)者增高2倍以上，且差异具有统计学意义。综合以上资料，对我国人群TC分层的合适切点建议如下：TC<5.18 mmol/L(200 mg/dL)为合适范围；TC 5.18～6.19 mmol/L(200～239 mg/dL)为边缘升高；TC≥6.22 mmol/L(240 mg/dL)为升高。

2. LDL-C

随着LDL-C水平的增加，缺血性心血管病发病的相对危险及绝对危险上升的趋势及程度与TC相似。LDL-C的分层切点应与TC的分层切点相对应。根据我国资料显示，LDL-C<3.37 mmol/L(130 mg/dL)与TC<5.18 mmol/L(200 mg/dL)的10年发病率(绝对危险)接近LDL-C≥4.14 mmol/L(160 mg/dL)与TC≥6.22 mmol/L(240 mg/dL)的人年发病率(绝对危险)，说明对缺血性心血管病的影响程度相当。LDL-C分层诊断的切点建议如下：LDL-C<3.37 mmol/L(130 mg/dL)为合适范围，LDL-C 3.37～4.12 mmol/L(130～

159 mg/dL)为边缘升高，LDL-C≥4.14 mmol/L(160 mg/dL)为升高。

3. HDL-C

以 HDL-C≥1.55 mmol/L (60 mg/dL)为参照组，对不同 HDL-C 水平与缺血性心血管病发病危险的关系进行多因素分析。研究结果显示，随着 HDL-C 水平的降低，缺血性心血管病发病危险增加。HDL-C<1.04 mmol/L (40 mg/dL)人群与 HDL-C≥1.55 mmol/L (60 mg/dL)人群相比，缺血性心血管病危险增加 50%，差异具有统计学意义。因此，对我国 HDL-C 的诊断切点建议为：HDL-C<1.04 mmol/L (40 mg/dL)为减低；HDL-C≥1.55 mmol/L (60 mg/dL)为升高。

4. TG

我国现有队列研究表明，随 TG 水平上升缺血性心血管病发病危险有所升高，但由于结果差异未达到显著统计学意义，并考虑到 TG 与心血管病的关系受多种因素的影响，建议 1.70 mmol/L(150 mg/dL)以下为合适范围，1.70～2.25 mmol/L (150～199 mg/dL)以上为边缘升高，≥2.26 mmol/L (200 mg/dL)为升高。

五、血脂异常的治疗

1. 血脂异常的治疗原则

血脂异常治疗最主要目的是防治冠心病，所以应根据是否已有冠心病或冠心病等危症以及有无心血管危险因素，结合血脂水平进行全面评价，以决定治疗措施及血脂的目标水平。由于血脂异常与饮食和生活方式有密切关系，所以饮食治疗和改善生活方式是血脂异常治疗的基础措施。无论是否进行药物调脂治疗都必须坚持控制饮食和改善生活方式。根据血脂异常的类型及治疗需要达到的目的，选择合适的调脂药物，并需要定期进行调脂疗效和药物不良反应的监测。在决定采用药物进行调脂治疗时，需要全面了解患冠心病及伴随的危险因素情况。在进行调脂治疗时，应将降低 LDL-C 作为首要目标。临床上在决定开始药物调脂治疗以及拟定达到的目标值时，需要考虑是否同时并存其他冠心病的主要危险因素(即除 LDL-C 以外的危险因素)。分析这些冠心病的主要危险因素将有助于判断罹患冠心病的危险程度，由此决定降低 LDL-C 的目标值。不同的危险人群，开始药物治疗的 LDL-C 水平以及需达到的 LDL-C 目标值有很大的不同。

2. 非药物治疗

治疗性生活方式改变(therapeutic life-style change，TLC)。

(1)基本原则

TLC 是个体策略的一部分，是控制血脂异常的基本和首要措施。恰当的生活方式改变对多数血脂异常者能起到与降脂药相近似的治疗效果，在有效控制血脂的同时可以有效减少心血管事件的发生。TLC 是针对已明确的可改变的危险因素如饮食、缺乏体力活动和肥胖，采取积极的生活方式改善措施，其对象和内容与一般保健不同。

(2)主要内容

①减少饱和脂肪酸和胆固醇的摄入。②选择能够降低 LDL-C 的食物(如植物甾醇、可溶性纤维)。③减轻体重。④增加有规律的体力活动。⑤采取针对其他心血管病危险因素的措施如戒烟、限盐以降低血压等。上述 1～4 项措施均能够起到降低 LDL-C 的作用。减少饱和脂肪酸和胆固醇的摄入对降低 LDL-C 作用最直接，效果最明显，也最容易做到。在

有条件的人群中，选用能够降 LDL-C 的膳食成分(如植物固醇、可溶性纤维)也有明显效果。达到降低 LDL-C 的效果后，TLC 的目标应逐步转向控制与血脂异常相关的并发临床情况如代谢综合征[①]和糖尿病等。应用减轻体重治疗和增加体力活动的措施可以加强降 LDL-C 效果，还可以获得降低 LDL-C 之外进一步降低缺血性心血管病危险的益处。针对其他心血管病危险因素的 TLC(包括戒烟、限盐、降低血压等)，虽然不直接影响 LDL-C 水平，但临床上遇到吸烟的患者和合并高血压的患者时则必须积极进行，以便进一步控制心血管病综合危险。

(3)健康生活方式的评价

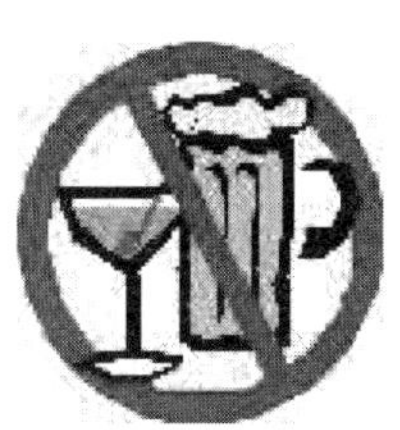

饮食治疗的前 3 个月优先考虑降低 LDL-C。因此，应首先了解是否存在以下几方面问题：①是否进食过多的升高 LDL-C 的食物。②是否肥胖。③是否缺少体力活动。④如肥胖或缺少体力活动，是否有代谢综合征。为了解和评价摄入升高 LDL-C 食物的状况，可使用高脂血症患者膳食评价表(见表 12-4)。该表虽然不能取代营养师所作的系统性膳食评价，但可以帮助发现是否进食了能升高 LDL-C 的食物，以便有效指导下一步的干预。

表 12-4 高脂血症患者膳食评价

项 目	评分
1.近 1 周吃肉是否<75 g/d:0=否,1=是	□
2.吃肉种类:0=瘦肉,1=肥瘦肉,2=肥肉,3=内脏	□
3.近 1 周吃蛋数量:1=0～3 个/周,2=4～7 个/周,3=7 个以上/周	□
4.近 1 周吃煎炸食品数量(油饼、油条炸糕等):0=未吃,1=1～4 次/周,2=5～7 次/周,3=7 次以上/周	□
5.近 1 周吃奶油糕点的次数:0=未吃,1=1～4 次/周,2=5～7 次/周	□
评分总和	

注:按实际情况在□里填数分数,总分<3 为合格;总分 3～5 为轻度膳食不良;总分>6 为严重膳食不良。

3.血脂异常的药物治疗

临床上供选用的调脂药物可分为 6 类:

(1)他汀类

他汀类(Statins)也称 3 羟基 3 甲基戊二酰辅酶 A(3-hydroxy-3-methylglutaryl-coenzyme A, HMG-CoA)还原酶抑制剂，竞争性抑制细胞内胆固醇合成早期过程中限速酶的活性，继而上调细胞表面 LDL 受体，加速血浆 LDL 的分解代谢，此外还可抑制 VLDL 的合成。因此他汀类药物能显著降低 TC、LDL-C 和 apo B，也降低 TG 水平和轻度升高 HDL-C。此外，他汀类还可能具有抗炎、保护血管内皮功能等作用，这些作用可能与冠心病事件减少有关。近二十年来的临床研究显示他汀类是当前防治高胆固醇血症和动脉粥样硬化性

① 代谢综合征(metabolic syndrome,MS)是一组以肥胖、高血糖(糖尿病或糖调节受损)、血脂异常(指高甘油三酯血症和/或低高密度脂蛋白胆固醇血症)以及高血压等聚集发病，严重影响机体健康的临床症候群。

疾病非常重要的药物。

在服用他汀类药物期间出现肌肉不适或无力症状以及排褐色尿时应及时到医院就诊，并进一步检测肌酸激酶(CK)水平。

他汀类药物临床应用的具体建议：根据心血管疾病和等危症、心血管危险因素、血脂水平决定是否需要用降脂治疗，如需用药，先判定治疗的目标值。根据血中 LDL-C 或 TC 的水平与目标值间的差距，考虑是否单用一种他汀类药物的标准剂量就可以达到治疗要求，如可能，按不同他汀类药物的特点(作用强度、安全性和药物相互作用)及患者的具体条件选择合适的他汀类药物。如血 LDL-C 或 TC 水平甚高，估计单用一种他汀类药物的标准剂量不足以达到治疗要求，可以选择他汀类药物与其他降脂药合并治疗。如用他汀类药物后发生明显的不良反应，例如肌痛及 CK 或 ALT、AST 超越安全限度，则停用他汀类药物，改用其他降脂药。

(2)贝特类

临床上可供选择的贝特类有：非诺贝特、苯扎贝特、吉非贝齐。贝特类平均可使 TC 降低 6%～15%，LDH-C 降低 5%～20%，HDL-C 升高 10%～20%。适用于高甘油三酯血症或以 TG 升高为主的混合型高脂血症和低高密度脂蛋白血症。

(3)烟酸类

烟酸属 B 族维生素，当用量超过作为维生素作用的剂量时，可有明显的降脂作用。烟酸的降脂作用机制尚不十分明确，可能与抑制脂肪组织中的脂解和减少肝脏中 VLDL 的合成和分泌有关。已知烟酸增加 apo AⅠ和 apo AⅡ的合成。烟酸有速释剂和缓释剂两种剂型。速释剂不良反应明显，一般难以耐受，现多已不用。缓释型烟酸片不良反应明显减轻，较易耐受。轻中度糖尿病患者坚持服用，也未见明显不利作用。烟酸缓释片常用量为 1～2 g，1 次/天。一般临床上建议开始用量为 0.375～0.5 g，睡前服用；4 周后增量至 1 g/d，逐渐增至最大剂量 2 g/d。烟酸可使 TC 降低 5%～20%，LDL-C 降低 5%～25%，TG 降低 20%～50%，HDL-C 升高 15%～35%。适用于高甘油三酯血症、低高密度脂蛋白血症或以 TG 升高为主的混合型高脂血症。烟酸的常见不良反应有颜面潮红、高血糖、高尿酸(或痛风)、上消化道不适等。这类药物的绝对禁忌证为慢性肝病和严重痛风；相对禁忌证为溃疡病、肝毒性和高尿酸血症。缓释型制剂的不良反应轻，易耐受。

(4)胆酸螯合剂

此类药物可使 TC 降低 15%～20%，LDL-C 降低 15%～30%，HDL-C 升高 3%～5%，对 TG 无降低作用。

(5)胆固醇吸收抑制剂

此类药物能有效地抑制胆固醇和植物固醇的吸收。

(6)其他调脂药

①普罗布考：此药通过掺入脂蛋白颗粒中影响脂蛋白代谢，而产生调脂作用。可使血浆 TC 降低 20%～25%，LDL-C 降低 5%～15%，而 HDL-C 也明显降低(可达 25%)。主要适应于高胆固醇血症尤其是纯合子型家族性高胆固醇血症。该药虽使 HDL-C 降低，但可使黄色瘤减轻或消退，动脉粥样硬化病变减轻，其确切作用机制未明。有些研究认为普罗布考

虽然降低了 HDL-C 水平，但它改变了 HDL 的结构和代谢功能，提高了 HDL 把胆固醇运载到肝脏进行代谢的能力，因此更有利于 HDL 发挥抗动脉粥样硬化的作用。普罗布考尚有抗氧化作用。常见的副作用包括恶心、腹泻、消化不良等；亦可引起嗜酸细胞增多，血浆尿酸浓度增高；最严重的不良反应是引起 QT 间期延长，但极为少见，因此有室性心律失常或 QT 间期延长者禁用。常用剂量为 0.5 g，2 次/天。

② n-3 脂肪酸：n-3(ω-3)长链多不饱和脂肪酸主要为二十碳戊烯酸(EPA，C20：5n-3)和二十二碳已烯酸(DHA，C22：6n-3)，二者为海鱼油的主要成分，制剂为其乙酯，高纯度的制剂用于临床。n-3 脂肪酸制剂可降低 TG 和轻度升高 HDL-C，对 TC 和 LDL-C 无影响。当用量为 2～4 g/d 时，可使 TG 下降 25%～30%。主要用于高甘油三酯血症，可以与贝特类合用治疗严重高甘油三酯血症，也可与他汀类药物合用治疗混合型高脂血症。n-3 脂肪酸还有降低血压、抑制抗血小板聚集和炎症的作用，改善血管反应性。该类制剂的不良反应不常见，约有 2%～3%服药后出现消化道症状，如恶心、消化不良、腹胀、便秘等；少数病例出现转氨酶或 CK 轻度升高，偶见出血倾向。有研究表明，每日剂量高至 3 g 时，临床上无明显不良反应；与他汀类药物或其他降脂药合用时，无不良的药物相互作用。n-3 脂肪酸制剂(多烯酸乙酯)中的 EPA+DHA 含量应大于 85%，否则达不到临床调脂效果。n-3 脂肪酸制剂的常用剂量为 0.5～1 g，3 次/天。近来还发现 n-3 脂肪酸有预防心律失常和猝死的作用。

③调脂药物的联合应用。为了提高血脂达标率，同时降低不良反应的发生率，不同类别调脂药的联合应用是一条合理的途径。由于他汀类药物作用肯定，不良反应少，可降低总死亡率及有降脂作用外的多效性作用，联合降脂方案多由他汀类药物与另一种降脂药组成。

4. 血脂异常治疗的其他措施

其他调脂治疗措施有外科手术治疗、透析疗法和基因治疗等。外科手术治疗包括部分小肠切除和肝脏移植等，现已基本不用。基因治疗对单基因缺陷所致的家族性高胆固醇血症是一种有希望的治疗方法，但目前技术尚不成熟。透析疗法是一种通过血液体外转流而除去血中部分 LDL 的方法，能降低 TC、LDL-C，但不能降低 TG，也不能升高 HDL-C。这种措施降低 LDL-C 的作用也只能维持 1 周左右，故需每周重复 1 次。每次费用昂贵，且是有创性治疗，甚至可能同时移出血液中的某些有益成分。因此不适用于一般的血脂异常治疗，仅用于极个别的对他汀类药物过敏或不能耐受者或罕见的纯合子家族性高胆固醇血症患者。

5. 治疗过程的监测

饮食与非调脂药物治疗 3～6 个月后，应复查血脂水平，如能达到要求即继续治疗，但仍需每 6 个月至 1 年复查 1 次，如持续达到要求，每年复查 1 次；药物治疗开始后 4～8 周复查血脂及 AST、ALT 和 CK，如能达到目标值，逐步改为每 6～12 个月复查 1 次，如开始治疗 3～6 个月复查血脂仍未达到目标值，则调整剂量或药物种类，或联合药物治疗，再经 4～8 周后复查。达到目标值后延长为每 6～12 个月复查 1 次，TLC 和降脂药物治疗必须长期坚持，才能获得临床益处。对心血管病的高危患者，应采取更积极的降脂治疗策略。降脂药物治疗需要个体化，治疗期间必须监测安全性。依据患者的心血管病状况和血脂水平选择药物和起始剂量。在药物治疗时，必须监测不良反应，主要是定期检测肝功能和血 CK。如 AST 或 ALT 超过 3×ULN，应暂停给药。停药后仍需每周复查肝功能，直至恢复正常。在用药过程中注意有无肌痛、肌压痛、肌无力、乏力和发热等症状，血 CK 升高超过 5×ULN 时应停药。用药期间如有其他可能引起肌溶解的急性或严重情况，如败血症、创伤、大手术、低血压和抽搐等，应暂停给药。

第四节　超重与肥胖

近 30 年来，随着经济的发展和生活方式的改变，我国超重与肥胖患病率呈持续上升趋势。预防和控制肥胖，是我国面临的重大的公共卫生问题。

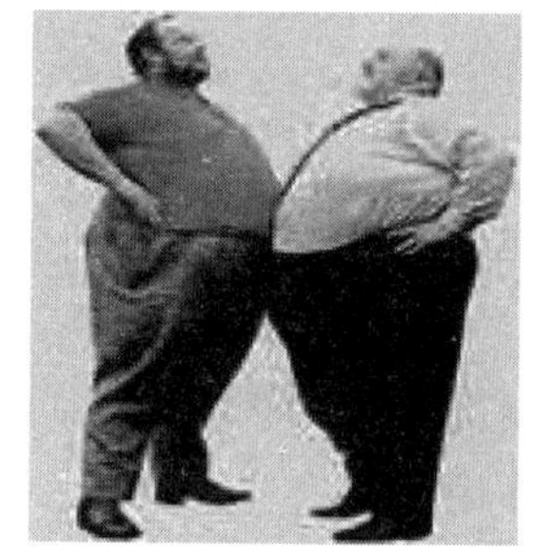

肥胖症是一种由多因素引起的慢性代谢性疾病，早在 1948 年世界卫生组织已将它列入疾病分类名单。超重和肥胖症在一些发达国家和地区人群中的患病情况已达到流行的程度。据估计，1999 年有 61%的美国成年人达到超重和肥胖症程度；我国的肥胖症患病率近年来也呈上升趋势。超重和肥胖症会引发一系列健康、社会和心理问题。已有证据表明超重和肥胖症是心血管病、糖尿病、某些癌症和其他一些慢性疾病的重要危险因素；同时，有一些国家的肥胖症患者，因在工作中受到歧视和对自身体型不满意而产生自卑感，导致自杀率高、结婚率低等社会问题。超重和肥胖症的防治需要得到有关政策的支持，是公共卫生的重要内容，同时需要多个组织机构和个人共同合作，加强建立基层防治网并采取行动。要提倡健康体重的理念，保持合理体重。将积极预防和控制与超重和肥胖有关的疾病、改善健康状况、延长积极的生命期限和提高人群生活质量作为公共卫生的根本任务之一。

超重和肥胖症的防治不单纯是个人问题，应引起全社会的关注与支持。从宣传、教育和健康促进入手，做好社区人群的监测和管理，及时发现高危个体及可能伴发的并发症，并进行具体指导，也应成为社区卫生服务的重要内容。

一、肥胖症发生的主要因素

超重和肥胖症是能量的摄入超过能量消耗以致体内脂肪过多蓄积的结果。因此，减少由膳食摄入的能量，加强体力活动以增加能量消耗，维持能量平衡是保持健康的基本条件。科学研究发现，不同个体对能量摄入、食物的生热作用和体重调节反应不同，受遗传特点（如生理、代谢）和生活方式（如社会、行为、文化、膳食、活动量和心理因素）影响。即使存在遗传因素影响，肥胖的发生发展也是环境因素及生活方式等多种因素间相互作用的结果。也就是说，肥胖症是一种由多因子引起的复杂疾病，不能简单地用单一因素来解释肥胖的病因。

1. 遗传因素

多项研究表明单纯性肥胖具有遗传倾向，肥胖者的基因可能存在多种变化或缺陷。一些对双胞胎、领养子女家庭和家系的调查发现，肥胖有一定的家族聚集性。双亲均为肥胖者，子女中有 70%～80%的人表现为肥胖；双亲之一（特别是母亲）为肥胖者，子女中有 40%

的人较胖。人群的种族、性别不同和年龄差别对致肥胖因子的易感性不同。研究表明，遗传因素对肥胖形成的作用占20％～40％。众所周知，遗传变异是非常缓慢的过程，但是在20世纪后期，肥胖却成为全球最受关注的疾病之一，从另一个角度说明肥胖症发生率的快速增长不是遗传基因发生显著变化的结果，而是生活环境转变所致。因此，改变环境和生活方式应该是预防肥胖的关键，它不仅是可能的，也被证明是有效的。

2.环境因素

(1)进食过量

工业发达国家的肥胖症患病率远远高于不发达国家，其原因之一是发达国家人群的能量和脂肪摄入(尤其是饱和脂肪的摄入量)大大高于不发达国家。随着我国的经济发展和食物供应丰富，人们对食物能量的基本需求满足以后，膳食模式发生了很大变化，高蛋白质、高脂肪食物的消费量大增，能量的总摄入往往超过能量消耗。与我国传统的膳食模式相比，很多城市，尤其在大城市的人们摄入富含高能量的动物性脂肪和蛋白质增多，而谷类食物减少，富含膳食纤维和微量营养素的新鲜蔬菜和水果的摄入量也偏低。已有研究证明含脂肪多而其他营养素密度低的膳食，引起肥胖的可能性最大，因此限制总能量和脂肪摄入量是控制体重的基本措施。进食行为也是影响肥胖症发生的重要因素。不吃早餐常常导致其午餐和晚餐时摄入的食物较多，而且一日的食物总量增加。我国的膳食指南提出，三餐的食物能量分配及间隔时间要合理，一般早、晚餐各占30％，午餐占40％。晚上吃得过多而运动相对较少，会使多余的能量在体内转化为脂肪而储存起来。现在很多快餐食品因其方便、快捷而受人们青睐，但快餐食品往往富含高脂肪和高能量，而其构成却比较单调，经常食用会导致肥胖，并有引起某些营养素缺乏的可能。胖人的进食速度一般较快；而慢慢进食时，传入大脑摄食中枢的信号可使大脑作出相应调节，较早出现饱足感而减少进食。此外，进食行为不良，如经常性的暴饮暴食、夜间加餐、喜欢零食，尤其是感到生活乏味或在看电视时进食过多零食，是许多人发生肥胖的重要原因。由于食物来源比较丰富，在家庭中的备餐量往往超出实际需要量较多，为了避免浪费而将多余的食物吃下，也可能是造成进食过量的原因之一。

(2)体力活动过少

随着现代交通工具的日渐完善，职业性体力劳动和家务劳动量减轻，人们处于静态生活的时间增加。大多数肥胖者相对不爱活动，坐着看电视是许多人在业余时间的主要休闲消遣方式，成为发生肥胖的主要原因之一。另外，某些人因肢体伤残或患某些疾病而使体力活动减少，某些运动员在停止经常性锻炼后未能及时相应地减少其能量摄入，都可能导致多余的能量以脂肪的形式储存起来。

经常性体力活动或运动不仅可增加能量消耗，而且可使身体的代谢率增加，有利于维持机体的能量平衡，还可以增强心血管系统和呼吸系统功能。因高强度剧烈运动不易长时间坚持，而且在此短期内的高强度运动中，以消耗体内碳水化合物(肌糖原、肝糖原等)提供的能量为主，而不是首先消耗脂肪。在进行中、低强度体力活动时，更多动员体内脂肪分解以提供能量。由于中、低强度的体力活动可坚持的时间长，被氧化的脂肪总量比高强度剧烈运动多。因此，应强调多进行有氧的中、低强度体力活动，如走路、慢跑、扫雪、打羽毛球等。另外，经常参加锻炼者比不经常锻炼者的静息代谢率高；在进行同等能量消耗的运动时，经常锻炼能更多地动员和利用体内储存的脂肪，更有利于预防超重和肥胖。

3.社会因素

全球肥胖症患病率的普遍上升与社会环境因素的改变有关。经济发展和现代化生活方式对进食模式有很大影响。在中国,随着家庭成员减少,经济收入增加和购买力提高,食品生产、加工、运输及贮藏技术改善,可选择的食物品种更为丰富。随着妇女更广泛地进入各行各业,在家为家人备餐的机会日益减少,加上家庭收入增加,在外就餐和购买现成的加工食品及快餐食品的情况增多,其中不少食品的脂肪含量过多。特别是经常上饭店参加"宴会"和"聚餐"者,常常进食过量。在遇到烦恼、愤怒等不顺心事时,有人往往以进食消愁。此外,经常性吃肉过多(尤其是猪肉含较多脂肪和蛋白质)容易导致消化器官(肠道、肝脏)和肾脏负担过重和脂肪在体内蓄积,也不利于健康。

政策、新闻媒体、文化传统以及科教宣传等,对膳食选择和体力活动都会产生很大影响。新闻媒体(包括电视、广播和印刷的宣传材料)在现代消费群体中有举足轻重的作用,电视广告对儿童饮食模式的影响甚至起着第一位作用。然而广告中所宣传的食品,许多是高脂肪、高能量和高盐的方便食品和快餐食品。目前有些广告对消费者,尤其是对儿童饮食行为的误导不容忽视。

二、肥胖程度的评价

肥胖症患者的一般特点为体内脂肪细胞的体积和细胞数增加,体脂占体重的百分比(体脂百分数)异常高,并在某些局部过多沉积脂肪。如果脂肪主要在腹壁和腹腔内蓄积过多,被称为"中心性"或"向心型"肥胖,则对代谢影响很大。中心性肥胖是多种慢性病的最重要危险因素之一。无内分泌疾病或找不出可能引起肥胖的特殊病因的肥胖症为单纯性肥胖。单纯性肥胖者占肥胖症总人数的95%以上。如何评价肥胖程度呢?目前通常用体重指数或/和腰围这两个指标来衡量。

1.体重指数

目前常用的体重指数(Body Mass Index)简称BMI,又译为体质指数。它是一种计算身高比体重(weight for height)的指数。具体计算方法是以体重(公斤,kg)除以身高(米,m)的平方,即

体重指数(BMI)=个体的体重(kg)÷身高(米)的平方(kg/m^2)。

目前判断体重超重和肥胖的常用的简单方法是世界卫生组织(WHO)推荐的体重指数(BMI)。BMI最常用于估计成人的低体重和超重。在流行病学调查中及临床上,已有大量证据表明用BMI较单用体重更能准确反映体脂的蓄积情况。

在测量时,受试者应当空腹、脱鞋,只穿轻薄的衣服。测量身高的量尺(最小刻度为1毫米)应与地面垂直固定或贴在在墙上。受试者直立,两脚后跟并拢靠近量尺,并将两肩及臀部也贴近量尺。测量人员用一根直角尺放在受试者的头顶,使直角的两个边一边靠紧量尺另一边接近受试者的头皮,读取量尺上的读数,精确至1 mm。称量体重最好用经过校正的杠杆型体重秤,受试者全身放松,直立在秤底盘的中部。测量人员读取杠杆秤上的游标位置,读数精确至10 g。

2.腰围(waist circumference WC)

腰围是指腰部周径的长度,腹部脂肪过多(中心性肥胖)是许多慢性疾病的独立危险因素。腰围是临床上估计病人腹部脂肪过多的最简单和实用的指标。腰围的测量方法:让受

试者直立，两脚分开 30～40 cm，用一根没有弹性、刻度为 1 mm 的软尺放在右侧腋中线髋骨上缘与第十二肋骨下缘连线的中点，沿水平方向围绕腹部一围，紧贴而不压迫皮肤，在正常呼气末测量腰围的长度，读数精确至 1 mm。

三、肥胖程度的分类

以体重指数对肥胖程度的分类，国际上通常用世界卫生组织（WHO）制定的体重指数界限值，即体重指数在 25.0～29.9 为超重，大于等于 30 为肥胖。最近国际生命科学学会中国办事处中国肥胖问题工作组根据对我国人群大规模测量数据，汇总分析了体重指数与相关疾病患病率的关系，提出对中国成人判断超重和肥胖程度的界限值，及结合腰围来判断相关疾病的危险度，其建议如下表 12-5。

表 12-5　中国成人超重和肥胖的体重指数和腰围界限值与相关疾病* 危险的关系

分类	体重指数（kg/m^2）	腰围（cm）		
		男：＜85 女：＜80	男：85～95 女：80～90	男：≥95 女：≥90
体重过低**	＜18.5	—	—	—
体重正常	18.5～23.9	—	增加	高
超重	24.0～27.9	增加	高	极高
肥胖	≥28	高	极高	极高

* 相关疾病指高血压、糖尿病、血脂异常和危险因素聚集；**体重过低可能预示有其他健康问题。

四、超重和肥胖症的危害

1. 高血压

随着体重指数（BMI）的增加，收缩压和舒张压水平也较高。高血压病患者是指收缩压≥140 mmHg 和/或舒张压≥90 mmHg，或需要用降压药才能将血压控制在正常水平者。肥胖者的高血压患病率高，肥胖持续时间越长，尤其是女性，发生高血压的危险性越大。而控制饮食和增加运动使体重降低时，血容量、心排血量和交感神经活动下降，血压也随之降低。对我国 24 万人群的汇总分析显示，BMI≥24 者的高血压患病率是 BMI 在 24 以下者的 2.5 倍，BMI≥28 者的高血压患病率是 BMI 在 24 以下者的 3.3 倍。男性腰围达到或超过 85 cm，女性腰围达到或超过 80 cm，其高血压患病率是腰围正常者的 2.3 倍。一些减轻体重的试验表明，经减重治疗后，收缩压和舒张压也随平均体重的下降而降低。超重和肥胖引发高血压的机制可能与胰岛素抵抗代谢综合征有关。

2. 2 型糖尿病

体重超重、肥胖和腹部脂肪蓄积是 2 型糖尿病发病的重要危险因素。我国 24 万人群数据的汇总分析显示，如以空腹血糖≥126 mg/100 mL 或餐后 2 小时血糖仍≥200 mg/100 mL 者诊断为 2 型糖尿病患者，BMI≥24 者的 2 型糖尿病的患病率为 BMI 在 24 以下者的 2.0 倍，BMI≥28 者的 2 型糖尿病患病率为 BMI 在 24 以下者的 3.0 倍。男性和女性腰围分别为≥85 cm 和≥80 cm 时，糖尿病的患病率分别为腰围正常者的 2～2.5 倍。肥胖症患者的胰岛素受体数减少和受体缺陷，会发生胰岛素抵抗（对胰岛素不敏感）现象和空腹胰岛素水平较高，影响到对葡萄糖的转运、利用和蛋白质合成。中心性脂肪分布比全身性脂肪分布的人患糖尿病的危险性更大，肥胖持续的时间越长，发生 2 型糖尿病的危险性越大。儿童青少年时期开始肥胖，18 岁后体重持续增加和腹部脂肪堆积者患 2 型糖尿病的危险性更大。

在腰围超标、血清甘油三酯和低密度脂蛋白胆固醇升高、高密度脂蛋白胆固醇降低、血压升高和空腹血糖异常高等危险因素中，如出现多个因素聚集，即临床上定义的代谢综合征，有很强的致动脉粥样硬化作用。代谢综合征与胰岛素抵抗密切相关，肥胖、腰围超标和缺少体力活动是促进胰岛素抵抗进展的重要因素。

3. 血脂异常

我国 24 万人群数据的汇总分析显示，BMI≥24 者的血脂异常（甘油三酯≥200 mg/100 mL）检出率为 BMI 在 24 以下者的 2.5 倍，BMI≥28 者的血脂异常检出率为 BMI 在 24 以下者的 3.0 倍，腰围超标者高甘油三酯血症的检出率为腰围正常者的 2.5 倍。BMI≥24 和≥28 者的高密度脂蛋白胆固醇降低（＜35 mg/100 mL）的检出率分别为 BMI 在 24 以下者的 1.8 倍和 2.1 倍，腰围超标者高密度脂蛋白胆固醇降低的检出率为腰围正常者的 1.8 倍。

4. 冠心病和其他动脉粥样硬化性疾病

我国 10 个人群的前瞻性研究显示，体重指数增高是冠心病发病的独立危险因素，冠心病事件（指急性心肌梗死、冠心病猝死和其他冠心病死亡）的发病率随体重指数的上升而增高。前述的高血压、糖尿病和血脂异常都是冠心病和其他动脉粥样硬化性疾病的重要危险因素，而超重和肥胖导致这些危险因素聚集，大大促进了动脉粥样硬化的形成。BMI≥24 和 BMI≥28 的个体，有 2 个及以上危险因素聚集者动脉粥样硬化的患病率分别为 BMI 在 24 以下者的 2.2 和 2.8 倍。腰围超标危险因素聚集者的患病率为腰围正常者的 2.1 倍，表明超重肥胖是促进动脉粥样硬化的重要因素。

5. 脑卒中

我国脑卒中的发病率较高，对 10 个人群的前瞻性分析表明，肥胖者缺血型卒中发病的相对危险度为 2.2。脑动脉粥样硬化是缺血型卒中的病理基础。其发病危险因素与冠心病很相似，超重肥胖导致的危险因素聚集是导致缺血型卒中增高的原因之一。

6. 某些癌症

与内分泌有关的癌症（例如妇女绝经后的乳腺癌、子宫内膜癌、卵巢癌、宫颈癌，男性的前列腺癌）及某些消化系统癌症（例如结肠直肠癌、胆囊癌、胰腺癌和肝癌）的发病率与超重和肥胖存在正相关，但究竟是促进体重增长的膳食成分（如脂肪）还是肥胖本身与癌症的关系更为重要，值得进一步研究。

7. 其他疾病

（1）睡眠呼吸暂停症

肥胖引起睡眠中呼吸暂停，是由于在脖颈、胸部、腹部和横膈部位的脂肪堆积过多，使胸壁的运动受阻，在躺下时上呼吸道变窄和气流不通畅引起呼吸困难。因血液二氧化碳浓度过高和血氧低可抑制呼吸中枢，出现暂时窒息现象。如伴有严重呼吸道疾病，则容易产生肺动脉高压、心脏扩大和心力衰竭等。

（2）内分泌及代谢紊乱

脂肪细胞不仅仅储存脂肪，还具有内分泌功能，同时也是许多激素作用的靶器官。肥胖者血浆中胰岛素明显高于正常水平，并经常存在胰岛素抵抗，中心性肥胖患者的激素水平改变更大。肥胖者血循环中的性激素平衡被破坏，尤其是腹部脂肪过多的女性常有排卵异常、雄激素过多，往往伴有生殖功能障碍。有的中度肥胖妇女发生多囊性卵巢综合征。体力活动常常能通过减轻体重来提高机体对胰岛素的敏感性。

(3)胆囊疾病和脂肪肝

肥胖者胆结石的患病率是非肥胖者的4倍，腹部脂肪堆积者的危险性更大。肥胖患者的胆汁中胆固醇过饱和及胆囊活动减少，可能是形成胆结石的原因。胆结石患者的胆囊感染率增加，容易引起胆绞痛和急性胰腺炎。腹部脂肪比较容易分解，并由门静脉进入肝脏。肥胖常常是非酒精性脂肪肝的危险因素。

有报道经B超检查200名体重超重(BMI≥24)者中伴脂肪肝者达41.5%，而574名非超重者的脂肪肝检出率为11.3%。另有一些报道重度肥胖者检出脂肪肝、肝纤维化、炎症和肝硬化者较多；肥胖合并有血糖耐量异常或糖尿病患者的脂肪肝更严重。

(4)骨关节病和痛风

临床上常观察到肥胖者中膝关节疼痛和负重关节的骨关节病较多。肥胖者痛风的发生率较高，与高尿酸血症直接相关。痛风性关节炎是在关节内由于尿酸盐形成的痛风石引起反复发作的急性炎症。但体重增加与尿酸水平上升的关系还不太清楚，可能与肥胖引起的代谢变化(内源性核酸分解代谢产生嘌呤并合成尿酸较多)和饮食因素(含嘌呤较多的动物性食品)有关。

五、肥胖症的干预

首先应当树立正确观念，即肥胖是可以预防和控制的，某些遗传因素也可以通过改变生活方式来抗衡。肥胖症必须防治，它不仅损害身心健康，降低生活质量，而且与发生慢性病息息相关。对超重和肥胖症的普遍性干预是比较经济而有效的措施。

1.干预原则

必须坚持预防为主，从儿童、青少年开始，从预防超重入手，并需终生坚持。

采取综合措施预防和控制肥胖症，积极改变生活方式。包括改变膳食、增加体力活动、矫正引起过度进食或活动不足的行为和习惯。

摄入低能量、低脂肪、适量蛋白质和碳水化合物及富含微量元素和维生素的膳食。控制膳食与增加运动相结合以克服因单纯减少膳食能量所产生的不利作用。二者相结合可使基础代谢率不致因摄入能量过低而下降，以达到更好的减重效果。积极运动可防止体重反弹，还可改善心肺功能，产生更多、更全面的健康效益。

应长期坚持减体重计划，速度不宜过快，不可急于求成。

必须同时防治与肥胖相关的疾病，将防治肥胖作为防治相关慢性病的重要环节。

树立健康体重的概念，防止为美容而减肥的误区。

2.干预策略与措施

肥胖是危害人类健康的一个重要公共卫生问题。干预要因人而异，不同的目标人群采取不同的预防和控制措施。社区综合预防控制措施包括改变生活方式，早期发现肥胖趋势，高危个体及时就医，在医生的指导下进行干预。

干预措施可分为三个层次：

(1)一般人群的普遍性干预

首先是群体预防，把监测和控制超重与预防肥胖发展以降低肥胖症患病率作为预防慢性病的重要措施之一，定期监测体重变化，了解其变化趋势，做到心中有数。注意膳食平衡，防止能量摄入超过能量消耗。膳食中蛋白质、脂肪和碳水化合物摄入的比例合理，特别要减少脂肪摄入量，增加蔬菜和水果在食物中的比例。在工作和休闲时间，有意识地多进行中、低强度的体力活动。要采取健康的生活方式，戒烟、限酒和限盐。经常注意自己的体重，预防体重增长过多、过快。成年后的体重增长最好控制在 5 kg 以内，超过 10 kg 则相关疾病危险将增加。有肥胖倾向的个体（特别是腰围超标者），定期检查与肥胖有关疾病危险的指标，尽早发现高血压、血脂异常、冠心病和糖尿病等隐患，并及时进行治疗。

(2)高危人群的选择性干预

有肥胖症高危险因素的个体和人群，应重点预防肥胖程度进一步加重，预防出现与肥胖相关的并发症。高危险因素指存在肥胖家族史、有肥胖相关性疾病、膳食不平衡、体力活动少等。高危个体和人群必须学习相关知识，以减少或消除发生并发症的危险因素。其措施包括：学习知识，改变观念、态度和行为；了解在大多数情况下，不良环境或生活方式因素对肥胖症的发生可起促进作用并激活这一趋势，而改变膳食、加强体力活动对预防肥胖是有效的。

(3)对肥胖症和伴有并发症患者的针对性干预

对已有超重和肥胖并有肥胖相关疾病的高危个体，主要预防其体重的进一步增长，最好使其体重有所降低，并对已出现并发症的患者进行疾病管理，如自我监测体重，制定减轻体重目标，以及相应的药物治疗。已超重或肥胖者要意识到，期望短期内恢复到所谓的“理想体重”往往不太现实，但是即使在一年之内比原有体重减少 5%～10%，也会对健康有极大好处。在短期内过度限食可能起到一些暂时效果，但如果不长期坚持减少膳食中的热量，也不积极参加体力活动，则很难保证体重保持在已降低的水平。个别人的体重甚至会进一步增长，甚至超过减重前的原有水平。

六、肥胖症的治疗

1. 高危个体的处理

(1)合理安排饮食

大多数超重和肥胖的个体，或需要预防体重进一步增加的个体，都需要调整其膳食以达到减少热量摄入的目的。合理膳食包括改变膳食的结构和食量。应避免吃油腻食物和吃过多零食，少食油炸食品，少吃盐；尽量少吃点心和加餐，控制食欲，七分饱即可；尽量采用煮、煨、炖、烤和微波加热的烹调方法，用少量油炒菜。少饮用含糖饮料，养成饮用白水和茶水的习惯。进食应有规律，不暴饮暴食，不要一餐过饱，也不要漏餐。

减重膳食构成的基本原则为低能量、低脂肪、适量优质蛋白质、含复杂碳水化合物（如谷类）；增加新鲜蔬菜和水果在膳食中的比重。合理的减重膳食应在膳食营养素平衡的基础上减少每日摄入的总热量；既要满足人体对营养素的需要，又要使热量的摄入低于机体的能量消耗，让身体中的一部分脂肪氧化以供机体能量消耗所需。注意饮食的能量密度（能量密度系指一定体积的食物或膳食所产生的能量），即选择体积较大而所含的能量相对低一些的食物。因 1 g 脂肪提供 9 千卡（36.7 千焦，1 卡＝4.18 焦耳）能量，而 1 g 蛋白质或 1 g 碳水化合物只提供 4 千卡（16.7 千焦）能量，1 两煮鸡块要比 1 两炸鸡块的能量低得多。蔬菜和水果的体积大而能量密度较低，又富含人体必需的维生素和矿物质，以蔬菜和水果替代部分其他食物能给人以饱腹感而不致摄入过多能量。在平衡膳食中,蛋白质、碳水化合物和脂肪提供的能量比应分别占总能量的15%～20%、60%～65%和25%左右。不要认为限食就是单纯限制谷类主食量,不吃或少食谷类主食的观点和做法是不可取的。谷类中的淀粉是复杂的碳水化合物,有维持血糖水平的作用,不致使进食后血糖升高太快,也不致很快出现低血糖。低血糖会导致饥饿感而使进食的食物量加大。富含淀粉的谷类食物也富含膳食纤维,对降低血脂和预防癌症也有一定好处。减少总的食物摄取量时,也要相应减少谷类主食量,但不要减少谷类食物占食物总量的比例。限制和减少能量摄入应以减少脂肪为主。血脂异常者应限制摄入富含饱和脂肪和胆固醇的食物(如肥肉、内脏、蛋黄),适当注意选择一些富含优质蛋白质(如瘦肉、鱼、蛋白和豆类)的食物。优质蛋白质含必需氨基酸较多,适量优质蛋白质可以与谷类等植物蛋白质的氨基酸起互补作用,提高植物蛋白质的营养价值。在能量负平衡时,摄入足够蛋白质可以减少人体肌肉等瘦组织中的蛋白质被动员作为能量而被消耗。

超重和肥胖症的“治疗”应以限制和调配饮食为基础,但只限制饮食而不增加体力活动或不采取其他措施时,减重的程度和持续效果均不易达到满意的程度。建议采用中等降低能量的摄入并积极参加体力活动的做法,使体重逐渐缓慢地降低到目标水平。因此,最好使其每天膳食中的热量比原来日常水平减少约1/3,这是达到每周能降低体重0.5 kg的目标的一个重要步骤。低能量减重膳食一般设计为女性1 000～1 200 kcal/d,男性1 200～1 600 kcal/d,或比原来习惯摄入的能量低300～500 kcal。避免用极低能量膳食(即能量总摄入低于每天800 kcal的膳食),如有需要,应在医护人员的严密观察下进行。在用低能量饮食时,为了避免因食物减少而引起维生素和矿物质的摄入不足,应适量摄入含维生素A、B_2、B_6、C和锌、铁、钙等微量营养素补充剂。可以按照推荐的每日营养素摄入量设计添加混合营养素补充剂。一些临床观察结果发现,用上述中等低能量膳食1年后降低体重的效果,与用极低能量膳食的效果一样好,甚至更好。

(2)加强体力活动和锻炼

增加体力活动与适当控制膳食总能量和减少饱和脂肪酸摄入量相结合,促进能量负平衡,是世界公认的减重良方,即使在用药物减肥的情况下,二者仍是不可缺少的主要措施。提倡采用有氧活动或运动,有氧运动多为动力型的,并有大肌肉群(如股四头肌、肱二头肌等)参与的运动,例如走路、骑车、爬山、打球、慢跑、跳舞、游泳、划船、滑冰、滑雪及舞蹈等。因为中等或低强度运动可持续的时间长,运动中主要靠燃烧体内脂肪提供能量,没有必要通过进行剧烈运动来减肥。在上述中、低强度活动/运动时,机体的氧消耗量增加,运动后数小时内氧消耗量仍比安静水平时的氧消耗量大,表明运动可以增加能量代谢。不同运动水平增加的能量消耗占总能量消耗的比例有差别,极轻体力劳动可能提高总能量消耗仅3%,而重体力劳动或剧烈运动可达40%。采用增加体力活动与限制饮食相结合的减体重措施,其总体效益优于单独限制饮食。

单独控制饮食时虽可降低总体重,但除脂肪组织减少外,肌肉等去脂体质(Fat Free Mass, FFM)也会丢失,静息代谢率(Resting Metabolic Rate, RMR)也可能降低,使机体的基础能量需要减少,即可在低水平上建立新的能量平衡,使机体储存脂肪的消耗也较少;因此,单纯限制饮食使体重下降到一定水平后,体重下降的速度减慢或不再下降。如果要使体重维持在已降低的较低水平或使体重进一步降低,需要摄入能量更低的膳食,而极低能量膳食中的营养素往往不能满足需要，对健康有损害。体重的频繁波动有害于健康。在维持能量负平衡的条件下，体力活动或运动能维持 RMR 不降低或降低较少，但能消耗更多体脂，并多保留 FFM，适当控制饮食加体力活动有利于长期保持减重后体重不反弹。要使肥胖者提高体力活动量，就需要提高他们对体力活动或运动与健康关系的认识，使他们对进行的体力活动产生兴趣。只有体力活动或运动的内容和方式可行，才能够持之以恒。

以下几点比较关键：

①创造尽量多活动的机会

人类在进化过程中是伴随着狩猎和耕作而获得生存条件的，所以人体的遗传素质适合于有体力活动的生活，但当代科技的发展使人们每天生活所需的体力活动在不知不觉中逐渐减少。社会的进步和各种省力的技术使生活节奏加快，“没有时间”往往成为人们不参加体力锻炼的理由，并且把增加体力活动看成是一种“负担”。应该改变人们的观念，把体力活动看成是提高身体素质和保证健康的必要条件。尽量创造更多的活动机会，并把增加活动的意识融入生活的安排之中，一定程度地改变每天的生活习惯，尽量选择较多体力活动以替代较为省力的条件。例如，在城市，鼓励人们在 1 公里(2 华里)距离内用步行替代坐车；短途出行骑自行车；提前一站下车而后步行到目的地；步行上下 5 层以内的楼梯以替代乘电梯，等等。

②根据设计的减体重目标，每天安排一定时间进行中等强度的体力活动

中等强度体力活动消耗的能量，男、女分别为 4.8～7.0 kcal/min 和 3.3～5.1 kcal/min，而低强度活动则分别是 1.9～4.6 kcal/min 和 1.4～3.2 kcal/min。如用心率来大致区分，进行中等强度体力活动量时的心率为 100～120 次/分钟，低强度活动时则为 80～100 次/分钟。每天安排进行体力活动的量和时间应按减体重目标来计算，对于需要亏空的能量，一般多考虑采用增加体力活动量和控制饮食相结合的方法，其中 50%（40%～60%）应该由增加体力活动的能量消耗来解决，其他 50%可由减少饮食总能量和减少脂肪的摄入量以达到需要亏空的总能量。增加体力活动的时间，可以有意识地结合日常活动来安排。

● 如希望在 1 个月内减体重 4 kg，即每周计划减体重 1 kg，则需要每天亏空能量约 1 100 kcal，其中通过增加运动量以消耗 550 kcal，即每天需要增加中等强度体力活动 2 小时，或低强度体力活动 3～4 小时。

● 如计划在 1 个月内减体重 3 kg，则每周需减体重 0.75 kg，即每天需要亏空能量约 800 kcal，其中通过运动增加消耗 400 kcal，每天需要增加中等强度体力活动 1.5～2 小时，或低强度体力活动 2.5～3.5 小时。

● 如计划在 1 个月内减体重 2 kg，即每周减体重 0.5 kg，则每天需要亏空能量约 550 kcal，其中由体力活动增加消耗 300 kcal。最好每天增加中等强度体力活动 1～1.5 小时，或低强度体力活动 2～3 小时。

● 如计划在 1 个月内减体重 1 kg，即每周减体重 0.25 kg，则每天需要亏空能量约为 270 kcal，其中由增加体力活动量每天消耗 150 kcal。每天至少增加中等强度体力活动 1 小时或低强度体力活动约 2 小时。

各种运动和体力活动 30 分钟的能量消耗见表 12-6，肥胖者对体力活动量的安排应根据其体能、年龄和兴趣等因素来进行，可以某一项活动为主，再配合其他一些活动以达到需要亏空的能量。

表 12-6　各种运动和体力活动 30 分钟的能量消耗

运动项目	活动 30 分钟的能量消耗(kcal)
静坐、看电视、看书、聊天、写字、玩牌	30～40
轻家务活动:编织、缝纫、清洗餐桌、清扫房间、跟孩子玩(坐位)	40～70
散步(速度 1.609 km/h)、跳舞(慢速)、体操、骑车(速度 8.5 km/h)、跟孩子玩(站立位)	100
步行上学或上班、乒乓球、游泳(速度 20 m/min)、骑车(速度 10 km/h)	120
快步走(速度 1 000～1 200 m/10 min)	175
羽毛球、排球(中等)、太极拳、跟孩子玩(走、跑)	150
擦地板、快速跳舞、网球(中等强度)、骑车(15 km/h)	180
网球、爬山(5°坡度)、一般慢跑、羽毛球比赛、滑冰(中等)	200
一般跑步、跳绳(中速)、仰卧起坐、游泳、骑车(速度 19～22 km/h)、山地骑车	200～250
上楼、游泳(速度 50 m/min)、骑车(速度 22～26 km/h)、跑步(速度 160 m/min)	300

如减体重的速度慢、任务轻,则增加体力活动的难度较小。例如 1 天仅需要亏空能量 150 kcal,则 1 天增加 30～40 分钟中等强度的有氧运动(打羽毛球或排球 30 分钟或快走 30 分钟)即可满足要求。其他可按此方法类推,可根据自己的兴趣和条件选择不同的运动或体力活动项目和时间。

③增加体力活动量应循序渐进

先从一些日常活动开始,然后可以每天进行快步走、慢跑、打羽毛球、打乒乓球等活动,因为体力活动总量与坚持活动的时间、强度和频率有关,能坚持较长时间的中等量活动(如快步走)或短时间的剧烈活动(如跑步)都可达到消耗能量的效果,对于超重和肥胖者应选择有氧运动,1 天增加快步走路 30～45 分钟可以消耗能量 100～200 kcal,是一种可行而安全的运动处方,应尽量减少静坐(如看电视、看书、写字、玩电脑游戏等)的时间,也可在静态生活间穿插一些做操或家务劳动等体力活动。

④对运动量和持续时间安排要恰当

进行体力活动时应有准备活动和放松活动,需要注意在哪些情况下应停止活动。在制定运动量、运动强度和类型时,应满足个体化的特点和需要,可以调换运动的方式和内容以引起兴趣,便于长期坚持。与一般健身运动相比,以减肥为目的的运动时间应延长些;但是运动量可循序渐进,由小运动量开始,每日安排 30 分钟,待适应后再逐步增加至所应达到的目标。每天 30～60 分钟甚至更多时间的活动不要求一定是连续的,每次活动的总时间可以累加,但每次活动时间最好不少于 10 分钟。

在实施运动计划的过程中,应注意逐渐增加运动量和强度,避免过量,以预防急性和慢性肌肉关节损伤,过量的运动负荷会使免疫功能下降。对有心、肺疾病或近亲中有严重心血管病史者,在决定进行剧烈活动前,最好按照医生的建议逐步增加活动量。在剧烈活动前应有充分的热身和伸展运动,逐渐增加肌肉收缩和放松的速度,可改善心肌氧供应,增加心脏的适应性;运动后要有放松活动,让体温慢慢下降,使肌张力逐渐降低,以减少肌肉损伤和酸痛的几率。

如出现以下症状时，应立即停止运动：

- 心跳不正常，如出现心率比日常运动时明显加快、心律不齐、心悸、心慌、心率快而后突然变慢等。
- 运动中或运动后即刻出现胸部、上臂或咽喉部疼痛或沉重感。
- 特别眩晕或轻度头痛、意识紊乱、出冷汗或晕厥。
- 严重气短。
- 身体任何一部分突然疼痛或麻木。
- 一时性失明或失语。

(3)行为疗法

建立节食意识，每餐不过饱，尽量减少暴饮暴食的频度和程度。注意挑选脂肪含量低的食物。细嚼慢咽以延长进食时间，使在进餐尚未完毕时即对大脑发出饱足信号，有助于减少进食量。另一种方法就是进食时使用较小的餐具，使得中等量的食物看起来也不显得单薄；也可按计划用餐，即在进餐前将一餐的食物按计划分装，自我限制进食量，使每餐达到七分饱，也可使漏餐者不致在下一餐过量进食。餐后加点水果可以满足进食欲望。改变进食行为常常有助于减少进食量而没有未吃饱的感觉。

制定的减重目标要具体并且是可以达到的。例如在制定体力活动目标时，以"每天走路30分钟或每天走5 000步"代替"每天多活动点"。建立一系列短期目标，例如开始时每天走路增加30分钟，逐步到增加45分钟，然后到60分钟。膳食脂肪占总能量的百分比由原来的35%下降到30%，再逐步下降到25%～28%。需要减肥的对象进行自我监测，观察并记录某些行为，如每天记录摄入食物的种类、量和摄入时间，进行了哪些运动，使用了哪些药物，改变行为后所得到的结果等，经常量体重对长期保持适当体重是非常重要的。对行为的自我监测十分重要且非常有用。

(4)药物治疗

大多数肥胖症病人在认识到肥胖对健康的危害后，在医疗保健人员的指导下控制饮食量，减少脂肪摄入，并增加体力活动，常可使体重显著减轻。但由于种种原因体重仍然不能减低者，或行为疗法效果欠佳者，可考虑用药物辅助减重。如果有的肥胖病人因担心增加体力活动可能加重原有的疾病或使病情出现新的变化，也有必要采用药物辅助减重，药物治疗必须在医生的指导下进行。

第五节　身体活动不足

身体活动不足(即体力活动不足)是心血管病的危险因素，缺乏体力活动可导致超重、肥胖、高血压、血脂异常、血糖升高，并使心血管病的危险增加。

随着社会经济的发展和变化，我国居民体力活动水平呈明显下降趋势。在我国九个省进行的中国健康和营养调查的结果显示18～55岁居民体力活动主要来源于职业活动和家务劳动，除休闲时的体力活动略有增加外，其他形式的体力活动均呈下降趋势，与1997年相比，2006年男性总体力活动量减少了27.8%，女性减少了36.9%。

一、体育锻炼对疾病的预防作用

运动有益于身心健康，并能预防疾病。体育锻炼可以发挥以下作用：

1.可防治心血管疾病

体育锻炼可以降低高血压，提高有益的胆固醇水平，并减少有害的胆固醇水平，减轻体重，有助于预防心血管疾病。建议人们从事行走、慢跑、骑车、滑冰和游泳等耐久性的运动，但是，运动量不要过大，因为身体的突然紧张会使血压急剧升高。

2.可延缓免疫系统老化

体育锻炼对机体器官运作有较大影响，它会对细胞产生积极作用。这是因为运动可以帮助细胞分裂，同时减少DNA信息中的错误出现。

3.可以防治癌症

耐久性运动项目能降低各种癌症的发病率，如徒步旅行、游泳或跑步能增强乳腺癌患者的免疫功能。但是运动量不要过大，每天2次，每次30分钟。

4.可以防治骨关节炎、肥胖症、抑郁症等多种病症

关节炎：大多数人在65岁以上都会出现不同的关节问题，但是根据每个人的情况多做运动可以缓解这种疾病。因为关节软骨是靠关节液体提供养分的，适当的运动可以减轻患者在背、肩、髋和膝的病痛，保护关节。

肥胖：运动在消耗热量和促进新陈代谢的同时，不仅可以减轻体重，而且还使肌肉代替脂肪。

糖尿病：运动可以减少血液中的糖分，并增加血液中胰岛素的产生。胰岛素不足，会直接导致这种疾病的产生。

骨质疏松：爬山和举重都会强健肌肉并使骨质组织加密，也就是说，运动可使骨骼更加坚实，更加有耐力，并且不易骨折。

失眠：那些喜爱运动的人比那些总坐着不动的人睡眠好，而且睡眠时间长。

抑郁症和焦虑症：由于运动可以有效地防止紧张，因此当遇到情绪问题时，就能起到巨大的缓解作用。

健忘症：运动有助于大脑更好地发挥功能，因为体育锻炼有使大脑充氧和“灌溉”人脑的作用。因此从长期和短期来讲，都会增强记忆功能。散步是治疗健忘最好的良药，老年人坚持每周散步3～5次，每次半小时，记忆力会明显好转。

烟瘾：运动可以帮助戒烟，因为运动时就会减少烟瘾，改善呼吸，分散吸烟的意识。

例如糖尿病与运动疗法：(1)减轻胰岛素抵抗，降低血糖。活动减少和肥胖使胰岛素的靶细胞对胰岛素抵抗才是糖尿病发病的直接原因，也是糖尿病诸多并发症的罪魁祸首。克服了胰岛素抵抗，提高了胰岛素的敏感性，也就降低了血糖。(2)减轻体重。合理的运动，可以增加脂肪作为燃料的分解和燃烧，减少脂肪的堆积，达到减肥的作用，使体重维持在理想范围。(3)增加肌肉组织对葡萄糖的吸收和利用。当身体在运动时，全身肌肉的血流量明显增加，葡萄糖作为肌肉活动的能源，被摄取和利用增加，从而降低血糖浓度。(4)改善机体的脂代谢状态。运动除了促进脂肪作为能量消耗外，还有增加血液中的高密度脂蛋白胆固醇及胰岛素水平的作用，有利于防止心脑血管并发症的发生。(5)减少治疗糖尿病的药物用量。由于运动增加糖的大量消耗，因此，不论是注射胰岛素的用量，还是各种口服降糖药的

用量，都可以明显减少。(6)提高免疫力，改善心肺与神经内分泌功能。运动可增强体质，增强抗病能力，改善心脏、肺脏的承受能力。在改善神经内分泌功能的前提下，植物神经系统得到调整，使人的精神振奋、情绪愉快；又有良好的心理状态，提高了患者战胜疾病的信心。

二、体育锻炼的原则和方法

体育锻炼可以增进健康，提高身体的运动素质和基本活动能力，并能够防治疾病。但是，并不是只要参加体育锻炼，就一定会获得良好效果。如果锻炼内容、练习强度和练习方法等选择或运用不当，反而有害于健康。科学的体育锻炼原则是体育锻炼过程中客观规律的反映，是人们成功经验的总结和概括，也是人们参加体育锻炼所必须遵循的准则，包括从实际出发原则、循序渐进原则、持之以恒原则、全面锻炼原则。

运动的最佳形式：有氧运动
特点
·强度低、有节奏、不中断、持续时间长
有氧运动类型
·如步行、慢跑、游泳、骑车、爬楼、登山、球类、健身操等

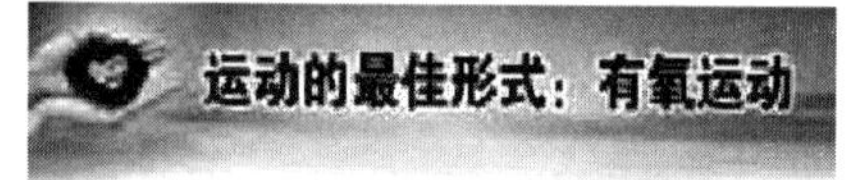

1. 体育锻炼的原则

(1)从实际出发的原则

从实际出发的原则是指锻炼身体应从个人的实际情况和外界环境条件的实际出发，确定锻炼目的，选择适宜的运动项目，合理地安排运动时间和运动负荷，这是增强身体素质及提高运动水平必须遵循的原则。

①从自身的实际出发：由于性别、年龄、体质和健康状况的差异，体育锻炼要从自己的实际情况出发，有目的地选择和确定运动项目、练习方法，合理地安排锻炼的时间和运动负荷。在每次锻炼前，都要评估自己当时的健康状况，使运动项目的难度和强度不要超过自己身体的承受能力。违反人体发展这一基本规律，只能损害身体健康。

②从外界环境条件的实际出发：参加体育锻炼时，一方面要根据自身的实际情况；另一方面，还要从季节、气候、场地、器材等外界条件的实际情况出发，按照科学锻炼的方法，合理选择运动项目、练习时间、运动负荷，才能收到良好的锻炼效果。如在冬季应着重发展耐力和力量素质，在春秋两季应重点进行技术性的项目，在炎热的夏天，游泳是比较理想的运动项目，但在运动时不要在阳光下运动太长时间；在力量训练前，要仔细检查器械，避免伤害事故的发生。

(2)循序渐进原则

循序渐进原则主要是指在安排锻炼内容、难度、时间及负荷等方面要根据人体发展规律和超量负荷原理，有计划、有步骤地逐步提高要求，使人体在不断适应的同时，体质逐步得到增强。

①运动负荷的循序渐进：进行体育锻炼时，当机体对一定运动负荷产生适应之后，这种负荷对机体的刺激会变小，此时，可以适当增加练习时间和练习次数，让机体产生新的适应。但运动负荷的增加要由小到大，逐步提高。体育锻炼的开始阶段或中断锻炼后恢复锻炼时，强度宜小，时间宜短，不要急于求成。

②练习内容上的循序渐进：练习内容要由简到繁，在动作要求上应由易到难，逐步加大难度。应首先考虑简单易行，容易收到锻炼效果的项目和内容。在每次练习时，也应先从动作简单、强度不大的内容开始练习，然后逐渐增加动作难度和运动负荷。体育锻炼只有遵循

人体生理、心理发展的基本规律，根据自己的身体健康状况，科学地安排适宜的运动负荷和练习内容，才能收到良好的锻炼效果。

(3)持之以恒原则

锻炼身体要有连续性和系统性，只有经常参加体育锻炼，安排适合自己兴趣、爱好的运动项目，科学地制订健身计划，才能不断有效地增强体质。科学实验表明，不经常参加体育锻炼或中断体育锻炼的人，会使原有的身体机能、素质和运动技术水平明显下降。中断锻炼身体时间越长，下降越明显。掌握一项运动技术也需要持之以恒。人的大脑中有大量的神经突触，必须通过固定形式的重复练习对这些突触连续进行某种刺激，才能在大脑中形成一整套固定形式的反应，即动力定型。动力定型建立后，运动者就能习惯性地、熟练地完成一整套练习。如果不能坚持练习，已形成的条件反射就不能及时得到强化而慢慢消退，动作记忆就不牢固。

(4)全面锻炼原则

全面锻炼身体原则是指通过体育锻炼使身体形态、机能、身体素质和心理品质都得到全面而和谐的发展。人体是一个有机的统一体，各个器官和系统的机能都是相互联系和相互影响的。因此，体育锻炼选择的练习内容和方法应力求全面影响身体，使各种身体素质和身体各器官系统的机能得到全面发展。练习内容和练习手段的选择不能过于单一，因为每种练习内容或练习手段对身体的影响都具有局限性，练习内容和练习手段应多样、丰富，应避免长期局限于只锻炼身体某部位只发展某种身体素质的练习。在锻炼中可以以某一项为主，辅以其他锻炼内容。如健美爱好者应在进行肌肉力量练习的同时，可增加一些发展有氧耐力和柔韧素质的练习，使身体得到全面的锻炼。

上述四个锻炼身体的基本原则是相互联系、相互促进的，在参加体育锻炼时，只有全面贯彻执行科学锻炼身体的原则，才能使身体得到全面发展，不断提高健康水平。

2.体育锻炼的内容与方法

(1)体育锻炼的内容

体育锻炼的内容丰富，根据不同的锻炼目的和要求，可分为以下五类：

①健身运动：健身运动主要是指能促进身体的正常发育，使身体各部位协调发展，增强人体各器官系统的机能，提高身体素质，提高人体活动能力，为增进身体素质、提高人体活动能力、增进身体健康而从事的体育锻炼。在实践中，一般采用能增强心肺功能的锻炼项目。比如走、跑、健身操、武术、游泳、滑冰、划船、骑自行车及各种球类活动等。经过锻炼，人体的最大吸氧量可以提高25%～30%，最大吸氧量的提高是心肺功能提高的重要标志。

②健美运动：健美运动是为了形体的健美而进行的体育锻炼。健美运动不仅可以增进健康，还可以培养审美能力和身体的表现能力。近年来，健美运动普及率逐年提高，除了青年人，很多中年人，甚至老年人也加入到这一行列当中。为了保持良好的身体形态，可采用艺术体操、健美操、舞蹈的一些练习；为了使肌肉发达、增强肌肉力量，可采用举重和器械体操练习，还可选择一些简便易行的练习项目，如俯卧撑、仰卧起坐、原地纵跳、跑步、健身操等。

③娱乐性体育：娱乐性体育是为了调节精神，丰富文化生活而采用的体育活动。这类活动是既能使人身心愉快，又能锻炼身体的体育活动。这类活动能使身心愉快，既锻炼了身体又陶冶了情操。如活动性游戏、体育舞蹈、保龄球、台球、钓鱼、划船、郊游等。

④格斗性体育:格斗性体育是指掌握和运用格斗的攻防技术,强身、健体、自卫的体育活动。格斗性体育在高校中正逐渐展开,很多高校都开设了这类选修课,如擒拿、散打、推手、拳击、跆拳道等。

⑤医疗和康复体育:医疗和康复体育是指为了预防和治疗疾病而进行的体育锻炼。这种身体锻炼必须在医生或专门教师的指导下进行。如太极拳、广播操、保健气功、散步等。这些运动已被证明对多种疾病的治疗起到了积极的作用,如心血管疾病、糖尿病、高血压等。

(2)体育锻炼的方法

要想获得好的锻炼效果,必须按照科学的锻炼方法进行练习。锻炼身体的方法很多,练习者可根据自身的年龄、性别、职业、体质、健康状况等进行选择。练习法可分为重复练习法、间歇练习法、变换练习法、循环练习法等。

①重复练习法:重复练习法是指锻炼者在相对固定的条件下,按照健身计划和要求反复练习同一锻炼内容的方法。这种方法适用于:第一,运动负荷较小或用时较短的练习;第二,动作技术比较复杂,难以掌握的练习;第三,运动负荷较大,难以一次完成的练习。如蛙泳2 000 m,可将练习分成5组,组间休息片刻,以保证计划的完成。采用重复练习法应注意以下几个方面:a.合理安排重复练习的总次数、每次练习的距离或时间、每次练习的强度(速度或时间)、各次重复练习之间的间歇时间等。b.保证每次重复练习的质量。不能因重复练习的次数多而降低动作要求或减少计划练习的数量。c.注意克服重复练习的枯燥感。一方面要锻炼意志,树立信心;另一方面可在练习前后或间歇穿插一些轻松、有趣的辅助性练习。

②变换练习法:变换练习法是指改变锻炼内容、强度和环境进行练习的方法。如变换练习的项目,提高或降低运动负荷,调整练习要素,改变练习地点等。

采用变换练习法,可以提高中枢神经系统的灵活性,发展身体的调节能力和适应能力。采用变换练习法应注意以下几个方面:a.要以锻炼的实际需要为前提,有针对性地变换练习条件。b.合理安排采用变换练习法的锻炼计划,在锻炼中注意收集反馈信息,加强医务监督,及时根据人的身体健康状况调整计划。c.变换练习法是短期的计划安排,变换练习主要是调整,变换练习时间过长、过于频繁都不利于锻炼计划的执行。

③循环练习法:循环练习法是根据身体锻炼的需要,确定循环练习的各项练习内容,在一次练习中依次循环进行练习的方法。这种练习方法可以弥补单一练习对身体发展作用比较单一的不足,使各练习之间的作用互相补充,有利于身体的全面发展。此外,由于锻炼内容多样化,能够调动锻炼者的积极性。采用循环练习法应注意以下几个方面:a.要根据锻炼目的,确定循环练习的各项内容,使之互相配合。练习的组合一定要兼顾发展身体的不同部位、不同运动素质,使锻炼取得促进身体全面发展的效果。b.合理确定各项练习的比例和顺序。进行循环时,确定一个中心练习,其他练习可围绕着这一中心练习作出适当的安排。c.合理确定每项练习之间的间歇时间,应保证能顺利过渡到下一项练习。要根据锻炼者的身体健康情况而定。

④确定运动负荷的方法:运动负荷包括负荷强度和负荷量,无论以哪种体育方式进行健身还是健美,适宜的运动负荷是非常关键的,在这里介绍一些实用的确定运动负荷的方法。

a.运动时即刻心率测定法。在一组或是一次运动后,立即测定自己的心率,以此来确定运动负荷的大小。一般认为180次/分钟以上为大负荷运动,150次/分钟为中等负荷运动,130次/分钟以下为低负荷运动。体弱或是初次参加者选择中等强度的体育运动;体质强壮、运动水平较高的人采用大、中运动负荷相结合的体育运动，效果会更好。

b.基础心率测定法。在运动前及运动后的第二天分别测定自己的基础心率（早晨醒后立即测定自己的心率三次，取平均心率），然后进行比较。对于经常进行体育锻炼的人，他的基础心率应该是稳定的，或略有起伏；刚参加体育锻炼的人，运动后的基础心率会略有加快，但幅度不应过大，一般不应超过 6 次/分钟，若超过了 12 次/分钟，而又持续不下降，说明运动负荷过大，应及时进行调整。

c.用运动中的自我感觉来衡量运动负荷的大小。要想达到锻炼健身的目的，必须有一定的运动负荷做保证。如果在运动中过于轻松，说明运动负荷过小。一般人在进行体育运动时，应有一定的疲劳感，表现为呼吸、心跳加快、出汗等，这是比较适宜的运动负荷；但若在运动中感到过于吃力，出汗过多，说明运动负荷过大。这种方法以主观判断为主，虽然不够精确，但由于简便易行，运动者可以根据反馈信息及时调整运动负荷，比较适用。

d.用锻炼期间的自我感觉来衡量运动负荷的大小。在运动期间，自己身体的种种症状是这种方法的主要依据。根据食欲、睡眠、精神状态等主观感觉来监测运动负荷。在运动的最初阶段会感到肌肉酸痛、身体疲劳，这是一种正常的生理反应。但若疲劳感持续，或是睡眠不好，食欲不振，说明运动负荷过大，应有针对性地进行调整。

3.制订个人锻炼计划

在正确掌握科学锻炼身体原则的基础上，还应该学习如何科学地制订符合自身特点的锻炼计划。

（1）制订锻炼计划的原则。为了使锻炼收到良好的效果，应合理安排锻炼的时间、内容及方法。制订锻炼计划是参加体育锻炼不可缺少的重要环节。锻炼计划一般分为阶段计划和每次锻炼计划。阶段锻炼计划主要是对一段时间的锻炼地点、时间、内容、方法和运动负荷等进行合理、全面、系统的安排。每次锻炼计划主要是对每一次锻炼内容、时间分配、重复次数、练习强度和密度、准备活动、整理活动等进行科学、具体的安排。

（2）计划的制订应包括：选择有益的锻炼内容，合理安排锻炼的次数、时间和运动负荷，列出注意事项等。①选择有益的锻炼内容：锻炼的内容要根据锻炼者要达到的目的去选择。如为了提高心肺功能和发展耐力素质，可选择走、跑、跳绳、骑自行车、游泳、滑冰等练习。为了增强肌肉力量，促进肌肉发达、体形健美，可选择用哑铃、实心球、联合健身器械进行力量性练习。②锻炼的次数：锻炼的次数是指每周锻炼的次数。安排每周至少锻炼 3～4 次，即隔日一次，运动负荷较大时，两次间隔时间可长一些。此外，锻炼者在锻炼时可进行自我医学监督，身体出现异常时应及时调整运动负荷或者停止锻炼。③锻炼的时间：每次锻炼持续的时间，一般为 20～60 分钟。锻炼时间与运动负荷有关，运动负荷大则锻炼时间短，运动负荷小则锻炼的时间应相对长一些。每次锻炼的程序安排如下：首先做与快步行走相结合的准备活动 10 分钟，然后再进行慢跑有氧运动 20 分钟（心率达到 110～130 次/分钟），接着做柔软体操 5 分钟，进而做提高腹肌力量的仰卧起坐 5 分钟，最后 10 分钟做放松体操及走步等整理活动。④运动负荷：运动负荷对运动效果、安全有直接的影响，运动负荷合适与否，是制订和执行计划的关键。一般常用运动中的心率来测定运动负荷。一个做法是用 220（或 200）减年龄，作为运动中心率数。但比较精确的是采用最大心率的 60%～90%作为运动中适宜心率，相当于 57%～78%的最大耗氧量的心率值。健康人在锻炼时的心率应达到最大心率的 60%～90%，老年人、弱体质人的心率应达到最大心率的 60%或以下。制订体育锻炼计划的目的在于使自己的学习、工作和体育锻炼有一个科学合理的安排，同时也便于检查锻炼的效果和进行自我总结。制订个人锻炼计划，应以体育锻炼的各项原则为依据，内容应包括锻炼的目标、内容、方法、时间等。锻炼的内容应合理搭配，体育锻炼的内容应与自己的爱好和特长相结合；科学地安排锻炼项目的先后顺序，合理地安排锻炼的时间，充分利用早操、课间操、课外体育活动时间；坚持每天锻炼1小时。在制订个人锻炼计划时，应将周锻炼计划、阶段锻炼计划和全年度锻炼计划有机地结合起来。如安排周锻炼计划时，应包括本周锻炼的主要任务、锻炼的时间、锻炼的主要内容。课外安排以球类为主的练习项目，另外安排一些身体素质练习等。

三、提高心肺循环系统功能的手段和方法

人体的呼吸系统、血液与血管系统组成了人体的氧运输系统。氧运输系统对人的健康及生命有十分重要的作用，它把氧气从体外运送到各个器官组织，供人体生命活动的需要，呼吸系统把氧气从体外吸入体内，氧气进入血液与血液中的血红蛋白结合，由心脏这个血液循环的“动力站”不停地推动，使血液流到全身，将氧气送到人体各个组织器官。人体通过肺脏（呼吸器官）与外界环境间进行气体交换称为外呼吸，把氧气和营养物质源源不断地输送到人体的各个细胞的过程又称为内呼吸，使之维持人体的新陈代谢。

1.经常参加体育锻炼对呼吸系统、循环系统的益处

（1）经常参加体育运动可使心脏具有更强的工作能力，从而使每搏输出量增多。这样在安静状态下，心脏就可以每分钟较少的搏动次数，保持与一般人同等的心输出量。因而，运动员安静时的心率低于一般人，大约在50～60次/分钟，而一般健康成年人心跳约为75次/分钟。安静时的心率减慢，可使心肌获得更多的休息时间，从而使心力贮备增加。在人体运动时，心跳加速，经常锻炼的人由于每搏输出量增加，每分输出量也就大大高于一般人，可以提供更多的氧供满足身体活动的需要。

（2）经常参加体育运动对血管的良好影响。血管分为动脉、静脉和毛细血管。它是血液流通和营养运输的通道。血压是指血液对血管壁的侧压力。经常参加体育运动可以使血管壁的弹性增加，减小血流的阻力，提高血流量，有利于血液循环。经常运动还可以增加毛细血管的数量及横截面积，使末梢血流量增加。

（3）经常参加体育运动对预防心血管系统疾病有良好的作用。锻炼不仅能增强心脏功能，还能改善体内物质的代谢过程，减少脂类物质在血管内的沉积，增加纤维蛋白溶解酶的活力，防止血栓形成，保持与增进血管的良好弹性，同时运动还可以改善微循环，调节体内内环境的平衡与稳定。另外，在运动过程中，肌肉的收缩会产生一些化学物质（三磷酸腺苷、组织胺等），这些物质进入血液内有扩张血管的作用，从而使血压降低。因此，经常参加体育运动可以预防高血压，对心血管疾病起到积极的预防作用。

（4）体育锻炼对呼吸系统的良好影响。锻炼时肌肉活动产生的二氧化碳刺激人体的呼吸中枢，使呼吸频率加快，肺容量加大，与此同时呼吸肌（膈肌、肋间上肌和肌间内肌）和呼吸辅助肌得到了锻炼，特别是膈肌的上下运动幅度增大。另外，在体育锻炼时，由于肌肉活动时需要更多氧气，因而呼吸次数增加，深度加深，肺通气量大大增加。譬如，安静时一般人每分钟呼吸12～16次，每次呼吸吸入新鲜空气约500 mL，肺通气量约6～8 L/min，而剧烈运

动时呼吸次数可增至 40～50 次/分钟，每次吸入空气达 2 500 mL，为安静时的 5 倍，肺通气量可高达 70～120 L/min。因而，在体育锻炼中，呼吸器官可得到很大程度的锻炼与增强。如一般人在安静时，由于需氧量不多，只需要大约 1/20 的肺泡张开就可以满足人体氧的供给。而在体育锻炼时，由于需氧量的增加，促使大部分肺泡充分张开，这对肺泡弹性的改善起到良好的作用。同时运动时肺部的毛细血管的循环得到改善，加强了肺部的营养，提高了肺的机能。

2. 在进行以提高心肺功能为目的的体育运动中应注意的问题

(1)运动环境。人在过冷、过热、空气污染严重的环境中，运动对心肺系统有很大的损害，因为人体在运动时，心跳加快，血液循环加快，肺的通气量比安静时增大约 20 倍，达到 100 L/min 以上。若在过热的环境中运动，由于外界温度过高，人体的水分、盐分丢失过多，一方面会使心血管系统及肺的负荷加大，对其造成不良影响；另一方面，还可能导致热痉挛、中暑等。在过冷的环境中运动，由于外界温度低，冷空气对呼吸道有不良刺激，同时低温对心血管系统也有不良的影响。在有污染的环境中运动更是百害无一益，污染的空气中含有大量的硫化物、氯化物等有害有机物，由于运动中循环代谢加快，会吸入更多的有害物质，不仅不能达到运动的目的，而且还能导致肺功能下降，引起呼吸道疾病。

(2)血压、血脂等指标不正常的人进行体育锻炼必须系统化、科学化。心血管系统疾病每年夺走 1 200 万人的生命，接近世界人口总死亡率的 1/4，成为人类健康的头号杀手。世界卫生组织的专家指出，尽管心血管病是头号杀手，但靠合理膳食、控制血压、禁烟、体育锻炼等非药物治疗手段每年可挽救 600 万人的生命。因此，这一人群的体育锻炼必须系统化、科学化，运动负荷不宜过大。可选择骑车、步行、慢跑、打太极拳、气功等运动方式。另外，运动中还要注意饮食结构，应以低脂低盐食物为主，不吃动物内脏，少食动物性脂肪，多吃蔬菜、水果、木耳、山楂等。

3. 提高心肺循环系统功能的基本手段和方法

(1)有氧运动。长时间、长距离的运动项目主要靠“有氧代谢”供能，称有氧运动。据有关资料，经常参加慢跑、骑自行车、滑雪和游泳等有氧运动项目，对改善心肺系统功能有明显效果。在有氧运动中，注意掌握适宜的运动负荷，若运动负荷强度过大，会造成氧供养不足，有氧代谢会转变为无氧代谢。有氧运动对人的身体状况及运动水平有较高要求。

(2)无氧运动。人体在进行剧烈运动时，氧供应满足不了对氧的需求，人体主要靠“无氧代谢”供能维系运动，这称为无氧运动。因为无氧运动负荷强度大，对于体弱者及初次参加运动者不适合，但是对经常参加体育运动的人来说，进行一定量大强度的无氧运动，对于进一步提高心肺功能，增强心肺循环系统的适应能力，具有良好的作用。

为增进健康，要制订科学的锻炼计划。根据个体和客观情况，可采取重复练习法、变换练习法、循环练习法、确定锻炼运动负荷法等不同的锻炼方法，选用上述各种锻炼手段、方法，积极投入各种体育活动之中。

第六节　膳食与营养

2002年，中国居民营养与健康状况调查资料表明，我国居民膳食整体结构已发生很大变化，其中一些膳食特点明显不利于心血管病的预防，包括：谷类食物摄入量明显下降，而脂肪摄入量明显增加，碳水化合物供能比减少，脂肪供能比过高，已超过膳食指南的推荐范围。此外，我国居民水果蔬菜的摄入量仍然较低，而食盐的摄入量大大超过了膳食指南推荐的每天小于6 g的标准(2002年中国居民营养与健康状况调查估计钠的摄入量折合食盐约为15.9 g/d)。近年来一些地区的调查资料表明，这一状况仍然存在。

一、一般人群如何做到合理膳食

一般人群是指16岁以上人群，孕妇、乳母、婴幼儿、学龄前儿童、青少年以及老年人除外。

1.食物多样，谷类为主，粗细搭配

人类的食物是多种多样的。各种食物所含的营养成分不完全相同，每种食物都至少可提供一种营养物质。平衡膳食必须由多种食物组成，才能满足人体对各种营养的需求，达到合理营养、促进健康的目的。谷类食物是中国传统膳食的主体，是人体能量的主要来源。谷类包括米、面、杂粮，主要提供碳水化合物、蛋白质、膳食纤维及B族维生素。坚持谷类为主是为了保持我国膳食的良好传统，避免高能量、高脂肪和低碳水化合物膳食的弊端。人们应保持每天适量的谷类食物摄入，一般成年人每天摄入量以250～400 g为宜。另外要注意粗细搭配，经常吃一些粗粮、杂粮和全谷类食物。稻米、小麦不要研磨得太精，以免所含维生素、矿物质和膳食纤维流失。谷类为主是平衡膳食的基本保证，粗细搭配有利于合理摄取营养素。没有不好的食物，只有不合理的膳食，关键在于平衡。食物多样化才能摄入更多有益的植物化学物质。人们对于谷类食物营养存在认识误区，如：大米、面粉越白越好；主食吃得越少越好及吃碳水化合物容易发胖等。

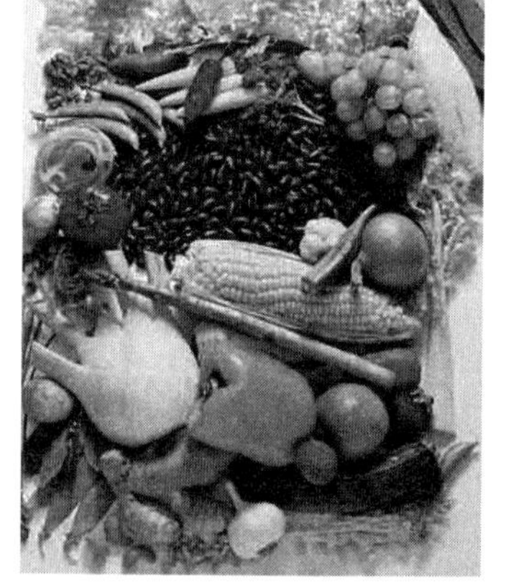

2.多吃蔬菜水果和薯类

新鲜蔬菜水果是人类平衡膳食的重要组成部分，也是我国传统膳食的重要特点之一。蔬菜水果能量低，是维生素、矿物质、膳食纤维和植物化学物质的重要来源。薯类含有丰富的淀粉、膳食纤维以及多种维生素和矿物质。富含蔬菜、水果和薯类的膳食对保持身体健康，保持肠道正常功能，提高免疫力，降低患肥胖、糖尿病、高血压等慢性疾病风险具有重要作用。推荐我国成年人每天吃蔬菜300～500 g、水果200～400 g，并注意增加薯类的摄入量。

3.每天吃奶类、大豆或其制品

奶类营养成分齐全，组成比例适宜，容易消化吸收。奶类除含丰富的优质蛋白质和维生素外，含钙量较高，且利用率也很高，是膳食钙质的极好来源。各年龄段人群适当多饮奶有利于骨健康，建议每人每天平均饮奶 300 mL。饮奶量多或有高血脂和超重肥胖倾向者应选择低脂、脱脂奶。大豆含丰富的优质蛋白质、必需脂肪酸、多种维生素和膳食纤维，且含有磷脂、低聚糖，以及异黄酮、植物固醇等多种植物化学物质，应适当多吃大豆及其制品，建议每人每天摄入 30～50 g 大豆或相当量的豆制品。

4. 常吃适量的鱼、禽、蛋和瘦肉

鱼、禽、蛋和瘦肉均属于动物性食物，是人类优质蛋白、脂类、脂溶性维生素、B 族维生素和矿物质的良好来源，是平衡膳食的重要组成部分。瘦畜肉铁含量高且利用率好；鱼类脂肪含量一般较低，且含有较多的多不饱和脂肪酸；禽类脂肪含量也较低，且不饱和脂肪酸含量较高；蛋类富含优质蛋白质，各种营养成分比较齐全，是很经济的优质蛋白质来源。目前我国部分城市居民食用动物性食物较多，尤其是食入的猪肉过多。应适当多吃鱼、禽肉，减少猪肉的摄入。相当一部分城市和多数农村居民平均吃动物性食物的量还不够，还应适当增加。动物性食物一般都含有一定量的饱和脂肪和胆固醇，摄入过多可能增加患心血管病的危险性。

5. 减少烹调油用量，吃清淡少盐膳食

脂肪是人体能量的重要来源之一，并可提供必需脂肪酸，有利于脂溶性维生素的消化吸收，但是脂肪摄入过多是引起肥胖、高血脂、动脉粥样硬化等多种慢性疾病的危险因素之一。膳食盐的摄入量过高与高血压的患病率密切相关。食用油和食盐摄入过多是我国城乡居民共同存在的营养问题。为此，应养成吃清淡少盐膳食的习惯，即膳食不要太油腻，每天烹调油摄入量不宜超过 25 g 或 30 g；不要太咸，每天食盐不要超过 6 g；不要摄食过多的动物性食物和油炸、烟熏、腌制食物。

6. 食不过量，天天运动，保持健康体重

进食量和运动是保持健康体重的两个主要因素，食物提供人体能量，运动消耗能量。如果进食量过大而运动量不足，多余的能量就会在体内以脂肪的形式积存下来，增加体重，造成超重或肥胖；相反若食量不足，可由于能量不足引起体重过低或消瘦。正常生理状态下，食欲可以有效控制进食量，不过有些人食欲调节不敏感，满足食欲的进食量常常超过实际需要。食不过量意味着少吃几口，不要每顿饭都吃到十成饱。由于生活方式的改变，人们的身体活动减少，目前我国大多数成年人体力活动不足或缺乏体育锻炼，应改变久坐少动的不良生活方式，养成天天运动的习惯，坚持每天多做一些消耗能量的活动。

7. 三餐分配要合理，零食要适当

合理安排一日三餐的时间及食量，进餐定时定量，不暴饮暴食。早餐提供的能量应占全天总能量的 25%～30%，午餐应占 30%～40%，晚餐应占 30%～40%，可根据职业、劳动强度和生活习惯进行适当调整。一般情况下，早餐安排在 6:30～8:30，午餐在 11:30～13:30，晚餐在 18:00～20:00 进行为宜。要天天吃早餐并保证其营养充足，午餐要吃好，晚餐要适量。不暴饮暴食，不经常在外就餐，尽可能与家人共同进餐，并营造轻松愉快的就餐氛围。零食作为一日三餐之外的营养补充，可以合理选用，但来自零食的能量应计入全天能量摄入之中。

8. 每天足量饮水，合理选择饮料

水是膳食的重要组成部分，是一切生命必需的物质，在生命活动中发挥着重要功能。体内水的来源有饮水、食物中含的水和体内代谢产生的水。水的排出主要通过肾脏，以尿液的形式排出，其次是经肺呼出、经皮肤和随粪便排出。进入体内的水和排出来的水基本相等，处于动态平衡。饮水不足或过多都会对人体健康带来危害。饮水应少量多次，要主动，不要感到口渴时再喝水。饮水最好选择白开水。饮料多种多样，需要合理选择，如乳饮料和纯果汁饮料含有一定量的营养素和有益膳食成分，适量饮用可以作为膳食的补充。有些饮料添加了一定的矿物质和维生素，适合热天户外活动和运动后饮用。有些饮料只含糖和香精香料，营养价值不高。有些人尤其是儿童、青少年，每天喝大量含糖的饮料代替喝水，是一种不健康的习惯，应当改正。

9. 如饮酒应限量

在节假日、喜庆和交际的场合，人们饮酒是一种习俗。高度酒含能量高，白酒基本上是纯能量食物，不含其他营养素。无节制的饮酒会使食欲下降，食物摄入量减少，以致发生多种营养素缺乏、急慢性酒精中毒、酒精性脂肪肝，严重时还会造成酒精性肝硬化。过量饮酒还会增加患高血压、中风等疾病的危险，并可导致暴力及事故的增加，对个人健康和社会安定都是有害的，应该严禁酗酒。另外饮酒还会增加患某些癌症的危险。若饮酒尽可能饮用低度酒，并控制在适当的限量以下，建议成年男性一天饮用酒的酒精量不超过 25 g，成年女性一天饮用酒的酒精量不超过 15 g。孕妇和儿童青少年应忌酒。

10. 吃新鲜卫生的食物

食物放置时间过长就会引起变质，可能产生对人体有毒有害的物质。另外，食物中还可能含有或混入各种有害因素，如致病微生物、寄生虫和有毒化学物等。吃新鲜卫生的食物是防止食源性疾病、实现食品安全的根本措施。正确采购食物是保证食物新鲜卫生的第一关。烟熏食品及有些加色食品可能含有苯并芘或亚硝酸盐等有害成分，不宜多吃。食物合理储藏可以保持新鲜，避免受到污染。高温加热能杀灭食物中大部分微生物，延长保存时间；冷藏温度常为 4～8 ℃，只适于短期贮藏；而冻藏温度低达 −12～−23 ℃，可保持食物新鲜，适于长期贮藏。烹调加工过程是保证食物卫生安全的一个重要环节。需要注意保持良好的个人卫生以及食物加工环境和用具的洁净，避免食物烹调时的交叉污染。食物腌制要注意加足食盐，避免高温环境。有一些动物或植物性食物含有天然毒素，为了避免误食中毒，一方面需要学会鉴别这些食物，另一方面应了解对不同食物去除毒素的具体方法。

二、特定人群如何合理膳食

特定人群包括孕妇、乳母、婴幼儿、学龄前儿童、青少年以及老年人，这些人群的生理特点和营养需要与一般人群有所不同，必须根据这些特点，采用合理的膳食，以适应生理和营养需要。

1. 中国孕期妇女膳食建议

(1)多摄入富含叶酸的食物或补充叶酸

妊娠的头 4 周是胎儿神经管分化和形成的重要时期，此期叶酸缺乏可增加胎儿发生神经管畸形及早产的危险。育龄妇女应从计划妊娠开始尽可能早地多摄取富含叶酸的食物及从孕前 3 个月开始每日补充叶酸 400 μg，并持续至整个孕期。

(2)常吃含铁丰富的食物

孕前缺铁易导致早产、孕期母体体重增长不足以及新生儿低出生体重，故孕前女性应储备足够的铁为孕期利用。建议孕前期妇女适当多摄入含铁丰富的食物，缺铁或贫血的育龄妇女可适量摄入铁强化食物或在医生指导下补充小剂量的铁剂。

(3)保证摄入加碘食盐，适当增加海产品的摄入

妇女围孕期和孕早期碘缺乏均可增加新生儿将来发生克汀病的危险性。因此孕前和孕早期除摄入碘盐外，还建议至少每周摄入一次富含碘的海产食品。

(4)戒烟、禁酒

夫妻一方或双方经常吸烟或饮酒，不仅影响精子或卵子的发育，造成精子或卵子的畸形，而且影响受精卵在子宫的顺利着床和胚胎发育，导致流产。酒精可以通过胎盘进入胎儿血液，造成胎儿宫内发育不良、中枢神经系统发育异常、智力低下等。

2. 孕早期妇女膳食建议

(1)膳食清淡、适口

清淡、适口的膳食有利于降低怀孕早期的妊娠反应，使孕妇尽可能多地摄取食物，满足其对营养的需要。

(2)少食、多餐

怀孕早期反应较重的孕妇，不必像常人那样强调饮食的规律性，应根据孕妇的食欲和反应的轻重及时进行调整，采取少食多餐的办法，保证进食量。

(3)保证摄入足量富含碳水化合物的食物

怀孕早期应尽量多摄入富含碳水化合物的谷类或水果，保证每天至少摄入 150 g 碳水化合物(约合谷类 200 g)。

(4)多摄入富含叶酸的食物并补充叶酸

怀孕早期叶酸缺乏可增加胎儿发生神经管畸形及早产的危险。妇女应从计划妊娠开始尽可能早地多摄取富含叶酸的食物。受孕后每日应继续补充叶酸 400 μg，至整个孕期结束。

(5)戒烟、禁酒

孕妇吸烟或经常被动吸烟可能导致胎儿缺氧和营养不良、发育迟缓。孕妇饮酒，酒精可以通过胎盘进入胎儿血液，造成胎儿宫内发育不良、中枢神经系统发育异常、智力低下等，称为酒精中毒综合征。

3. 孕中、末期妇女膳食建议

(1)适当增加鱼、禽、蛋、瘦肉、海产品的摄入量

鱼、禽、蛋、瘦肉是优质蛋白质的良好来源，其中鱼类还可提供 ω-3 多不饱和脂肪酸，蛋类尤其是蛋黄是卵磷脂、维生素 A 和维生素 B_2 的良好来源。

(2)适当增加奶类的摄入

奶或奶制品富含蛋白质，对孕期蛋白质的补充具有重要意义，同时也是钙的良好来源。

(3)常吃含铁丰富的食物

从孕中期开始孕妇血容量和血红蛋白增加，同时胎儿需要铁储备，宜从孕中期开始增加铁的摄入量，必要时可在医生指导下补充小剂量的铁剂。

(4)适量身体活动，维持体重的适宜增长

孕妇应适时监测自身的体重，并根据体重增长的速率适当调节食物摄入量。也应根据自身的体能每天进行不少于 30 分钟的低强度身体活动，最好是 1～2 小时的户外活动，如散步、做体操等。

4.哺乳期妇女膳食建议

(1)增加鱼、禽、蛋、瘦肉及海产品摄入

动物性食品如鱼、禽、蛋、瘦肉等可提供丰富的优质蛋白质，乳母每天应增加总量 100～150 g 的鱼、禽、蛋、瘦肉，其提供的蛋白质应占总蛋白质的 1/3 以上。

(2)适当增饮奶类，多喝汤水

奶类含钙量高，易于吸收利用，是钙最好的食物来源。乳母每日若能饮用牛奶 500 mL，则可从中得到约 600 mg 优质钙。必要时可在保健医生的指导下适当补充钙制剂。

(3)产褥期食物多样，不过量

产褥期的膳食同样应是多样化的平衡膳食，以满足营养需要为原则，无须特别禁忌。要注意保持产褥期食物多样充足而不过量。

(4)忌烟酒，避免喝浓茶和咖啡

乳母吸烟(包括间接吸烟)、饮酒对婴儿健康有害，哺乳期应继续忌烟酒、避免饮用浓茶和咖啡。

(5)科学活动和锻炼，保持健康体重

哺乳期妇女除注意合理膳食外，还应适当运动及做产后健身操，这样可促使产妇机体复原，保持健康体重。哺乳期妇女进行一定强度的、规律性的身体活动和锻炼不会影响母乳喂养的效果。

5.婴幼儿及学龄前儿童膳食建议

(1) 0～6 月龄婴儿喂养指南

①纯母乳喂养

母乳是 6 个月龄之内婴儿最理想的天然食品，非常适合于身体快速生长发育、生理功能尚未完全发育成熟的婴儿。纯母乳喂养能满足 6 个月龄以内婴儿所需要的全部液体、能量和营养素。

②产后尽早开奶，初乳营养最好

初乳对婴儿十分珍贵，对婴儿防御感染及初级免疫系统的建立十分重要。尽早开奶可减轻婴儿生理性黄疸、生理性体重下降和低血糖的发生。产后 30 分钟即可喂奶。

③尽早抱婴儿到户外活动或适当补充维生素 D

母乳中维生素 D 含量较低，家长应尽早抱婴儿到户外活动，适宜的阳光会促进皮肤维生素 D 的合成；也可适当补充富含维生素 D 的制剂。

④给新生儿和 1～6 月龄婴儿及时补充适量维生素 K

由于母乳中维生素 K 含量低，为了预防维生素 K 缺乏相关的出血性疾病，应及时给新生儿和 1～6 月龄婴儿补充维生素 K。

⑤不能用纯母乳喂养时，宜首选婴儿配方食品喂养

婴儿配方食品是除母乳外，适合 0～6 月龄婴儿生长发育需要的食品，其营养成分及含量基本接近母乳。

(2)定期监测生长发育状况

身长和体重等生长发育指标反映了婴儿的营养状况，父母可以在家里对婴儿进行定期的测量，了解婴儿的生长发育是否正常。

6.儿童青少年膳食建议

(1)三餐定时定量，保证吃好早餐，避免盲目节食

一日三餐不规律、不吃早餐的现象在儿童青少年中较为突出，这会影响到他们的营养摄

入和健康。三餐定时定量，保证吃好早餐对于儿童青少年的生长发育、学习都非常重要。

(2)吃富含铁和维生素C的食物

儿童青少年由于生长迅速，铁需要量增加，女孩月经来潮后生理性铁丢失，更易发生贫血。

即使轻度的缺铁性贫血，也会对儿童青少年的生长发育和健康产生不良影响，为了预防贫血的发生，儿童青少年应注意经常吃含铁丰富的食物和新鲜的蔬菜水果等。

(3)每天进行充足的户外运动

儿童青少年每天进行充足的户外运动，能够增强体质和耐力；提高机体各部位的柔韧性和协调性；保持健康体重，预防和控制肥胖；对某些慢性病也有一定的预防作用。户外运动还能接受一定量的紫外线照射，有利于体内维生素D的合成，保证骨骼的健康发育。

(4)不抽烟、不饮酒

儿童青少年正处于迅速生长发育阶段，身体各系统、器官还未成熟，神经系统、内分泌功能、免疫机能等尚不十分稳定，对外界不利因素和刺激的抵抗能力都比较差，因而，抽烟和饮酒对儿童青少年的不利影响远远超过成年人。

7.老年人膳食建议

(1)食物要粗细搭配、松软，易于消化吸收

粗粮含丰富B族维生素、膳食纤维、钾、钙、植物化学物质等，老年人消化器官生理功能有不同程度的减退，咀嚼功能和胃肠蠕动减弱，消化液分泌减少，因此老年人选择食物要粗细搭配，食物的烹制宜松软易于消化吸收。

(2)合理安排饮食，提高生活质量

家庭和社会应从各方面保证其饮食质量、进餐环境和进食情绪，使其得到丰富的食物，保证其需要的各种营养素摄入充足，以促进老年人身心健康，减少疾病，延缓衰老，提高生活质量。

(3)重视预防营养不良和贫血

60岁以上的老年人由于生理、心理和社会经济情况的改变，可能使老年人摄取的食物量减少而导致营养不良。另外随着年龄增长而体力活动减少，并因牙齿、口腔问题和情绪不佳，可能致食欲减退，能量摄入降低，必需营养素摄入减少，而造成营养不良。60岁以上老年人低体重、贫血患病率也远高于中年人群。

(4)多做户外活动，维持健康体重

老年人适当多做户外活动，在增加身体活动量、维持健康体重的同时，还可接受充足的紫外线照射，有利于体内维生素D的合成，预防或推迟骨质疏松症的发生。

(戴端平)

戴端平，男，1984年毕业于福建医科大学医学系，大学本科，学士学位，主任医师。任泉州医学高等专科学校理事会常务理事、泉州医学高等专科学校第二届临床医学专业教学指导委员会委员、泉州市康复医学会心血管病专业委员会副主任委员、福建省生物医药工程学会心电学分会委员、泉州市医学会心血管病分会委员、南安市医学会副会长、南安市预防医学会常务理事。从事医疗工作三十年，擅长心血管疾病的诊断与治疗，率先在南安市开展心脏起搏器植入术、急性心肌梗死静脉溶栓治疗等技术。先后在国家级刊物上发表论文五篇，参与国家心血管病中心“冠心病医疗结果评价和临床转化研究”的课题研究。

第十三章　防控传染病

第一节　预防传染病

传染病是由病原微生物引起的能在人与人、动物与动物或人与动物之间相互传播的一类疾病，是一种可以从一个人或其他物种，经过各种途径传染给另一个人或物种的感染病。

一、传染病的流行过程和影响因素

1.流行过程的基本条件

(1)传染源：是指能让病原体在体内生长、繁殖并将之排出体外的人或者动物。传染源包括患者(通过咳嗽、呕吐、腹泻等促进病原体播散)、隐性感染者、病原携带者(无明显临床症状但可排出病原体)、受感染动物。

(2)传播途径：包括：①呼吸道传播。病原体依附于空气中的飞沫或气溶胶中，由易感者吸入从而获得感染。②消化道传播。病原体污染食物、水或餐具，由易感者进食从而获得感染。③接触感染。通过接触被病原体污染的水或土壤从而获得感染。④虫媒传播。被病原体感染的吸血节肢动物如按蚊、恙螨等叮咬易感者从而使易感者获得感染。⑤血液、体液传播。病原体存在于携带者或患者的血液、体液中，通过输血、分娩或性交等传播。

(3)易感人群：对某种传染病缺乏特异性免疫力的人称为易感者，易感人群是指人群对某种传染病病原体的易感程度或免疫水平。

2.影响流行过程的因素

(1)自然因素：自然环境中的各种因素包括地理、气象和生态等对传染病流行过程的发生和发展都有重要影响，主要表现为传染病的地区性和季节性。

(2)社会因素：包括社会制度、经济状况、生活条件和文化水平等，对传染病的流行发展均有重要的影响。

二、传染病的预防

我们知道，传染病的流行有三个基本条件，即传染源、传播途径、易感人群，因此，传染病的预防主要从这三个方面入手。

1.控制传染源

传染源可以是疾病的患者、隐形感染者、携带者及被感染的动物。对于已经确诊的患者，要尽早隔离，带有病原体的分泌物或其他接触物都要消毒处理。对隐性感染者和携带者要进行临床观察。被感染的动物，像牛羊、鸡鸭等能够带来经济效益的应当尽力治疗，无法治愈的在宰杀后也要进行消毒处理；像蟑螂、苍蝇、蚊子等害虫则要毫不留情地消灭。

2.切断传播途径

对各种传染病，尤其是消化道传染病、虫媒传染病和寄生虫病，切断传播途径是起主导作用的预防措施，通过阻断病原体从传染源转移到易感宿主的过程，从而防止疾病的发生。主要包括隔离和消毒。

最常用的卫生措施是消毒，依据不同的传播途径采取不同的防疫措施，如肠道传染病由于病原体从肠道排出，应对粪便、垃圾、污水等进行处理，饮水消毒，饭前便后应洗手，从小养成良好卫生习惯；而经昆虫媒介传播的疾病，可根据不同媒介昆虫的生态习性采取不同的杀虫法；呼吸道传染病则可通过消毒空气、戴口罩、通风等措施进行预防。

(1)家庭里如何消毒

①日光曝晒法：主要用于书籍、床垫、被褥、毛毯及衣服等的消毒，利用日光的热、干燥和紫外线的作用进行杀菌，日光越强、照射时间越长，杀菌效果也就越好。曝晒时应经常将被晒物翻动，使物品各面都能与日光直接接触。一般在日光曝晒下4～6小时可达到消毒目的。

②通风：通风并不能直接杀灭微生物，但是可以通过短时间内室内外空气的交换而减少室内的微生物，通过门、窗或气窗换气，也可用换气扇通风。居室内应定时通风换气，通风时间一般每次不少于30分钟。

③燃烧法：因为其破坏性大，主要用于耐高热，或已带致病菌而又无保留价值的物品，如被某些细菌或病毒污染的纸张、敷料等。应用此法时，要注意安全，需远离易燃或易爆物品，以免引起火灾。

④煮沸法：主要用于食具、毛巾、手绢、注射器等不怕湿而耐高温的物品的消毒灭菌，是一种经济方便的灭菌法。一般等水开后计时，煮沸10～15分钟可杀死无芽孢的细菌。

⑤化学药品消毒灭菌：可用消毒药水擦拭或者浸泡，擦拭法主要用于地板、家具、陈列物品的消毒，可用0.5%～3%漂白粉澄清液、84消毒液等含氯消毒剂擦拭墙壁、床、桌椅地面及厕所。而浸泡法常用于不能或不便蒸煮的生活用具。

(2)六步洗手法

洗手是我们生活中必不可少的部分，它可以去除手部的绝大多数细菌，对保持手部清洁，保证身体健康，发挥着重要的作用。但是生活中普通百姓对正确的洗手方法了解很少。为使大家更好地讲究手的卫生，现在简要介绍一下规范的六步洗手法。

①掌心相对，手指并拢，相互揉搓，洗净手掌。

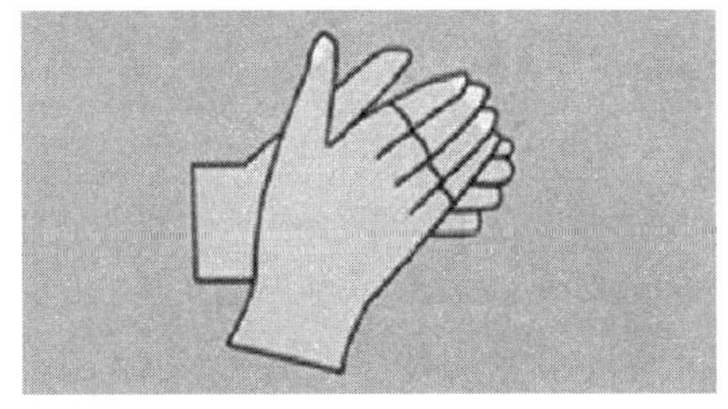

②手心对手背,手指交叉,沿指缝相互揉搓,交换进行,洗净手背。

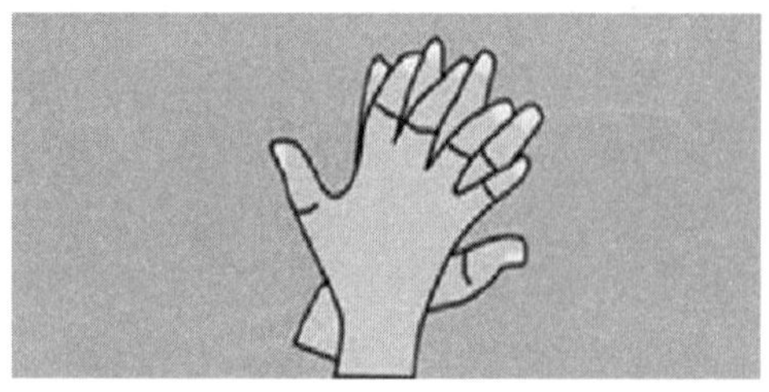

③掌心相对,双手交叉,沿指缝相互揉搓,洗净指缝。

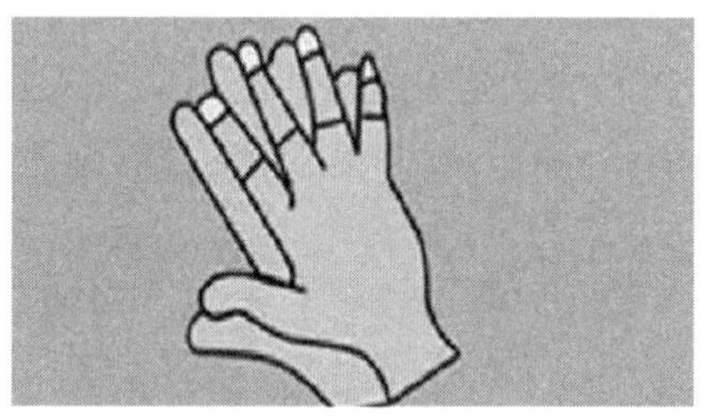

④弯曲各手指关节,在另一手掌心旋转揉搓,交换进行,洗净指背。

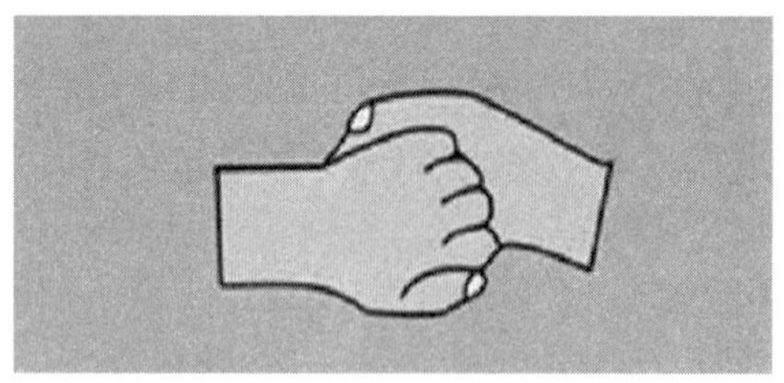

⑤一手握另一手大拇指旋转揉搓,交换进行,洗净大拇指。

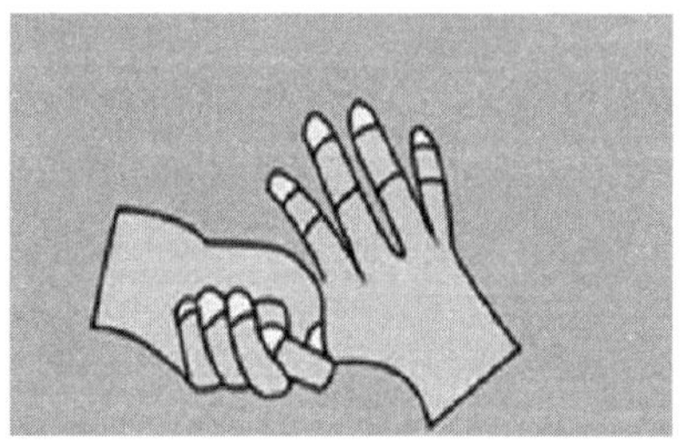

⑥将一手五指掌尖并拢,在另一手掌心旋转揉搓,交换进行,洗净指尖。

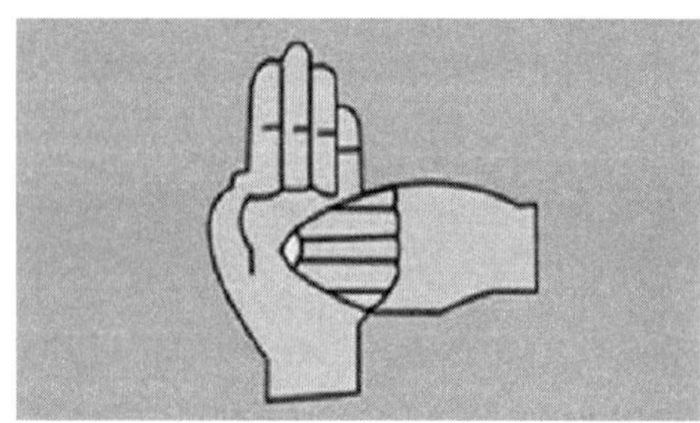

当然,在六步洗手法前,要在水龙头下把手淋湿,擦上肥皂或洗手液。在六步洗手法后,要用清水把手冲洗干净,用清水将水龙头冲洗干净后关闭,最后用干净的毛巾或纸巾把手擦干。

3.保护易感人群

(1)改善营养,锻炼身体,提高生活水平等,可以提高机体的非特异性免疫力。

(2)通过预防接种提高人群的主动或被动特异性免疫力。根据疾病预防控制规划,按照国家和省级规定的免疫程序,由合格的接种单位和接种人员给适宜的接种对象进行接种疫苗,以提高人群免疫水平,达到预防和控制针对传染病发生和流行的目的。我国在儿童中坚持实行计划免疫,属于免费疫苗,是从宝宝出生后必须进行接种的。那么宝宝们一般情况下应该接种哪些疫苗,在什么时候接种,有一个口诀可以帮助大家了解。

疫苗接种口诀:

婴儿出生哇哇叫,接种乙肝卡介苗。
满月一定要记清,该打乙肝第二针。
到了二三四月龄,每月要把糖丸吃。
月龄三四五个月,每月一针百白破。
婴儿月龄满半年,乙肝三针要种完。
流脑甲肝跟着种,及时接种莫迟延。
麻疹初种八月整,早种一天都不行。
周岁计免要完成,水痘肺炎腮腺炎。
纳入管理是风疹,岁半两岁要初种。
加强麻疹百白破,一岁半时正适合。
最迟两岁不超过,这样接种才科学。
儿童年龄满四岁,加强糖丸防脊灰。
年龄六岁该入学,加强麻风和白破。
到了十七八九岁,风疹加强更可贵。
免疫程序要记清,家长医师同放心。

只有严格按照合理程序实施接种,才能充分发挥疫苗的免疫效果,才能使宝宝获得和维持高度免疫水平,逐渐建立完善的免疫屏障,有效控制相应传染病的流行。

第二节　防控慢性乙型肝炎

慢性乙型肝炎(简称乙肝)是指乙肝病毒检测为阳性,病程超过半年或发病日期不明确而临床有慢性肝炎表现者。

一、乙肝病毒的传播

含乙肝病毒的体液或血液通过破损的皮肤和黏膜进入人体从而使人类获得感染,具体途径有:

1.母婴传播

胎儿在子宫内、分娩时及分娩后都可能从携带乙肝病毒的母亲身上获得感染。在子宫内主要通过胎盘传播,在分娩时可以通过接触母血、羊水等被感染,而分娩后则是由于母婴间的密切接触获得传播。虽然乙肝阳性母亲的母乳中可以检测到乙肝病毒,但是报告显示人工喂养和母乳喂养对婴儿感染乙肝病毒的差别不大。

婴幼儿是获得乙肝病毒感染的最危险时期。

2. 血液、体液传播

如输血、注射、手术、共用剃须刀和牙刷、血液透析、器官移植等都可能传播乙肝病毒。另外，唾液、汗液、精液、阴道分泌物等体液中含有乙肝病毒的情况下，密切的生活接触、性接触等亦可获得感染。

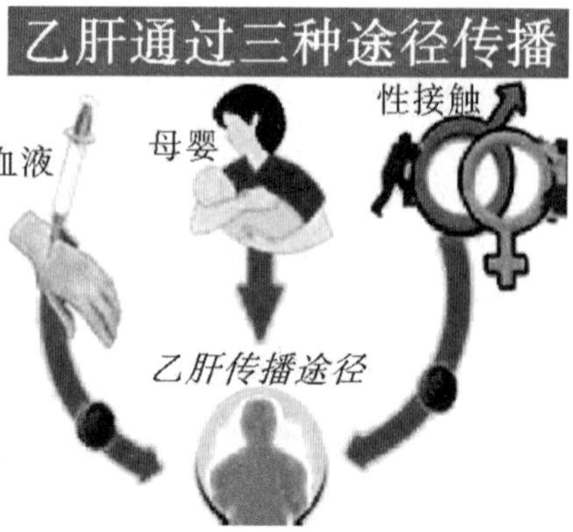

乙肝通过三种途径传播

血液 母婴 性接触

乙肝传播途径

日常工作或生活接触，如同一办公室工作（包括共用计算机等办公用品）、握手、拥抱、同住一宿舍、同一餐厅用餐和共用厕所等无血液暴露的接触，一般不会传染乙肝病毒。尚无证据证明经吸血昆虫（蚊、臭虫等）可传播乙肝病毒。

二、慢性乙型肝炎的预防

1. 乙肝疫苗的接种。我国对乙肝实行计划免疫，乙型肝炎疫苗的接种对象主要是新生儿，其次为婴幼儿和高危人群，如医务人员、经常接触血液的人员、托幼机构工作人员、器官移植患者、经常接受输血或血液制品者、免疫功能低下者、易发生外伤者、HBsAg 阳性者的家庭成员、男性同性恋或有多个性伴侣和静脉内注射毒品者等。

乙型肝炎疫苗全程接种共 3 针，按照 0、1、6 个月程序，即接种第 1 针疫苗后，间隔 1 及 6 个月注射第 2 及第 3 针疫苗。一般新生儿出生后 24 h 内就应接种乙肝疫苗。单用乙型肝炎疫苗阻断母婴传播的保护率为 87.8%。

(1)如果新生儿的父母均没有乙肝，可按“0、1、6 方案”接种，新生儿在出生后 24 h 内给予基因工程乙肝疫苗 1 支，肌肉注射，1 个月后，再打 1 支，6 个月后再打 1 支；儿童和成人打疫苗前需先进行化验，如果乙肝三系统检查均为阴性，转氨酶正常，可以按 0、1、6 方案进行乙肝疫苗接种（成人一般剂量加倍）。

(2)母亲 HBsAg 阳性新生儿的接种。对 HBsAg 阳性母亲的新生儿，应在出生后 24 h 内尽早注射乙型肝炎免疫球蛋白（HBIG），最好在出生后 12 h 内，剂量应≥100 IU，同时在不同部位接种 10 μg 重组酵母或 20 μg 中国仓鼠卵母细胞（CHO）乙型肝炎疫苗，可显著提高阻断母婴传播的效果。也可在出生后 12 h 内先注射 1 针 HBIG，1 个月后再注射第 2 针 HBIG，并同时在不同部位接种一针 10 μg 重组酵母或 20 μg CHO 乙型肝炎疫苗，间隔 1 和 6 个月分别接种第 2 和第 3 针乙型肝炎疫苗（各 10 μg 重组酵母或 20 μg CHO 乙型肝炎疫苗）。后者不如前者方便，但其保护率高于前者。新生儿在出生 12 h 内注射 HBIG 和乙型肝炎疫苗后，就可接受 HBsAg 阳性母亲的哺乳。

以前我国是乙肝大国，一般人群的 HBsAg 阳性率约 10%，但经过近 20 年预防接种乙型肝炎疫苗，我国的 HBsAg 阳性率已经明显逐年下降。2014 年全国 1～29 岁人群乙型肝炎血清流行病学调查结果显示：1～4 岁、5～14 岁和 15～29 岁人群 HBsAg 流行率分别为 0.32%、0.94%和 4.38%；一般人群的 HBsAg 阳性率为 9.09%；接种与未接种乙型肝炎疫苗人群的 HBsAg 阳性率分别为 4.51%和 9.51%。

2. 服务行业中的理发、刮脸、修脚、穿刺和文身等用具也应严格消毒。注意个人卫生，不共用剃须刀和牙具等用品。

3. 进行正确的性教育，若性伴侣为 HBsAg 阳性者，应接种乙型肝炎疫苗；对有多个性伴侣者应定期检查，加强管理，性交时应用安全套。

4. 对 HBsAg 阳性的孕妇，应避免羊膜腔穿刺，并缩短分娩时间，保证胎盘的完整性，尽量减少新生儿暴露于母血的机会。

5. 大力推广安全注射，对牙科器械、内镜等医疗器具应严格消毒。医务人员应按照医院感染管理中标准预防的原则，在接触患者的血液、体液及分泌物时，均应戴手套，严格防止医源性传播。

三、慢性乙型肝炎患者注意事项

1. 肝功能（血清转氨酶）正常 3 个月以上者，可逐渐从事轻工作，然后逐渐增加工作量，直至恢复原工作。

2. 慢性乙肝患者机体免疫功能低下，极易被各种病毒、细菌等致病因子感染，这样会使本来已经静止或趋于痊愈的病情再度活动和恶化。患者在饮食起居、个人卫生等方面都应加倍小心，要适当锻炼，根据天气温度变化随时增减衣服，预防感冒和各种感染。

3. 慢性乙肝患者宜食含优质蛋白质高的食物，注意高纤维、高维生素食物和硒的补充，低脂肪（尤其注意避免人工反式脂肪酸的摄入）、适当的糖饮食。忌酒，少吃辛辣、油炸食品；忌过食甜食；忌盲目进补，以免损害肝脏或增加肝脏负担。

4. 患病就医时应该主动告知医生自己有肝病史，尽量避免使用对肝脏有损害的药物（许多未经提纯的植物制剂存在对肝脏损害的高风险）。

5. 慢性乙肝患者应定期复查肝功能、乙肝两对半、甲胎蛋白、HBV-DNA、B 超等。

四、慢性乙型肝炎的治疗

1. 大部分乙型肝炎都是慢性的，患者要有一个长期与疾病做斗争的心理准备。

2. 目前临床已经有了乙肝疫苗以及干扰素、核苷类等药物，使得很多慢性乙型肝炎得到很好的控制，还有很多正在开发、进入临床试验、即将上市的药物，将为治疗乙肝提供更多有效的方法和手段。要树立对乙型肝炎是可防可治的信心。

3. 若患慢性乙型肝炎，请咨询专业人员并到正规肝病专科治疗。

第三节 防控艾滋病

艾滋病，即获得性免疫缺陷综合征（AIDS），是由人类免疫缺陷病毒（HIV）引起的慢性传染病。

一、人免疫缺陷病毒（HIV）的传播

HIV 的传播和乙肝病毒一样，都包括通过性传播、血液传播及母婴传播。

性接触是艾滋病最主要的传播途径，通过性接触传染的发生率为：女传染男约4‰，男传染女6‰～8‰，男—男同性性接触传染约60‰。共用注射器吸毒也是艾滋病的重要传播途径。目前在我国，常是群体吸毒，在吸毒后常伴有群体乱性，这也是艾滋病的重要传播途径。

一般来说，在公共场所感染艾滋病的机会很小，主要是因为HIV离开人体后生存能力会迅速降低，变得非常弱，并且很快死亡，通过热水、普通消毒剂等即可将之杀灭。所以比如公共浴池、游泳池等场所感染艾滋病的概率非常低，即使和艾滋病患者或携带者在同一个游泳池里，也是安全的。

蚊虫叮咬不会传染艾滋病。

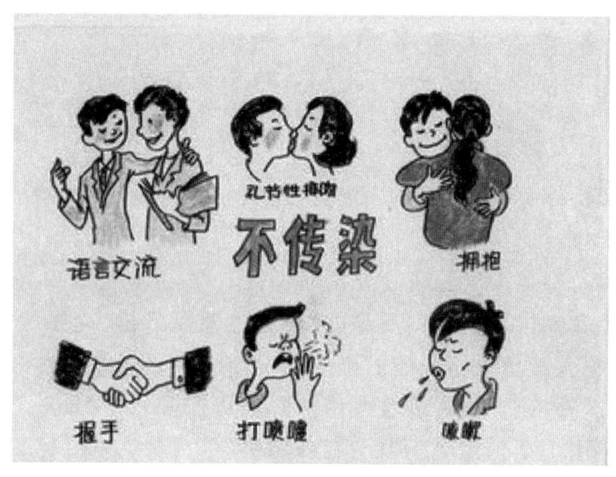

二、艾滋病的检测

艾滋病的确诊主要通过检测病毒及特异性抗原或抗体，通过实验室方法可测得HIV抗体转为阳性，对无症状期的艾滋病患者亦有诊断意义。80%左右HIV感染者感染后6周初筛试验可检出抗体，几乎100%感染者12周后可检出抗体，只有极少数患者在感染后3个月内或6个月后才检出。

三、艾滋病的预防

目前暂时没有有效预防艾滋病的疫苗，所以预防艾滋病主要有以下几点：

1. 洁身自爱、遵守性道德是预防经性接触感染艾滋病的根本措施。坚持洁身自爱，不卖淫、嫖娼，避免婚前、婚外性行为。

2. 严禁吸毒，不与他人共用注射器。

3. 不要擅自输血和使用血制品，要在医生的指导下使用。对血液和血液制品进行严格的艾滋病病毒抗体检测，防止艾滋病经采供血途径传播。

4. 不要借用或共用牙刷、剃须刀、刮脸刀等个人用品。

5. 使用安全套是性生活中最有效的预防性病和艾滋病的措施之一。由于生理上的差别，男性感染者将艾滋病传给女性的危险明显高于女性感染者传给男性。妇女应主动使用女用安全套或要求对方在性交时使用安全套。

6.要避免直接与艾滋病患者的血液、精液、乳汁和尿液接触，切断其传播途径。

7.关心、帮助、不歧视艾滋病病毒感染者和病人，鼓励他们参与艾滋病防治工作，是控制艾滋病传播的重要措施。

8.公民应积极参加预防控制艾滋病的宣传教育工作，学习和掌握预防艾滋病的基本知识，避免危险行为，加强自我保护，并把了解到的知识告诉他人。

四、艾滋病的治疗

目前在全世界范围内仍缺乏根治 HIV 感染的有效药物。现阶段的治疗目标是：最大限度和持久地降低病毒载量，获得免疫功能重建和维持免疫功能，提高生活质量，降低 HIV 相关的发病率和死亡率。

对 HIV 感染者或获得性免疫缺陷综合征患者均无须隔离治疗。对无症状 HIV 感染者，仍可保持正常的工作和生活。应根据具体病情进行抗病毒治疗，并密切监测病情的变化。抗病毒治疗是艾滋病治疗的关键。农村居民和城镇未参加基本医疗保险等医疗保障制度的经济困难人员中的艾滋病病人，可到当地卫生行政部门指定的传染病医院或设有传染病区(科)的综合医院，接受免费抗病毒药物治疗。

第四节　防控结核病

结核病是由结核分枝杆菌引起的一种慢性传染性疾病，以肺结核最多见，亦可累及浆膜腔如胸膜、淋巴结、泌尿生殖系统、肠道、肝脏、骨关节、皮肤等多个脏器和组织。

一、结核病的传播

结核病的传染源主要是排菌的人或动物，如痰检阳性的肺结核病人，动物主要是牛，主要以空气传播为主。

1.肺结核的患者咳嗽、打喷嚏排出来的结核杆菌悬浮飞沫中，健康人吸入可被感染，痰干燥的结核杆菌随尘埃被健康人吸入也能获得感染。

2.饮用带细菌且未经过消毒的牛奶可以感染健康人的消化道。

3.患病孕妇母婴传播。

4.经皮肤伤口获得感染。

以上后两种传播途径较为少见，最多见的是肺结核经空气飞沫传播。

二、结核病的特点

认识结核病的症状特点可帮助人们提高警惕、及早就医。

1.全身症状：发热是最常见的症状，体温多波动于 38℃至 39℃之间，常在午后发生，普通抗感染治疗不能有效缓解，所以当出现反复的午后低热，消炎、退热等治疗都不能有效改善的时候，应该到医院进一步检查。

2.呼吸道症状：肺结核常有咳嗽、咳痰、咯血和胸痛等症状，且多为慢性过程，如果咳嗽、

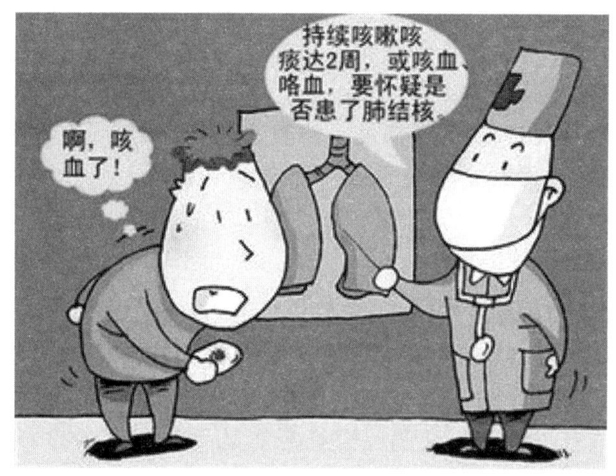

咳痰反复迁延，镇咳、祛痰、消炎等治疗都不能改善，亦应及早就医完善检查。

3. 其他：不同器官、组织的感染会表现为不同的症状和特点，当发现身体不适时应该尽早咨询专业医师。

三、结核病的检测

确诊结核病的金标准主要是镜检阳性，即痰、粪便、尿液、胸水等各种分泌物、排泄物、淋巴结穿刺吸引物涂片，在显微镜下寻找结核分枝杆菌，阳性即可确诊。

其他检查方法还包括结核菌素试验（即 PPD 试验）、影像学检查、病理检查等。

四、结核病的预防

1. 一般预防

(1)养成良好的卫生习惯

定时开窗通风，保持室内空气新鲜。实行分食制，洗漱用具专人专用，勤洗手，勤换衣，定期消毒等。

(2)定期体检

定期的肺部健康检查可以发现早期病例，以便及时治疗，防止播散。结合当地的结核病疫情 1～2 年进行一次健康体检。在农村还应根据个人病史、痰液检查情况及自觉体征等配合肺部检查，以便及时发现，尽早治疗。

(3)接种疫苗

结核病的预防接种疫苗叫作卡介苗，是我国计划免疫必须接种的疫苗之一。卡介苗接种的主要对象是婴幼儿，一般来说，新生儿一出生就应该接种卡介苗，如果当时没有接种，也应该在 1 岁以内接种。主要预防儿童结核病，特别是对可能危及儿童生命的结核病如结核性脑膜炎、粟粒性结核病等有相当明显的作用。

2. 家里有结核病人时如何预防

结核病患者不能随地吐痰，咳嗽时应该以手帕掩口，痰不宜吞下，若吞下含结核菌的痰可能会发展为肠结核，最好将痰液吐在纸上然后烧掉，痰杯应浸入 2%煤酚皂或 1%甲醛溶液中，约两小时即可灭菌。结核菌对湿热的抵抗力最差，煮沸 15 分钟即可杀灭。患者的衣服、手帕、被单等经煮沸后再洗涤。主要应该防止痰液污染，日常消毒采用 70% 的酒精最为有效，结核菌接触 15～30 秒后即被杀死。牛奶必须经过低温灭菌才可饮用。结核病患者的房间保持自然通风是最经济有效的预防措施。给肺结核患者戴口罩也是简便有效的预防措施。肺结核主要是通过飞沫传播的，肺结核患者不正面对人咳嗽、大声说话或谈话距离大于 1 m，被传染的机会就比较小。肺结核患者家属建议拍胸部 X 光检查，以排除被传染的可能。

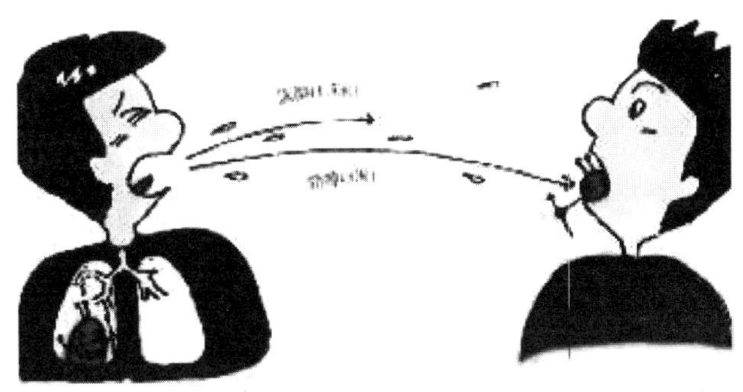

五、结核病的治疗

目前世界上已有能够有效治疗结核病的药物，因抗结核治疗疗程较长，结核患者主要应该遵循医嘱，按疗程服药，定期复查，并做好保护工作。很多结核患者在治疗的头 2～3 个月，其大部分症状就好转了，就认为治疗“好了”，自行停止服药，这是非常危险的。因为只治疗 2～3 个月，结核的复发率高达 80%，而且容易产生耐药菌，一旦产生耐药菌就很难治愈。被耐药菌感染的新发病人也是很难治愈的，所以按疗程认真服药，是对自己负责也是对他人负责。

（江涛源）

江涛源，男，2000 年本科毕业于福建医科大学医学系，2010 年取得福建医科大学内科学硕士学位。任中国睡眠研究会青年委员、中国老年学学会老年医学会青年委员、福建省医学会呼吸病学感染学委员、泉州市医学会感染病学分会委员。擅长传染病、呼吸内科疾病的诊治，曾获得南安市科技进步三等奖 2 项。

第十四章 急救 ABC

第一节 心肺复苏

心跳呼吸骤停是生命最严重的威胁，心肺复苏术(CPR)是针对呼吸、心跳停止的急危重病人所采取的关键性抢救措施，即以胸外按压形成暂时的人工循环并积极恢复心脏的自主搏动，同时采用人工呼吸代替自主呼吸，并最终恢复自主呼吸，或通过有效的心肺复苏为后续的医疗救援赢得宝贵的时间，提高抢救的成功率。心肺复苏的目的是重建循环和呼吸并开放气道。人们只有充分了解心肺复苏的知识并接受过此方面的训练后才可以为他人实施有效的心肺复苏。

心肺复苏的意义：人体靠心脏的跳动、血管的节律运动和肺的呼吸，将氧气和营养物质运送到人体的各个部分，以供机体的正常活动，并通过血液流动和呼吸将二氧化碳和代谢废物排出体外。在一般情况下，心跳停止 4 分钟之内，造成的脑组织缺氧仍可恢复其原有功能；心跳停止超出 4 分钟，易造成脑组织永久性损害，直至导致死亡。所以抢救此类病人要及时、迅速，以竭力挽救病人生命。心脏跳动停止者，如在 4 分钟内实施初步的心肺复苏术，在 8 分钟内由专业人员进行进一步心脏救治，成功的可能性最大，因此时间就是生命，速度是关键，初步的心肺复苏术按 CAB 步骤进行，即 C：胸外心脏按压→A：开放气道→B：口对口人工呼吸。

一、胸外心脏按压

首先检查心脏是否跳动：如患者已出现意识丧失，应判断是否心跳停止，最简易、最可靠的方法是检查颈动脉搏动。抢救者用 2～3 个手指放在患者颏下气管与颈部肌肉间轻轻按压感觉是否有搏动感，时间不应超过 10 秒，如无则提示患者心跳停止，抢救者应立即通过胸外按压，使心脏和大血管血液产生流动，以维持心、脑等主要器官最低血液需要。

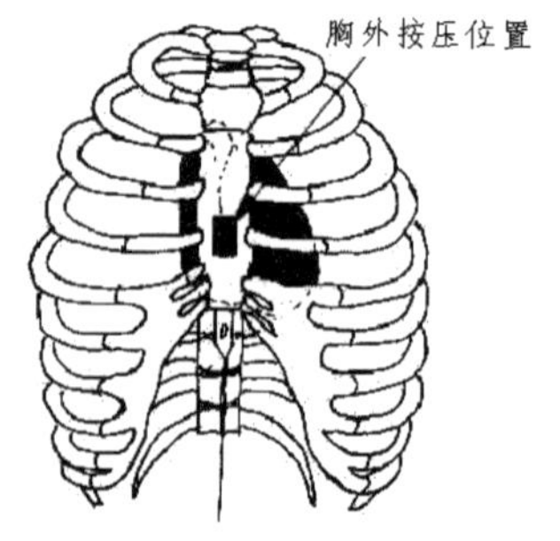

选择胸外心脏按压部位：正确的部位在胸骨的中下 1/3 交界处，用一只手的掌根部放在胸骨的下半部，另一只手掌重叠放在这只手背上，手掌根部横轴与胸骨长轴方向一致，手指无论是伸展还是交叉在一起，都不要接触胸壁。

胸外心脏按压方法：急救者位于病人一侧（一般为右侧），两臂位于病人胸骨的正上方，按压时双肘关节伸直，利用肩部和背部的力量垂直向下按压，对成人下压深度为最少 5 cm，而后迅速放松，解除压力，让胸廓自行快速复位，放松时双手不要离开胸壁。如此有节奏地反复进行，按压与放松时间大致相等，频率为每分钟至少 100 次。同时尽可能减少胸外按压中断的次数和持续时间。

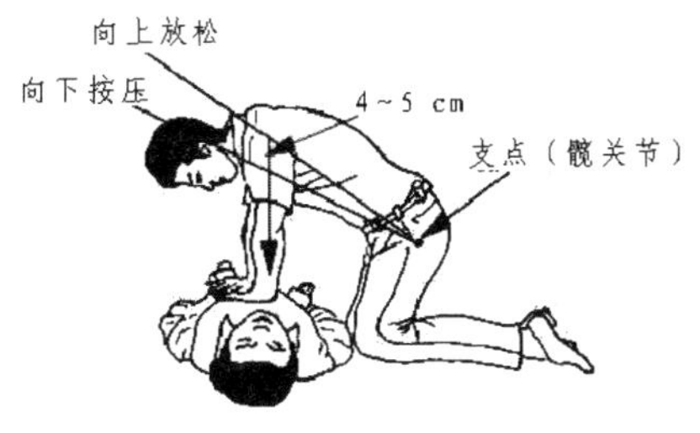

胸外心脏按压

一人心肺复苏方法：当只有一个急救者给病人进行心肺复苏术时，应是每做 30 次胸外心脏按压，交替进行 2 次人工呼吸。

两人心肺复苏方法：当有两个急救者给病人进行心肺复苏术时，首先两个人应呈对应位置，以便于互相交换，减轻疲乏。此时，一个人做胸外心脏按压，另一个人做人工呼吸。两人可以数着 1、2、3 进行配合，每按压心脏 30 次，口对口或口对鼻人工呼吸 2 次。

二、开放气道

这时应使患者水平仰卧，解开颈部纽扣，注意清除口腔异物、呕吐物并取下松动的假牙，使患者仰头抬颏。方法是：操作者将一手置于患者前额用力加压，使头后仰，另一手的食、中指抬起下颏，使下颏尖、耳垂的连线与地面呈垂直状态，以通畅气道。

三、口对口人工呼吸

在保持患者仰头抬颏的前提下，施救者用一手捏闭患者的鼻孔，然后深吸一大口气，迅速用力向患者口内吹气，然后放松鼻孔，照此每 6～8 秒钟反复一次（每分钟 8～10 次），直到患者恢复自主呼吸。每次吹气间隔 1.5 秒，在这个时间抢救者应自己深呼吸一次，以便继续口对口呼吸，直至专业抢救人员的到来。

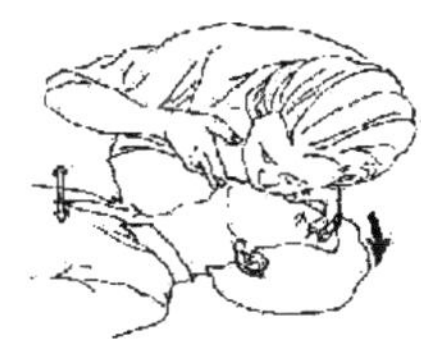
口对口人工呼吸

注意事项：

1. 口对口吹气量不宜过大，胸廓稍起伏即可。吹气时间不宜过长，过长会引起急性胃扩张、胃胀气和呕吐。吹气过程中要注意观察患（伤）者气道是否通畅，胸廓是否被吹起。吹气时急救者的口应包住整个病人的口部。

2. 胸外心脏按压只能在患（伤）者心脏停止跳动时才能施行。

3. 胸外心脏按压的位置必须准确，不准确容易损伤其他脏器。按压的力度要适宜，过大过猛容易使胸骨骨折，引起气胸血胸；按压的力度过轻，胸腔压力小，不足以推动血液循环。

4. 施行心肺复苏术时应将患（伤）者的衣扣及裤带解松，以免引起内脏损伤。

5. 按压速率至少为每分钟 100 次。

6. 成人按压幅度至少为 5 cm；婴儿和儿童的按压幅度至少为胸部前后径的三分之一（婴儿大约为 4 cm，儿童大约为 5 cm）。

7. 保证每次按压后胸部快速回弹。

8. 尽可能减少胸外按压的中断和持续时间。

9. 避免过度通气，对于成人、儿童和婴儿（不包括新生儿），单人施救者的按压与通气比率建议值为 30∶2。可按照大约每 6～8 秒钟 1 次呼吸的速率进行人工呼吸(每分钟大约 8～10 次呼吸)。

10. 对非专业施救者强调以胸外按压为主,一旦判定患者心跳停止即予以胸外按压,不必再检查呼吸情况,先进行 30 次的胸外按压再开放气道和人工呼吸。应尽可能不要中断按压,如需中断,时间不要超过 10 秒。

四、儿童及婴儿的心肺复苏

另外,如果是儿童心肺复苏(1～14 岁),按压方式改为用单手,其余方法同上;婴儿的心肺复苏,测动脉时取肱动脉(肱二头肌下方),首先将双手的食指置于二乳头上作为基点,而心脏就在此连线中央偏下,接近胸骨基底处;按压改为食指和中指按压,其余方法同上。口对口人工呼吸时,嘴不仅要包合婴儿的嘴,连婴儿的鼻也要包入。

五、心肺复苏有效的体征和终止抢救的指征

1. 观察颈动脉搏动,有效时每次按压后就可触到一次搏动。若停止按压后搏动停止,表明应继续进行按压。如停止按压后搏动继续存在,说明病人自主心搏已恢复,可以停止胸外心脏按压。

2. 若无自主呼吸,人工呼吸应继续进行,或自主呼吸很微弱时仍应坚持人工呼吸。

3. 复苏有效时,可见病人有眼球活动,口唇、甲床转红,甚至脚可动;观察瞳孔时,可由大变小,并有对光反射。

4. 当有下列情况时可考虑终止复苏:

(1)心肺复苏持续 30 分钟以上,仍无心搏及自主呼吸,现场又无进一步救治和送治条件,可考虑终止复苏;

(2)脑死亡,如深度昏迷,瞳孔固定,角膜反射消失,将病人头向两侧转动,眼球原来位置不变等,如无进一步救治和送治条件,现场可考虑停止复苏;

(3)当现场危险威胁到抢救人员安全(如雪崩、山洪暴发)以及医学专业人员认为病人死亡,无救治指征时。

学会心肺复苏对于每个人都会很有用,生活中有很多意外,很难保证我们时时是安全的。为了能够在危急时刻挽救生命,建议一定要学会初步的心肺复苏方法。

第二节　常见外伤的处理

一、外伤止血

不论是平时还是战时,人体受到外伤之后,往往首先看到出血。成人的血液占其体重的 8%。一个体重 50 kg 的人,血液约为 4 000 mL。失血总量达总血量 20%以上的,会出现头晕、头昏、脉搏增快、血压下降、出冷汗、肤色苍白和尿量减少等症状。当受外伤引起大出血,失血量达到 40%时就会有生命危险。因此,止血是救护中极为重要的一项措施,必须迅速、准确、有效地进行止血,这对抢救伤员生命具有重要意义。

1.外伤出血分类

(1)内出血

主要从两方面来判断:一是从吐血、咯血、便血或尿血,判断胃肠、肺、肾或膀胱有无出血;二是根据有关症状判断,如出现面色苍白,出冷汗,四肢发冷,脉搏快弱,以及胸、腹部有肿胀、疼痛等,这些是重要脏器如肝、脾、胃等常见的出血体征。

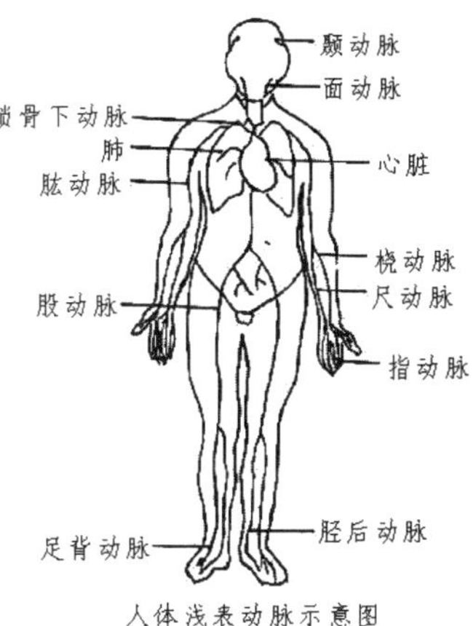

人体浅表动脉示意图

(2)外出血

可分为以下三种:

①动脉出血:因外伤所致动脉破裂时,血流呈鲜红色的喷射状流出,失血量多,危害性大,若不立即止血,会危及生命。

②静脉出血:因外伤所致静脉血管破裂时,血液呈暗红色的非喷射状流出,若不及时止血,时间长,出血量大,也会危及生命。

③毛细血管出血:血液从受伤面向外渗出时呈水珠状,颜色从鲜红变暗红。

2.止血法

指压止血法:用手指压迫出血的血管上部(近心端),用力压向骨头,以达到止血目的。指压止血法适用于头部、颈部和四肢的外伤出血。

(1)鼻出血:用拇指和食指压迫鼻唇沟与鼻翼相交的端点处。

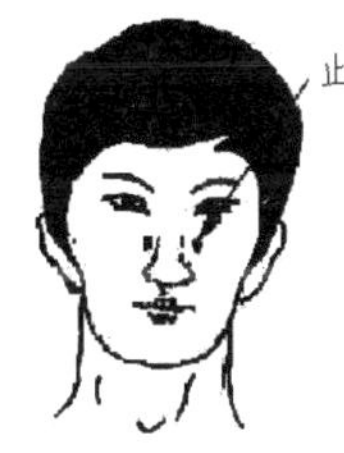

鼻出血止血法

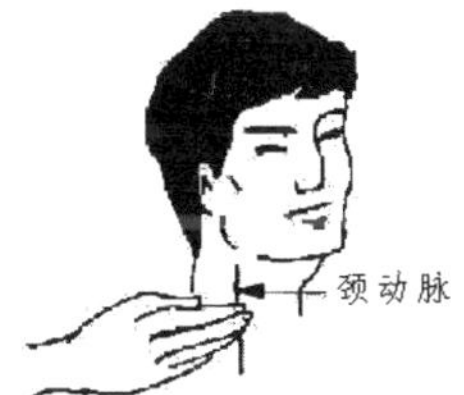

头颈部出血止血法

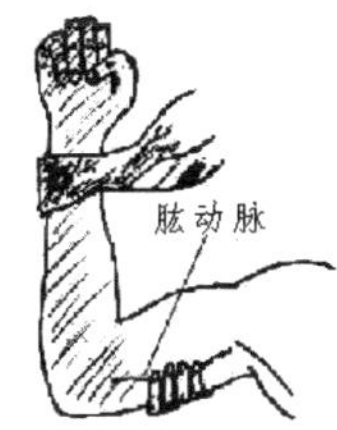

上臂出血止血法

(2)头面部、颈部出血:四个手指并拢对准颈部胸锁乳突肌中段内侧,将颈总动脉压向颈椎处。但不能同时压迫两侧的颈总动脉,以免造成脑组织缺血缺氧。颈总动脉压迫止血时间也不能太久,以免引起严重的颈部化学和压力感受器反应而危及生命。

(3)上臂出血:一手抬高患肢,另一手四个手指对准上臂中段内侧,将肱动脉压于肱骨上。

(4)大腿出血:在腹股沟中点稍下方,以双手拇指向后用力按压股动脉。

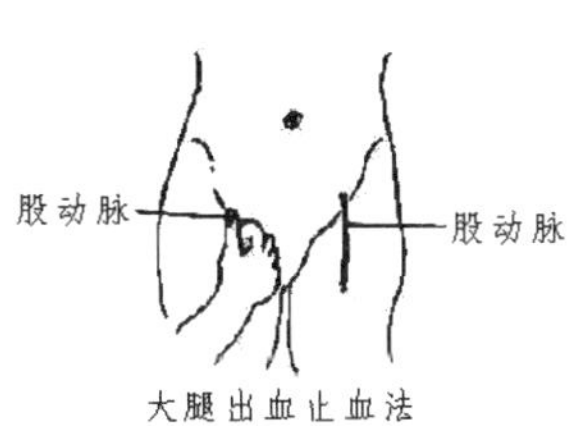

大腿出血止血法

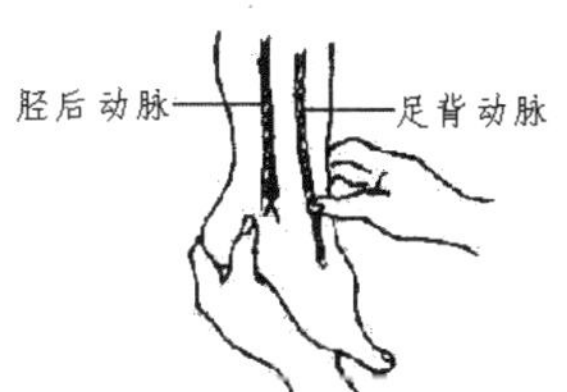

足部出血止血法

(5)足部出血:用两手拇指分别压迫足背动脉和内踝与跟腱之间的胫后动脉。

二、骨折固定

1. 定义

骨受到外力打击，发生完全或不完全断裂，称为骨折。

2. 分类

按骨折端是否与外界相通分为：

(1)闭合性骨折：骨折端未刺出皮肤；

(2)开放性骨折：骨折端刺出皮肤。

3. 判断

(1)疼痛和压痛；

(2)肿胀；

(3)畸形；

(4)功能障碍。

4. 固定

固定的目的：止痛、制动，减轻伤员痛苦，防止伤情加重和休克，保护伤口，防止感染，便于运送。

固定的材料：常用的有木制、铁制、塑料制夹板。临时夹板有木板、木棒、树枝和竹竿等。若无临时夹板，可固定于伤员躯干或健肢上。

固定的方法要领：先止血，后包扎，再固定；夹板长短与肢体长短相对称，骨折突出部位要加垫；先扎骨折上下端，后固定两关节；四肢露指(趾)尖，胸前挂标志；迅速送医院。

固定的方法：

(1)前臂骨折固定法：将患侧呈屈肘位后，再用两板夹板固定，骨折突出部分要加垫。夹板的上端应在肘关节的上方，下端应过手心。两块夹板应分别放在前臂的前方(腹侧)和后方(背侧)。绷带缠绕固定后，用三角巾悬吊伤肢。

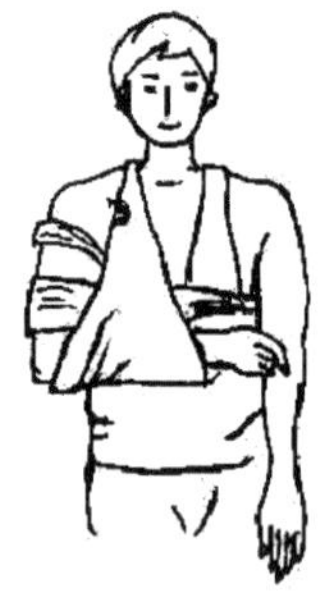

前臂骨折固定法

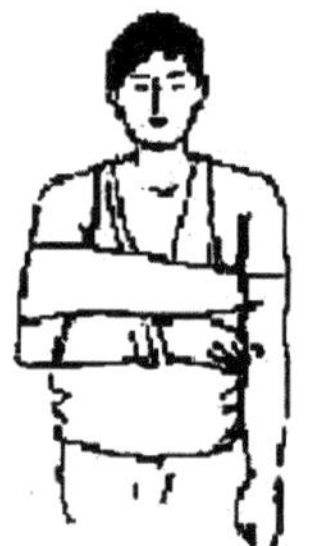

上臂骨折固定法

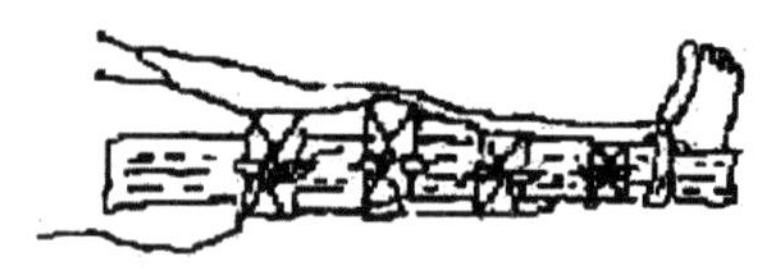

小腿骨折固定法

(2)上臂骨折固定法：将患侧上肢呈屈肘位，通常再用两块夹板，分别放在上臂的内侧和外侧(如只有1块夹板，应放在上臂的外侧)，骨折突出部分要加垫，无论双块或单块夹板，均需用绷带固定，并用三角巾悬吊伤肢。

(3)小腿骨折固定法：将伤侧下肢呈伸直位后，两夹板的上端均应置于膝关节的上方，下端均应过足跟，同时，两夹板应分别放在伤侧小腿的内侧和外侧，骨折突出部分要加垫，再用绷带或三角巾缠绕固定之。

(4)大腿骨折固定法：将患腿呈伸直位后，用两块夹板，骨折突出部分要加垫，其中放在大腿外侧的夹板，上端应达腋窝，下端过足跟；放在大腿内侧的夹板，上端应达大腿根部，下端需过足跟，再用绷带或三角巾缠绕固定上述两夹板。

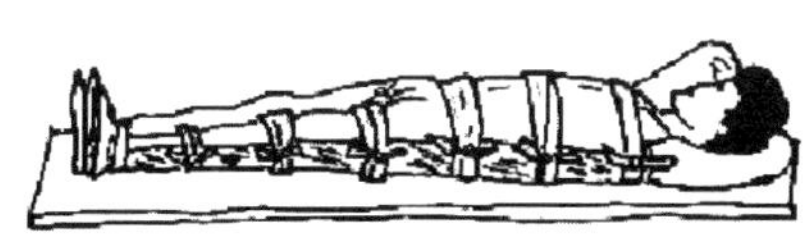
大腿骨折固定法

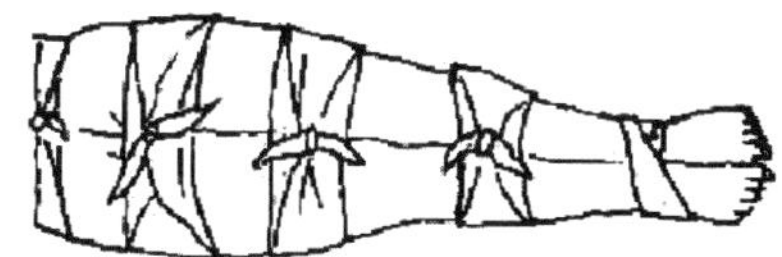
下肢自体固定法

(5)下肢自体固定法：将患者两下肢合并在膝关节处，膝关节上、下和踝关节处及大腿根部各扎一条三角巾，打结在健侧下肢，踝关节处呈“8”字形固定。

(6)脊柱折固定法：伤员仰卧在木板上，用绷带将伤员的胸、腹、髂、膝、踝部固定于木板上。

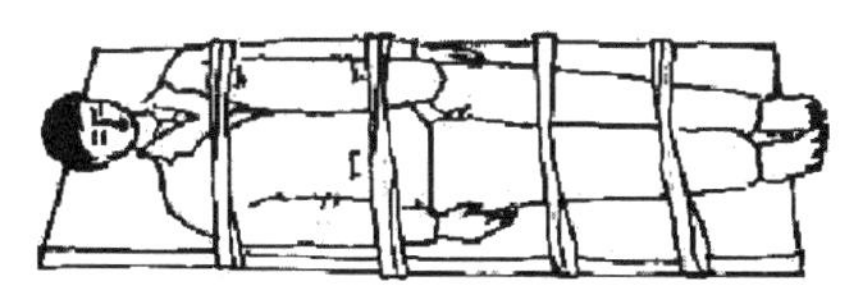
脊柱骨折固定法

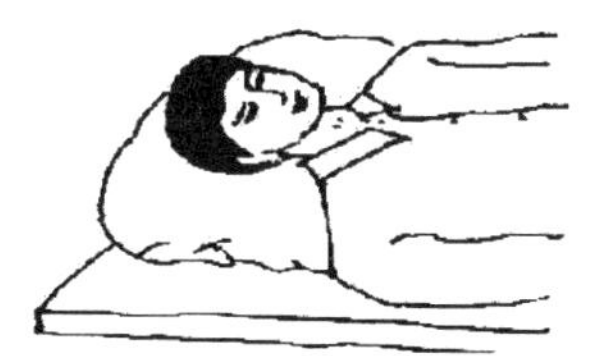
颈椎骨折固定法

(7)颈椎骨折固定法：伤员仰卧在木板上，颈下、肩部两侧要加垫，头部两侧用棉垫固定防止左右摇晃，然后用绷带(三角巾)将额、下巴尖、胸固定于木板上。

三、外伤包扎

包扎是外伤现场应急处理的重要措施之一。及时正确的包扎，可以达到压迫止血、减少感染、保护伤口、减少疼痛，以及固定敷料和夹板等目的。相反，错误的包扎可导致出血增加、加重感染、造成新的伤害、遗留后遗症等不良后果。

1. 包扎伤口应了解有无内在损伤

在外伤急救现场，不能只顾包扎表面看得到的伤口而忽略其他内在的损伤。同样是肢体上的伤口，有没有合并骨折，其包扎的方法就有所不同，有骨折时，包扎应考虑到骨折部位的正确固定；同样是躯体上的伤口，如果合并内部脏器的损伤，如肝破裂、腹腔内出血、血胸等，则应优先考虑内脏损伤的救治，不能在表面伤口的包扎上耽误时间；同样是头部的伤口，如合并了颅脑损伤，不是简单地包扎止血就完事了，还需要加强监护。对于头部受撞击的患者，即使自我感觉良好，也需观察 24 小时，如出现头胀、头痛加重，甚至恶心、呕吐等症状，则表明存在颅内损伤，需要紧急救治。

因此，在对伤者明显可见的伤口进行包扎之前或同时，一定要了解有没有其他部位的损伤，特别要注意是否存在比较隐蔽的内脏损伤。

2. 与体腔相通的伤口的包扎

对于与体腔相通的开放性伤口，现场一般只需对伤口进行简单的覆盖，然后尽快送医院或紧急联系医务人员前来救治。

例如，与腹腔相通的腹部伤口，可用干净的纱布、毛巾、被单等覆盖。如有肠管或网膜从创口处膨出，切勿试图将其回纳腹腔内，以免加重腹腔污染。对膨出的肠管或网膜，应用干净的碗将其完全盖住，或用干净纱布圈套于周围再行包扎，以防挤压膨出的肠管或网膜。

又如，与胸腔相通的胸部伤口，可造成开放性气胸。其中，“交通型气胸”与“高压(张力)型气胸”症状严重，甚至可致昏迷、死亡。前者应尽快用无菌纱布或其他清洁的敷料封闭伤口，包扎固定，防止反常呼吸，以便减轻症状和减轻持续伤害。对于“高压(张力)型气胸”，由于破裂口形成单向活瓣，当人吸气时裂口开放，气体不断进入胸膜腔；呼气时裂口关闭，以致气体不能排出。胸腔内压力不断增加，使得肺受压增加，从而导致进行性呼吸困难。此时需作紧急排气处理，可用大号注射针头在患侧锁骨中线第二肋间刺入胸膜腔排出气体。

再者，头颅外伤者如果出现“鼻孔、耳朵流出较大量的淡红色液体”等症状，应考虑颅底骨折，伤口与颅腔相通。不要试图在现场压迫和填塞伤者鼻孔、耳朵，以免造成颅内感染。如骨折穿破头皮或有脑组织膨出，可按腹腔脏器膨出的原则来处理。

3.以出血为主要症状的伤口包扎

在有出血的情况下，外伤包扎的实施必须以止血为前提。如不及时给予止血，则可造成严重失血、休克，甚至危及生命。

有时候，包扎本身就是止血的措施。例如，组织损伤造成的毛细血管出血，出血时血液成水珠样从伤口流出，稍微压迫即可止血，有时也可自动凝固止血。这种出血往往只需要在伤口贴上止血贴，或在伤口上覆盖消毒纱布，然后稍微加压包扎，即可完成止血和包扎的双重任务。但对于由动脉血管损伤引起的“动脉出血”和由静脉血管损伤引起的“静脉出血”，单纯的压迫包扎伤口，往往不能达到止血的目的。

动脉出血时，出血呈搏动性、喷射状，血液颜色鲜红，可在短时间内大量失血，造成生命危险；静脉出血时，出血缓缓不断外流，血液颜色紫红。这些均可通过“指压”和“止血带”等应急措施临时止血，再送医院或请救护人员前来救治。

指压止血是在伤口的上方，即近心端处，找到跳动的血管，用手指紧紧压住。需注意的是此法仅能用于短时间控制血流，应随即采用“止血带”止血法。

止血带是具弹性的橡胶带(带与皮肤之间要垫上敷料)，亦可用宽度大于 3 cm 的布带、毛巾、领带等代替，绑扎上臂或大腿上、中 1/3 交界处(注意：绑扎上臂时不能过低，否则易损伤神经)，绑扎的松紧程度以伤口没有鲜血外流为度。此外，一定要在显著的部位标明上止血带的时间，每隔一小时松开止血带几分钟，再绑扎。

4.包扎器材

(1)三角巾、急救包；

(2)绷带；

(3)四头带；

(4)炸伤急救包；

(5)紧急条件下，干净的毛巾、头巾、手帕、衣服等可作为临时的包扎材料。

5.伤口的处理

(1)如何清洁伤口

清洁伤口前，先让患者处于适当的位置，以便救护人员操作。如周围皮肤太脏并掺杂有泥土等，应先用清水洗净，然后再用 75%酒精或 0.1%新洁而灭溶液(一种常用消毒液)消毒伤口周围的皮肤。消毒伤口周围的皮肤要由内往外，即由伤口边缘开始，逐渐向周围扩大消毒区，这样越靠近伤口处越清洁。如用碘酒消毒伤口周围皮肤，必须再用酒精擦去，这种“脱碘”方法，是为了避免碘酒灼伤皮肤。应注意，这些消毒剂刺激性较强，不可直接涂抹在伤口上。伤口要用棉球蘸生理盐水轻轻擦洗。自制生理盐水，即 1 000 mL 冷开水加食盐 9 g 即成。

在清洁、消毒伤口时，如有大而易取的异物，可酌情取出；深而小又不易取出的异物切勿勉强取出，以免把细菌带入伤口或增加出血。如果有刺入体腔或血管附近的异物，切不可轻率地拔出，以免损伤血管或内脏，引起危险，现场不必处理。

伤口清洁后，可根据情况做不同处理。如系黏膜处小的伤口，可涂上红汞或紫药水，也可撒上消炎粉，但是大面积创面不要涂撒上述药物。

如遇到一些特殊严重的伤口，如内脏脱出时，不应送回，以免引起严重的感染或发生其他意外。原则上可用消毒的大纱布或干净的布类包好，然后将用酒精涂擦或煮沸消毒后的碗或小盆扣在上面，用带子或三角巾包好。

(2)怎样包扎伤口

伤口经过清洁处理后，要做好包扎。包扎具有保护伤口、压迫止血、减少感染、减轻疼痛、固定敷料和夹板等作用。包扎时，要做到快、准、轻、牢。快，即动作敏捷迅速；准，即部位准确、严密；轻，即动作轻柔，不要碰撞伤口；牢，即包扎牢靠，不可过紧，以免影响血液循环，也不能过松，以免纱布脱落。

6.包扎的方法

对于包扎伤口，不同部位有不同的方法，下面介绍几种常用的包扎材料和包扎方法。

(1)毛巾

包括上、下、腰三边和鸡心。

(2)毛巾包扎注意点

①角要拉得紧；

②包扎要贴实；

③结要打得牢。

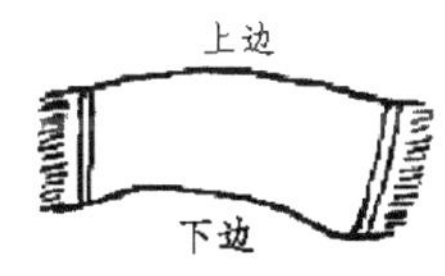

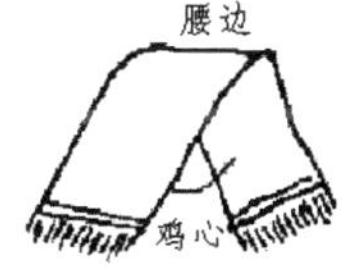

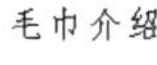

毛巾介绍

(3)全身各部位包扎

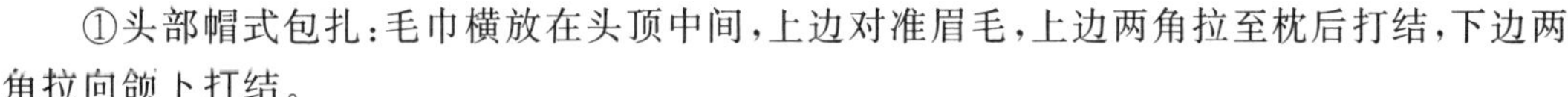

①头部帽式包扎：毛巾横放在头顶中间，上边对准眉毛，上边两角拉至枕后打结，下边两角拉向颌下打结。

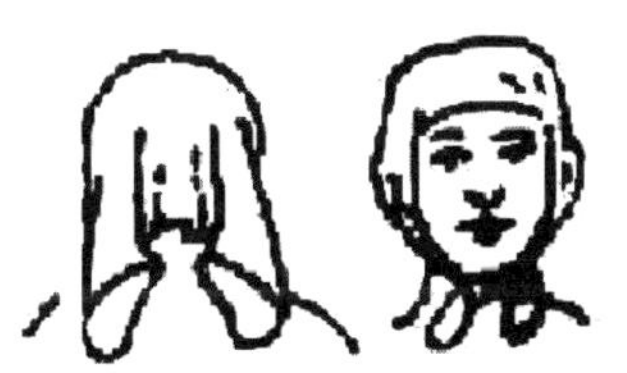

头部帽式包扎法

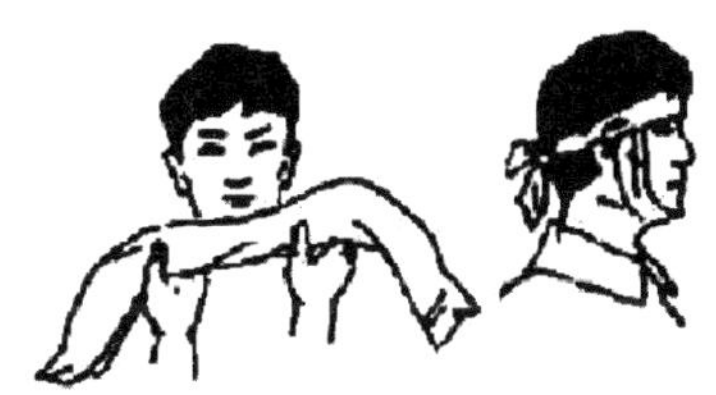

下颌兜式包扎法

②下颌兜式包扎法：将毛巾折成四指宽，一端系带一条，细毛巾托住下颌向上提，系带与毛巾一端在头上颞部交叉绕前在耳旁打结。

③单肩包扎法：将毛巾折成鸡心状放在肩上，腰边穿带在上臂固定，前后两角系带在对侧腋下打结。

④双肩包扎法：将毛巾两角结带，毛巾横放背肩部，再将毛巾两下角从腋下拉至前面，然

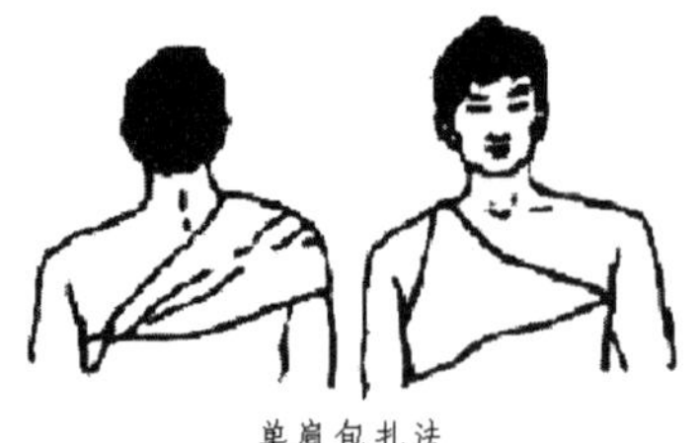
单肩包扎法

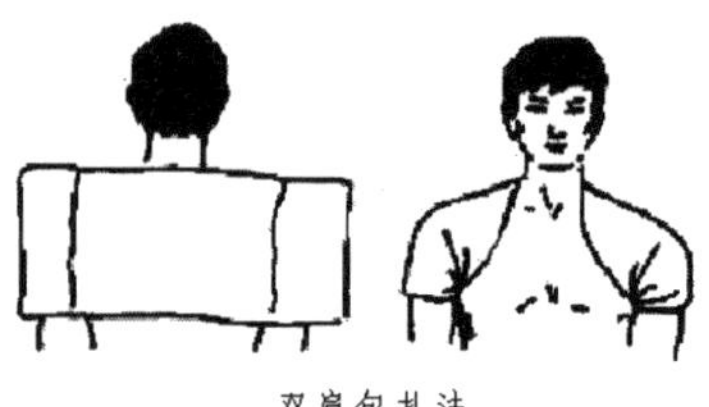
双肩包扎法

后把带子同角结牢。

⑤腹部包扎法：保护内脏勿污染，腰带一旁把结打；毛巾穿带折长短，短端系带兜会阴，长端在外盖腹部，绕到髂旁结短端。

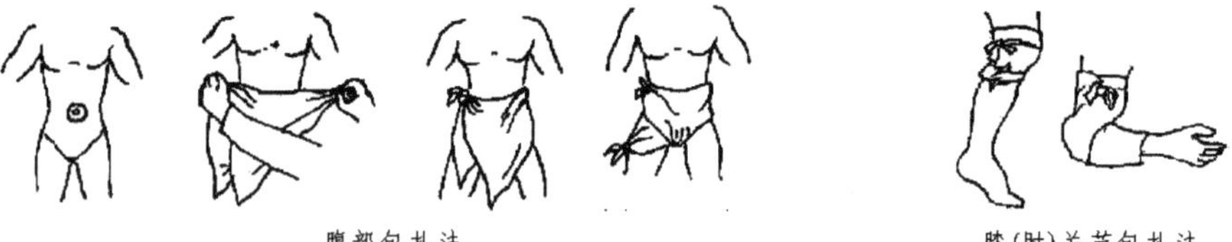
腹部包扎法　　膝(肘)关节包扎法

⑥膝(肘)关节包扎法：将毛巾扎带形包住关节，两端系带在肘(膝)窝交叉，在外侧打结固定。

⑦手臂部包扎法：将毛巾一角打结对准中指，用另一角包住手掌，再围臂螺旋形用系带打结固定。

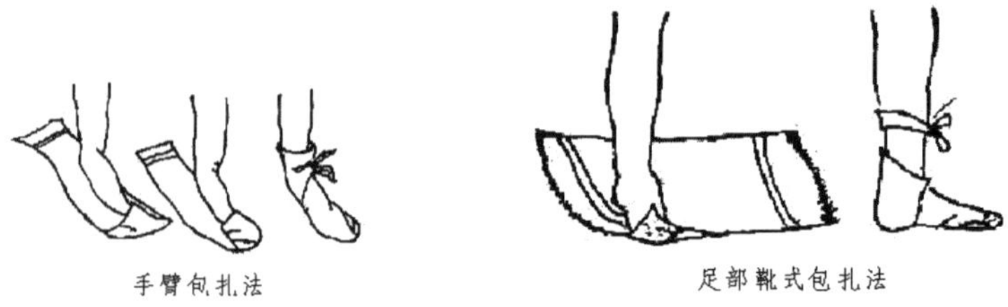
手臂包扎法　　足部靴式包扎法

⑧足部靴式包扎法：把毛巾放在地上，脚尖对准毛巾一角，将毛巾另一角围脚背压脚跟下，用另一角围脚部螺旋包扎，呈螺旋状上绕尽端系带扎牢。

7.石膏包扎法及注意事项

(1)石膏未干以前不得用手压迫、活动关节、搬运等，以免石膏变形、断裂。

(2)石膏包裹后应注意肢体血液循环(观察肢体末端皮肤有否发紫、苍白、知觉麻木或剧痛，如有以上情况速来医院复查)。

(3)如发现石膏断裂，应立即来院调换，以免影响治疗。

(4)注意石膏卫生，防止臭虫、跳蚤等进入，如固定肢体发痒只能用拍击方法，禁用硬器、手插入搔抓，以免造成压迫皮肤等意外。

(5)肢体在固定中应锻炼肌肉，增强血液循环，有利于伤口愈合。

(6)未经医生同意，不得自行拆除石膏。

(7)拆除石膏后应及早进行康复训练，促进关节功能、肌力、神经、局部肿痛最大限度地恢复。

8.绷带包扎法及注意事项

(1)包扎卷轴绷带前要先处理好患部,并放置敷料。包扎时,展开绷带的外侧头,背对患部,一边展开,一边缠绕。无论何种包扎形式,均应环形起,环形止,松紧适当,平整无褶。最后将绷带末端剪成两半,打方结固定。结应打在患部的对侧,不应压在患部之上。有的绷带无须打结固定,包扎后可自行固定。

(2)夹板绷带和石膏绷带为制动绷带,主要用于四肢骨折、重度关节扭伤、肌腱断裂等的急救与治疗。可用竹板、木板、树枝、厚纸板等作为夹板材料,依患部的长短、粗细及形状制备好夹板。夹板的两端应稍向外弯曲,以免对局部造成压迫。包扎前先处置,在骨断端复位及创伤处理后,用卷轴带做螺旋形包扎 3~4 层,将陷凹处垫平,外加毛毯垫或其他衬垫物,装上夹板,外用细铁丝或细绳捆绑固定。衬垫物的填充要适当,过少固定不确实,过多则会造成压迫。

(3)包扎石膏绷带时,应迅速而确实,局部处置后先用卷轴带将患肢松松包扎一层,以免拆除时损伤皮肤。用 40~50 ℃温水浸泡绷带卷,无气泡逸出时取出并挤掉多余水分即可应用。应用一卷浸一卷,以免浸泡过久石膏硬化。包扎时一定要将绷带展平,轻轻地缠在肢上即可,不要发生皱褶,也不可过紧。托举扶持患肢时要用手掌,不能用手指。绷带应与体表贴附,不可架空而过,绷带间不留空隙,两端应稍向外弯曲。包扎完毕取出盆中石膏泥,加在表面并抹光,待稍干后标明日期、骨折线及创口位置。待完全苏醒后扶助站立,避免摔倒导致石膏松动或变形。

(4)无论是夹板绷带还是石膏绷带,包扎时一定要松紧适当,过松易滑脱而失去作用,过紧则造成压迫。骨折时夹板或石膏绷带的长度最低应超过骨折部上、下两关节,否则达不到固定的目的,反而有害。

9.烧烫伤包扎疗法及注意事项

(1)有下列情况时不宜采取包扎疗法:

①大面积深度烧伤创面;

②头面、颈及会阴等部位;

③包扎后对防治感染不利,特别是炎热季节不宜采用。

(2)包扎过程中,必须始终注意肢体远端血运,外层一旦被渗液浸溃,应及时更换。

(3)要求严格无菌操作,包扎要完善。

四、伤员搬运

伤员进行初步救护后,必须迅速安全地将伤员送到医院或救护站进行进一步治疗,称搬运伤员。

搬运目的是使伤员能迅速得到医疗机构的及时抢救治疗,并及早离开受伤现场,以免延误抢救治疗时机,并可防止再次受伤。

1.搬运要求

(1)搬运前应先进行初步的急救处理。

(2)搬运时要根据伤情灵活地选用不同的搬运工具和搬运方法。

(3)按伤情不同,注意搬运的体位和方法,动作要轻而迅速,避免震动,尽量减少伤员痛苦,并争取在短时间内将伤员送往医院进行抢救治疗。

2.搬运方法

(1)单人搬运法:扶持法、抱持法、背负法。

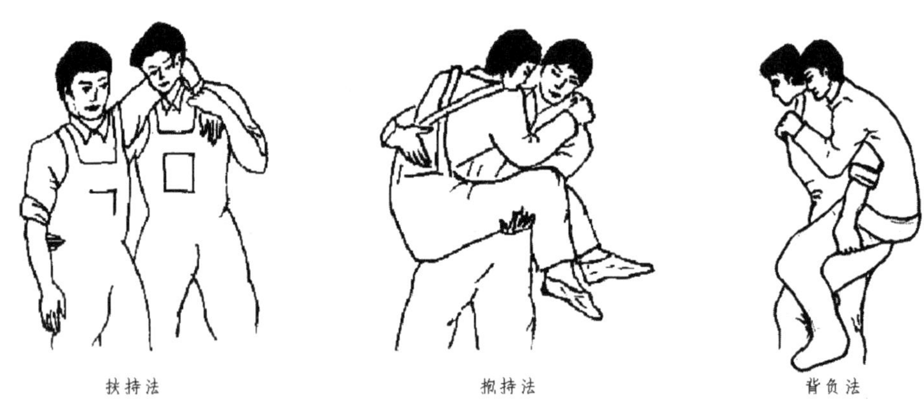

扶持法　　抱持法　　背负法

(2)双人搬运法:椅托式、轿杠式搬运法、拉车式搬运法、椅式搬运法、平卧托运法。

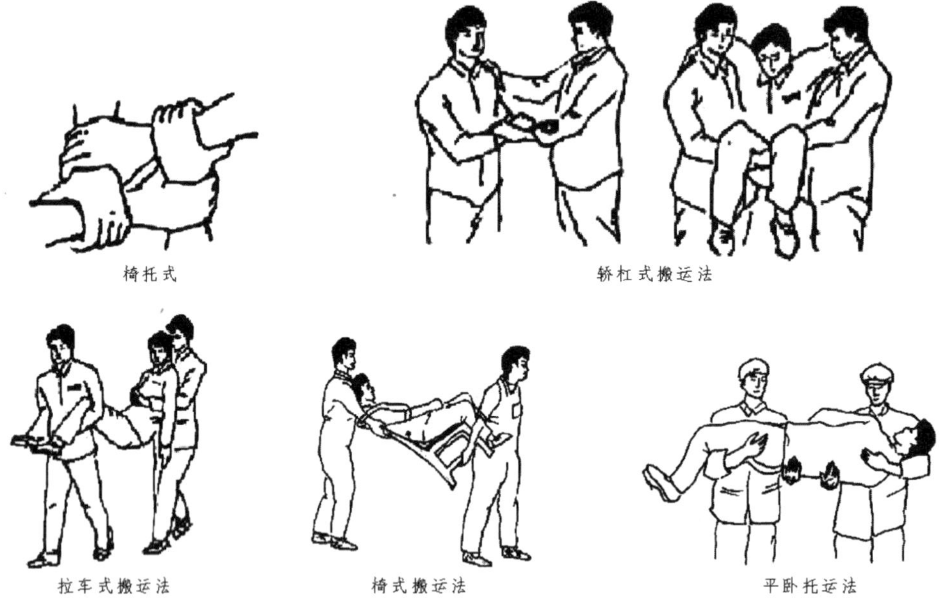

椅托式　　轿杠式搬运法

拉车式搬运法　　椅式搬运法　　平卧托运法

(3)就地取材法:在没有专用担架的情况下,也可以采用简易的担架,如用椅子、门板、毯子、衣服、大衣、绳子、竹竿或梯子等代替。

(4)担架搬运法:担架员在伤员一侧,将伤员抱上担架,然后将伤员固定于担架上。担架员走步要交叉,即前者先跨左脚,后者先跨右脚,上坡头在前,下坡头在后,冬季要保暖,夏季要防暑,并时常观察伤员情况。

3.搬运的注意事项

(1)搬运时,受伤部位应向上,头部和肩部不得着地。

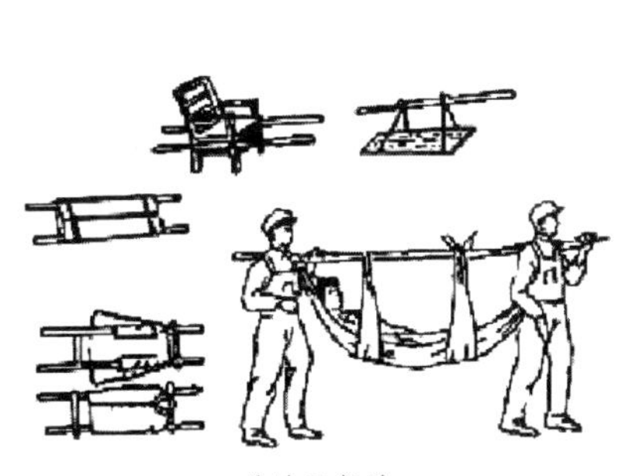
就地取材法

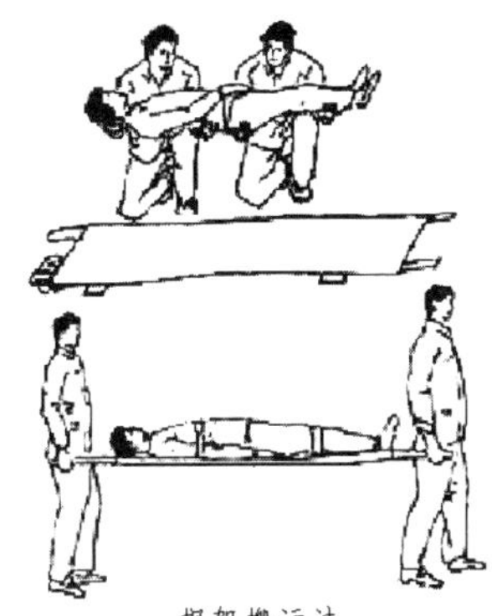
担架搬运法

(2)搬运过程不应增加伤病员痛苦。

(3)对凡发生或怀疑脊柱损伤者，应使伤者的脊柱保持正常的生理曲线；切忌做使脊柱过伸、过屈或扭曲的搬运动作，以免加重脊柱、脊髓的损伤；要 3 人或 4 人同时将伤者平抬平放于脊柱板或临时的木板上。

4.不同部位脊柱损伤者搬运方法

(1)胸椎、腰椎损伤

先使伤者四肢伸直，上肢放在身体两侧，木板或脊柱板放在伤者一侧，然后，3 名救护员单腿跪在伤者一侧，将双手手臂分别插入伤者肩背部、腰臀部、双下肢下边，再同时将伤者身体水平托起，使其成一个整体放在木板上或脊柱板上。注意不要使躯干弯曲或扭曲。严禁一人抱胸，另一人抬腿的方法，以免造成脊柱弯曲或扭曲而加重脊柱、脊髓的损伤。

(2)颈椎损伤

除上述要求外，要有专人双手扶持、固定头部，同时沿纵轴略加牵引，使颈椎保持中立位。然后，使用颈托固定头颈部后，由 4 人将伤员平抬平放在脊柱板上或木板上。再使用头部固定器或将枕头、背包、折好的衣服等放在头颈部两侧并固定，防止头部活动，并确保气道畅通。

第三节　常见异物阻塞的处理

一、气管异物

儿童在进食、玩耍瓜子、豆类、花生、扣子、球体等物体时，常因突然惊吓、跌倒、哭笑等将异物吸入气管。成人多因口中含物，如食物等不慎吸入，或因昏迷时将呕吐物、假牙等吸入气管。气管受到异物刺激，突然出现剧烈咳嗽、喘鸣、呼吸和吞咽困难、声音嘶哑、面色苍白，继之变为青紫，甚而失去知觉，昏倒在地。若不及时抢救，异物完全堵塞气管，超过 4 分钟就会危及生命，即使抢救成功，也可能会留下瘫痪、失语等严重后遗症。如果仅堵塞部分气管，但又咯不出来，就可能会发生肺炎、肺不张。因此，最关键的抢救措施是在现场即刻将异物排出。

现场急救最为理想的办法是美国医学会推荐的海姆立克手法。海姆立克手法适用于自救，也可用于互救。

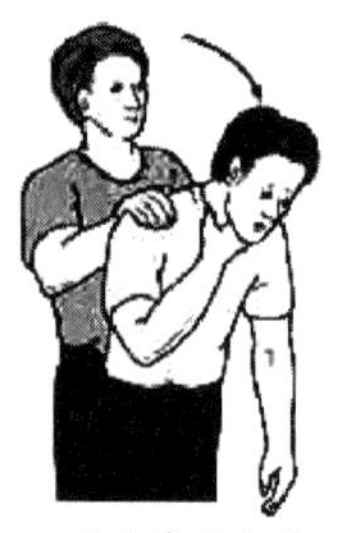
1.站在患者身后，再让患者微微前倾

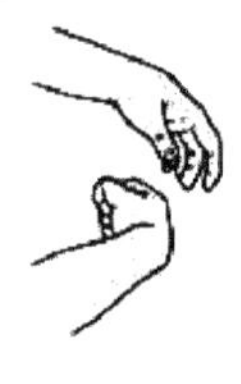
2.一手握拳

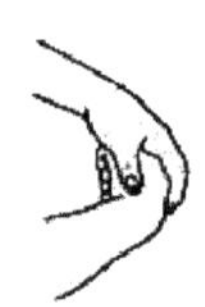
3.双手从患者身后环住患者，两手盖在患者胃部上方，也就是中央下方的肋骨处

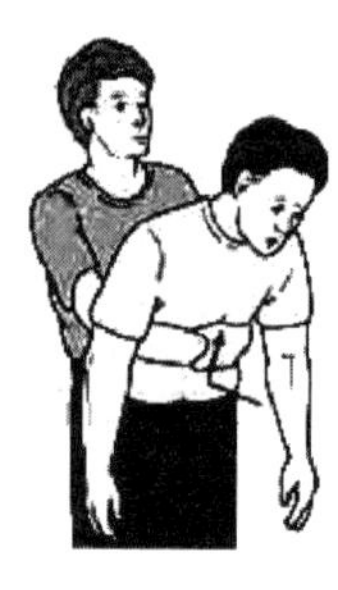
4.用力快速身上挤压

海姆立克急救法

1.站位急救法：救护者站在患者身后，用双臂围绕患者腰部，一手握拳，拳头的拇指侧顶在患者的上腹部(脐稍上方)；另一手握住握拳的手，向上、向后猛烈挤压患者的上腹部，挤压动作要快速，压后随即放松。

2.卧位急救法：患者仰卧，救护者两腿分开跪在患者大腿外侧的地面上，双手掌叠放在患者脐稍上方，向下、向前快速挤压，压后随即放松。

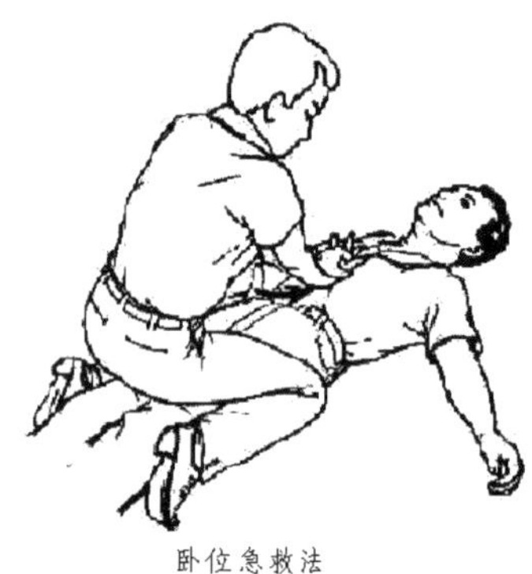
卧位急救法

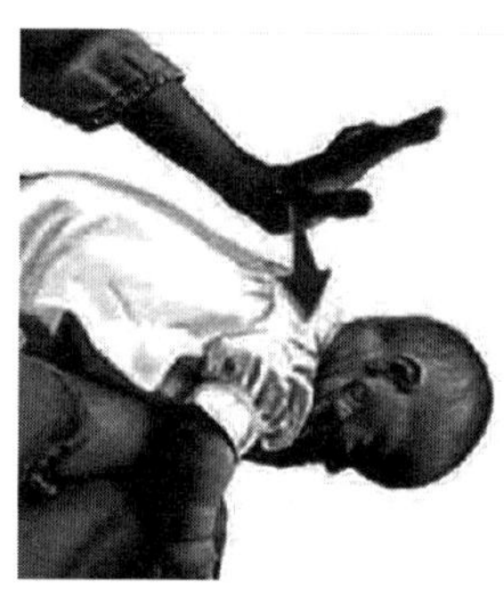
儿童急救法

3.儿童急救法：让患儿俯卧在两腿间，头低脚高，然后用手掌适当用力在患儿的两肩胛骨间拍击4次。拍背不见效，可让患儿背贴于救护者的腿上，然后，救护者用两手食指和中指用力向后、向上挤压患儿中上腹部，压后即放松，可重复几次，必要时赶快送医院。

二、咽部异物

口咽及喉咽部异物，多属经口进入的尖锐细长物品，如鱼刺、麦芒、竹丝等，可刺入扁桃体、咽侧壁、舌根或会厌谷等处。其中以鱼刺、骨头最为常见，常见于耳鼻喉科急诊。较大异物常停留于梨状窝。尖锐异物可能刺透并穿过咽黏膜，埋藏于咽后壁，引起继发感染，甚或酿成脓肿。鼻咽异物，常因呕吐或呛咳时，误将食物、药片等挤入鼻咽部。

1.疾病原因

(1)饮食不慎，将鱼刺、肉骨、果核等咽下。

(2)儿童嬉戏，将小玩具、硬币等放入口内咽下。

(3)睡眠、昏迷或酒醉时发生误咽(如假牙脱落等)。

(4)企图自杀,有意吞入异物。

(5)老年人咽部感觉较差,牙齿脱落,咀嚼不充分,易发生此病。

(6)头颈部外伤时,弹片等异物存留于咽腔。

(7)手术中止血纱条、棉球、缝针等误留于鼻咽部、扁桃体中。

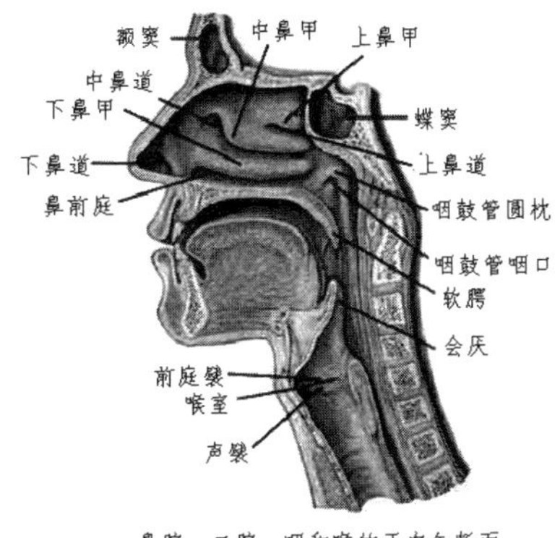

鼻腔、口腔、咽和喉的正中矢断面

2.症状与体征

咽部异物常引起异物感、吞咽困难和局部刺痛,部位比较固定而持续,做吞咽动作或推动喉部时症状加重。鼻咽异物可引起鼻塞,存留过久常有腥臭味。

(1)鼻咽异物

较少见,多见于小儿、外伤或手术中的意外。病史多不详,常有鼻阻塞症状,鼻涕带臭味,可有不明原因的发烧等症状,可并发咽鼓管炎、中耳炎等,检查易疏忽而漏诊。

(2)口咽异物

常见,异物多存留于扁桃体、舌根或会厌谷,常为细小的异物,易刺入组织内或隐藏于不易查知之处。症状因异物种类及刺入部位不同而异,常自觉咽喉刺痛,吞咽时加剧,多避免转动颈项,病人能指出疼痛所在部位。

(3)喉咽异物

多见于梨状窝或环后,症状同口咽异物,因异物较大,多有咽下困难,刺激喉黏膜,可导致发痒、咳嗽,甚至引起喉黏膜水肿、血肿等,如阻塞喉入口,可有窒息的危险。有时因呛咳、吞咽、呕吐等动作使异物被吐出或咽下。

3.检查与诊断

以压舌板检查口咽或间接喉镜检查可发现异物,异物存留于鼻咽部时间较长者可见鼻腔内有脓涕、黏膜充血或在下甲后部见脓性物;如异物刺入、刺伤咽部组织,可有瘀血、血肿等,时间较长时刺入处的周围组织常有炎性表现。较大的口咽和喉咽异物常在颈外扪及明显的触痛区,若将喉头或气管朝此区推压,则疼痛加重。

4.现场急救

咽分鼻咽、口咽、喉咽三部分,鼻咽和喉咽部异物必须请医生诊治。口咽部异物,如鱼刺、骨刺、缝针等很容易刺在口咽部扁桃体或其他附近组织上。处理时,一定要对着充足日光或灯光,光线能直射在口咽部。令病人张口,安静地呼吸,最好用压舌板或用两根筷子来代替轻轻将舌头压下,使咽峡部暴露清楚,如果是鱼刺,往往一端刺入组织,另一端暴露在外,呈白色,用镊子钳出,否则应送医院处理。

5.咽喉异物的预防与护理

(1)进食时不要讲话,尤其是吃鱼类等多刺多骨的食物时。

(2)儿童的玩具,宜大不宜小,防其误吞入。

(3)咽喉部有异物时要及时取出。

(4)异物取出后,暂时少讲话。

(5)进食时的异物,忌用饭团吞下。如此则鱼刺等异物,越咽陷入越深。

三、食管异物

食管异物系因饮食不慎，误咽异物，如鱼刺、骨片或脱落的假牙，儿童误将小玩具咽下，如硬币、纽扣、大头针等。异物多嵌在食管狭窄处，第一狭窄处多见。若不及时取出延误治疗可引起食管周围炎和脓肿，纵隔炎和脓肿、食管瘘，甚至穿破大血管引起致命的大出血。

1. 疾病原因

老年人牙具脱落或使用假牙，咀嚼功能较差，口内感觉欠灵敏等，也易误吞异物。小儿磨牙发育不全，食物未经充分咀嚼或有口含小玩物的不良习惯，是小儿发生食管异物的常见原因。此外，食管本身的病症，如食管狭窄或食管癌时引起管腔变细，也是发生食管异物的原因之一。食管异物最常见于食管入口处，其次为食管中段，发生于下段者较为少见。异物种类以鱼刺、肉骨、鸡鸭骨等动物类异物最为常见。

2. 症状与体征

(1)吞咽困难

多由异物嵌顿所致，其程度与异物停留的部位、形状和有无继发感染等因素有关。病情较轻时仍可进食半流质。如异物较大或合并感染时，吞咽困难较明显，严重时可能饮水也感困难。小儿患者常有流涎症状。

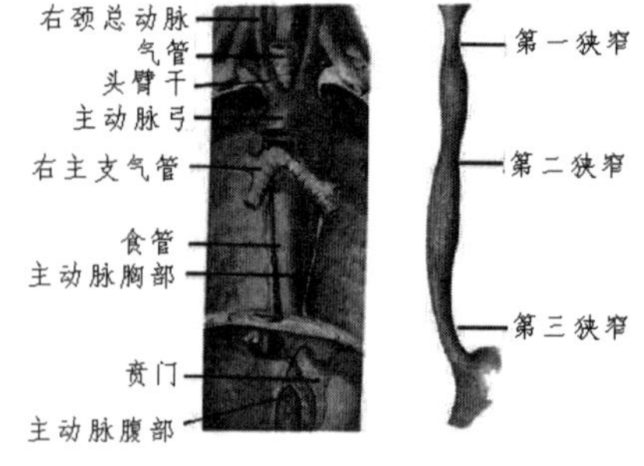

(2)吞咽疼痛

异物较小或较圆钝时，常仅有梗阻感。尖锐性异物或有继发感染时，吞咽疼痛常较明显。异物位于食管上段时，疼痛部位常在颈根部或胸骨上窝处，位于食管中段的异物常伴有胸骨后疼痛。

(3)呼吸道症状

异物较大，向前压迫气管后壁时；或异物位置较高，未完全进入食管内，外露部分压迫喉部时，均可出现呼吸困难。应予以妥善处理，以保持呼吸道通畅。尖锐、粗糙、不规则的异物，如不及时取除，可引起继发感染，或并发食管穿孔。食管穿孔后可发生以下病变：

①颈部皮下气肿或纵隔气肿：食管穿孔后，咽下之空气经穿孔外溢，潜入颈部皮下组织或纵隔内，如处理及时并无明显感染时，可逐渐自行吸收。

②食管周围炎：食管穿孔后炎症向外扩散，可并发食管周围炎。感染较重、形成积脓时称为食管周围脓肿。穿孔位于颈段食管时，若化脓性炎症经食管后隙侵及咽后间隙，可同时并发咽后脓肿。颈侧位 X 线拍片可协助诊断。

③纵隔炎：食管穿孔后，感染累及纵隔者可引起纵隔炎。病人多有高热等全身中毒症状，X 线检查显示纵隔增宽。

④大血管破溃：食管中段异物嵌顿，未及时取除而致管壁穿破者，易导致食管周围化脓性感染；病变可累及主动脉弓或锁骨下动脉等大血管，引起致命性大出血。表现为大量呕血或便血，治疗较困难，应重视预防。

⑤气管食管瘘：由于异物嵌顿、压迫食管致管壁坏死，并累及气管、支气管时，可形成气管食管瘘，导致肺部反复感染。

3.判断

(1)异物史。大多数病人有明确的异物误吞史,应进一步了解异物性质、形状及存留时间,以供进一步检查和治疗时参考。

(2)异物位于食管上段时,患侧颈部常有轻微压痛。间接喉镜检查有时可见梨状窝积液。

(3)X 线检查。对于鱼刺、肉骨等在 X 线下不显影的异物,应行食管钡剂 X 线检查,以确定异物是否存在及所在部位。对于 X 线下显影的异物,可直接作 X 线拍片定位。

(4)食管镜检查。对于少数异物病史明确,但 X 线检查不能确诊,药物治疗后症状改善不明显者,可酌情行食管镜检查,以明确诊断。

4.现场急救

食管异物大多在食管上端的开口处,发生后千万不可再进食,以免愈推愈深,增加危险,应即送医院诊治。经 X 线检查,如已进入胃部,则可不必慌张,光滑异物或环状异物如铜线、金戒指等,大多可随粪便排出,可进一般食物,切不可服泻剂,更不必乱用药,只需每天保留病人粪便,仔细观察即可。如果是尖锐异物如缝衣针、大的鱼刺,进入胃部,有可能造成穿孔,应提高警惕,尽快请医生诊治。

5.疾病预防

预防发生食管异物的要点:

(1)进食时要细嚼慢咽,不宜过于匆忙,有鱼刺、骨头等硬物应尽量吐出。牙齿脱落较多或用假牙托的老人,尤应注意。损坏的假牙要及时修复,以免进食时松动、脱落,误吞成为异物。

(2)教育小儿改正口含小玩物的不良习惯,以防不慎咽下。

(3)全麻或昏迷病人,应将活动的假牙取出。

(4)误吞异物后,切忌自行吞服饭团、馒头、韭菜等食物,以免加重损伤,增加手术困难。尽早明确诊断,及时取除异物,对防止并发症的发生有重要意义。

6.护理

(1)异物在食管内停留时间愈长,局部炎症反应愈明显,也增加了手术的难度,因此,应及时取除。对于已有发热、局部肿痛等感染征象者,予适当应用抗生素后,尽早手术,以利炎症的消退并防止并发症的产生。

(2)手术时,应使食管镜之位置与食管之纵轴一致,使食管之前后、左右各壁均能看到,以免超越异物,造成漏诊。

(3)异物较大,外形不规则或有尖刺,停留部位与主动脉弓邻近,食管镜取出有困难时,不要强拖硬拉,宜请胸外科会诊。

(4)小儿食管镜检查时,可压迫气管后壁而致呼吸困难,应及时退出食管镜,以免窒息。因此宜采用气管插管麻醉,以保证手术时呼吸通畅。

(5)尖锐异物已穿破食管,埋入周围组织时,有时可经颈侧或纵隔切开途径取出异物。

(6)老年病人取出异物后,应注意观察食管内有无新生物等病症。

(7)食道镜术后取出异物后,疑有食管穿孔或已有穿孔者,忌做钡剂造影,需住院密切观察,禁饮食,补液,给予足量抗生素。

四、鼻腔异物

鼻腔异物可分为生物性和非生物性，生物性以植物性为多见，动物性则较为罕见。

1.病因

(1)儿童玩耍时自己或他人将豆类、果核、纸卷、塑料玩物等塞入鼻孔内又难以自行去除，事后忘记，造成鼻腔异物。

(2)热带地区水蛭和昆虫较多，可爬行入野浴或露宿者的鼻内。

2.症状与体征

儿童鼻腔异物多在单侧鼻腔流黏脓涕，涕中带血，鼻塞，呼出气有臭味。面部外伤性异物除在外伤表现外，随异物大小、性质、滞留时间和所在位置而使症状有所不同。动物性异物在鼻内多有虫爬感，日久可有鼻窦炎。

3.判断

儿童有单侧鼻流脓涕，时有涕中带血，且呼出气有臭味，就应首先考虑为鼻腔异物。如异物存留过久，鼻内有肉芽组织形成，需用探针辅助检查。对金属异物需行X线定位检查，应包括下颌骨在内的头颅正位和侧位片，以避免投影偏差。必要时可行CT检查。

4.急救处理

儿童鼻腔异物可用前端为环状的器械经前鼻孔进入，绕至异物后方向前勾出。切勿用镊子夹取，尤其圆滑异物可因夹取滑脱，将其推向后鼻孔或鼻咽部，甚至误吸入喉腔或气管，给取出带来困难及并发症。动物性异物需先用1%地卡因将其麻醉后，再用鼻钳取出。外伤性异物在充分估计伤情和妥善准备后，经准确定位，选择相应手术进路和方法，必要时需在X线荧光屏观察下，实施手术取出。如异物较大且嵌顿在头面部大血管附近，需先行相关血管结扎再取出异物，如贸然取出有发生致死性大出血的可能。对无症状的细小金属异物若不处在危险部位，可不必取出，但需定期复查。

第四节 常见意外急救

一、溺水急救

人落水后，水、泥沙、水草等会阻塞呼吸道，或因呼吸道痉挛而引起缺氧、窒息，乃至死亡。落水被淹后一般4～6分钟即可致死。溺水多见于儿童、青少年和老人，以误落水者为多，偶有投水自杀者，意外事故如遇有洪水、船只沉覆等也是重要原因。

轻者，落水时间短，口唇四肢末端出现青紫，伴面肿，四肢发硬，呼吸浅表。吸入水量在2 mL/kg时会出现轻度缺氧现象。重者，如吸入水量在10 mL/kg以上者，1分钟内即出现低氧血症。落水时间长者，会出现面色青紫，口鼻腔充满血性泡沫或泥沙，四肢冰冷，昏睡不醒，瞳孔散大，呼吸停止。

1.自救

落水后要镇静不要慌张。举手挣扎时，会使人加快下沉。正确的做法应仰卧，头向后，口鼻向上露出水面，身体放松。呼气要浅，吸气要深，这样可勉强浮起，等人来救。游泳时如遇到腿抽筋应尽快呼救，并仰泳浮上水面，身体放松，好转后应迅速上岸。

2. 援救

救援者应游到溺水者后方，用左手从其左臂和上半身中间握对方的右手，或拖住溺水者的头发，用仰泳方式将其拖到岸边。救援者应防溺水者抱住不放，影响施救；万一被抱住，救援者应松手下沉，先与溺者脱离，然后再救援；或向后推溺水者的脸，紧捏其鼻，使其松手，接着再救。

救援者不会水性时应立即用绳索、竹竿、木板或救生圈，使溺水者握住后再拖上岸来。现场无任何救生材料时，应即时高声呼叫他人。

3. 急救措施

(1)保持呼吸道通畅。患者置于俯卧位，头部向下，立即清除口、鼻内的泥沙、呕吐物等。松解衣领、纽扣、乳罩、内衣、腰带、背带等，但同时应注意保暖，必要时将舌头用手巾、纱布包裹拉出，保持呼吸道通畅。

(2)控水(倒水)。①急救者一腿跪在地，另一腿屈膝，将溺水者腹部横放在其大腿上，使其头下垂，接着按压其背部，使胃内积水倒出。②急救者从后抱起溺者的腰部，使其背向上，头向下，也能将水倒出来。

(3)心肺复苏。当判断为心跳呼吸停止后，应立即予行心肺复苏，即使在运输中也不能停顿，应坚持至少半小时，判定好转或死亡后才能停止。

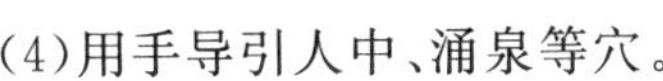

(4)用手导引人中、涌泉等穴。

(5)有条件时，可肌肉注射 0.1%肾上腺素 1 mL、可拉明 0.25 g，必要时可反复使用。

(6)溺水者苏醒后要禁食，必要时应用抗生素预防感染。

(7)送医急救。现场初步抢救后应送医院接受进一步治疗。

二、触电急救

触电又称电伤，是指一定量电流或电能(静电)通过人体，造成机体损伤或功能障碍。触电有多种原因：(1)不懂安全用电常识；(2)自行安装电器，家用电器漏电而手接触开关、灯头、插头等；(3)因大风雪、火灾、地震、房屋倒塌等使高压线断后落在地上，周围 10 m 内都有触电危险；(4)在房檐下或大树下避雷雨被电击，如衣帽被雨淋更容易被击到；(5)在电线上晒湿衣物；(6)救护时直接用手拉触电者等。

1. 表现

电流通过人体主要产生电击伤、电热灼伤、闪电损伤三种伤害形式，依电击伤害程度可分为轻型、重型、危重型。轻者神志清楚，呼吸、心跳尚规律，有心慌、头晕、面色苍白、恶心、四肢无力等症状，如脱离电源，安静休息，注意观察，不需特殊处理。重者则出现呼吸急促，心跳加快，血压下降，昏迷，心室颤动，呼吸中枢麻痹，皮肤烧伤或焦化、坏死等症状。危重者多见于高压电击伤，可出现昏迷、呼吸心跳停止、瞳孔扩大等症状。

2. 急救

(1)火速切断电源。①立即拉下闸门或关闭电源开关，拔掉插头，使触电者很快脱离电源。②利用干的竹竿、扁担、木棍或者塑料制品、橡胶制品、皮制品等挑开接触病人的电源,使病人迅速脱离电源。

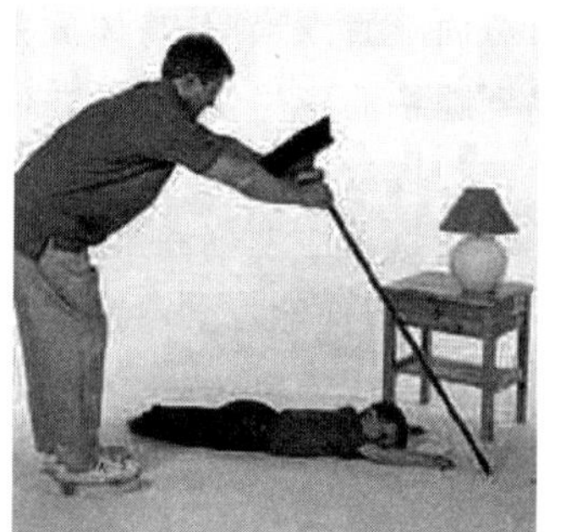

(2)如无法切断电源,且患者仍在漏电的机器上时,赶快用干燥的绝缘棉衣、棉被将病人推拉开。

(3)未切断电源之前,抢救者切忌用自己的手直接去拉触电者,这样自己也会因触电而受伤,再有人拉这位触电者也会同样触电,因人体是导体,极易传电。

(4)确认心跳停止时,在用人工呼吸和胸外心脏按压后,才可使用强心剂。

(5)触电灼烧伤应合理包扎。在高空高压线触电抢救中,要注意避免再摔伤。

(6)急救者最好穿胶鞋,跳在木板上保护自身。心跳呼吸停止还可皮下或静脉注射肾上腺素、异丙肾上腺素、阿托品等,如电流出入在二上肢则可用肾上腺素,如出入在上下肢则宜用阿托品。血压仍低时,可注射阿拉明、多巴胺,呼吸不规则时可注射尼可刹米、山梗茶碱。

(7)严密观察病人,防止各种并发症的产生。

3.预防

(1)家用电器最好接有地线。

(2)掌握基本的家电知识,自己不拆卸安装电器。

(3)发现电线、开关等有问题时,请专业人员修理。

(4)不在电线上搭晒衣物。

(5)远离大风刮断的高压线(至少 10 米远)。

(6)禁止在潮湿的地板上修电器。发现有“霹雳”的火花声时,立即关闭电源,预防触电。

三、烧伤急救

烧伤是生活、生产过程中经常发生的意外情况。常见烧伤原因有以下几种:(1)热力烧伤,如开水、热蒸汽、火焰、热稀饭、热金属;(2)化学性质烧伤,如强酸、强碱;(3)电烧伤,如触电、雷电击;(4)物理性和放射性烧伤,如激光、核能等。其中以生活烫伤和火焰伤占多数。3 岁以下儿童和 60 岁以上老年人对烧伤的耐受力和代谢能力均较差,因而死亡率明显高于青壮年。

1.判断

烧伤的严重程度与面积大小、伤势深浅有关。可用病人手掌面积粗略估计,即五指并拢后的一手掌约等于本人体表面积的 1%。

(1)轻度烧伤:总面积的 9%以下。

(2)中度烧伤:总面积的 10%~29%,三度烧伤面积 10%以下。

(3)重度烧伤:总面积的 30%~49%,三度烧伤面积 10%~19%或者全身情况较重。

(4)特重烧伤:总面积大于 50%,三度烧伤大于 20%。

以上所指总面积都是指二度以上烧伤。

2.急救

(1)迅速远离火源并脱去着火的衣物,或用冷水浇灭正在着火的衣服,或就地滚动。

(2)用大衣、棉被、毯子覆盖使火熄灭,或直接滚、跳入池塘、水池、水沟内灭火。

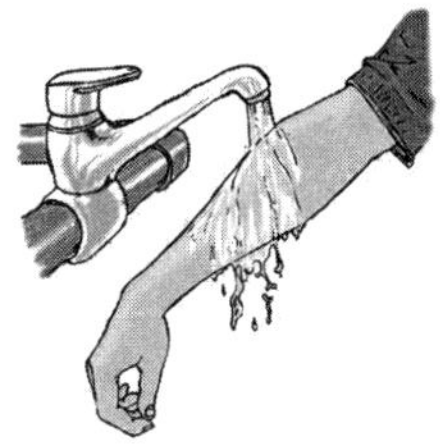

(3)注意：①不能一边跑，一边呼救，这样会加重烧伤。②被液体烫伤后，立即剪去被浸湿的衣服，如某处衣肉粘得太紧时，不要强行撕下，先剪去未粘连部分，暂留粘连部分。③剪刀不要碰到伤口、水泡，不涂紫药水、红药水和其他药膏，以免影响创面观察。

(4)创面用清水冲洗后，再用干净布包扎创面，防止感染。强酸、强碱和沥青烧伤皮肤时，应用清水充分冲洗。眼烧伤时，用生理盐水冲洗后，用棉棍取去异物并滴 0.25%氯霉素眼液。

(5)手足烧伤包裹时应将指(趾)分开，以防粘连。

(6)剧痛时，用杜冷丁 1～2 mg/kg，最好用生理盐水稀释 1 倍后，由静脉缓缓注入止痛。

(7)脱水时可多次少量口服淡盐水、盐茶水，或烧伤饮片(每片含食盐 0.3 g、碳酸氢钠 0.15 g、鲁米那 0.03 g)，每服 1 片，口服白开水 100 mL。

(8)大面积烧伤(超 40%)如有呕吐者，应在 24 小时内禁食，口渴时可用少量水湿润口腔。

(9)二、三度烧伤时，及时送医院抢治。途中应少颠簸，注意保暖、吸氧，并给予输液。

四、灼伤急救

灼伤是工业生产、战争和日常生活中常见的损伤，包括高温(火焰、沸水、蒸汽、热油、灼热金属)、化学物质(强酸、强碱)、电流(高压电)及放射线(X 射线、γ 射线)等引起的机体组织灼伤。

1.现场急救

(1)热灼伤

迅速离开致伤现场，衣服着火者，应立即卧倒，在地上慢慢打滚或用水、大衣或雨衣等灭火，或立即将着火衣服脱去。切勿直立奔跑、呼喊以免助长燃烧引起呼吸道烧伤，也不要用双手扑火。

沸水、蒸汽烫伤应立即剪开衣袖、裤袜，然后将湿衣服、裤袜脱去，肢体可浸于冷水中以减轻疼痛，包扎创面。

(2)化学烧伤

强酸烧伤立即用大量清水或 3%～5%碳酸氢钠液冲洗创面；强碱烧伤用大量清水或 1%～2%醋酸冲洗创面；生石灰烧伤应先去净石灰粉粒后，再用大量清水冲洗；磷烧伤最好浸泡在流水中冲洗，除去磷颗粒，创面用湿纱布包扎或暴露创面，忌用油质敷料或药膏。

(3)电烧伤

先做心肺复苏抢救生命，再处理创面。

(4)创面保护

用敷料包扎，若无敷料可用清洁床单、被单、衣服等包裹转送医院。

2.转运

原则上转送当地医院，如当地无条件治疗需要转送者，应掌握运送时机，要求呼吸道通畅，无活动性出血，休克基本控制，减少途中颠簸。重度烧伤者要求在 8 小时内送到救治单位，否则应在休克期过后(伤后 48 小时)再送。转运途中要输液，并采取抗休克措施。

抗感染处理。烧伤后尽快肌肉注射破伤风抗毒血清 1 500～2 000 单位(需皮试)，重度烧伤或创面污染严重者，宜使用抗生素。

轻度或中度烧伤全身情况好者，可饮烧伤饮料（每 1 000 mL 水中加氯化钠 3 g、碳酸氢钠 1.5 g、葡萄糖 50 g），伤后忌饮白开水。重度烧伤必须静脉输液抗休克，并肌肉注射杜冷丁 50～100 mg 或吗啡 6～10 mg，以镇静、止痛。

五、中暑急救

在盛夏季节，中暑是严重危害人类健康和生命的急症。中暑一般表现为出汗、口渴、头昏、无力、耳鸣、胸闷、心慌、面色苍白、恶心呕吐、血压下降、体温升高等，甚至出现神志恍惚、烦躁不安、昏迷、抽搐、肌肉不由自主地抖动、皮肤干燥无汗等。

将患者迅速移至阴凉或有空调处，用凉水或冰水毛巾敷于患者头部、颈部、腋下、大腿根部，有条件者还可以用冰袋、冰枕或冰块为患者冷敷；用冷水或 30％的酒精擦浴，直到皮肤发红，以促使热量散发；冷水擦身加电风扇吹风；饮用 0.3％淡盐水或其他清凉饮料，防止机体水盐的过量丢失。但要注意，短时间内不要饮水过多，一般 1 小时内不超过 1 000 mL 水；同时可用清凉油、风油精涂抹人中穴、后脑窝处，并让患者内服十滴水、仁丹、藿香正气水（丸、散）等防暑降温药物，这些都是紧急救治中暑的好办法。

第五节　常见中毒急救

一、急性中毒急救原则

有毒化学物质进入人体，达到中毒量而产生损害的全身性疾病叫作中毒。引起中毒的化学物质称毒物。大量接触毒物会使人中毒而致死。根据病因可分为职业性中毒和生活性中毒。其中经消化道接触者多见，常是误服，也有自杀而服者。不论何种中毒原因，均应立即采取急救措施。发现有人服毒后，要迅速做以下工作：(1)问病人。立即询问病人服的何种毒药，服了多少，服了多久。(2)查线索。病人意识不清楚或拒不回答时立即查线索，迅速查询病人周围，如床上、地上、桌上等处，有否遗留药瓶、药袋，缺了多少。

1.一般处理原则

急性中毒者病情急，损害严重，需要紧急处理。因此，急性中毒的急救原则应做到以下四点：(1)立即脱离与毒物的接触；(2)清除进入人体内已被吸收或尚未吸收的毒物；(3)如有可能，选用特效解毒药；(4)对症治疗。同时应做到"快"即迅速，分秒必争；"稳"即沉着、冷静；"准"即判断准确，不要采用错误方法急救；"动"即注意动态出现的症状及抢救措施是否到位。

2.一般急救措施

可分脱离接触、除毒、解毒和对症治疗四步，此处重点介绍除毒方法。

(1)脱离接触

包括立即撤离中毒现场，去除污染的衣物，清洗受污染的皮肤、毛发等。

(2)除毒方法

①清除皮肤毒物：迅速使中毒者离开中毒场地，脱去被污染的衣物，用大量肥皂水和温水反复冲洗身体皮肤和毛发，清除沾污的毒性物质，一般不必用药物中和。

②清除眼内毒物：迅速用 0.9%生理盐水或清水彻底清洗，局部一般不用化学拮抗药。

③吸入毒物的急救：应立即将病人脱离中毒现场，搬至空气新鲜的地方，同时可吸入氧气。

④经口进入毒物的急救：早期彻底清除毒物可明显改善病情。

a. 催吐：患者清醒、能合作者，让患者先饮温水 300～500 mL，然后用手指、羽毛、筷子、压舌板刺激咽后壁或舌根诱发呕吐，将毒物呕吐出来。有条件的还可用药物如吐根糖浆催吐。准备药物需较长时间且效果不确实，因此最有效的方式还是以物理办法催吐。催吐禁忌：服强酸、强碱中毒者，已发生昏迷、抽搐、惊厥者，患有严重心脏病变、食道静脉曲张和溃疡病者，孕妇应慎用。

b. 洗胃：清醒者，越快越好，但神志不清、惊厥抽动、休克、昏迷者忌用。洗胃一般在服毒后 6 小时内有效，即使超过 6 小时仍有洗胃的必要，也只有在医护人员指导下进行。以微温清水最为方便易得，适合各种毒物，也可用 1∶5 000 的高锰酸钾液，但可使部分毒物的毒性更大，如乐果成为氧乐果，马拉硫磷成为马拉氧磷。插入胃管后先抽尽胃内容物（保留备查），再注入洗胃液，每次注入 200～250 mL，不宜过多，以防毒物冲入肠道。要反复洗，直至洗出液无毒物气味时为止。洗胃初步结束后可留置胃管，以便反复清洗或隔一段时间抽出胃内排泌出的毒物。口服腐蚀性毒物以及食管静脉曲张者则不宜洗胃。

c. 灌肠：清洗肠内毒物，防止吸收。腐蚀性毒物中毒可灌入蛋清、稠米汤、淀粉糊、牛奶等，可保护胃肠黏膜，延缓毒物的吸收；口服炭末、白陶土有吸附毒物的功能；如由皮下、肌肉注射引起的中毒，时间还不长，可在原针处周围肌肉注射 1%肾上腺素 0.5 mg 以延缓吸收。

d. 导泻：洗胃后，灌入泻药以清除进入肠道内的毒物，常用盐类泻药，如碳酸钠或碳酸镁，以 15 g 溶于水，口服或由胃管注入。

e. 促进已吸收毒物排出：用以下方法可促使已吸收到体内的毒物排出。利尿排毒：大量饮水、喝茶水都有利尿排毒的作用；亦可口服速尿 20～40 mg/日。静脉注射补液：无法口服者宜予以静脉补液，补充热量和维持水电解质平衡，促进毒物排泄。其他如血液净化等只能在医院进行。

(3)解毒和对症急救需在医院专业人员指导下进行。

二、煤气中毒急救

煤气中毒即一氧化碳中毒。一氧化碳为无色、无味、无刺激性的气体。煤气中毒常因使用煤炉漏气或采矿时通风不良而致。室内通风不良是家庭煤气中毒的主要原因，使用老式直排式燃气热水器所致中毒在急诊科中经常见到，尤其是在冬季。一氧化碳吸入体内，与血液中的血红蛋白结合成碳氧血红蛋白（COHb），它与血红蛋白的亲和力比氧大 240 倍，而它的解离速度是氧的 1/3 600。吸入后致使组织缺氧、痉挛和水肿等，心脏和脑等代谢旺盛的器官最易受损。

1. 急救

(1)自己发现有中毒时，可暂时走（爬）出中毒现场，呼吸新鲜空气，并呼叫他人速来相助。

(2)他人发现已中毒者，立即打开窗户，将病人抬离现场，松解衣扣，使呼吸通畅并注意保暖。

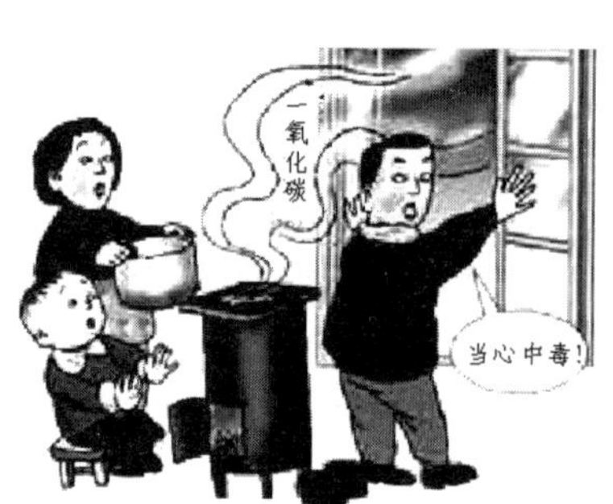

(3)如有呕吐应使病人头偏向一侧，并及时清理口鼻腔内的分泌物。

(4)用手导引人中、足三里、内关等穴位，及时吸氧。如有窒息、心跳呼吸停止，应立即进行心肺复苏。

(5)尽快送医院接受抢救、高压氧治疗。

2.预防

(1)平时严格检查煤气管道、阀门是否漏气并及时检修，严格遵守使用规则。

(2)烧煤者的厨房应有烟囱，注意充分通风换气。

(3)加强宣教，提高防煤气中毒及抢救的知识水平。

(4)使用燃气热水器应注意通风换气。

三、有机磷农药中毒急救

1.概要

有机磷农药属有机磷酸酯类化合物，是使用最多、最广泛的杀虫剂。它的种类较多，包括甲胺磷、甲拌磷(3911)、内吸磷(1059)、对硫磷(1605)、敌百虫、乐果、马拉硫磷(4049)、甲基对硫磷(甲基 1605)、二甲硫吸磷、甲基内吸磷(甲基 1059)、氧化乐果、久效磷等。有机磷杀虫药经皮肤、黏膜、消化道、呼吸道吸收后，很快分布至全身各脏器，其中以肝内浓度最高，肌肉和脑中最少。它主要抑制乙酰胆碱酯酶的活性，使乙酰胆碱不能水解，从而引起相应的中毒症状。根据病因可分为生产性中毒、使用性中毒、生活性中毒三类。有机磷农药中毒是临床上最为常见的农药中毒类型，主要以自杀及喷洒、误食所致中毒者为多见，属于常见病例。

2.表现

(1)毒蕈碱样表现：恶心、呕吐、流涎、腹胀、腹痛、腹泻、大小便失禁、多汗、流泪、心跳过缓、瞳孔缩小。支气管痉挛和分泌物增加、咳嗽、气促，严重者出现肺水肿。

(2)烟碱样表现：面、眼睑、舌、四肢和全身横纹肌纤维颤动，甚至全身肌肉强直性痉挛，全身紧缩和压迫感，而后发生肌力减退和瘫痪，呼吸肌麻痹则引起周围性呼吸衰竭。

(3)中枢神经系统表现：头痛、头晕、疲乏、共济失调、烦躁不安、谵妄、抽搐和昏迷。

3.判断

根据有有机磷接触史，发病快慢(经皮肤吸收者 2～6 小时发病，口服者 10～120 分钟内出现中毒症状)，结合临床症状，如呼气有大蒜味、瞳孔似针样缩小、腺体分泌增多、大汗淋漓等一般很好作出判断。

4.急救

(1)脱离现场：迅速将病人抬离现场，并脱去被污染的衣物、鞋袜等。

(2)冲洗：用微温水或肥皂水彻底冲洗污染的皮肤、头发等，并用温湿毛巾擦洗全身皮肤，同时注意保暖。

(3)洗眼：用生理盐水冲洗，禁用热水或酒精冲洗，以免血管扩张增加毒物的吸收。

(4)催吐：病人不能配合者，不用此法。禁用阿扑吗啡催吐，因为此药会抑制中枢神经。

(5)洗胃:洗胃对口服中毒者尤为重要。用清水洗胃,有条件时可用2%碳酸氢钠溶液洗胃(敌百虫中毒禁用),或用1∶5 000高锰酸钾液(对硫磷、乐果禁用)反复洗胃直至水清、无味为止。

(6)导泻可用硫酸钠20 g口服后再喝1 000 mL水。忌用硫酸镁导泻,以免加重抑制呼吸中枢。

(7)饮食:在洗胃、催吐之时应禁食,以后可以从流质开始,逐渐吃普食。

(8)应用解毒药:阿托品为首选药物,轻者0.5～1 mg皮下一次注射,重者2～5 mg静脉注射。注射后如症状仍逐渐加重,再增加阿托品的次数和用量,但要防阿托品中毒。东莨菪碱有缓解呼吸中枢抑制、减轻烦躁不安和惊厥的作用。初次以1 mL含药0.3 mg的针剂静脉注射,以后据病情轻重而增减。复能剂:现在主要是用氯解磷定,应于早期应用,根据病情轻重可用0.4～1.2 g经生理盐水稀释后静脉缓注。

(9)血液净化法:重症可换血或透析,此项需在有条件的医院进行。

(10)对症治疗:维持正常心肺功能,保持呼吸道通畅。

四、镇静催眠药中毒急救

常用安眠药有苯巴比妥(鲁米那)、眠尔通(安宁)、速可眠(司可巴比妥)、利眠宁、氯丙嗪(冬眠灵)、安眠酮(甲喹酮)、安定等。用小剂量可镇静,中等量可催眠,大剂量可抗惊厥。如超过常用量的5～6倍量即可导致中毒,如超过15倍量时即可导致死亡。中毒后主要抑制呼吸中枢及血管中枢,甚者可损害毛细血管。上述药物的药理作用不尽相同,但中毒后的临床症状和急救原则基本相似。

1.判断

有口服或注射大剂量镇静催眠类药物史,并有以下症状者,容易确诊。轻度中毒者主要有嗜睡、头晕、情绪不稳定、注意力不集中、共济失调、步态不稳、语言迟钝等症状。重度者有呼吸变慢、变浅、变不规则,瞳孔缩小,血压下降,昏迷,尿少,黄疸,体温下降,反射消失等症状,甚至呼吸麻痹,心力衰竭而死。

2.急救

(1)如病人清醒在中毒6小时以内时,可用手指、筷子刺激咽喉催吐,用水或1∶2 000～1∶5 000的高锰酸钾溶液洗胃。如超过6小时,药被吸收,洗胃作用不大,可用硫酸钠20 g导泻(忌用硫酸镁)。

(2)昏迷者可手导引或针刺人中、涌泉、合谷、百会等穴。

(3)及时清除口、鼻腔内的分泌物,保持呼吸道通畅。呼吸困难者立即给予吸氧。

(4)有条件时可选用中枢兴奋药尼可刹米、山梗茶碱、戊四氮等。还可静脉滴注5%～10%葡萄糖液加速尿40 mg,及碱化尿液,应用活性炭等,有促药物吸附及排出的作用,血压下降时服用阿拉明、多巴胺、麻黄碱等。

(5)对症治疗。

五、急性酒精中毒急救

急性酒精中毒又称乙醇中毒,俗称酒醉。黄酒、葡萄酒含酒精量为10%～15%,白酒为

40%～60%。成人中毒量70～80 mL,致死量250～500 mL;儿童致死量25 mL;婴儿6 mL以上亦可致死。饮酒过量后,中枢神经系统由兴奋转为受抑制。乙醇开始作用于大脑,后来波及延脑和脊髓。引起运动神经功能障碍、精神失常、昏迷、昏睡,甚至呼吸中枢麻痹。

1.判断

有大量饮酒或用酒精擦浴史,并出现以下症状者。

(1)兴奋期:健谈,饶舌,情绪不稳定,表情无忧无虑,欣快感,言多粗鲁,易激怒、眩晕等,也可能孤僻、沉默。

(2)共济失调期:神志错乱,语无伦次,含糊不清,行走不稳,动作笨拙,吐字不准,复视,视物不清。

(3)昏迷期:昏迷,瞳孔散大,体温降低,多汗,血压下降,心跳加快,躁动,呕吐,大小便失禁,呼吸困难,打鼾,可出现呼吸循环麻痹而死亡。

2.急救

(1)轻度者卧床、保温,多饮水,促使醒酒,可以恢复正常。

(2)重度需接受洗胃、输液等对症治疗,应迅速送医院治疗。

六、毒蘑菇中毒急救

蘑菇又称蕈,有毒者俗称毒蘑菇,属于真菌类。它们分布广,种类繁多,全世界毒蘑菇有200多种,我国已发现有190余种,其中能致死的约30种,已知毒素有150余种,大都生长在阴暗潮湿处。蘑菇营养价值高,如香蘑、口蘑、松蘑等味道鲜美,深受人们青睐。毒蘑常见的有白帽、马鞍、鬼笔蕈、栗茸蕈等,它们含的毒素亦不相同,如毒蕈碱、毒蕈溶血素、毒蕈毒素等,人中毒后症状也不相同,多在食后数小时内发病。

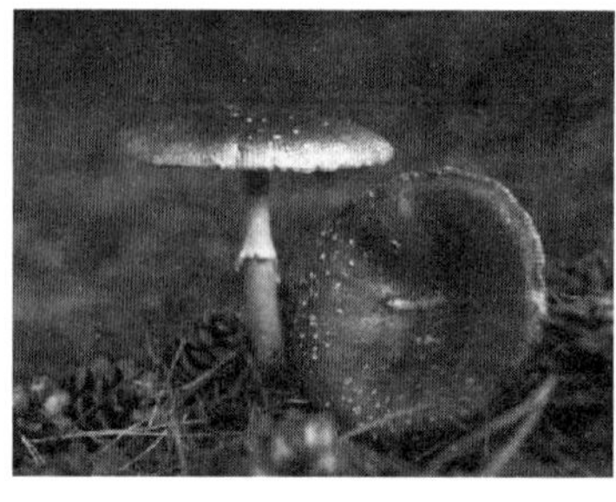
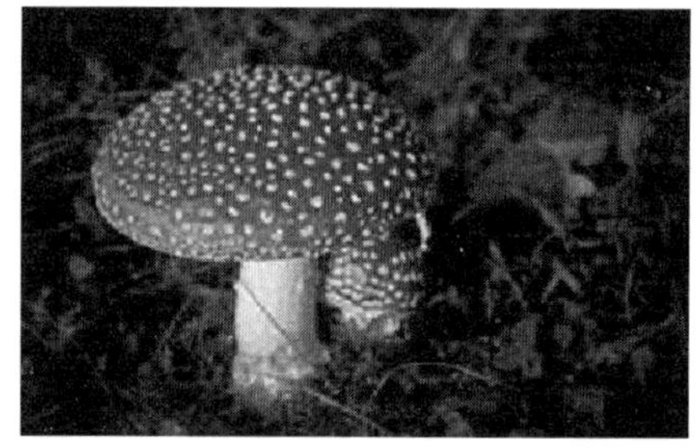

毒蘑菇

1.表现

根据不同的临床表现及毒菇种类可分为四型。

(1)胃肠型:几乎所有的毒菇中毒首先表现为胃肠炎,多于食后0.5～6小时发病,有恶心、呕吐、腹痛、腹泻。严重中毒表现为腹绞痛、频繁水样便,有时带血。常见品种有小毒蝇菇、密褶黑菇、毒粉褶菌等。

(2)神经精神型:食后1～6小时发病,除胃肠炎症状外,还出现毒蕈碱样症状,如出汗、流涎、流泪、心动过缓、瞳孔缩小,严重者出现头昏、谵妄、幻觉。常见品种有毒蝇伞、红网牛肝、毒红菇、豹斑毒伞、光盖伞属、假黑伞属等。

(3)中毒性肝病型:中毒病人在中毒性胃肠炎后呈1～2天的“假愈期”,此后典型表现为恶心、呕吐、腹部不适、纳差，肝区疼痛、肝大，压痛伴黄疸、出血倾向。常见品种有白毒伞、毒伞、鳞柄百毒伞等。

(4)溶血型：患者于中毒后 1～2 天内出现进行性贫血，黄疸加重，伴血红蛋白尿，严重溶血可致继发性肝损害、急性肾功能衰竭。常见品种有鹿花蕈、纹缘毒伞等。

2.判断

根据发病的症状和食用蘑菇病史多易判断，且发病多在夏秋季，同食者同时发病。检验病人吃剩的蘑菇常可诊断清楚。

3.急救

(1)轻症者立即催吐。

(2)用浓茶水或用 1∶5 000 高锰酸钾液、1%～4%鞣酸溶液、0.5%活性炭反复洗胃。洗胃后灌入药用炭 10～20 g。

(3)有条件时静脉滴入 5%葡萄糖或生理盐水并利尿。同时可服用甘草绿豆汤(甘草 30 g、绿豆 10 g)排毒。

(4)解毒剂的应用，有条件的话可予解毒剂拮抗，主要有抗胆碱药及巯基类络合物。

(5)送医院抢治。

4.预防

毒蕈识别：颜色常鲜艳，伞盖上长瘤，有斑点或羞点，或有裂沟、生泡、流浆、发黏，并有腥、辣、苦、臭味。但有部分毒蕈与可食蕈极为相似，因此可疑时绝不可食用，这是预防蕈中毒最可靠的方法。

七、误服药物中毒急救

药物能治病，也能致病。如果吃错了药，或者将外用药当作口服药，都可能引起急性中毒。若能及时正确处理，往往可以得救；若处理不当，不仅患者痛苦，还可能留有后遗症，甚至危及生命。

吃错药或服药自杀，如果药性比较平和，可能不会有什么大反应，如毒性较强，则可出现昏迷、抽搐；对胃肠道有刺激性的药物可引起腹痛、呕吐；具有腐蚀性的药物可引起胃肠穿孔；过量服用砷、苯、巴比妥或冬眠灵等药物可导致中毒性肝炎；过量服用磺胺药可出现肾损害；氯霉素、解热镇痛药、磺胺药等可损害造血系统。

根据中毒反应情况和中毒者身边、床头存留的药袋、药瓶、剩余药物，尽可能弄清楚吃错了什么药，对孩子不要恐吓打骂，要仔细询问。如果错吃了几片维生素问题不会太大，若是安眠药，就可能导致昏睡不醒。

不管什么药物中毒，抢救的原则是尽快去除药物和阻止吸收，具体办法与其他毒物中毒一样，即催吐、洗胃、导泻、解毒。

发现有人吃错药。要在最短的时间内采取应急措施，千万不要坐等救护车或不采取任何措施急着送医院，否则耽误一分钟就会增加一分钟损害。

1.催吐：可用筷子、鸡毛等物刺激中毒者咽喉部使其呕吐。

2.洗胃：一般在催吐后马上让中毒者喝温水 500 mL，然后再用催吐方法让胃内容物吐出，反复进行，甚至在护送中毒者的途中，也可以进行洗胃、催吐。有条件的可用 1∶5 000 高锰酸钾溶液洗胃。若中毒者已昏迷，应取侧卧位，以免呕吐物和分泌物误入气管而窒息。

如果弄清了错服的药物，洗胃时应采取以下特殊处理方法：碘酒，误服碘酒者应当即灌服米汤、面糊或蛋清，然后催吐。水杨酸制剂等药水，当即用温茶水洗胃。来苏儿，可用温水或植物油洗胃，并随之灌服蛋清、牛奶、豆浆，保护胃黏膜，吸附毒物。误服药物不明，可用木炭或馒头烧成炭研碎加浓茶水灌服，以吸附毒物起解毒作用。

第六节　常见虫兽咬伤急救

一、狗咬伤

被狗咬伤，不管是疯狗，还是正常狗，都应以最快速度就地用大量清水（10 000 mL 以上）反复冲洗伤口。若周围一时无水源，可先用人尿代替清水冲洗，然后再设法找水。

冲洗伤口要彻底。狗咬伤的伤口往往是外口小，里面深。这就要求冲洗的时候尽可能把伤口扩大，并用力挤压周围软组织，设法把沾污在伤口上狗的唾液和伤口上的血液冲洗干净。若伤口出血过多，应设法立即上止血带，然后再送医院急救。

记住：不要包扎伤口！就地、立即、彻底冲洗伤口，是决定抢救成败的关键，切不可忘了冲洗伤口，或者马马虎虎冲洗一下，甚至涂点红汞，包扎好伤口就送医院，这是绝对错误的。

狂犬咬人，可使人患狂犬病，潜伏期由一周至数月乃至数年余才发作。若伤口较深，或近头部部位被咬伤者发病更快。发病之初，咬伤处多已愈合，但觉乏力、纳差、头痛、恶心、呕吐，喉部有紧缩感，数日内即出现狂躁、恐惧，甚则有呼吸、吞咽困难感，闻水声则恐惧狂乱不安，继则呈现全身瘫痪、瞳孔散大终致死亡。为防万一，凡被犬类咬伤者，应立即注射狂犬疫苗以防狂犬病发作。内服扶危散或人参败毒散均非治本之法。局部立即施行彻底清创亦属重要措施。

二、猫咬伤

被猫咬伤后，伤口局部红肿、疼痛，严重的可引起淋巴管炎、淋巴结炎或蜂窝组织炎，称为猫抓病，病原菌为革兰氏阴性小棒杆菌，猫为主要储存宿主，临床表现为皮肤丘疱疹、发热、不适以及局部淋巴结肿大。如猫染有狂犬病，其后果就更严重。因此，必须做好现场急救处理。

如果四肢被咬伤，应在伤口上方结扎止血带，然后再做清创处理。先用清水、生理盐水或 1∶2 000 高锰酸钾溶液反复冲洗伤口，然后再用碘酒或 5%石炭酸局部烧灼伤口。其他部位的伤口处理同四肢。对伤势严重的应送医院急救。确诊为“猫抓病”的，可予以庆大霉素治疗。在狂犬病流行区，猫咬伤的处理应参照狗咬伤，以预防狂犬病。

三、毒蛇咬伤

全世界共有蛇类 2 500 余种，其中毒蛇 600 余种，其中剧毒的达 195 种。估计每年被毒蛇咬伤的人数在 50 万以上，死亡 3 万～4 万。中国每年蛇咬伤者达 10 万人次，死亡率 5%～10%，其中以两广地区尤为严重。

蛇分无毒(普通)蛇和毒蛇两类。普通的蛇咬伤只在人体伤处皮肤留下细小的齿痕,轻度刺痛,有的可起小水疱,无全身性反应。可用 70%酒精消毒,外加干净纱布包扎,一般无不良后果。除了一些巨大的蛇类(如蟒蛇、蚺蛇)外,大多数无毒的蛇类都不会对人类构成威胁。毒蛇咬伤在伤处可留一对较深的齿痕,并有蛇毒进入组织、淋巴和血流,可引起严重的中毒反应,必须采取急救治疗。

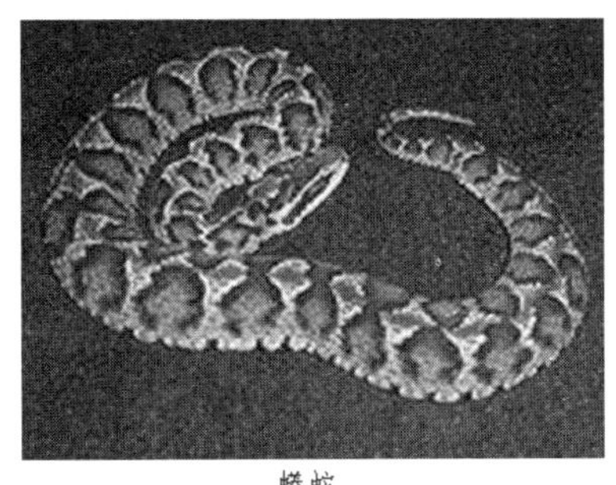

蟒蛇

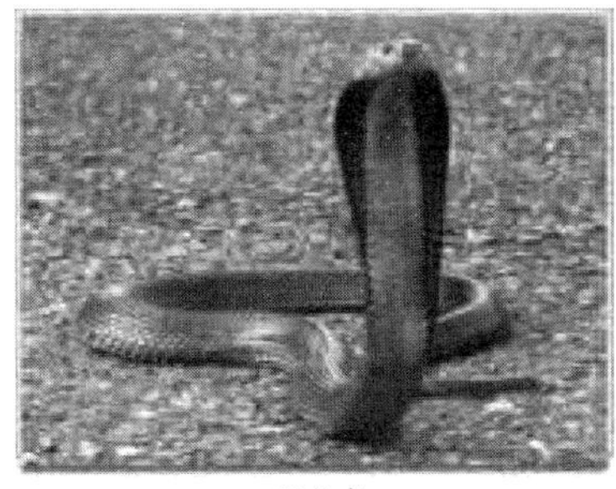

眼镜蛇

中国境内蛇类有 160 余种,主要分布在长江以南,其中毒蛇约有 50 余种,其中剧毒、危害巨大的有 10 余种,如眼镜王蛇、金环蛇、眼镜蛇、五步蛇、银环蛇、蝰蛇、蝮蛇、竹叶青、烙铁头、海蛇等,咬伤后能致人死亡。这些毒蛇夏秋季常在南方森林、山区、草地中出现,当人在割草、砍柴、采野果、拔菜、散步、军训时易被毒蛇咬伤。毒蛇的头多呈三角形,颈部较细,尾部短粗,色斑较艳,咬人时嘴张得很大,上颌长有成对的毒牙,且牙齿较长,可与无毒蛇相区别。因此毒蛇咬伤部常留两排深而粗的牙痕。毒蛇的毒牙呈沟状或管状与毒腺相通,当包在腺体外的肌肉收缩时,将蛇毒经导管排于毒牙,注入被咬伤的人和动物体内。如果无法判定是否被毒蛇咬伤时,按毒蛇咬伤来急救。

1.毒蛇的分类

中国的毒蛇分布有地区性。例如:蝰蛇多在闽、粤、台诸省,眼镜蛇类也多在南方,五步蛇、竹叶青等多在长江流域和浙、闽,而蝮蛇分布则较广泛。蛇毒含有毒性蛋白质、多肽和酶类,按其对人体的作用可大体分为三类:

(1)神经毒:有金环蛇、银环蛇及眼镜蛇等,毒液主要作用于神经系统,且有阻断神经肌肉的作用,可引起横纹肌弛缓性瘫痪,可导致外周型呼吸麻痹。表现为先使伤处发麻,并向近心侧蔓延而引起头晕、视力模糊、眼睑下垂、言语不清、肢体软瘫、吞咽和呼吸困难等,最后可导致呼吸、循环衰竭。

(2)血循毒:有竹叶青、蝰蛇和五步蛇等,毒液主要影响血液及循环系统,可引起溶血、出血、凝血及心脏衰竭。可使伤处肿痛,并向近心侧蔓延,邻近淋巴结也有肿痛,引起恶寒发热、心率和心律失常、烦躁不安或谵妄,还有皮肤紫斑、血尿和尿少、黄疸等,最后可导致心、肾、脑等的衰竭。

(3)混合毒:兼有神经毒和血液毒的有蝮蛇、眼镜王蛇和眼镜蛇等,其毒液具有神经毒和血液毒的两种特性。

2.毒蛇咬伤表现

各种毒蛇毒液的毒性强度是不同的,有的毒蛇伤人后死亡率高;有的仅引起轻微的症状。被毒蛇咬伤后,病人出现症状的快慢及轻重与毒蛇种类、蛇毒的剂量与性质有明显的关系，当然与咬伤的部位、伤口的深浅及病人的抵抗力也有一定的影响。毒蛇在饥饿状态下主动伤人时，排毒量大，后果更为严重。

（1）神经毒致伤的表现：伤口局部出现麻木，知觉丧失，或仅有轻微痒感。伤口红肿不明显，出血不多，约在伤后半小时后，觉头昏、嗜睡、恶心、呕吐及乏力、视物模糊、流涎、共济失调，重者出现吞咽困难、声嘶、失语、眼睑下垂及复视、肢体弛缓性瘫痪，最后可出现呼吸困难、血压下降及休克，致使机体缺氧、发绀、全身瘫痪。如抢救不及时则最后会出现呼吸及循环衰竭，病人可迅速死亡。神经毒吸收快，危险性大，又因局部症状轻，常被人忽略。伤后的第1～2天为危险期，一旦度过此期，症状就能很快好转，而且治愈后较少遗留后遗症。

（2）血循毒致伤的表现：局部症状明显，咬伤的局部迅速肿胀，并不断向近侧发展，伤口剧痛，流血不止，水疱，组织坏死。伤口周围的皮肤常伴有水泡或血泡，皮下瘀斑，组织坏死。严重时全身广泛性出血，如皮肤瘀斑、瘀点、鼻衄、呕血、咳血及尿血等。个别病人还会出现胸腔、腹腔出血及颅内出血，最后导致出血性休克。病人可伴头痛、恶心、呕吐、烦躁不安、谵妄及腹泻、关节疼痛及畏寒、高热。由于症状出现较早，一般救治较为及时，故死亡率可低于神经毒致伤的病人。但由于发病急，病程较持久，所以危险期也较长，治疗过晚则后果严重。治愈后常留有局部及内脏的后遗症。

（3）混合毒致伤的表现：兼有神经毒及血液毒的症状。从局部伤口看类似血液毒致伤，如局部红肿、瘀斑、血泡、组织坏死及淋巴结炎等。从全身来看，又类似神经毒致伤。此类伤员死亡原因仍以神经毒为主。但不同毒蛇咬伤仍各有其特点，眼镜蛇毒以神经毒为主，蝮蛇毒则以血循毒为主。

3.判断

首先必须明确是否为毒蛇咬伤：因为其他动物也能使人致伤，如蜈蚣咬伤、黄蜂蜇伤，但后者致伤的局部均无典型的蛇伤牙痕，且留有各自的特点：如蜈蚣咬伤后局部有横行排列的两个点状牙痕，黄蜂或蝎子蜇伤后局部为单个散在的伤痕。一般情况下，蜈蚣等致伤后，伤口较小，且无明显的全身症状。因此牙痕应作为诊断毒蛇咬伤的重要诊断依据。

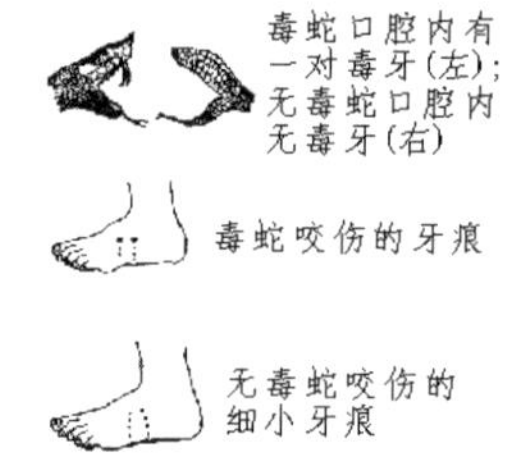

是否为毒蛇咬伤：主要靠特殊的、局部伤情及全身表现来区别。毒蛇咬伤后，伤口局部常留有一对或3～4对毒牙痕迹，且伤口周围明显肿胀及疼痛或麻木感，局部有瘀斑、水泡或血泡，全身症状也较明显。无毒蛇咬伤伤后，局部可留两排锯齿形牙痕。

是哪种毒蛇咬伤：准确判断何种毒蛇致伤比较困难，从局部伤口的特点可初步将神经毒的蛇伤和血液毒的蛇伤区别开来。再根据特有的临床表现和参考牙距及牙痕形态，可进一步判断毒蛇的种类。如眼镜蛇咬伤病人瞳孔常常缩小，蝰蛇咬伤后半小时内可出现血尿，蝮蛇咬伤后可出现复视。

4.毒蛇咬伤急救措施

毒蛇咬伤后现场急救很重要，应分秒必争，采取各种措施，迅速排出毒液并防止毒液的吸收与扩散。到达有条件的医疗站后，应继续采取综合措施，如彻底清创，内服及外敷有效的蛇药片，抗蛇毒血清的应用及全身的支持疗法。

5.现场急救

（1）一旦被蛇咬伤，首先坐下，尽量减少运动，避免血液循环加速毒液吸收。

(2)尽量辨认蛇的类型。如果确信是毒蛇咬伤，且咬伤时间在 5 分钟以内，并且医务人员要 30 分钟以上才能赶到，应切开伤口并吸出毒液。

(3)轻轻地用肥皂和水清洗伤口。不要擦伤口，应用布轻拍，以使其干燥。如果需移动病人，应抬着他，而不要让他自己走动。

(4)在现场立即用条带绑紧咬伤处上方肢体近心端，如足部咬伤者在踝部和小腿绑扎两道，松紧以阻止静脉血和淋巴回流为度。将伤处浸入凉水中，逆行推挤使部分毒液排出。也可啜吸伤口(吸者无口腔病变)，随吸随漱口。在运送途中，仍用凉水湿敷伤口，绑扎应每 20 分钟松开 2～3 分钟(以免肢端瘀血时间过长)。

6.阻止毒液吸收

被咬伤后，蛇毒在 3～5 分钟内就迅速进入体内，应尽早采取有效措施，防止毒液的吸收。

(1)绑扎法：是一种简便而有效的方法，也是现场容易办到的一种自救和互救的方法。即在被毒蛇咬伤后，立即用布条类、手巾或绷带等物，在伤肢近侧 5～10 cm 处或在伤指(趾)根部予以绑扎，以减少静脉及淋巴液的回流，从而达到暂时阻止蛇毒吸收的目的。在后送途中应每隔 20 分钟松绑一次，每次 1～2 分钟，以防止肢瘀血及组织坏死。待伤口得到彻底清创处理和服用蛇药片 3～4 小时后，才能解除绑带。

(2)冲洗伤口及刀刺排毒：用肥皂水或清水进行彻底清洗和吸毒，有条件的再用 1∶5 000高锰酸钾液或 2%过氧化氢冲洗伤口；拔出残留的毒蛇牙；胰蛋白酶有直接解蛇毒的作用，可取 2 000～5 000 U 加于 0.5%普鲁卡因或注射用水 10～20 mL，封闭伤口外周或近侧，需要时隔 12～24 小时可重复进行。

(3)冰敷法：有条件时，在绑扎的同时用冰块敷于伤肢，使血管及淋巴管收缩，减慢蛇毒的吸收。也可将伤肢或伤指浸入 4～7 ℃的冷水中，3～4 小时后再改用冰袋冷敷，持续 24～36 小时即可，但局部降温的同时要注意全身的保暖。在运送途中，仍用凉水湿敷伤口。

(4)伤肢制动：受伤后走动要缓慢，不能奔跑，若有其他施救人员最好不要走动，以减少毒素的吸收，最好是将伤肢临时制动后放于低位，送往医疗站。必要时可给适量的镇静药，使病人保持安静。

7.促进蛇毒的排出及破坏

存留在伤口局部的蛇毒，应采取相应措施，促使其排出或被破坏。最简单的方法是用嘴吸吮，每吸一次后要用清水漱口。当然吸吮者口腔黏膜及唇部不应有溃破之处，不然毒液会进入吸吮者的身体。在野外被毒蛇咬伤后可立即用火柴头 5～7 个放在伤口上点燃烧灼 1～2 次，以破坏蛇毒。也可用吸乳器械、拔火罐等方法吸出伤口内之蛇毒。

伤口较深并有污染者，应彻底清创，消毒后首先沿牙痕作“一”字形或“十”字形切开，使残存的蛇毒便于流出，切开后用 1∶5 000 高锰酸钾液或 2%过氧化氢冲洗伤口。但切口不宜过深，以免伤及血管。咬伤的部位在手或足部时，也可用三棱针或刀尖在手指蹼间(八邪穴)或八风穴，向近侧皮下刺入 1 cm 后，由近向远轻轻按摩，加速蛇毒的排出。伤口较深者切开真皮层少许，或在肿胀处以三棱针平刺皮肤层，接着用拔罐法或吸乳器抽吸，促使部分毒液排出。

8.抑制蛇毒作用

主要是内服和外敷有效的中草药和蛇药片，达到解毒、消炎、止血、强心和利尿作用，抗蛇毒血清已广泛用于临床，对同种毒蛇咬伤效果较好。

(1)各种蛇药片：目前用于临床的蛇药片已有十余种，使用时首先要弄清所用的药片对哪种毒蛇有效，其次是用药要早，剂量要大，疗程要长。再次，必须有针对性地采用其他中西医的辅助治疗。临床上用得最广的是南通蛇药片(又称季德胜蛇药片)，伤后应立即服20片，以后每隔6小时服10片，持续到中毒症状明显减轻为止。同时将药片加温开水调成糊状，涂在伤口的周围及肢体胀肿的上端3～4 cm处。广州蛇药片(何晓生蛇药片)疗效也较好，伤后立即服5片，以后每3小时服5片，重症者药量加倍。另外，上海蛇药片主治蝮蛇咬伤，蛇三满蛇药片主治金环蛇和银环蛇咬伤。

(2)中草药单方：可用新鲜半边莲(全草)30～60 g，捣烂后取其汁内服，有解毒和利尿排毒的作用。也可用新鲜乌桕嫩芽30 g，捣烂取汁内服，药渣外敷，可预防蛇毒攻心。

(3)抗蛇毒血清治疗：抗蛇毒血清对毒蛇咬伤有一定的疗效，单价血清疗效可高达90%，但多价血清疗效仅为50%。目前已试用成功的血清有抗蝮蛇毒血清、抗眼镜蛇毒血清、抗五步蛇毒血清和抗银环蛇毒血清等，有的已精制成粉剂，便于保存。使用抗蛇毒血清之前应先做皮肤过敏试验。早期足量静脉给予抗蛇毒血清是治疗的关键，不应因进行伤口处理而延误应用。

9. 预防

蛇类一般不会视人类为猎物，多数蛇类都不会主动攻击人类，除非受到惊吓或伤害，才会发动攻势，否则一般而言蛇类都会避免与人类发生接触。生活生产中的预防措施主要有：

(1)搞好住宅周围的环境卫生，彻底铲除杂草，清理乱石，堵塞洞穴，消灭毒蛇的隐蔽场所。

(2)在野外从事劳动生产的人员，进入草丛前，应先用棍棒驱赶毒蛇，在深山丛林中作业与执勤时，要随时注意观察周围情况，及时排除隐患，应穿好长袖上衣、长裤及鞋袜，必要时戴好草帽。

(3)遇到毒蛇时不要惊慌失措，应采用左、右拐弯的走动来躲避追赶的毒蛇，或是站在原处，面向毒蛇，注意来势左右避开，寻找机会拾起树枝自卫。

(4)进行野外作业时四肢涂搽防蛇药液及蛇伤解毒片，可起到一定的预防蛇伤的作用。

四、虫蜇伤或咬伤

虫蜇伤或咬伤是指能分泌毒液的昆虫刺伤或蜇伤后引起的局部反应和全身症状。在日常生活中常有发生，多数轻微而未引起人们注意，但有的毒性很大，仍需警惕。毒虫咬伤的表现和预后与毒液毒性、注入量、作用靶器官和人体敏感性有关。蝎、毒蜂、蚁的蜇伤和蜈蚣、毒蜘蛛、水蛭的咬伤对人体的危害较大，严重者可致死亡。

1. 蝎蜇伤

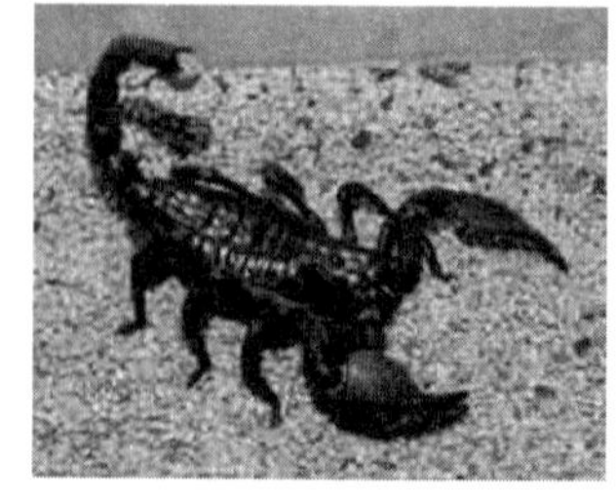

蝎属于蛛形纲。具尾刺，内有毒腺。蝎约有300多种，分别隶属于6个科，虫体长达15～20 cm，但大多形小。一小部分蝎毒性大，主要毒作用为神经毒、胆碱能和肾上腺素能作用，人被蜇后，局部剧烈疼痛，具烧灼感，持续数分钟至24小时，常无明显红肿，少部分可能出现皮肤变色与坏死、肌肉痉挛、大汗等，全身症状多见于儿童，严重的病例可发生心肌损伤、心律紊乱、休克、肺水肿，甚至呼吸麻痹而死亡。

一般毒性小的蝎刺蜇后，只需取出尾刺，以稀氨水涂于蜇伤处，疼痛即可快速缓解；严重的蜇毒，可将伤口挑破，使毒血外流，也可借助吸引器将毒血吸出，然后用 1∶5 000 高锰酸钾溶液洗涤伤口。出现惊厥者可用吗啡、安定等镇静药，肌肉痉挛可用 10％葡萄糖酸钙缓解。中国东北地区曾发现有类似眼镜蛇毒性的蝎子蜇伤，因此被蜇伤后应注意呼吸和血压，因蝎毒主要为神经毒素，注意肌肉痉挛、低血压、肺水肿和呼吸衰竭的发生。

2. 毒蜂蜇伤

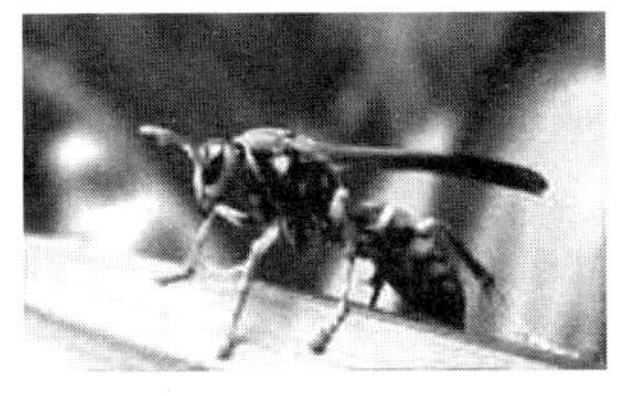

经常蜇人的蜂主要指膜翅目中的蜜蜂科、胡蜂科、细腰蜂科、蚁蜂科和丸蜂科等几类。它们均为社会性昆虫，群栖于一大型巢内，蜂群内有蜂王、工蜂和雄蜂之别，若人类触动其巢，群蜂即同时蜇刺，使其大量毒素注入人体引起强烈反应；当然，每个人对蜂毒的敏感性亦有差异，有人虽仅被 1 只蜂蜇刺，其反应也很剧烈。毒蜂带有剧毒性，其成分为多种酶、肽类、非酶蛋白质、氨基酸和生物胺的混合物，蜜蜂毒性呈酸性，胡蜂等则呈碱性，其毒素多作用于神经系统，刺激平滑肌收缩，有扩张血管、降低血压的作用，也具有溶血作用。

毒蜂蜇伤后局部发生痛、红、肿，甚者出现刺伤的中心组织坏死，局部红肿和疼痛，多数在数小时后自愈，蜂群多处蜇伤者可出现严重的全身症状，如发热、头痛、恶心、呕吐、腹泻，以致肌肉痉挛、昏迷。严重者出现溶血、急性肾功能衰竭而致死。

毒蜂蜇伤后可用肥皂水、3％氨水或 5％碳酸氢钠液冲洗伤口，排除毒刺，蜜蜂蜇伤用弱碱（如小苏打水）溶液中和毒液，黄蜂蜇伤用弱酸（醋酸）溶液中和毒液。全身症状严重者，口服抗组胺药，皮下注射 1∶1 000 肾上腺素；支气管痉挛者可静脉注射氨茶碱；肌肉痉挛者可用 10％葡萄糖酸钙，全身支持疗法包括吸氧、补液、维持循环和血压、防治急性肾功能衰竭等。全身中毒症状明显者，按“毒蛇咬伤”治疗原则处理。

3. 蚁蜇伤

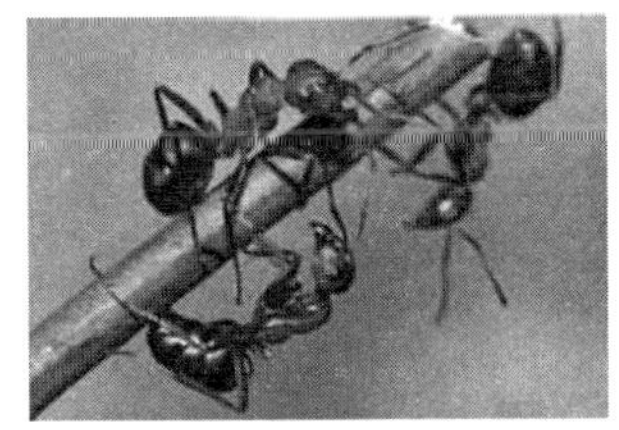

蚁属于膜翅目蚁科，为筑巢群居社会性多态昆虫。体形变化殊多，雌、雄蚁有翅，工蚁及兵蚁无翅。蚁的种类很多，只有若干种蚁蜇人。蚁腹部末端有一个蜇针，当蜇针刺人后，有的将蜇针遗弃于皮肤内，有的刺后仍将蜇针缩回，可以继续刺人。蚁蜇人时往往反复刺 3～4 次，因此伤痕成一小簇，又因蚁多成群袭人，伤痕成片散在。蜇后伤口即起小红丘疹，轻者于几小时内消退；严重者变为小水疱，之后变为脓泡，周围红肿，经数日后干脱。全身症状可有发热、荨麻疹、肢体肿胀、呼吸困难等，严重者出现休克。某些蚁没有蜇针，但能用口器中的上腭咬人，且注入具有刺激性的唾液或毒液，引起相似的临床表现。

若被蚁蜇刺伤而有蜇针遗弃在皮肤内，应迅速将蜇针取出，以免针内毒液全部渗入组织内，蜇针取出后，被刺的局部可涂敷氨水或苏打水。若有休克现象，应尽速送医急诊救治。

4. 蜈蚣咬伤

蜈蚣属于节肢动物门唇足纲。体呈长形，背腹扁平，分为头和躯干两部，躯干部是由许多同型体节组成的。每一体节上有一对粗壮的附肢，头部有一对较长的触角，具单眼和复

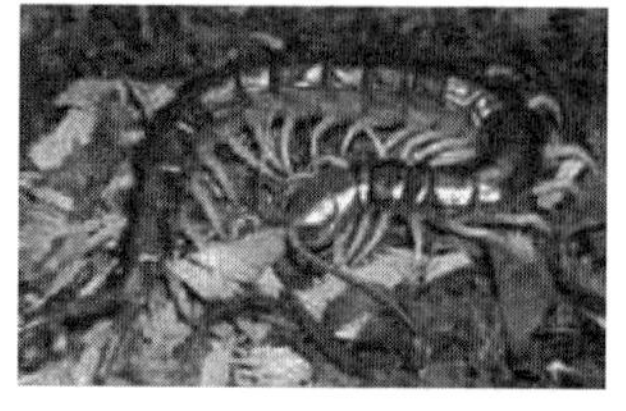

眼。第1对附肢发育呈钳状的颚肢，内有毒腺，能排出具有麻痹作用的毒液，毒液呈酸性，用于捕食和蜇伤人。

蜈蚣常在夜晚爬到床上或衣服中，受到刺激时，因防御而咬人。小型蜈蚣咬人时，可引起局部红肿、灼痛、奇痒，可较快缓解。大蜈蚣咬伤后，则出现剧痛，局部红肿和疼痛，可伴淋巴管炎和组织坏死，还可出现全身症状，如头痛、发热、恶心、呕吐、全身麻木，甚至昏迷，个别可发生过敏性休克。

蜈蚣咬伤后的局部处理和全身治疗与蜂类蜇伤类同。伤口可用肥皂水、3%氨水或5%碳酸氢钠溶液冲洗，剧痛者可用0.25%～0.5%普鲁卡因伤口周围封闭，或口服镇痛药。出现全身症状时可予以对症治疗。有过敏反应的多系毒液中组胺样物质所致，可用抗组胺药物治疗。

5.水蛭咬伤

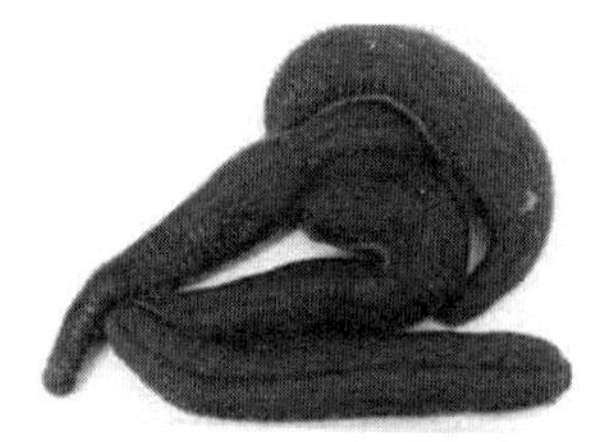

水蛭即蚂蟥，属于环节动物门蛭纲，栖于水中，其头尾部的吸盘可以吸附在动物皮肤上，前吸盘内的颚齿在咬伤皮肤的同时分泌出抗凝血的水蛭素以利吸血，致使伤口流血不止，咬伤后局部皮肤出现水肿性丘疹，中心有瘀点，常无明显疼痛。发现水蛭吸附在体表皮肤时可用手轻拍周围皮肤或以醋、酒、浓盐水、清凉油滴于蛭体上，水蛭即自行脱落，切忌强行拉扯水蛭，以免吸盘断入皮内。伤口可用消毒干纱布压迫止血，局部涂以碘酊以防感染。出血不止可用止血药。

6.毒蜘蛛咬伤

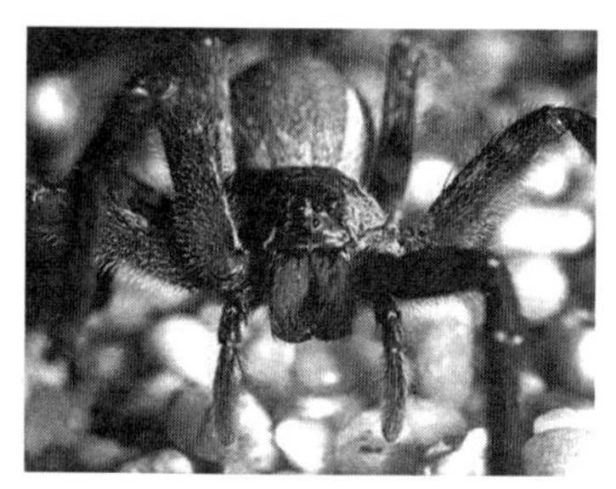

绝大多数蜘蛛均有毒。毒蜘蛛咬伤主要发生在亚热带和热带地区，其毒素主要为神经毒素和组织溶解毒素，被蜇伤后30～60分钟出现局部剧痛、红肿，继之红斑、水疱，3～5天后出现坏死痂皮，全身反应以颈、胸、腹肌痉挛性疼痛为明显，严重的出现肌肉痉挛、溶血、急性肾功能衰竭和呼吸窘迫。自救原则同毒蛇咬伤的处理办法一样。

（本章编写过程承蒙同事的大力支持，第二节、第三节、第六节分别由洪紫平医师、洪泽生医师、周德成医师帮忙整理、校正，第一节、第二节制图由潘冰川医师帮忙完成。）

（陈贤庆）

陈贤庆，心血管内科副主任医师，医务科科长。1997年7月毕业于福建医科大学临床医学系。曾两度赴上级医院进修心血管专业，主要从事心脑血管内科疾病诊疗工作。任福建省中西医结合学会心血管病分会委员、南安市医学会常务理事、副秘书长。

第十五章　病症护养

第一节　肺部感染

肺部感染简称肺炎，是肺组织的急性炎症，可由多种病原体引起。常需做胸部X光片或肺部CT、血常规、药敏试验等检查，以帮助判断病变程度，选择最有效的治疗方案。

护理指导：

1.病情护理

患者发热时应让其卧床休息，保证充足睡眠。体温超过38.5℃时，可行头部、腋窝、腹股沟等处冰敷、温水擦浴，或遵医嘱药物降温。出汗多时应及时擦干，更换衣物，半小时后测量体温，如体温不退或持续上升，或伴有寒战、胸痛、咳嗽、气促，应及时就诊。退热后应在室内活动，防止再次受凉。

2.促进排痰

若痰多，难以咳出，可每1～2小时进行1次有效咳嗽，即先数次腹式深呼吸，吸气终末屏气片刻，然后用力咳嗽。也可用两手指并拢拱成杯状，腕部放松，迅速而有规律地叩击胸背部，在每一肺叶反复叩击1～3分钟，以使痰液松动，利于咳出。

3.饮食护理

进食高热量、高蛋白、高维生素、清淡易消化的食物，一般取半流质饮食，如牛奶、蛋羹、细软面条、鱼粥、肉泥等，多食新鲜蔬菜、水果，多饮水，忌食温热易生痰食物，如蛇肉、白果、柑、胡椒、龙眼肉等。

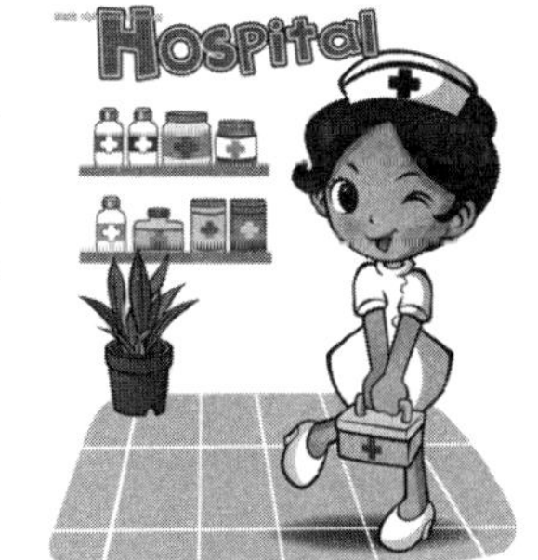

4.日常注意

平时加强体育锻炼，增强体质；注意劳逸结合，避免过度劳累；注意气温变化，及时保暖；保证休息睡眠，戒烟酒。肺炎反复发作，体质较差者，感冒流行季节尽量避免到人多的公共场所，预防呼吸道感染。保持居住环境整洁，湿度适宜，空气新鲜。

第二节　支气管哮喘

支气管哮喘简称哮喘，严重者发作超过24小时，称为哮喘持续状态。诱发或加重哮喘的刺激因素有过敏、感染、环境污染、烟雾刺激、药物、运动或精神因素等。

护理指导：

1. 休息和体位

有支气管哮喘病史者应注意哮喘发作先兆，如咳嗽、胸闷、连续喷嚏等症状，发作时应及时就医。休息时，取舒适体位如半卧位或半坐卧位，或放一张床头小桌，使病人上身尽量前倾，有利于呼吸，哮喘停止后可取侧卧位。

2. 饮食护理

营养均衡，鼓励病人进食低脂肪、高维生素、高蛋白、清淡易消化的食物，不可进食诱发哮喘发作的食物，如鱼虾、牛奶、蛋类等。多补充水分，有利于痰液排出，改善通气。

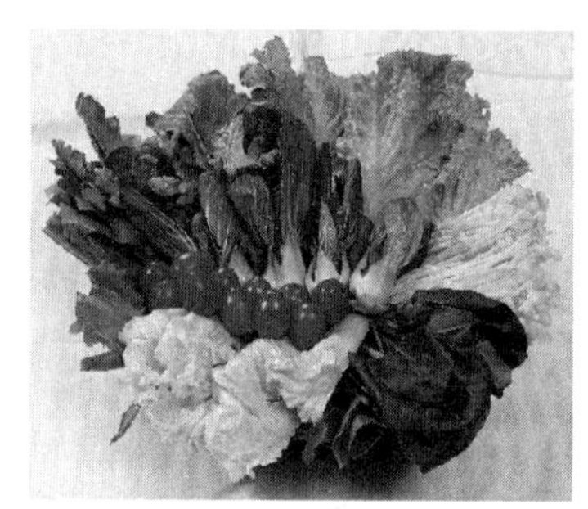

3. 用药护理

病人应遵医嘱随身携带平喘气雾剂，强调一旦出现哮喘发作先兆时，立即吸入 P_2 受体激动剂，保持情绪平稳。服用茶碱控释片时，必须整片吞服。激素类吸入剂吸入后应立即漱口，做好口腔护理，以免引起霉菌感染。激素类药应饭后服用，以减少胃肠道反应，切勿随意停药或减量。

4. 预防

日常休息和活动中应避免接触过敏原，保持室内空气新鲜流通，温度、湿度适宜。不宜在室内养花草、铺地毯，家中不养宠物；尽量减少房间灰尘或毛织物品，应采用湿式或用吸尘器打扫卫生；避免接触刺激性气体、油烟，戒烟酒，保持生活规律、心情愉快、情绪稳定；避免精神紧张和劳累；加强活动锻炼，增强机体抗病能力，注意保暖；流感季节不到人群密集场所，防止上呼吸道感染。如有感冒，及时就诊。

第三节　慢性支气管炎

慢性支气管炎简称慢支。以慢性咳嗽、咳痰或伴有喘息及反复发作为特征，常于烟酒过度、疲乏劳累、受凉感冒、寒冷季节或遇有害气体刺激后急性发作或加重。

护理指导：

1. 预防发作

慢支预防急性发作是至关重要的。冬春季是感冒流行季节，应注意气温变化，及时增减衣物；按时接种流感疫苗；不到公共场所；室内经常开窗通风，保持空气新鲜；避免吸入煤油、油烟等各种刺激气体，戒烟限酒；生活要有规律，注意劳逸结合，适当参加室外活动，如散步、做呼吸操等，以恢复和增强个体抗病能力，但要注意避开清晨、浓雾天气，必要时外出应戴口罩、围巾等保暖衣物。日常生活中也可睡前用热水泡脚，并按摩涌泉穴；身体素质较好者，可坚持用冷水洗脸和冷水擦浴，最好从夏季开始，并长期坚持，通过冷水洗浴，刺激血管舒缩，加速血液循环。

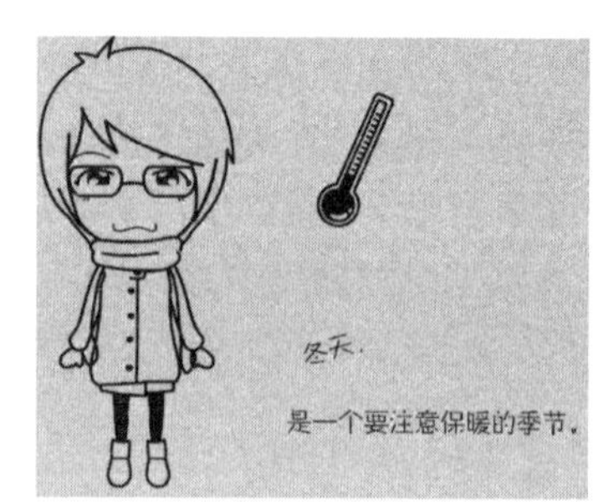

2.饮食护理

饮食应注意摄入高蛋白、高热量、高维生素、易消化食物，要控制食盐量，避免刺激性食品。

3.促进排痰

痰液多者，鼓励病人多咳嗽、多饮水，雾化吸入可使气管内分泌物湿化，使痰液稀释易于排出。若痰液较多，难咳出，可指导有效咳痰和胸背部叩击，以使痰液松动，易于咳出。

4.及时送医

病人原有症状加剧，明显气促、紫绀，甚至出现嗜睡现象的，应考虑病情有变，需立即送医。

第四节　高血压病

随着人们生活水平的提高，高血压病呈直线上升趋势，是危害人类健康的主要疾病之一。高血压病不仅患病率高，而且会引发心、脑、肾并发症，是脑卒中、冠心病的主要危险因素，因此做好高血压的日常护理尤为重要。

护理指导：

1.药物治疗护理

高血压病患者在服药时要注意药物的不良反应。药物剂量一般从小剂量开始，多数患者需长期服用维持量，但要注意降压不要过低、过快，尤其是血压重度增高多年的病人和老年人。因此，要注意开始药物治疗后有无不适反应，以调整药物的使用量；还要遵医嘱服药，不可根据自己的感觉来增减药物；服药要准时，不可忘记服药或下次服药时补上次的剂量，更不能自行突然撤换药物。

2.心态的自我调节

由于疾病的原因，易出现情绪激动、焦急抑郁、精神紧张等不良情绪，而这些不良情绪又会使血压升高，因此不要有消极的心态，要做好心理的调节，保持平衡心理。同时，家人一定要多开导高血压患者，尽量使患者保持愉快的心境，避免受到不良刺激。

3.定期血压监测

选择适宜的血压仪，做到定时间、定体位、定部位、定血压计，根据血压及症状在医生指导下调整药量。

4.适量运动

在治疗的过程中要适当地增加体力活动，适当的锻炼对于高血压患者来说是不错的护理。但要注意的是在运动前最好根据自己的身体状况，决定自己的运动种类、强度和持续运动的时间。对中老年人应包括有氧、伸展及增强肌力练习三类，具体项目可选择步行、慢跑、太极拳、门球、气功等。

5.饮食护理

饮食护理对高血压患者来说是尤为重要的，宜低盐(3～5 g/d)、低热能、低脂、低胆固醇的清淡易消化饮食。不要暴饮暴食，要定时定量、少食多餐，多吃优质蛋白食物、粗粮、新鲜的蔬菜和水果，多吃含钙、钾高的食物，戒烟酒，远离刺激性食物。可用的食物种类，如有降脂作用的海带、海蜇、海参、葵花子、芝麻等，有促进脂肪代谢的豆芽、芹菜、萝卜、胡萝卜等，低脂低胆固醇的鱼类、瘦肉、兔肉、牛羊肉、豆制品等。

第五节 心肌梗死

心肌梗死是心肌的缺血和坏死。在冠状动脉病变的基础上，发生冠状动脉供血急剧减少或中断，导致相应的心肌严重而持久地缺血。表现为持续性胸骨后剧烈疼痛、发热、白细胞计数和血清心肌酶增高以及心肌损伤、缺血和坏死的心电图特异性演变，常可发生心律失常、休克和心力衰竭，是严重类型的冠心病。

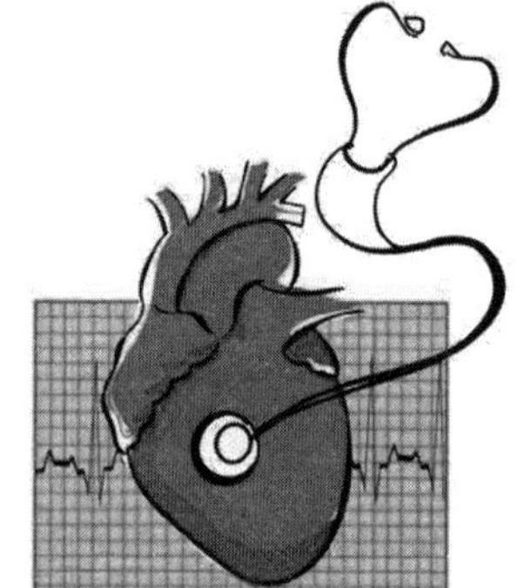

护理指导：

1. 用药指导

镇痛药如哌替啶需注意神志变化、血压降低和有无呼吸抑制。帮助病人建立服药的遵医行为，告知溶栓治疗后应重点观察有无出血倾向、有无再灌注心律失常及疼痛缓解的程度。长期服用或大剂量服用阿司匹林可导致胃溃疡或胃出血，告知病人每天服用 50～150 mg，并于饭后服用。

2. 休息和活动

发病 24 h 内，应绝对卧床休息。应保持环境安静，减少探视，防止不良刺激。在第 1 周若生命体征稳定可协助病人进行床上漱洗、自己进食，开始为病人进行肢体的被动运动；24 h 后可让病人坐在床旁椅上 15～20 min。无合并症的病人在心肌梗死 6～10 周后可从事文书性工作，10～14 周后可从事中等强度的工作。

3. 饮食

发作时应禁食，2 天内宜进食流质饮食，之后改为软食，少量多餐，以低热量、低脂肪（肥肉和动物内脏）、低钠（食盐摄入量 5～6 g/d）、少产气的食物为宜。避免吸烟或吸烟环境，保持大便通畅，避免用力排便，如便秘可用轻泻剂。

4. 生活方式和行为

指导建立良好的生活方式和有利于健康的行为，主动学习预防的保健知识，提高自我保健意识。

自我监测指导：告知出院后注意观察和处理心绞痛发作的警告信号，如心绞痛病变的不稳定，发作次数频繁和持久，胸口持续疼痛且延续至颈、手和腭，休息时发生胸痛，出现恶心、呕吐、气促、休克等。告知病人当出现心肌梗死的上述预兆时，立即坐下或躺下，口含硝酸甘油，若心绞痛持续 3 min 以上不缓解时，应立即就医。

第六节 心绞痛

心绞痛是冠状动脉供血不足，是由心肌暂时的、急剧的缺血与缺氧引起的，以发作性胸痛为特点的临床综合征。心绞痛的最主要病因是冠状动脉粥样硬化。

护理指导：

1. 用药指导

硝酸酯类不良反应有头昏、头胀痛、头部跳动感、面红、心悸等，静脉滴注时会有血压下降，甚至昏厥；含服者舌上有烧灼感、麻辣感。

使用硝酸酯类应注意以下几点：

(1)静脉滴注速度宜慢，尤其是开始滴注时，以免造成低血压，病人或家属不得擅自调节滴速。

(2)对舌下含服者，第一次用药剂量不宜过大，可先含半片，且服后宜平卧片刻，尤其是老人更应注意预防低血压；指导病人将药片整片或轻轻嚼碎后置于舌下，在舌下稍稍保留一些唾液，唾液不可过少，也不可不断将含有硝酸甘油的唾液咽下。

(3)药应保存在深色瓶中，置于干燥处，因该药遇热、潮湿或较长时间暴露于空气和光亮处会失效；备用药中的硝酸甘油最好 6 个月换一次；随身携带药片以应急。在家中，硝酸甘油应放在易拿取的地方，用过放回原处。家人应知道药物放置的地方，以便在病人心绞痛发作时能及时取药。

(4)指导病人为避免有诱因预防性用药，对有些可能会诱发心绞痛但又不得不去做的事情，如运动、应酬会餐、涉及情绪激动情况或性交，可先服一片消心痛或先舌下含化一片硝酸甘油，以预防心绞痛发作。

(5)对不典型的心绞痛者，应告诉病人及家属对这种情况应先按心绞痛处理，一是立刻停止活动，休息；二是立即含服硝酸甘油，以免延误病情。

2. 饮食指导

(1)维持热量平衡，体重控制在标准范围内；

(2)控制动物脂肪，不吃肥肉和动物内脏；

(3)增加植物蛋白尤其是大豆蛋白的摄入；

(4)限制糖类，少吃甜食；

(5)适当增加维生素和食物纤维摄入量，多吃瓜果蔬菜；

(6)限制食盐摄入量(每日 5～6 g)，增加有益无机盐(钾、钙)和微量元素的摄入量；

(7)膳食清淡，少食多餐，限制饮酒，不喝浓茶。

3. 运动指导

有氧运动可减轻体重，降低血压，维持血糖，预防冠脉血栓形成，扩张冠状动脉，减轻精神压力，减少心脏事件的发生。可选择适宜的运动方式，如步行、慢跑步、骑自行车、游泳、跳舞、太极拳等。

第七节　脑卒中

脑卒中，又称“脑血管意外”，中医又称“脑中风”，是由于脑部血管突然破裂或阻塞造成血液循环障碍，引起脑组织损害的一组疾病，是一组发病率、致残率和死亡率都很高的疾病。

一、预防

1.平稳控制血糖血压。脑卒中严重威胁人们的健康，预防显得尤为重要。高血压者平时需平稳控制血压，定期监测血压变化；糖尿病患者要加强监测血糖含量，做好糖尿病防治，坚持服药治疗，不可随意增减药物。

2.养成健康的生活方式。合理均衡饮食结构，减少盐分、油脂的摄入，多吃蔬菜水果等富含纤维素的食物，多饮水，保持二便通畅。戒烟限酒，坚持适度的体育锻炼和体力活动，控制体重，解除精神紧张及疲劳，保持情绪平稳、心情舒畅，及时做好心理调节。养成良好的休息睡眠习惯。定时进行健康体检。

3.及时发现中风先兆，及时送医就诊，减轻中风危害。如出现面部或一侧、双侧肢体突然麻木、乏力，拿物不稳，走路时

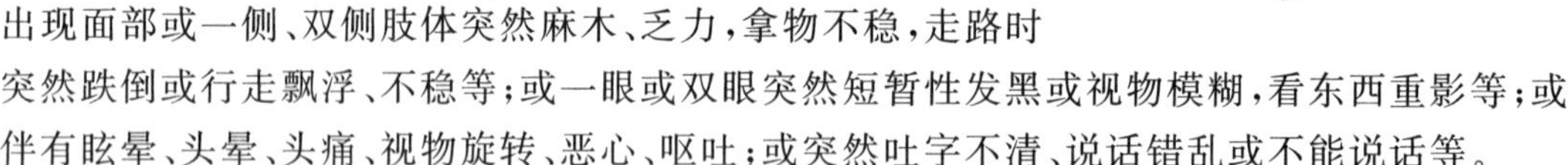

突然跌倒或行走飘浮、不稳等；或一眼或双眼突然短暂性发黑或视物模糊，看东西重影等；或伴有眩晕、头晕、头痛、视物旋转、恶心、呕吐；或突然吐字不清、说话错乱或不能说话等。

4.应急处理：出现中风先兆时应保持镇静，切勿剧烈摇动病人，不要急于把病人扶起或坐起，注意保护头部，避免震动。速请医生或拨打“120”求救。如患者发生呕吐，将头偏向一侧，解开衣领，取出假牙，将病人舌头拉向前方，以保持呼吸道通畅，避免误吸引起窒息及吸入性肺炎。发生抽搐时注意保护肢体，防止坠床、舌咬伤等，避免二次损伤。

二、护理指导

1.脑卒中病人康复时间长，家庭康复训练很重要。包括肢体、语言功能锻炼，褥疮、吸入性肺炎防治，排尿排便等生活管理。其中，肢体功能康复训练是主要的，及早进行瘫痪肢体的功能训练，能促进大脑新陈代谢，改善血液循环，防止肌肉萎缩，促使机体功能尽快恢复。只要病情稳定，就可尽早进行瘫痪肢体和语言功能训练。

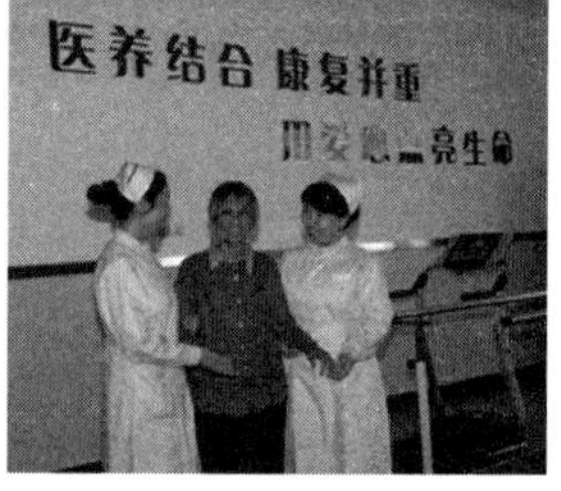

2.日常应定时协助病人翻身，变换体位，瘫痪机体应摆放功能位，避免受压。床单应平整、清洁、干燥、无碎屑，大小便后及时处理，减少对皮肤的不良刺激。定期温水擦浴，保持皮肤清洁、干燥。

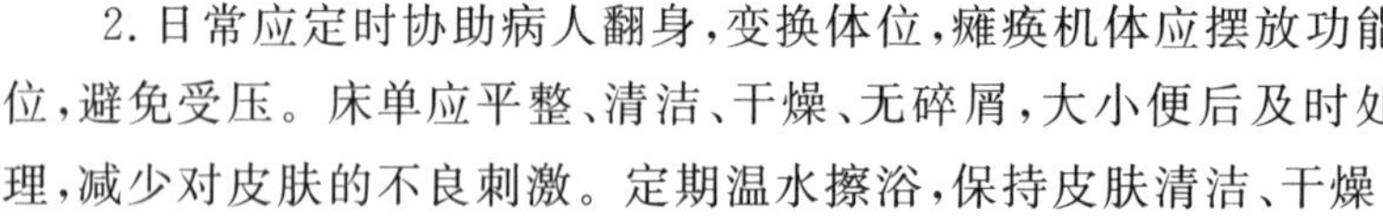

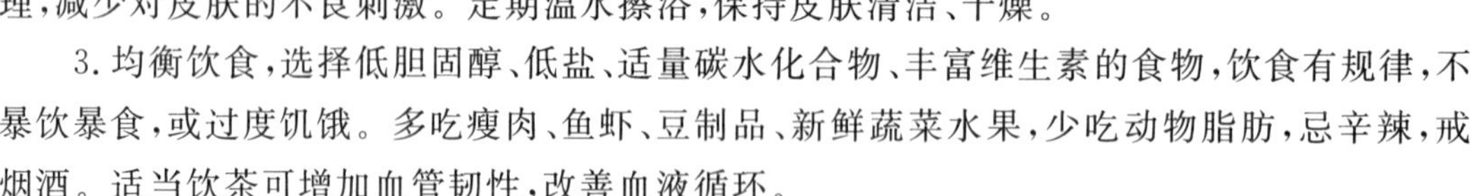

3.均衡饮食，选择低胆固醇、低盐、适量碳水化合物、丰富维生素的食物，饮食有规律，不暴饮暴食，或过度饥饿。多吃瘦肉、鱼虾、豆制品、新鲜蔬菜水果，少吃动物脂肪，忌辛辣，戒烟酒。适当饮茶可增加血管韧性，改善血液循环。

第八节　癫痫

癫痫是一组由大脑神经细胞异常电活动所引起的大脑功能异常为特征的慢性脑部疾病。临床上以意识障碍和抽搐为最典型的症状。病因复杂多样，经脑电图检查结合临床症

状可进行确诊。

护理指导：

1. 日常护理

癫痫患者应保持居住环境安静，生活规律，避免过度劳累、紧张及声光刺激等诱发因素。有发作先兆，如眩晕、心悸、幻觉时应立即就地平躺或坐下，放松心情，数分钟症状未缓解应立即送医。病人病情未控制之前，不可单独入浴，不要外出。病情控制后，必须在熟悉病情、掌握护理急救知识的家人陪同下方可外出，并随身携带应急药物和病历。

2. 饮食护理

饮食应注意富有营养易于消化的食物，多食清淡、含维生素高的蔬菜和水果，勿暴饮暴食，避免辛辣等刺激性强的食物，戒烟酒。

3. 用药护理

一旦确诊本病，应坚持服药不间断，按时按量，不可随意更换或增减药物。为防止遗忘，可将药物放置于固定地方，并于每日固定时间服用。病人的衣袋内要存放有自己姓名、地址、联系方式的卡片，以备外出或者突然发作昏迷时旁人能识别，及时救治和通知家属。

4. 应急处理

家属及患者应学会癫痫发作时的急救护理。一旦出现癫痫发作，不必惊慌，应立即将患者身体就地放平，头偏向一侧，使呼吸道分泌物顺口角流出，迅速松开衣领和裤带，使呼吸不受任何束缚，将毛巾或衣角塞于上下臼齿之间，以免咬伤舌头。不可强行按压或牵拉抽搐的身体，防止撞伤、跌伤、刺伤、骨折、脱臼等。如出现癫痫持续状态（症状持续五分钟以上），应及时送医院治疗。

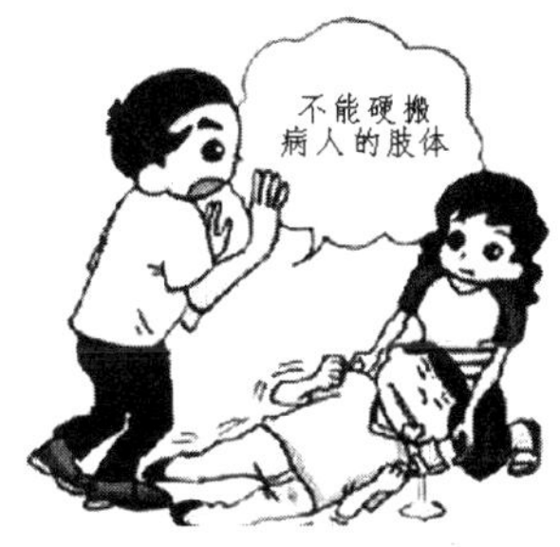

5. 心理护理

癫痫是一种慢性疾病，躯体的痛苦、社会的偏见严重影响患者的身心健康，患者常感到自卑、紧张、焦虑、恐惧、情绪不稳等，家庭成员应经常给予关心、帮助、爱护，针对思想顾虑及时给予心理疏导，使其有一个良好的生活环境、保持愉快的心情、良好的生活规律。

6. 预防意外

癫痫患者尽量不要佩戴发卡、戒指、手表、活动性假牙、眼镜等。一旦疾病发作，应立即取下这些可造成损伤的物件，防止意外发生。

第九节　消化性溃疡

消化性溃疡主要是指发生在胃和十二指肠球部的慢性溃疡。本病有三大特点：慢性、周期性、节律性。主要表现为腹痛、反酸、嗳气。

护理指导：

1. 心理指导

消化性溃疡好发于年轻人，病程较长，易反复。因此，应正确掌握发病的规律性，消除紧张情绪，避免精神刺激，以平稳的心态接受治疗。情绪紧张和忧虑可导致溃疡病的发生和复发，故应保持良好的心理状态，保持情绪稳定。

2. 饮食原则

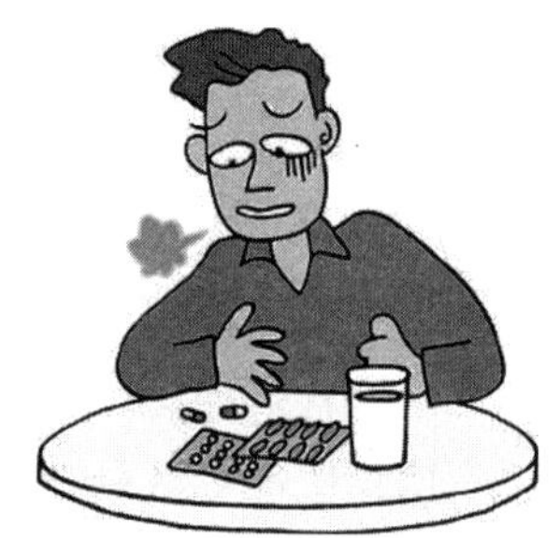

(1)养成良好的饮食习惯，定时进食，少量多餐，不可过饱。这样既能减轻胃的负担，又能使胃内常存食物，以稀释胃酸，减少胃酸对溃疡的刺激。

(2)进食时要细嚼慢咽，不可急吞，以增加唾液分泌，中和胃酸。

(3)进食易消化的温热食物，避免过冷过热，不宜食用芹菜、韭菜等粗糙、多纤维食物，以减少对溃疡面的刺激。

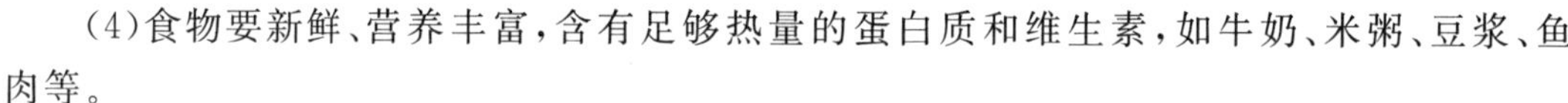

(4)食物要新鲜、营养丰富，含有足够热量的蛋白质和维生素，如牛奶、米粥、豆浆、鱼肉等。

(5)避免刺激性饮食，如酒、辣椒、油煎类、咖啡、浓茶等，戒烟。

3. 休息与活动

生活环境要安静舒适，保持精神愉快，保证充足的睡眠和休息，合理安排生活和工作。病情轻者可适当做轻的工作，疼痛发作时要卧床休息。因为情绪波动、过度劳累会使胃酸分泌增加而加重溃疡。

4. 用药指导

首先说明，服药必须坚持与饮食治疗相结合。

常用药物有：

(1)质子泵抑制剂

奥美拉唑、兰索拉唑等，一般治疗周期为 1 个月，可有轻微的恶心、腹泻等副作用。

(2)碱性制酸剂

氢氧化铝凝胶，此类药物应在饭前 1 小时服用，片剂应嚼碎后服用。其副作用主要有便秘或腹泻，老年人不宜长期服用氢氧化铝凝胶，以免造成骨质疏松。

(3) H_2-受体拮抗剂

甲氰咪呱、雷尼替丁，宜在睡前服用。长期服用，可发生皮疹。

(4)保护黏膜的药物

硫糖铝、前列腺素，此类药应在饭前及睡前服用。硫糖铝可引起便秘。

5. 检查指导

(1)大便潜血试验。溃疡活动期，因血管破裂，大便潜血可呈阳性。应于检查前 3 天禁食肉类及绿色蔬菜，以免获得假阳性检查结果。

(2)纤维胃镜检查尤其活体组织病理检查是溃疡病最有价值的确诊方法。

6. 胃镜检查的注意事项

(1)检查前禁食、禁药、禁烟 12 小时。

(2)检查后 2 小时内不能饮水，2 小时后可先试吃流质食物，再逐渐过渡到其他食物。

(3)咽部可能会有疼痛或异物感，可口含碘喉片、草珊瑚含片等，症状可减轻或消失。

(4)注意是否有黑便，如出现黑便要及时到医院请医生处理。

7.并发症的观察

(1)出血的迹象:头晕、眼花、心悸、呕血或排黑便。

(2)穿孔的迹象:腹部剧痛、大汗淋漓、面色苍白、烦躁不安。

(3)幽门梗阻的迹象:呕吐隔夜的食物,腹胀。

(4)癌变的迹象:顽固性疼痛,疼痛失去规律性。

第十节　肝硬化

肝硬化是一种常见的慢性进行性肝病,是由一种或多种病因长期持续或反复作用而致的弥漫性肝损害。引起肝硬化的病因很多,我国以病毒性肝炎为主,国外以酒精性肝硬化多见。肝硬化的起病与病程发展一般均较缓慢,可隐伏数年之久,临床上常将其分为肝功能代偿期与失代偿期,以肝功能损害和门静脉高压所引起的症状为主要表现,有食欲减退、消化不良、右上腹不适、隐痛、全身乏力、恶心、呕吐、腹胀、腹泻、鼻衄、齿龈出血等。

护理指导:

1.心理指导

肝硬化病人病程长,预后差,自我调节能力不稳定,往往对疾病转归失去信心,悲观失望,尤其是失代偿期患者,应多给予关心、同情、解释,努力创造良好、安静、舒适的休养环境,为病人解决实际困难,使他们感到有希望、有信心。肝硬化病人应了解有关如何保护肝脏,控制和稳定病情的有关知识,保持乐观的情绪,注意自我调整,避免生气、焦虑、急躁等不良情绪,否则不利于病情恢复。

2.饮食指导

(1)肝硬化患者的饮食应多样化,新鲜可口,肝功能代偿期应给予高热量、高蛋白、高维生素、低脂肪的饮食,失代偿期应给予低蛋白、易消化饮食,限制钠盐摄入。

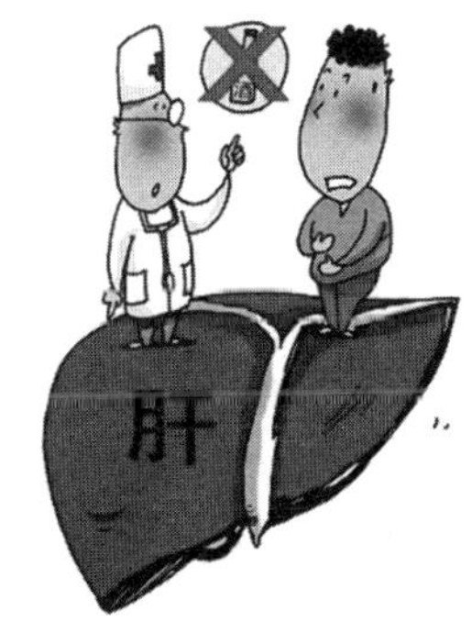

(2)肝硬化患者因门静脉高压,食管、胃底静脉曲张而容易出血,所以开始应进柔软蓬松的低盐半流质饮食,如稀饭、细挂面、豆腐脑等。如有腹胀、消化不良,应适当控制糖分的摄入。

(3)肝硬化患者的饮食,以含有各种主要氨基酸的牛奶、蛋类、肉鱼类等高价动物蛋白为佳。当发生肝昏迷或血氨增高时,应减少蛋白质摄入。进食过程中掌握少食多餐,忌酒及粗糙、辛辣、油炸、坚硬食物,以免因食管、胃底静脉破裂而引起大出血。

(4)有腹水者,不宜进食含钠量高的食物,如泡菜、腌制品、酱油等,可酌情选用橘子、香蕉、苹果等含钾丰富的水果,要定期测体重、腹围,并限制水的摄入。

3.休息、活动指导

(1)肝功能代偿期患者应做些力所能及的工作,适当活动,避免劳累。肝功能失代偿期患者应注意休息,因卧床休息时肝血流量比直立时增多,有利于肝细胞的恢复。如有大量腹水,应取半卧位,有利于呼吸。平时生活起居要有规律,保证充足睡眠。

(2)严禁剧烈活动,否则会使门静脉压力升高,导致食道胃底静脉曲张破裂引起大出血。

(3)保持大便通畅,防止便秘。排便过度用力会使门静脉压力升高,同时便秘还可诱发肝性脑病。

4.用药指导

肝硬化病人的药物主要是保肝药、利尿药、促进胃肠蠕动药。

(1)服用利尿药时,应观察尿量,如出现软弱无力、心悸等症状时,提示低钠、低钾血症,应及时就医。

(2)促进胃肠蠕动药应饭前半小时服用。

(3)肝硬化病人服用药物时,应将药片研碎,以免划破曲张的食管、胃底静脉引起上消化道出血。

(4)药物治疗应遵从医嘱,不要乱用"偏方"、"秘方"。出现其他疾病需治疗时,一定要咨询医师,慎用对肝脏有损害的药物。

(5)解热镇痛药如阿司匹林、消炎痛、布洛芬以及含有这些药物成分的感冒药,应慎用。它们可损伤胃黏膜,导致上消化道出血,必须应用时咨询医师。

5.日常生活指导

(1)注意个人卫生:每天按时刷牙、漱口,勤更换内衣,保持皮肤清洁。

(2)皮肤保护:病人因皮肤干燥、水肿、黄疸时出现皮肤瘙痒,以及长期卧床等因素,易发生皮肤破损和继发感染。沐浴时应注意避免水温过高,或使用有刺激性的皂类和沐浴液,沐浴后可使用性质柔和的润肤品。皮肤瘙痒者给予止痒处理,勿用手抓挠,以免皮肤破损。

6.复诊指导

定期门诊复查,一旦发现头晕、黑便、疲乏、腹水加重、腹痛、发热、性格行为改变,要立即就医。

第十一节 贫血

贫血是指外周血单位容积内血红蛋白量、红细胞数及(或)血细胞比容低于正常参考值。

护理指导:

1.用药指导

贫血中以缺铁性贫血最为常见。而缺铁性贫血的治疗,以口服或注射铁剂最常用,也最有效。

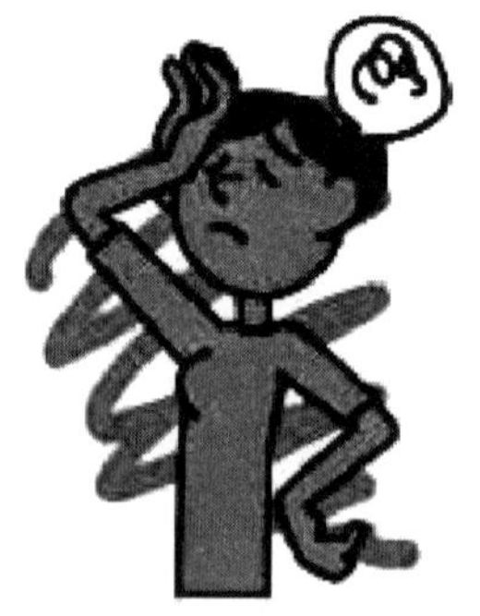

(1)贫血补铁应坚持"小量、长期"的原则。严格按医嘱服药,切勿自作主张加大服药剂量,以免铁中毒。服用几个月后,临床症状改善、血色素正常后,不能立即停药,还应在医生指导下再服3~6月,以补充体内的储存铁,防止贫血的复发。

(2)口服溶液型铁剂常可吸附于牙齿使牙齿变黑,服用时用吸管吸入,服药后立即漱口。应在饭后服药,避免空腹服药,以减轻药物对胃肠道的刺激而引起的恶心呕吐,同时服用维生素C或果汁,因酸性环境有利于铁的吸收。

(3)含钙类食品和高磷酸盐食品(如牛奶等),与铁剂能络合而生成沉淀,故应避免合用。口服铁剂期间,不要喝浓茶或咖啡,因茶、咖啡中含有大量鞣酸,能与铁生成不溶性的铁质沉淀,而妨碍铁的吸收。

(4)口服铁剂治疗期间,因铁与大肠内硫化氢反应生成硫化铁,使大便颜色变为褐黑色,类似消化道出血,对此不必紧张,停用铁剂后即可恢复正常。

2. 生活指导

保持心情舒畅,注意休息,避免剧烈活动、劳累。轻度贫血应适当做轻体力劳动;中度贫血者应免除劳动,适当活动;重度贫血病人应卧床休息,限制活动,减少组织消耗。对于严重贫血者绝对卧床,并输血治疗。贫血病人常有头晕、恶心症状,贫血严重者应避免骤起骤坐,晨起应缓慢起床,稍坐片刻,方可下床活动。体位改变应缓慢进行,以免产生急性脑缺血而晕倒。

3. 饮食指导

补充营养物质,饮食营养要合理,食物必须多样化。进食高蛋白、高维生素、易消化食物,多食含铁量高的蔬菜,如肉类、多种海产品(如海带、紫菜)、动物肝、血、豆制品、黑木耳及牛奶等乳制品,避免偏食。忌辛辣、生冷的食物。多吃富含维生素C的食物、新鲜的水果和绿色蔬菜,如酸枣、杏、橘子、山楂、西红柿、苦瓜、青柿椒、生菜、青笋等。

4. 预防知识指导

做到主动预防,减少疾病发作。对长期因工作关系接触毒物,如X线、放射性物质、农药、苯及其衍生物等人员,应建立自我保护意识,做好防护工作,定期检查血象。加强身体锻炼,每天坚持锻炼,如跑步、登山等,能加强骨骼的造血功能,增加造血细胞,能够很好地预防贫血。

第十二节　白血病

白血病是一种造血干细胞恶性克隆的疾病。根据白血病细胞的成熟程度和自然病程,可分为急性和慢性两大类。贫血往往是首发症状,呈进行性发展。半数病人以发热为早期表现,常为不明原因的发热。急性白血病以出血为早期表现者近40%,可有肝、脾、淋巴结肿大,骨骼关节疼痛,牙龈肿胀增生,睾丸无痛性肿大等器官组织遭白血病细胞浸润的表现。

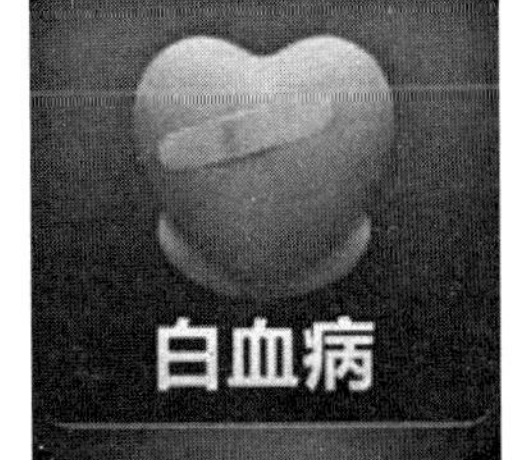

护理指导:

1. 心理指导

让病人保持安静,保持愉快的心情,能够正视自己的疾病,消除紧张、恐惧心理。关心体贴病人,帮助其树立战胜疾病的信心,积极配合治疗。

2. 饮食指导

进食高热量、高蛋白、高维生素、清淡易消化的食物,如甲鱼、鸭子、牛奶、瘦肉、水果、新鲜蔬菜等。牙龈出血、口腔溃疡者避免刺激性食物,食物不宜太热。消化道出血者暂禁饮食或给予流质饮食,要注意饮食卫生,减少肠道感染机会,尤其在化疗期间。

3. 休息、活动指导

(1)严重贫血病人应绝对卧床休息以减少耗氧量,避免晕厥。

(2)轻度贫血者,可适当活动。

(3)对完全缓解者可适当增加活动量,以不感到疲劳为度。

4.化疗护理指导

(1)化疗过程中可能出现恶心、呕吐、脱发等症状,不要因此而紧张,治疗结束后症状可缓解。注意化疗时的早餐宜早吃,多喝水(每日 3 000 mL 以上),午餐少吃,晚餐尽量延迟,这样可以促进药物排泄,减少其毒性反应,稀释尿液,防止高浓度尿酸析出而发生肾结石。要注意保持口腔清洁,防止口腔感染。

(2)静脉输注化疗药物时,若化疗药物渗出血管外,要及时通知医生和护士进行紧急对症处理,以免处理不当而造成局部组织坏死。

(3)化疗药物对骨髓有抑制作用,易造成白细胞及血小板数明显下降。此时应注意减少陪护,保持室内空气新鲜,预防继发性呼吸道感染。在做各项治疗、穿刺后按压针眼需 5～7 分钟以上,以免造成出血。如有黏膜出血时,及时通知医生对症处理。

5.骨髓穿刺配合指导

骨髓穿刺是血液病诊断的主要手段,是血液病人必须做的检查。穿刺是在局麻下进行,将穿刺针刺入髂后上棘或胸骨的骨髓腔内,吸取少量骨髓液进行化验检查,对身体的感觉、活动及智力不会有任何影响。穿刺完毕压迫穿刺部位 10～30 分钟,保持穿刺部位清洁干燥,3 天内勿洗浴。

6.日常生活指导

(1)日常生活要有规律,保持心情舒畅、情绪稳定,劳逸结合,加强锻炼,养成良好的卫生习惯。要注意及时随气温变化增减衣服,避免受凉感冒。

(2)预防感染:做好个人卫生,保持皮肤清洁,勤洗澡、更衣、剪指甲。居室定时通风,外出时戴口罩,避免到人员密集场所,少会客,以免交叉感染呼吸道的传染性疾病。保持口腔清洁,餐后睡前漱口。注意肛周的清洁卫生,便后坐浴(可用 1∶5 000 高锰酸钾溶液坐浴)。出现咽痛、咳嗽、流涕、尿痛、牙龈肿痛、皮肤感染红肿等,应及时到医院检查治疗,以便早期处理。

(3)预防出血:保持床单平整,穿着衣物应松软,清洁皮肤用刺激性小的皂液。勤剪指甲,以免抓伤皮肤。禁止用硬毛牙刷刷牙和牙签剔牙,进食宜慢,进软食或半流质食物,避免口腔黏膜及牙龈受损。保护鼻腔黏膜,防止干燥,必要时鼻腔内涂擦液体石蜡油,禁止挖鼻孔,以免损伤鼻腔黏膜,引起出血。注意观察尿液颜色,女病人注意月经量及时间。保持大便通畅,必要时应用缓泻剂,避免出现肛周黏膜的出血。发热时不主张采用酒精擦浴和安乃近退热,以免加重出血。若出现头痛、头晕、咯血、血尿等,应及时到医院检查治疗。

(4)皮肤、黏膜广泛出血者注意保持皮肤、黏膜的完整性以防止感染;高热大汗者及时擦干更衣,避免受凉感冒。为了巩固疗效,防止复发,达到长期存活和临床痊愈的目的,完全缓解出院后,坚持按时治疗是根本保证。遵医嘱按时复查,并在医生指导下决定治疗及休息时间。

第十三节　糖尿病

糖尿病是由多种病因引起的以胰岛素相对或绝对不足导致的以慢性高血糖为特征的代谢紊乱。空腹血糖和餐后 2 小时血糖测定是诊断糖尿病的主要依据。糖尿病治疗应坚持早期、长期、综合治疗和治疗方法个体化原则。具体措施以适当的运动锻炼和饮食控制为基础，加上定时监测病情、接受专科医护人员的健康教导和适当的药物治疗，即俗称糖尿病治疗“五套马车”。

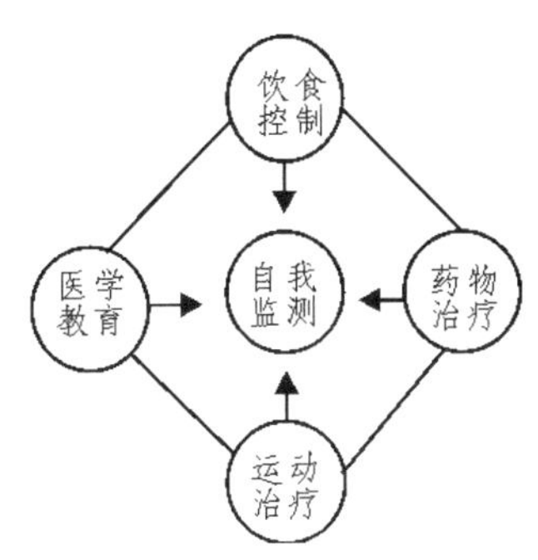

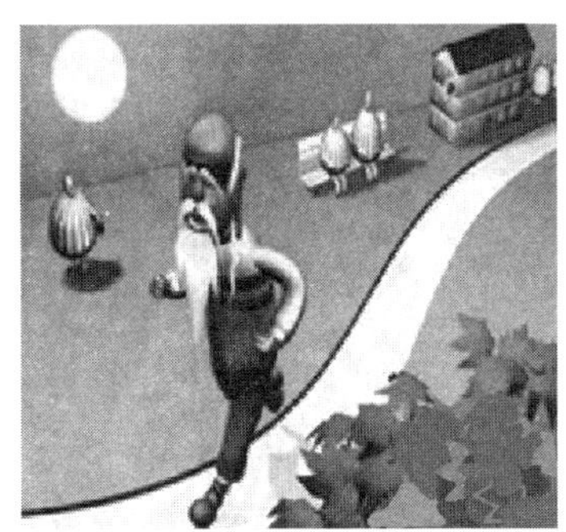

护理指导：

1. 运动锻炼

糖尿病患者在锻炼时，应采用有氧运动，如步行、慢跑、游泳、骑自行车、做操等，应避免激烈的无氧运动(如举重、百米赛跑等)。运动时间从第一口饭算起餐后一小时开始为宜，因为餐后血糖较高，运动时不易发生低血糖。运动强度以感觉周身发热、出汗，但不是大汗淋漓；气喘吁吁，能说话，但不能唱歌；或简易计算心(脉)率，以心率＝170－年龄为宜。运动频率为每周 3～4 次，每次 20～40 分钟即可。开始时应注意个体差异，循序渐进，长期坚持。

2. 饮食控制

首先要进行饮食热量计算，先算出理想体重，根据理想体重、体力消耗情况计算每日所需总热量，依各自情况酌情减少或增加热量及蛋白质量。再根据总热量算出每天食物份数。以 90 kcal 热量为一份食物计算，其中碳水化合物、蛋白质和脂肪的分配比例分别占总能量的 50％～60％、20％和 25％。每餐热量合理分配，三餐 1/5、2/5、2/5 或 1/3、1/3、1/3，或四餐 1/7、2/7、2/7、2/7 。

3. 接受专业指导，进行病情监测

平时要提高自我监测和自我护理能力，定期检查尿糖、血糖，作为计算饮食和观察疗效的依据。每 2～3 个月复查糖化血红蛋白或每 3 周复查果糖胺。每年定期做全身检查，以便尽早防治各种慢性并发症。病人家属也应了解糖尿病有关知识，关心和帮助病人，并给予精神支持和生活照顾。外出时家人应提醒其随身携带识别卡，以便发生紧急情况能及时处理。发现身体不适，及时就诊专科医生，并接受专业指导。

4. 药物治疗

一般需终身服用，必须了解自己所用药物的名称、用法、服用时间和不良反应，出现低血糖等紧急情况时应如何处置。不可自行停药、换药或减量，或听信谗言乱用药。糖尿病是胰岛素相对或绝对不足所引起的一类疾病，通过外源补充胰岛素治疗糖尿病是一种最生理的疗法，不会有任何毒性，也不会成瘾。因为胰岛素是一种蛋白质，口服会被胃肠道消化破坏，所以不能口服补充，必须通过注射获得。克服注射恐惧和预防副作用是病人需要克服的最大难点。主要不良反应为低血糖、过敏反应等。

第十四节 痛风及高尿酸血症

高尿酸血症是嘌呤代谢紊乱所引起的疾病，其临床特点为高尿酸血症，并由此引起痛风性急性关节炎反复发作、痛风石沉积、痛风石慢性关节炎和关节畸形，常累及肾脏，引起慢性间质性肾炎和尿酸肾结石的形成。原发性痛风多见于男性，某些恶性肿瘤如白血病、淋巴瘤等，因细胞中大量核酸分解，尿酸形成过多，引发继发性痛风。肾功能衰竭时尿酸排除障碍也可导致痛风高尿酸血症。常见的诱发因素为关节损伤、穿紧鞋、走长路、外科手术、饱餐、饮酒、过度疲劳、受凉受湿及感染等。

护理要点：

1. 高尿酸血症的治疗

在应用排尿酸药物（苯溴马隆、丙磺舒等）治疗期间应多喝水，并服碳酸氢钠（应从小剂量开始逐步递增），每日尿量维持在 2 000 mL 以上，以利于尿酸的排泄。服用别嘌醇常见的不良反应有胃肠道刺激、皮疹、发热、肝损害、骨髓抑制等，服药后如出现不适应症状应及时通知医生。

2. 急性痛风性关节炎期的治疗

关节炎发作时应绝对卧床，抬高患肢，避免负重。

3. 饮食指导

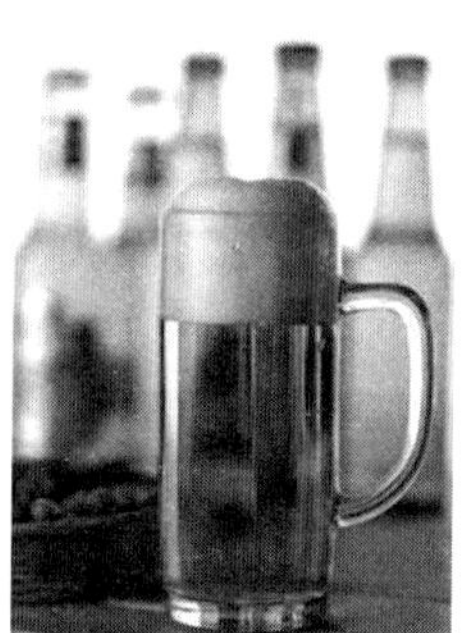

（1）可食的嘌呤食物有米、面、蛋、奶、白菜、青椒、洋葱等；宜限量的嘌呤食物有猪肉、羊肉、鸡肉、鲤鱼、草鱼、菠菜、海带、银耳、香菇、花生、腰果等。

（2）禁食的嘌呤食物有动物的内脏、沙丁鱼、凤尾鱼、贝类、啤酒、豆类等。

（3）对合并高血压病、心脏病、肾损害者应限制盐的摄入，每日不超过 6 g，一般控制在 2～5 g。应采用正确的烹饪方法，将煮过的肉去汤后再烹饪，避免使用辣椒、生姜、胡椒粉等自主神经兴奋调味品，口味应清淡，避免煎、炸、熏等食品。

（4）养成良好的饮食习惯，严格戒烟、戒酒，尤其是沿海地区，啤酒、海鲜是诱发痛风的主要原因。每日应多喝水，尽可能做到每小时饮水 1 杯，保证每日饮水量在 2 000 mL 以上，有利于尿酸排出，防止结石形成。可在睡前和半夜饮水，以防止尿液浓缩。避免饮用浓茶，但可饮碱性饮料，如可乐、雪碧、汽水、苏打水等，以碱化尿液，有助于尿酸排泄。鼓励多吃水果、蔬菜，注意补充维生素和无机盐，尤其要补充足够的维生素 B 和维生素 C，因其可促进组织中的尿酸溶解，降低血清中尿酸的浓度，预防结石形成。

（5）运动量以中等为宜，运动方式以散步、打网球等耗氧量大的有氧运动为主。运动期间注意保暖，避免剧烈运动，因剧烈运动容易导致乳酸产生加快，pH 下降，而诱发急性发作。痛风急性期间要卧床休息，抬高患肢，尽量保护受累部位防止损害。

第十五节　甲状腺功能亢进症

甲状腺是身体代谢的主要调控者，任何原因导致甲状腺的作用旺盛，释放过多的甲状腺激素入血，加速身体的代谢过程，这就是“甲亢”。

护理指导：

1. 心理调适

确诊本病者不必紧张，一般都可治愈。应保持心情舒畅，生活规律，避免精神刺激和过度劳累。有的患者脾气暴躁，家属要多理解和宽容，多关心患者，督促患者按时服药和复查。

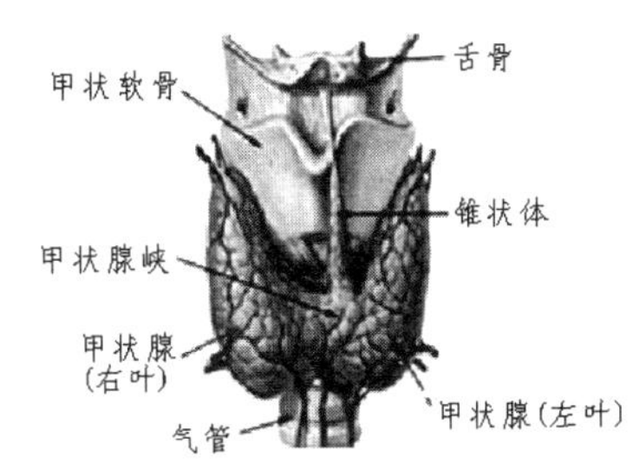

2. 药物治疗

一般需维持服药 1.5～2 年，甚至更长时间。应严格按照医生的医嘱执行，定期复查随访。症状好转后不可自行减药或停药。

3. 饮食护理

为满足患者机体代谢亢进的需要，三餐主食要足量，可增加奶类、蛋类、瘦肉类饮食，两餐之间还可增加点心，多食新鲜蔬菜、水果，多饮水。禁止食用刺激性食物和饮料，如烟酒、浓茶、咖啡、辣椒、高纤维素食物和含碘高的食物等。

4. 眼睛护理

一部分患者可有突眼征。部分浸润性突眼患者可随甲亢症状的好转而好转。平时应多注意保护眼睛，避免受到刺激和伤害。必要时佩戴有色眼镜或单侧眼罩，经常用眼药水湿润眼睛，睡前涂眼膏或用无菌生理盐水纱布覆盖双眼，并抬高头部。

第十六节　肺结核病

肺结核是由结核分枝杆菌引发的肺部感染性疾病，严重威胁人类的健康。传染源主要是排菌的肺结核患者，通过呼吸道传播。肺结核全身症状以发热最常见，以及疲乏无力、咳嗽、咳痰。

护理指导：

1. 疾病知识指导

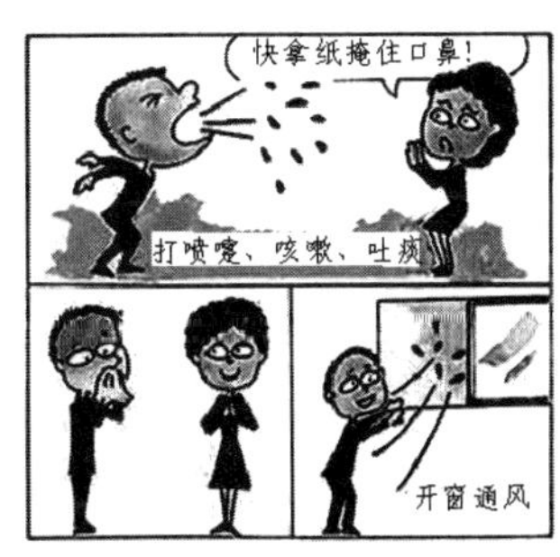

正确留取痰标本。注意保持室内空气新鲜，每日消毒痰具、餐具及洗漱用品，切勿随地吐痰或将痰咽入胃中，要吐入盛有消毒液的带盖痰杯中，痰液要用消毒液浸泡消毒后倾倒。科学隔离，做到分室或者分铺睡，衣被要经常晒，每次不少于 6 小时。

2. 饮食指导

肺结核为慢性消耗性疾病，鼓励正常进食，多食用优质蛋白质、高维生素、含钙丰富及高糖饮食，少食多餐，忌食油炸、辛辣刺激性食物。特别要禁止吸烟、喝酒，以免降低抗结核药物的疗效或延长治疗时间。对食欲减退者，提供其喜好食品，糖尿病病人给予糖尿病饮食。

3. 咳嗽、咳痰指导

保持呼吸道通畅很重要，有痰应及时咳出。痰液黏稠不易咳出者，可多饮水或者配合使用雾化吸入，稀释痰液，遵医嘱按时口服化痰药。长期卧床者定时翻身、叩背能使松动痰液利于咳出。

4. 用药指导

结核病的用药原则是足量、规律、全程。患者应坚持长期药物治疗，服药期间为减轻药物对肝脏的损害，应绝对禁止饮酒，并密切观察用药后的不良反应，发现不适应及时就诊。口服利福平可使尿、便、汗液、痰、眼泪和唾液变为红色或者橘黄色，还可引起恶心、呕吐、腹泻和类似流感症状，出现这些情况不要紧张，这是药物代谢的正常现象。异烟肼的主要副作用是外周神经炎，特别是糖尿病、慢性肾衰竭、营养不良和嗜酒者更为明显。该药还可分泌入乳，对母乳喂养者，婴儿可有发生惊厥的危险。口服吡嗪酰胺者易出现关节痛，并可能影响正常的肝功能，如出现黄疸或右季肋部疼痛、触痛应及时就诊。治疗初期应用乙胺丁醇和链霉素时，可产生视神经炎，导致视力障碍，病人应注意视力改变。链霉素有耳毒性的副作用，病人应注意听力改变。

5. 护理知识指导

患者要养成良好的生活习惯，活动以不感疲劳为宜，活动后要适当休息，恢复期至少要保证每日睡眠 8 小时，以保证足够体力。咯血者应密切观察咯血量，对痰中带血或少量咯血者，要绝对卧床休息。在患侧置冰囊冰敷。咯血量大于每日 100 mL 时，提示有窒息的危险，应注意防范。患者要保持口腔清洁，每次咳痰或咯血后要用漱口液或生理盐水漱口。容易出汗者应及时更换内衣及床单被褥，所穿的贴身衣服要柔软。

结核病是一种呼吸道慢性炎症性疾病，应坚持规律、正规的抗结核治疗。病人要建立正确的遵医嘱行为，坚持按规定疗程完成治疗。要定期复查胸透、胸片、CT 及各项生化检查，观察用药效果，判断有无影响药物治疗的不良因素等。

第十七节　肝炎

肝炎是指由多种致病因素如病毒、细菌、寄生虫、化学毒物、药物和毒物、酒精等，侵害肝脏使肝细胞受到破坏，肝功能受到损害，而引起身体一系列不适症状。

通常我们生活中所说的肝炎，多数指的是病毒性肝炎，它是由多种肝炎病毒引起的以肝损害为主的传染病。

护理指导：

1. 休息与睡眠

休息可增加肝脏的血流量，降低全身及肝脏的分解代谢，对促进康复和防止病情恶化尤为重要。急性肝炎、慢性肝炎急性发作和重型肝炎病人需绝对卧床休息。慢性肝炎病人要动静结合，适度运动，以不疲劳为宜，保证足够睡眠。促进睡眠的方法有：睡眠环境要安静、避光，或用热水泡脚，听轻音乐，必要时遵医嘱服用镇静安眠药。

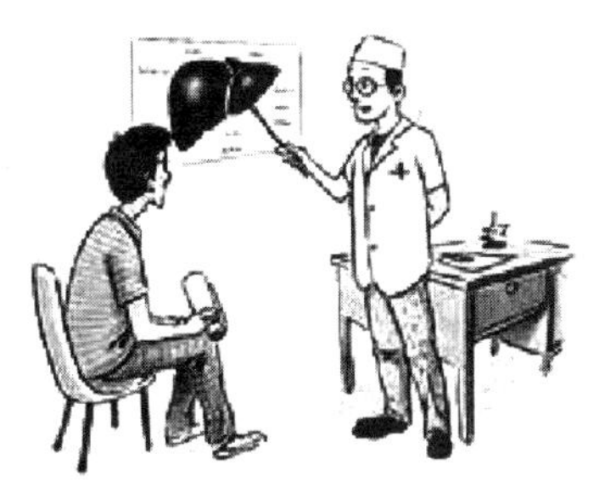

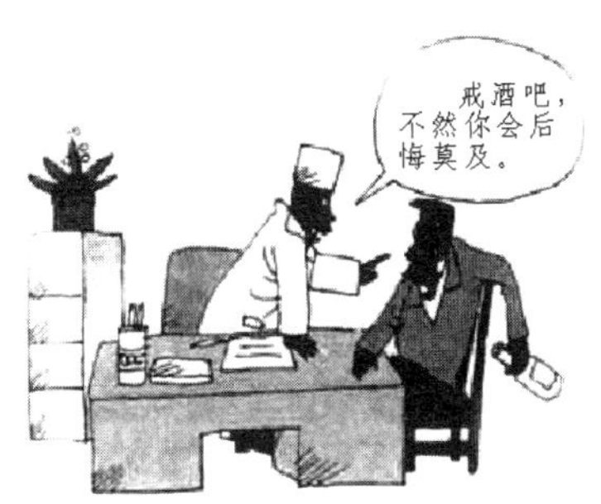

2.饮食指导

急性肝炎消化道症状严重时宜选择清淡易消化、营养丰富的食物，可适当增加蛋白质的摄入，如牛奶、鱼类、瘦肉、豆类等。慢性肝炎应以低盐、高糖、高维生素、高蛋白质的食物为主，品种多样化，每餐不宜过饱。重型肝炎及出现肝性脑病症状的患者应限制蛋白质的摄入，少食多餐，多食富含维生素的水果（西瓜、橙子、苹果等）和蔬菜，不食油炸及不易消化的食物。肝硬化门脉高压者应禁食生、冷、硬、带骨、带刺食物，避免诱发上消化道出血。禁止饮酒，因为酒精需要在肝脏代谢，可直接损害肝细胞，发生脂肪变性，加重肝脏负担。

3.用药指导

患者应在医生的指导下服药，勿滥用药，不随意更改药品种类、服药方法，同时观察服药反应，以免造成不良后果。服保肝降酶药如甘利欣、联苯双酯时必须严格按医嘱服用，不能随意停药，避免使病情反复发作。用抗病毒药时如干扰素会引起发热，造成白细胞、血小板减少，停药后可恢复正常。用利尿药时，准确记录24小时尿量以便于判断利尿药的效果，防止大量利尿出现脱水。用药期间观察有无出现疲乏无力、腹胀，低钾、低钠电解质紊乱等症状。

4.消毒隔离指导

病毒性肝炎可分为6型，甲型、戊型主要通过消化道传播，乙型、丙型为血液传播。患者餐前、便后要洗手，陪护人员处理患者的呕吐物、排泄物时要戴一次性手套，处理后应认真洗手，与病人实行分餐、分饮，急性期避免密切接触。

病毒性肝炎病程相对较长，病情易反复，加之有传染性，患者易产生紧张、恐惧、焦虑心理。患者应建立乐观向上的积极心态，生活要规律，不熬夜，戒烟酒，保证充足睡眠，保持适度运动，可增强体质，提高机体免疫能力。另外，应定期复查肝功能。

第十八节　慢性肾功能衰竭

慢性肾功能衰竭是指各种原因引起肾实质进行性损害，致使肾脏不能维持基本功能而出现的代谢产物潴留、水电解质和酸碱平衡失调为主要表现的一种临床综合征。

护理要点：

1.休息与活动

急性期卧床休息，肾功能不全代偿期可采取适当的活动方式，肾功能不全失代偿期应注意卧床休息，可采取循序渐进的活动方式。

2.饮食疗法

饮食原则是低蛋白质、低磷、高热量及高必需氨基酸。热量每日 126～140 kJ/kg，热量的来源由糖类、植物性油脂、低蛋白淀粉提供。

蛋白质：慢性肾衰未透析病人每日蛋白质摄入 0.6 g/kg，血透病人每周透析 1 次为每日 0.6～0.8 g/kg，每周 2 次为每日 0.8～1.0 g/kg，每周 3 次为每日 1.0～1.2 g/kg。2/3 的蛋白质来自高生物价的动物性蛋白质，如牛奶、鸡蛋、瘦肉、鱼等；1/3 为低生物价的植物蛋白质，如米饭、面粉制品。人体利用率较低的低生物价的植物性蛋白质食物应限制，如豆制品、面筋制品、坚果类、豆类等。

钠：临床症状稳定、尿量较多的病人每日 3～5 g，否则按 1～2 g/d 供给。钠不仅存在于食盐中，酱油、味精、番茄酱内亦含有钠，应少食加工、腌制的食品，多选择天然未经加工制造的食品。限钠食物淡而无味，建议采用糖醋法，添加葱、姜、蒜、桂皮等调味品以增加病人的食欲。

钾：尿量超过 1 000 mL 无须限钾。但当尿少时要严格限制钾的摄入，可将水果、肉类及蔬菜经过烹调后倒去汤汁，以除钾盐；含钾高的水果，如香蕉、柑橘等尽量少食用。

磷：给予低磷饮食，少吃动物内脏、无鳞鱼类。摄取量为 600～800 mg/d。

维生素：为限制钾的摄入，用大量水分将青菜、肉类煮过后再食用，会造成维生素的大量损失，故必须额外补充水溶性维生素，尤其是维生素 B_6、维生素 C 及叶酸等。

3.排尿的护理

每日记录出入量，尿量作为饮水量的参考值。病人伴高血压或水肿时，应限制钠和水的摄入。未透析者，水分摄入量为前一天的尿量加 500～800 mL，血透者以每日体重的变化不超过 0.5 kg 为原则。腹透病人，因其体内持续透析的作用，故可不必严格限制。每天允许的摄入量要分次给予，包括服药时的饮水量。为解决病人的烦渴现象，可用冰块含化代饮水，并通过监测液体出入量、体重、尿量、血压等指标控制体液容量的变化。

4.避免使用对肾功能有害的药物

治疗性的药物需按时服用。建立病情观察监测表，记录每日血压、体重、尿量，每月肾功能检查数值、透析次数及反应，来院就诊时供医生参考。

第十九节　泌尿系统结石

泌尿系统结石又称尿石症、尿路结石，是肾结石、膀胱结石、尿道结石等的统称，也是泌尿外科常见病之一。这些结石的形成，轻则出现血尿、绞痛，重则肾盂积水，丧失肾功能。尿石症引起的发作性腹部绞痛也是常见的急腹症之一。

泌尿系结石是一种常见病、多发病，多见于青壮年。发病的年龄高峰是 21～50 岁，男性多于女性，约 3∶1。其发病与环境因素、饮食习惯、新陈代谢紊乱、泌尿系疾病、先天性异常、异物以及长期卧床、药物等因素有关。

护理指导：

1.应限制含钙、草酸丰富的食物，避免进食高钙、高盐、高草酸、高蛋白、高动物脂肪及高

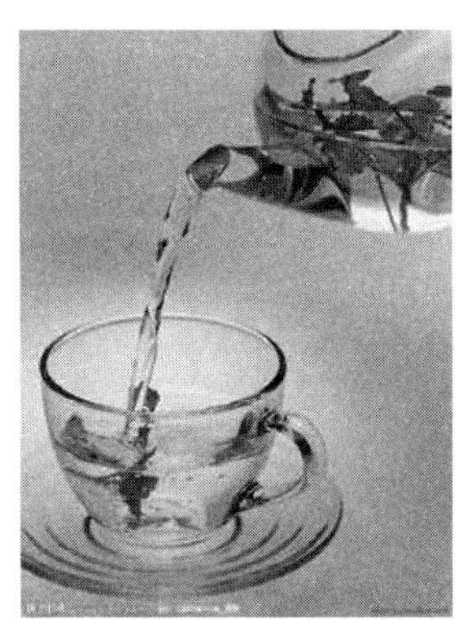

糖饮食，如菠菜、带鱼、乳制品及豆制品、红茶、动物内脏等。应进高纤维饮食。

2. 多饮水，饮水量不少于 3 000 mL/d。以增加尿量，降低尿中形成结石物质的浓度，减少晶体沉积。

3. 多吃蔬菜和水果，蔬菜和水果含维生素 B_1 及维生素 C，它们在体内最后的代谢产物是碱性的，尿酸在碱性尿内易于溶解，故有利于治疗和预防结石。

4. 泌尿系统结石可引起腹痛，在确诊前应慎用止痛药。

5. 如结石过大，应做体外碎石或手术取石，术后应多饮水并定时复查，应尽量避免上述引起结石的诱因。

第二十节　剖宫产后

分娩本是正常的生理现象，但由于决定分娩的产力、产道、胎儿及产妇的精神心理因素发生异常，而导致产妇不能顺利分娩引起难产，需要以剖宫产方式结束分娩。剖宫分娩的产妇不仅要经历子宫伤口的恢复过程，还需要经历产后身体各系统复原的过程，因此，做好术后护理是产妇顺利康复的关键。

护理指导：

1. 尽早活动

早期下床活动能帮助子宫收缩、促进伤口愈合、防止肠粘连，所以术后麻醉消失恢复知觉后，要进行机体活动。24 小时拔出尿管后尽早忍痛下床走动，能增加肠蠕动，促进排气，防止肠粘连及血栓形成。同时经过活动，能加快血液循环，促使子宫收缩，有利于伤口早日愈合。

2. 保持伤口部位的清洁

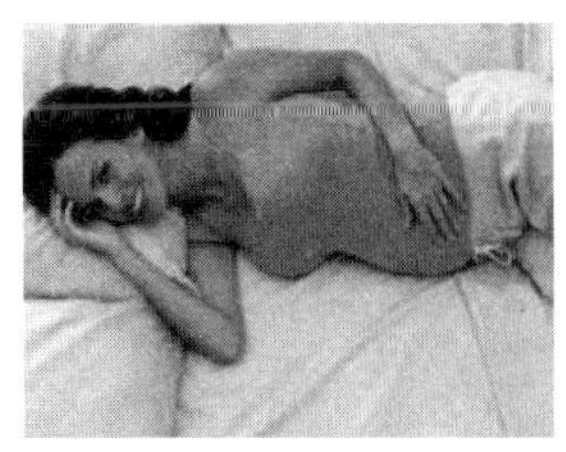

应注意卫生，保持伤口皮肤清洁干燥，痒时不要挠抓，防止伤口感染。如果伤口疼痛而且局部肿胀，用手摸有波动感，说明伤口感染化脓，应及早诊治。

3. 恶露观察

要每日观察恶露的排出情况，包括量、颜色、气味。正常恶露有血腥味但无臭味，持续 4～6 周，量约 250～500 mL，如果恶露增多，血性恶露持续时间较长并有恶臭味，需到医院就诊。

4. 保持会阴清洁干燥

每日清洗会阴部 2～3 次，经常更换会阴血垫，保持会阴清洁干燥，以防发生产褥期感染。

5. 饮食与休息

术后产妇还担负喂养婴儿的重任，更应注意饮食与休息。术后当日需禁食、禁水，次日可进食少量清淡流质饮食，不宜进食含糖、牛奶类饮食，以免引起肠胀气，使腹部切口疼痛。

进食每次不超过 200 mL，每天 4～5 次。第 3 天后的饮食原则是宜进软、热、多汤、营养丰富、易消化的半流质食物，如有催乳作用的鱼汤、肉汤、面汤、滋补营养米粥等，忌生、冷、硬及刺激性食物，并要做到定时，少量多餐，每天 5～6 餐。要吃新鲜的蔬菜水果，传统的观念认为，二者“水气大”，吃了会伤身体，殊不知新鲜的蔬菜和水果，既能补充肉、蛋类所缺乏的维生素 C 和纤维素，还能促进食欲，帮助消化及排便，防止发生产后便秘。剖宫产出院的产妇可在室内轻微活动，可以为新生儿换尿布、哺乳等，其余时间以卧床休息睡眠为宜。

6. 哺乳及乳房护理

提倡母乳喂养，废弃定时哺乳，推荐按需哺乳。哺乳时要注意清洁乳房，每次哺乳前要洗手，用温开水擦洗乳房及乳头，乳头凹陷时可自行牵拉纠正。哺乳时可在大腿上放置一枕头或采用侧卧位，以减少婴儿压迫引起伤口疼痛，让婴儿含接整个乳头及大部分乳晕，以避免乳头皲裂。产妇应托住乳房，以保持乳腺导管的畅通。两侧乳房轮流哺乳，排空母乳，有利于乳汁再分泌。

7. 产后随访

于产后 42 天去医院做产后健康检查，包括全身检查及妇科检查。全身检查主要包括测血压、脉搏、血及尿常规，了解哺乳情况等。妇科检查主要观察盆腔内生殖器是否已恢复至未孕状态，最好是带婴儿同时到医院做一次全面检查。

8. 计划生育指导

产后 6 周内禁止性生活。产后不哺乳者，通常在产后 6 至 10 周月经复潮。产后哺乳者，月经延迟复潮甚至哺乳期不来潮，但也有按时来潮的，检查正常后可进行性生活，但是，一定要采取严格的避孕措施，避免怀孕。否则有疤痕的子宫在做刮宫术时容易发生穿孔，甚至破裂。避孕措施原则上是哺乳者以工具避孕为宜，不哺乳者可选用药物避孕。剖宫产半年后可放置宫内节育器，哺乳期放置应先排除早孕的可能。

第二十一节　妇科肿瘤

近年来，我国妇科肿瘤发病率有明显上升的趋势，而且发病年龄也趋于年轻化。妇科肿瘤可生长在女性生殖器的任何部位，良性肿瘤以子宫肌瘤、卵巢囊肿最常见，恶性肿瘤以子宫颈癌、子宫内膜癌及卵巢癌最常见。随着医疗技术水平的不断提高，早期妇科肿瘤的预后良好，生存率和生存质量也都有相当的保证，因此，早期发现妇科肿瘤非常重要。

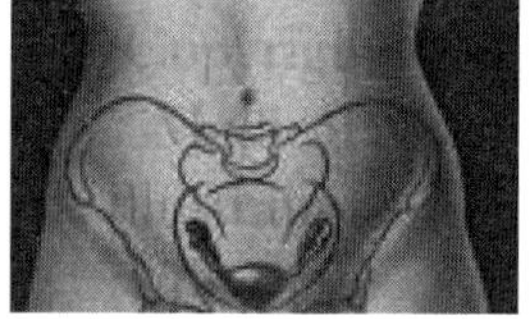

一、如何早期发现妇科肿瘤

对女人来说，妇科检查比美容更重要。

妇检不仅包括定期去医院体检，更强调的是对自我健康的日常检查。

1. 自摸法

应该经常触摸自己的腹部，查看有无包块。如果发现包块，无论大小、是否疼痛，都应及时就医。具体方法是:(1)早晨起床,排空小便;(2)平卧,双腿稍屈曲;(3)从小腹部的一侧摸到另一侧,由浅到深,如发现包块是硬性异物即可疑为肿瘤。

定期进行健康体检:做妇科检查、宫颈刮片、盆腔 B 超,可尽早地发现问题。最好每年进行一次妇科检查。

2.其他自查方法

(1)观察出血。如月经增多,周期紊乱,接触性出血等。阴道不正常出血是妇科肿瘤最常见的症状之一,多因宫颈宫体肿瘤所致。卵巢肿瘤也可因内分泌变化而出现月经紊乱和不正常出血。

(2)观察白带。如出现血性白带、脓性白带、米泔样白带、水样白带等都是不正常的。除脓性白带之外,血性白带应注意宫颈肿瘤,晚期宫颈癌可出现米泔样或淘米水样白带。

(3)疼痛。感觉下腹部、腰背部、骶尾部疼痛及性交痛等,通常是肿瘤体积较大,压迫或侵犯其他脏器时,才会引起疼痛。如肿瘤发生蒂扭转、破裂或变性等也会引起腹部疼痛。

二、妇科肿瘤术后护理指导

1.伤口护理

要保持伤口清洁、干燥,注意伤口有无红、肿、热、痛等现象,以防感染的发生。

2.阴道出血

行肌壁间肌瘤或黏膜下肌瘤剔除术者,因子宫壁有伤口,会导致术后有少量的阴道流血,一般不会超过 10 天,均属正常,如大于半个月应上医院检查。如果行子宫全切术,术后 10～15 天可能会有少量黄色分泌物或血性分泌物,可先观察几天,一般会自然消退,如出现脓性分泌物,可能是阴道切口残端有感染或阴道炎,应去医院就诊,查明原因,及时处理。若子宫次切或全切患者出现大量的阴道流血,应立即去医院急诊检查。

3.生活起居

维持舒适的生活,并做微量的运动,有助于身体的康复。施行子宫全切除术者,要休息 1～3 个月,避免重体力活动半年。注意个人卫生,只能洗淋浴,不能盆浴。

4.饮食调理

宜清淡、易消化的高蛋白、高维生素和高矿物质饮食(如鱼汤、鸡汤、瘦肉、蛋等),避免辛辣、酒类、刺激性的食物(如辣椒、烟、油、咖啡等),少吃油脂类食物,不吃用雌激素喂养的鸡、牛肉。要多吃新鲜蔬菜、水果(如葡萄、樱桃等)和粗纤维食物,以保持大便通畅,防止因便秘引起阴道残端缝合处破裂出血。

5.性生活

子宫肌瘤剔除术、妇科腹腔镜术后禁止性生活一个月,子宫次切术及卵巢切除术禁止性生活两个月,子宫全切术待三个月上医院复查正常后可恢复性生活。

6.定期复查

术后一个月复查,以后每 3～6 月复查一次,如果这段时间没有任何不舒服,每年复查一次。术后应保持愉悦的心情,因为精神因素会导致内分泌失调。

第二十二节　骨科疾病

一、骨折护理

1. 受伤后如感觉疼痛剧烈或不能正常活动，应就地求救，尽量不活动受伤肢体，特别是脊柱损伤的病人如运动后可能进一步损伤到神经，引起瘫痪。

2. 如受伤处有出血，应及时用干净衣服或布压迫伤口止血。如是开放性伤口，应用干净物品保护伤口，以防感染。

3. 搬运病人时应使肢体保持水平位，同时将病人搬于硬板床或硬板上并固定好，防止运送过程中骨折移位引起肌肉及神经损伤。

4. 保守治疗时应尽量减少骨折处的运动，保持夹板或石膏的有效固定，但固定不应过紧，否则会引起肢端缺血坏死。

5. 骨折后应加强营养并补充钙剂，建议多吃含钙质的食物，但应少喝骨头汤，因其含有大量脂肪且含钙量少，会影响钙的吸收。

6. 功能锻炼：在不影响固定的情况下，尽快地恢复患肢的活动。早期合理的功能锻炼，可促进患肢血液循环，消除肿胀，减少肌萎缩，保持肌肉力量，防止骨质疏松、关节僵硬，促进骨折愈合，是恢复患肢功能的重要保证。

二、脱臼的护理

1. 限制活动，以免加重伤势，并且争取时间及早复位，即用正确的手法将脱出的骨端送回原处，然后予以固定。

2. 如果对骨骼组织不熟悉，那就不要随意地复位，以免引起血管或神经的更大损伤。复位不成功，应将脱臼的关节用绷带等固定好，送医院处理。局部冷敷，可以减轻疼痛。

3. 千万不要让脱臼的关节做任何活动。脱臼有可能合并骨折，如果活动关节，可能会加重伤势，最好固定后，及早送往医院治疗。

4. 关节脱臼后，如肩关节发生脱臼时，应该马上用绷带、衣物、布条等织物，将脱臼的胳膊与主躯干捆绑固定，这样可以最大限度地减少伤肢的再度伤害，并便于医生的诊治。

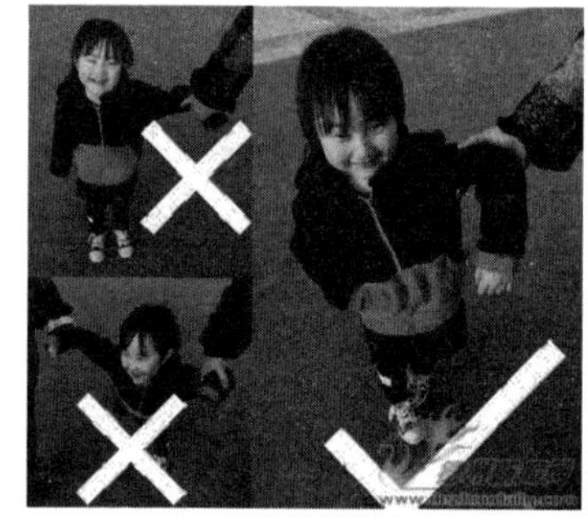

儿童容易脱臼

5. 关节的定期活动是恢复必不可少的步骤，但应循序渐进。最重要的是，脱臼后包扎固定的时间一定要足够长，如提前解开包扎，关节就会不稳，以后就会引起关节习惯性脱臼。

三、扭伤的护理

1. 扭伤后应立即停止运动，防止损伤进一步扩大或有骨折脱臼时会引发更严重的后果。

2. 扭伤后关节会在短时间内慢慢肿大并伴有剧烈疼痛，条件允许时应立即冷敷，不能冷敷时可适当抬高扭伤关节，以减轻水肿。

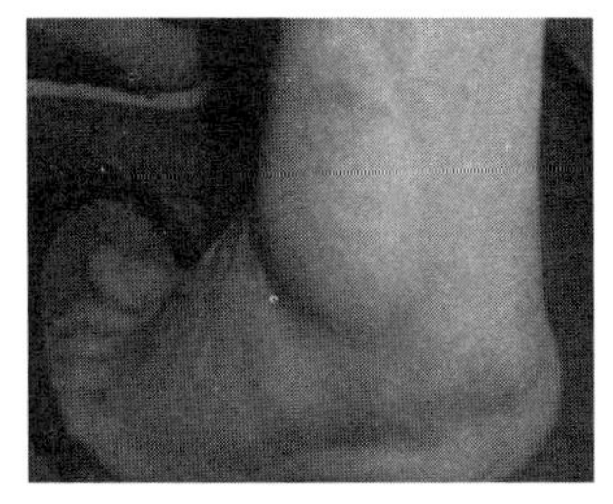

3.扭伤后应及时检查是否有合并关节的骨折或脱臼，最好上医院检查拍片，如果没有骨折或脱臼则问题不大，只需按扭伤处理。

4.在扭伤48小时内关节内会一直渗出，只能选择冷敷，因冷敷可起到减少渗出和止痛的效果，这时是禁止热敷和揉搓的，因会使关节里面渗出增多，关节肿大更严重；冷敷药时应在关节处包裹一层保护膜再用冰块或冷水外敷，防止冷水直接接触关节而引起冻伤。在48小时后渗出慢慢减少时就可以热敷或使用一些活血化瘀的药物，以促进关节内的渗血和渗液更好地吸收。

5.关节肿大一般在2周内慢慢消退，关节功能也会慢慢恢复，但是在2周内应避免关节的运动，但可做关节的活动，如是扭伤脚踝，应尽量少走路，并禁止剧烈运动，2周后可以正常行走，但运动时不可太过剧烈，因此时关节固定还不牢固，运动时容易引起再次扭伤，甚至是习惯性扭伤。

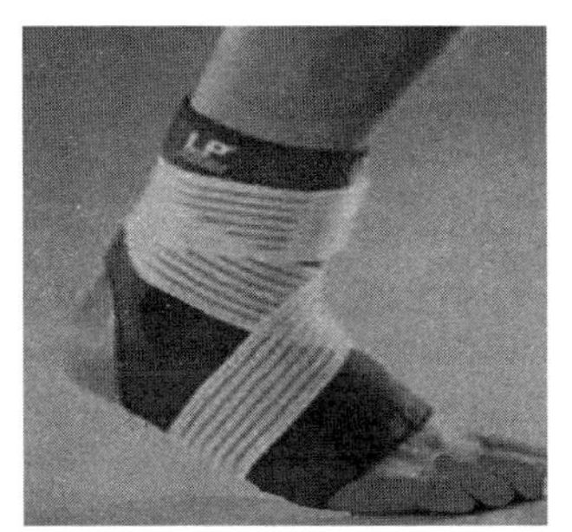

6.如果在急性期疼痛严重，应到医院检查并应用一些止疼药，如确需要运动或疼痛明显不能耐受的，可以使用一些消炎、止痛药做局部封闭，就是将这些药注射到关节内，可起到暂时的止痛。一般1周后就可以自己慢慢活动关节，万不可因惧怕疼痛而不活动关节，否则会引起关节僵硬，2周后基本可以正常活动关节。

7.因大部分扭伤都是运动造成的，建议运动时可用运动护具保护关节，如护踝和护腕等，以免运动时过度拉伸或扭曲。

第二十三节　静脉曲张

静脉曲张的原因：与遗传有关，如有的人先天静脉瓣膜缺陷和静脉壁薄；与长期站立、重体力劳动、妊娠、习惯性便秘等后天因素使下肢血管重力增加、循环血量超负荷有关，如护士、教师、农民、白领等。

1.在寒冷季节要注意保暖，避免暑天冷水冲脚，尽量减少久立、久蹲、久行，减少下肢负重。

2.避免油腻、高糖饮食，戒烟，减少长途旅行、乘车、坐飞机，应穿上防止静脉曲张的医用弹力袜，不穿高跟鞋。保持正常体重，以免因超重使腿部静脉负担增加。

3.避免经常提超过10 kg的重物，经常抬高双腿，高于心脏水平，并维持膝盖弯曲，以促进腿部血液循环。每晚检查小腿是否有肿胀。

4.保健方法

(1)足浴：用热水泡脚，特别是用生姜或辣椒煎水洗脚，足浴能加快腿部血液循环，使腿部的静脉血液及时向右心回流，有利于减轻腿部的静脉瘀血，防止下肢静脉曲张。另外，临

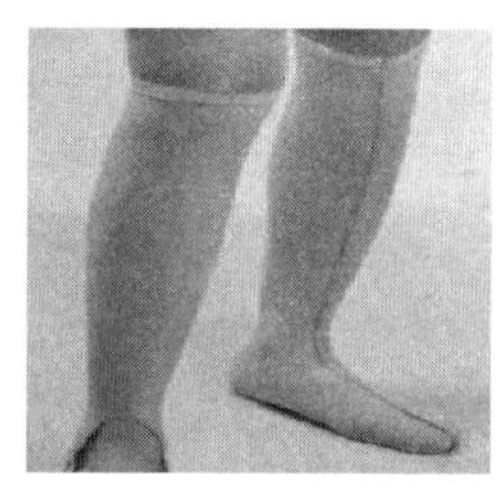

睡前用热水泡泡脚，还有助于安神去烦、催眠入睡，使睡眠更加深沉和香甜。

(2)按摩脚：洗脚后，双手搓热，轻揉搓相关部位或穴位，可全脚按摩，也可局部按摩。

(3)“高抬贵脚”：每天将双脚翘起2～3次，平或高于心脏，此时脚、腿部血循环旺盛，下肢血液流回肺和心脏的速度加快，得到充分

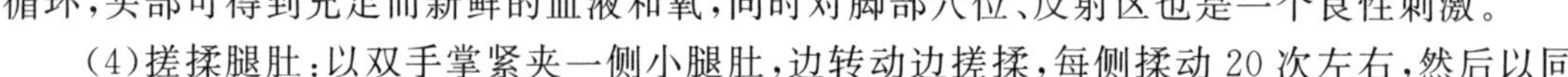

循环，头部可得到充足而新鲜的血液和氧，同时对脚部穴位、反射区也是一个良性刺激。

(4)搓揉腿肚：以双手掌紧夹一侧小腿肚，边转动边搓揉，每侧揉动20次左右，然后以同法揉动另一只腿。此法能增强腿力。

第二十四节　阑尾炎

阑尾炎主要表现为肚子痛，医学上称之为转移性右下腹疼痛，还可引起厌食、恶心、呕吐、便秘或腹泻等胃肠道反应，同时身体的应激反应会出现低烧、乏力；出现感染时则会出现寒战高热及剧烈的腹痛。在未确诊前请勿乱用止痛药，以免掩盖病情影响病情判断。

术后护理指导：

1.阑尾炎原则上需要手术，手术切口很小(5～10 cm)，手术创伤也较小，恢复快，对身体影响不大。

2.阑尾炎切除术后12小时或坏疽性、穿孔性阑尾炎切除术后如置有引流管，待血压平稳后应改为半卧或低姿半卧位，以利于引流和防止炎性渗出液流入腹腔。

3.饮食：手术当天禁食，术后第一天流质，第二天进软食，第3～4天可进普食。饮食中应限制含粗纤维素的食物，如芹菜、大白菜、香菜、蒜苗、韭菜、香椿、冬笋、毛笋、菠萝等，以减少大便次数和未消化的粗纤维对伤口的摩擦。

4.术后24小时可起床活动，促进恢复肠蠕动，防止发生肠粘连，同时可增进血液循环，加速伤口愈合。

5.老年病人术后注意保暖，经常拍背帮助咳嗽，预防坠积性肺炎。

第二十五节　乳房疾病

一、乳房的自我检查

1.应熟悉乳房在每月不同时间的感觉，并在冲凉时经常抚摸乳房，当乳房有异常的变化时，会很快地感觉到。如果乳房有任何异常，应立即看医生。

2.在日光灯下站立在镜子前检查，首先应观察乳腺的发育情况，两侧乳房是否对称，大小是否相似；两侧乳头是否在同一水平面上；乳头是否有回缩凹陷；乳头、乳晕有无糜烂；乳房皮肤色泽如何，有无水肿和橘皮样变，是否有红肿等炎性表现；乳腺区浅表静脉是否怒张等。

3. 检查的最佳时间:月经正常的妇女,月经来潮后第 9～11 天是乳腺检查的最佳时间,此时雌激素对乳腺的影响最小,乳腺处于相对静止状态,容易发现病变。如发现有肿块或疼痛应及时到医院检查。

4. 戴胸罩的时间越长,越容易得乳房疾病,因胸罩会使乳房血液、淋巴液循环变差。美丽很重要,健康更重要,应尽可能少地使用胸罩,同时在不戴胸罩时应穿宽松透气的衣服。

二、急性乳腺炎

1. 注意清洁。早期注意休息,暂停患侧乳房哺乳,清洁乳头、乳晕,促使乳汁排出(用吸乳器或吸吮)。凡需切开引流者应终止哺乳,这是治疗乳腺炎的首要前提。

2. 避免乳汁淤积。如乳汁过多,婴儿吃不完,可在哺乳后用吸奶器或用手按摩、挤压,使乳汁排出,防止淤积。防止乳头损伤,有损伤时要及时治疗。

3. 在妊娠后期要常用温水清洗乳头,如乳头内陷者,洗后轻揉、按摩、牵拉乳头,以防止乳腺炎的发生。

4. 不要给孩子养成含乳头睡觉的习惯。很多母亲在给孩子喂养母乳的时候,总是习惯于让孩子含着乳头睡觉,这是导致哺乳期妇女发生乳腺炎的重要原因。

5. 多吃粗粮、全麦食品、豆类和蔬菜,控制动物蛋白的摄入,同时注意补充适当的微量元素。微量元素硒是抗癌之王,能有效抑制癌细胞。

三、乳腺囊性增生

1. 心理调适。因缺乏对此病的正确认识,不良的心理因素如过度紧张刺激、忧虑悲伤,造成神经衰弱,会加重内分泌失调,促使增生症的加重,故应解除各种不良的心理刺激。对心理承受能力差的人更应注意,少生气,保持情绪稳定、活泼开朗的心情有利于康复。

2. 改变饮食,防止肥胖,少吃油炸食品、动物脂肪、甜食及过多进补食品,要多吃蔬菜和水果类,多吃粗粮。多吃核桃、黑芝麻、黑木耳、蘑菇、黑豆和黄豆。

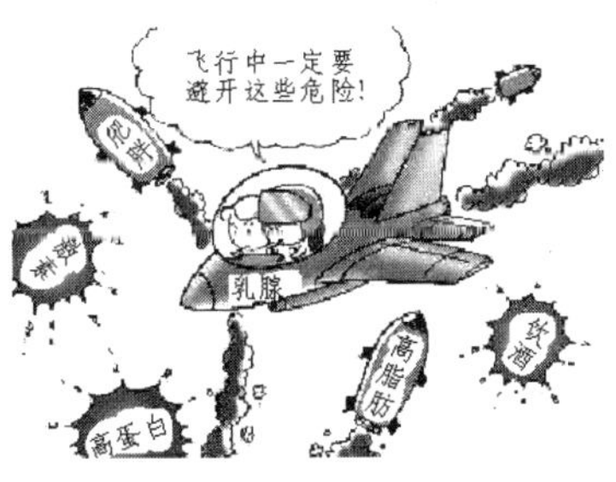

3. 生活要有规律,劳逸结合,保持性生活和谐,可调节内分泌失调。保持大便通畅会减轻乳腺胀痛。

4. 多运动,防止肥胖,提高免疫力。

5. 禁止滥用避孕药及含雌激素的美容用品,不吃用雌激素喂养的鸡、牛肉。

6. 避免人流,产妇多喂奶,能防患于未然。

7. 自我检查和定期复查。

四、乳腺纤维瘤

乳腺纤维瘤为乳房内最常见的肿瘤,多见于青年女性,一般发病年龄为 18～25 岁,与体内雌激素过高有关,可发生在一侧或两侧乳房内,一般为单发性。

1. 保持良好的心态和健康的生活节奏,克服不良的饮食习惯和嗜好,有规律的工作和生活习惯是预防乳腺疾病发生的有效方法。

2.少穿束胸或紧身衣，合理使用文胸。型号合适的文胸对乳房健康很重要，最好能选用柔软、透气、吸水性强的棉制文胸。平时能不带文胸时尽量不带，不要带文胸睡觉。

3.慎用含雌激素类药物和保健品，慎用丰胸产品。

4.洗澡时避免长时间用热水刺激乳房，更不要在热水中长时间浸泡，洗澡时的水温以37 ℃左右为宜。规律的性生活能促进乳房的血液循环、性激素分泌的增加，有利于女性乳房的健康。

5.保持适量的运动。运动不仅有助于乳房健美，还能降低乳腺疾病的发病率。

6.每月进行乳房自检，每年进行专业检查。一般月经后的1周到2周是检查的最佳时期，如果发现乳房有肿块，乳房局部皮肤有色深变化或乳头凹陷、腋窝淋巴结肿大时，一定要及时就诊。

五、乳腺癌

1.避免诱因

如：内源性或外源性雌激素的长期刺激；致癌性RNA病毒可能与乳腺癌相关；乳腺导管和小叶非典型增生者发生乳腺癌的危险性增加；遗传和家族史；高脂物质摄入，放射线辐射。

2.认真查询乳腺癌易患因素

（1）乳癌家族史，特别是受检者的母亲和姊妹曾否患本病；

（2）月经初潮过早（小于12岁），或闭经过迟（大于50岁）；

（3）大于40岁未育；

（4）一侧乳房曾患癌，对侧乳房也属易患部位。

3.对乳房出现的任何异常均应查明原因

（1）乳头溢液，特别是血性溢液，较多与乳癌并存，尤其50岁以上妇女出现血性溢液时，约半数以上可能为恶性。

（2）乳房腺体局限性增厚，这是临床上甚为常见但又不被重视的体征。此种情况如出现在未绝经的妇女，尤其随月经周期有些大小变化时，多属生理性。如果增厚组织长期存在，与月经周期变化无关，或日益增厚及范围增大，尤其出现在绝经后妇女时，必须予以重视。

（3）乳头糜烂经反复局部治疗无效，多应考虑派杰病，做细胞涂片阳性率很高，均应及时作出诊断。

（4）乳房痛，在绝经前妇女，尤其随月经周期改变，痛的程度也有或轻或重的不同变化时，多属生理性。如痛为局限性，有固定的部位，与月经周期无关或为绝经后妇女，均应查明原因。

（5）不明原因的乳晕皮肤水肿、乳头回缩以及乳房皮肤局限性凹陷等，均需认真查清原因。

第二十六节 消化系统肿瘤

人体常见的消化系统肿瘤包括食道癌、胃癌、肝癌、胰腺癌、结肠癌、直肠癌。

1.护理要点

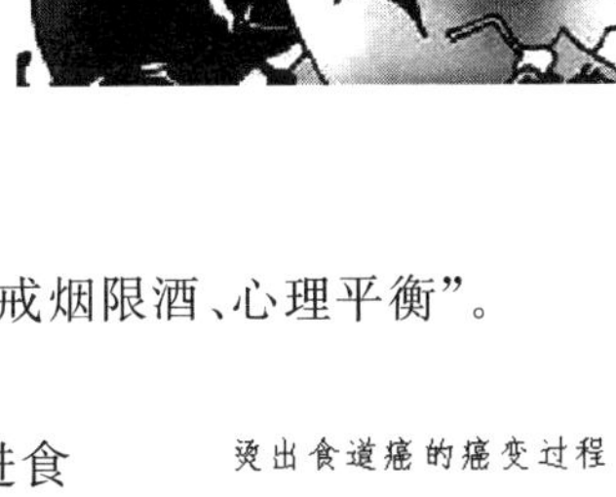

(1)避免不良生活习惯。如饮食不规律,吃高盐、热烫食品,食过多腌制、烧烤食物等;长期酗酒及吸烟;长期心理状态不佳;长期暴露于硫酸尘雾、铅、石棉、除草剂者及金属行业工人。

(2)早发现、早治疗。应注意身体的不适变化,应及时检查,如有患消化系统肿瘤的高危人群应定期体检,如行胃镜、肠镜等。

(3)如发现肿瘤后应及时治疗,根本方法是手术治疗+术后化疗、放疗等。

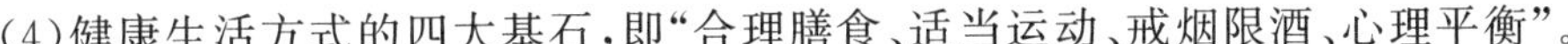

(4)健康生活方式的四大基石,即"合理膳食、适当运动、戒烟限酒、心理平衡"。

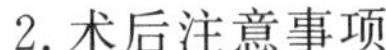

2.术后注意事项

烫出食道癌的癌变过程

吃很烫的食品
↓
食管反复被烫伤
↓
食管内壁疤痕化、硬化
↓
食管癌变

(1)饮食应少量多餐,由稀到干,逐渐增加食量,并注意进食后的反应。

(2)避免进食刺激性食物与碳酸饮料,避免进食过快,避免过硬食物。

(3)餐后半卧位,以防止进食后反流、呕吐。

(4)活动时应掌握活动量,劳逸结合。餐后最好站立起来散散步,睡觉时将枕头垫高防止胃食管反流。如果有明显呼吸道感染的情况,如顽固性咳嗽、脓痰、胸闷及呼吸困难等,应去医院积极接受治疗,以改善术后患者的生活质量。食道癌放化疗期间患者容易出现恶心、呕吐、食欲不振等,一般治疗后可自行恢复;反应重者,可配合药物治疗。

(5)加强自我观察,若术后3～4周再次出现吞咽困难,可能为吻合口狭窄,应及时就诊。

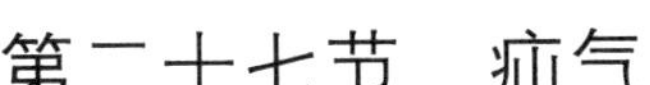

第二十七节 疝气

一、术前护理

减少活动或减轻体重可暂时缓解症状,穿戴疝气托带(合适腹带)也可暂时舒缓症状。无论如何,唯一的治疗还是手术,外科手术的选择能够给病人最少的术后不适,可快速复原及解除症状。

二、术后护理

1. 手术后四天内，伤口不可以沾水，五天后可照常洗澡，六天后小心撕去透明膜并拆除纱布即可。

2. 除另有特别医嘱外，返家后饮食及活动如常，但尽量避免过度用力。

3. 如有呕吐发生，暂时禁食四小时。

4. 伤口疼痛，可依处方服用止痛药。

5. 伤口如有出血、红、肿、热、痛，有渗出液，发高烧，应立即回医院诊治。

6. 伤口最表层仅用美容胶布、纱布及透明膜覆盖，内层则以羊肠线缝合，能自行吸收，无须拆线。

7. 饮食方面：手术后四小时内需禁食，包括开水。四小时后，若肠胃蠕动正常，可先喝开水，若无呕吐或其他不适，则可进食软质及易消化食物。为预防便秘及预防手术后可能的轻微发烧情况，应多喝开水，多吃蔬菜、水果等富含纤维素的食物。

8. 活动方面：原则上可以正常的活动，但要避免腹部过度用力之动作，如厉害的咳嗽、哭闹、蹲姿、用力解便、剧烈运动等。生活中要尽量避免便秘，及时治疗咳嗽及排尿困难。重体力劳动时注意保护好腹部。术后应注意 3 个月内避免重体力劳动或下蹲提重物，以免引起疝气复发。

第二十八节 痔疮

一、痔疮护理

1. 避免久坐和便秘等不良习惯。不要长时间地站立或坐，要经常活动改变身体姿势。

2. 养成每日定时排便的习惯。多运动，多吃水果、蔬菜和粗粮，多喝水，同时定时上厕所让排便习惯形成一种生物钟即可防止便秘的发生。

3. 避免上厕所时间过长而使肛门部压力过高。

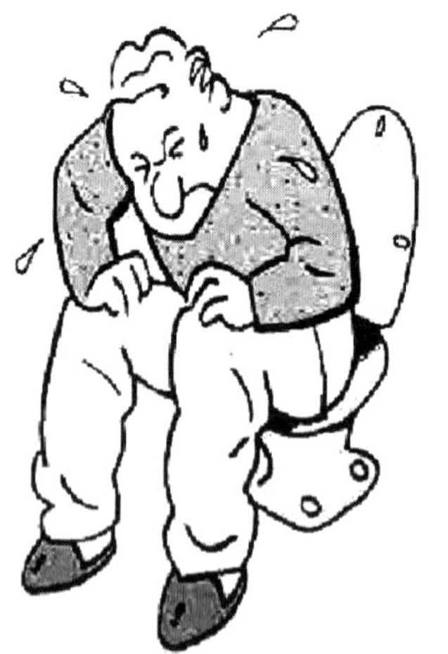

二、痔疮术治疗后注意事项

1. 大便后坚持用温水坐浴清洗：大便后用温水坐浴不仅可以缓解疼痛症状，还可以清洁肛门，减少细菌的感染，促进伤口的愈合，如果用医院配的药物进行坐浴熏洗，效果会更好。

2. 手术后活动的注意事项：一般在手术后一周之内尽量不要做过多的运动，最好躺在床上静养，这样就可以减少伤口摩擦感染而加长伤口的愈合时间。在手术三个月之后不要做过于激烈的活动，以免使快要愈合的伤口再次破裂。

3. 良好的饮食习惯：痔疮手术后患者不能吃辛辣、油腻等刺激性的食物，最好连干燥的食物也不要吃，日常饮食要以清淡有助于排便的食物为主，多吃水果和蔬菜，多喝水等。

4. 大便的通畅：做过痔疮手术后一定要过了24小时方可排便，因为术后过早排便的话，很容易感染伤口，引起一些并发症，增加患者的痛苦。如果患者出现严重的便秘，可以在排便前温水坐浴使肛门括约肌松弛，就可以缓冲粪便对肛门的刺激，减轻患者的疼痛症状。

5. 另外，患者在术后第一次排便的时候常常会有少量鲜血，不必担心，这是由于粪便经过创面引起的，属于正常现象。

第二十九节　烧(烫)伤

1. 立即脱离热源，就近用冷水冲淋或冷敷伤口，减轻组织损伤和疼痛，冷敷时间应足够长，至少在半小时以上。

2. 保护创面，防止因皮肤破损而引起的感染，如贴身衣服应剪开，不可撕脱；如有皮肤已撕脱，应用干净的布或物品包裹，防止伤口污染。

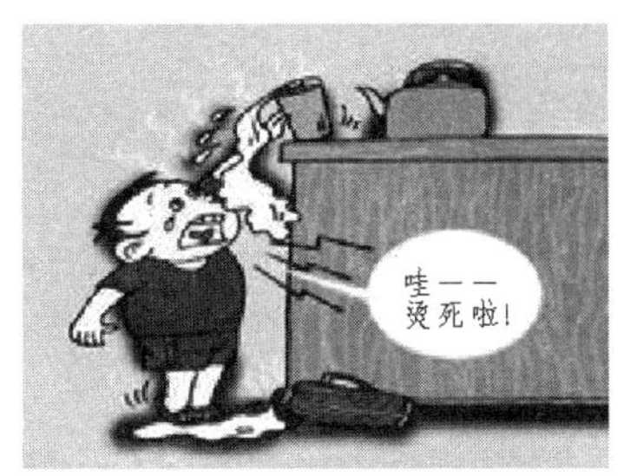

3. 如病人有其他危险症状如昏迷、窒息、休克，应及时就地抢救。

4. 加强营养，因烧伤时会使蛋白质及其他营养物质大量消耗。

5. 一般术后需要康复的是因瘢痕使肢体功能缺失或影响病人仪表，此类病人往往需要进行植皮手术以恢复功能或面貌。在早期应及时做被动运动，以防止关节僵硬、肌肉萎缩，使关节、肌肉的功能尽量保存；应注意病人因疼痛可能采取一些保护性的体位如握拳等，而这些往往是不正确的，应及时给予纠正。及早下床运动和进行肢体功能锻炼。

6. 衣服应宽松以减少对瘢痕的摩擦；外出时应避免阳光及其他光线和红外线的直接照射，因其会使瘢痕增生。应注意的是搔抓也会使瘢痕增生，所以应尽量少地触碰瘢痕部位。随着医学的发展，植皮后的皮肤是能恢复到原先的功能及面貌的，所以应有信心去和疾病抗争。

7. 预防胜于治疗，其实大多数烧伤是可以预防的，特别是儿童烧伤，多因监护不严所致。平时应教育孩子不能触碰太热的物品，不能玩火。家长应把危险品如开水、热汤及一些化学性物品放置于儿童接触不到的地方，做好安全教育。定时检查家里的各种隐患，防患于未然。

（郑佩璇）

郑佩璇，南安市医院护理部主任、泉州市护理学会常务理事、南安市护理学会理事长。大学本科学历，从事护理工作31年。系南安市劳动模范，有多篇论文在国内护理杂志上发表。

第十六章　性趣悄悄话

第一节　婚姻与性生活

一、新婚性爱要预防哪些疾病

1. 尿路感染

如尿道炎、膀胱炎、肾盂肾炎等。预防方法是男女都应常洗外阴部，每次性交前双方都应对生殖器和外阴部进行清洗，女性在同房后最好小便一次并再次清洗外阴部，以减少感染机会。

2. 同房晕厥症

由于新娘过分紧张、惧怕或激动，心跳加快，在同房时可出现脑贫血症状，如心慌、气急、面色苍白、出冷汗、血压下降、脉搏细弱、四肢湿冷、神态恍惚、失语等。出现这种情况时，应将新娘头部放低，饮一杯糖水，一般可慢慢恢复，如神志仍不清，应送医院治疗。预防的办法是新娘应心情舒畅，不宜过分紧张，双方感情要融洽；新郎要克制自己，动作要温柔，切忌粗暴。

3. 女性阴道损伤

如阴道撕裂、出血过多、阴道穹窿损伤等，这些都是新郎动作粗暴、用力过猛所致。尤其是丈夫酒后缺乏自控能力而粗暴性交，就可能会发生这些意外，有的出血过多导致休克。如发生这种情况，应停止性活动，用消毒棉球压迫出血部位一会儿，严重的应送医院处理。

4. 阴道痉挛

极少数新娘由于对性活动不理解，产生惧怕心理，在性交时出现阴道痉挛，使性交难以顺利进行，甚至造成阴茎嵌顿，不易拔出。预防的办法是新娘要配合协调，不要紧张，应把夫妻性交看作是幸福美满生活的一部分。有阴道痉挛时，可在性交前半小时服用一次解痉、镇静剂，如阿托品、鲁米那等。若系阴道畸形或狭窄，就应上医院治疗。

5. 男方阴茎损伤

有的新郎在性交时急躁冒进，造成龟头损伤、包皮系带断裂出血、剧烈疼痛，轻者休息数日便可恢复，重者应及时去医院治疗。

二、夫妻性爱后能做和不能做的事情

刚刚经过一段激情销魂、水乳交融的性爱生活之后，男人与女人的身体其实还都处于一

种比较紧张与刺激之中，此时更需要的是彼此之间的一种温存，这样更能有效地促进男女之间的感情与交流，更会对下次的性爱生活充满期待。如果此时，你还回味着性爱时的每一个浪漫时刻，他却翻身睡去鼾声如雷，或自顾自地看起电视。此时，你荡漾的春心是不是犹如被泼了冷水？

其实生活中，这样的情况并不少见。无论男女，性爱时努力表现，全心投入，而激情后一个小小的错误就可能使其前功尽弃。以下是对性爱之后能做和不能做的事情的总结，供大家参考。

1.性生活后小便

在性生活过程中，由于碰撞挤压，细菌会通过尿道口进入尿道，进而沿尿道上行至膀胱、输尿管乃至肾脏，引起膀胱炎和肾盂肾炎。男性的阴茎龟头，特别是冠状沟积存的包皮污垢里也有许多细菌，性生活中会进入尿道引起尿路感染。夫妻双方生殖器上的细菌也可以进入对方尿道引起感染。因此，性生活后排一次尿是一种简单有效的清洁手段，尿液冲洗尿道可将细菌冲刷掉，从而减少感染机会。

性生活时男性的精液和女性的阴道分泌物粘在外生殖器上，尤其是女性会阴和男性阴囊部位，既潮湿又不透气，这些分泌物给细菌生存繁殖提供了有利的环境。性生活后及时清洗下身并用干净的毛巾擦干，既能防止外生殖器感染，又能减少泌尿道感染的机会。清洗外生殖器时，应用温水自前向后洗，以免洗过肛周的污水倒流回外生殖器，从而使生殖器受到污染。

2.性生活后别忘喝杯水

因性生活过程，不仅双方性器官处于高度充血兴奋状态，而且从性兴奋期到高潮期，几乎身体的所有组织器官都参与了这一特殊的生理过程。可以说，一次满意的性生活，相当于进行一次中等强度的体育锻炼。此时，机体的能量消耗明显增加，组织器官的代谢旺盛，这一过程要消耗大量的水分，因而性生活后不要马上睡觉，一定要喝一杯水以补充体内水分的不足，否则次日会有疲乏感。特别是中老年人，夜间体内缺水还会造成血液浓缩引发某些疾病，因此，性生活后千万不要忘记喝杯水。

3.性爱后不要马上睡觉

男人在性生活后，一般都会感到疲劳，因此，很多人喜欢倒头大睡，以为这样就能够消除疲劳感。其实，事实正好相反，这会使得射精后的疲劳感持续到第二天。

通常夫妻在过性生活时，从双方性兴奋开始到性高潮结束，正常情况下，持续时间大约是5～20分钟，也有比这更长的。在进行性生活时，人体交感神经处于高度紧张状态，人体各种激素尤其是性激素分泌旺盛。

这时，不仅双方性器官处于高度充血状态，而且从性兴奋期到高潮期，身体的许多组织也参与了这一特殊生理过程，如心跳加快、血压升高、呼吸加深加快、全身皮肤血管扩张、排汗增加等。因此，在这一过程中，机体的能量消耗明显增加，代谢增强。性生活后之所以有疲劳感，大多是由于控制排出精液的脑脊髓在射精后反射机能一时松弛下来的结果。射精时神经兴奋紧张，射精后神经和脊髓反射神经松弛。

年轻人神经灵敏活跃，所以恢复得很快，有的甚至马上恢复。上了年纪的人，神经反应迟钝，恢复的时间相对较长，如果射精后马上入睡，引起疲劳的反射机能继续松弛，疲劳感就难以消失。

性生活之后不马上睡觉，起身继续做一些日常生活中的事情，可以使因性交刺激而变得迟钝的反射神经顺利恢复。若是完事后立刻倒头大睡，睡眠的迟钝效应加上性交刺激的迟钝效应，会使疲劳一直持续到第二天，让人腰酸背痛。

4.不能马上吃凉的东西

性生活后，人们常常会感觉燥热、口渴，食用冰凉食品对生殖系统并无任何不良影响。因为性兴奋引起的变化只集中在感觉神经系统和内分泌系统，随着性兴奋的消退，这种变化便慢慢恢复常态。食用些凉东西，即使有刺激作用，也无非局限于消化道。

但是在性生活中，由于交感神经比较兴奋，对比于平时，胃肠道血液也会有所减少。因此，在胃肠黏膜充血未恢复常态之前，马上喝冰水会使胃肠黏膜突然遇冷，对胃肠造成一定的损伤。严重情况下还可能引起胃肠不适或绞痛。无论是夏天还是冬天，专家建议，性生活过后若感到口渴，不妨饮用少量温开水或凉白开水，尽量别喝冰水或冰的饮料。

5.不能马上吹风

性生活后很可能会满身大汗，男性喜欢直接光着身子对着空调吹，这也是不对的，这样很容易让病菌有机可乘。

性生活后，人体调节体温的能力就会减弱，易受风寒。若直接吹冷风会造成汗腺排泄孔突然关闭，使汗液潴留无法排出。因此就算在酷暑，也需避免不穿衣服对着空调吹冷风，应盖上薄被。

6.不要着急查看手机或立即投入工作

在专家看来，这么做，久而久之会削弱伴侣对性的渴望。

第二节　关于避孕

一、关于避孕

我们一起来了解一下避孕的方法，了解它们的利与弊，从而根据自己的情况来作出选择。

1.不够安全的安全期

计算安全期的方法很不精确，很少遵循月经前后7天的规则，尤其对于月经周期不稳定的少女而言，这种方法几乎是无效的。

2.体外排精

这种方式并不可靠，原因是男人很难掌握抽出阴茎的时间。更重要的是，在射精之前，尿道球腺的分泌物中已经含有少量精子，数目足以令女性怀孕。激流勇退的结果仍然可能无心插柳柳成荫。

3.紧急避孕药

紧急避孕药使用起来比较方便，只要在做爱之后的72小时之内服用，即可达到较为满意的效果。紧急避孕药是激素，在短时间内使宫颈黏液变稠，阻碍精子和卵子结合，使受精卵难以着床，从而达到避孕的目的。

遗憾之处：紧急避孕药对生殖系统的刺激很强烈，如果频繁使用，就容易造成体内激素水平紊乱，甚至影响以后的生育。专家明确指出，一个月内只能使用一次紧急避孕药，否则可能导致内分泌功能失调。

4. 安全套

安全套是一种男用的避孕工具。安全套的避孕有效率较高，只要坚持使用，并掌握正确的使用方法，其避孕有效率可达93%以上。若与杀精子剂合用，则效果更佳。除避孕作用外，避孕套还可以预防性疾病传播，尤其是预防艾滋病。

遗憾之处：使用过程中可能会影响高潮来临时间。同时也需注意避孕套可能会滑脱或撕破，导致避孕失败。

5. 皮下植入避孕

皮下植入避孕是通过在皮下植入避孕药物来达到避孕目的的。一般使用此种方法可使怀孕几率低于1%，效果确切。

遗憾之处：需要做一次小手术，皮下植入避孕药物的缓释剂型。如果碰巧是过敏体质，就需要慎重考虑这种方式了。

6. 避孕环

除了药物之外，这是最为常见的避孕方式了。避孕效果也比较令人满意，而且只需要操作一次，通常可以保持一生。

遗憾之处：采取将金属环植入体内的方式来达到干扰受孕目的，这种异物很有可能会对身体造成一定影响，比如最常见的过敏反应。

二、关于避孕套的八个秘密

目前市场上的避孕套款式新颖，色彩多样，往往令人无从选择。其实安全套的选择大有学问，但由于国内消费者对安全套的认识不足，还存在着许多选择误区。人们在追求避孕套的舒适与安全的同时，也应多了解一些避孕套的基本常识。

Q1：一般安全套的保存期限是多久？

A1：在阴凉干燥的保存环境下，一般安全套可保存5年。

Q2：一个安全套可以重复多次使用吗？

A2：不可以。因为安全套在使用过程中可能已经造成破损，若再经过清洗及干燥的过程，更无法保证安全套的品质。

Q3：除了怀孕，安全套还可以预防什么？

A3：可预防一般性病及艾滋病。

Q4：何种润滑剂适合与安全套同时使用？

A4：水性润滑剂（如KY乳液）。因为油性润滑剂（如婴儿油、凡士林等）会破坏安全套的材质，造成漏裂情况。

Q5：戴两层安全套比戴一层安全套安全？

A5：错！同时戴两层安全套反而会因相互的摩擦作用而导致安全套破损，反而造成反效果。

Q6：为确保安全套品质，可在使用前将安全套张开，吹气检查看看？

A6：错！安全套若有细小孔洞，也不易以此方法检查出来。而且将安全套张开后反而很难戴上，容易造成破损。

Q7:安全套可以在射精前再戴上就可以达到很好的避孕效果?

A7:错!安全套应在接触女方性器官前就先戴上,以避免射精前的液体中已含有精子。

Q8:安全套的内包装是否以正方形或是圆形包装较为适合?

A8:对!因为正方形或是圆形包装可使安全套保持自然的伸展状态。

三、戴套避孕失败的八大原因

对于一个女人来讲,避孕很重要,因为一次流产对于女人的伤害十分大,所以避孕一定只许成功,不许失败。

1.在性交中意外破裂,比如性交动作幅度过大,指甲或戒指无意中划破超薄型安全套等。

2.安全套型号不合适,如过大或过小的安全套在性生活时,容易脱落在阴道内或造成破裂,使精液流入阴道。

3.使用前没有仔细检查安全套,结果使用了有漏孔的安全套。

4.戴套前没有将安全套前端小囊内的空气挤掉,造成射精后囊内压力增加,使安全套破裂,精液流出。

5.完事后没有及时将安全套和生殖器拔出,生殖器软缩后精液从生殖器和安全套之间溢入阴道。

6.有些人怕安全套影响性愉悦,性生活开始时没有戴安全套,待性兴奋达到满意快要完成时才戴安全套,这样就起不到避孕效果。因为男性在完事前已有少量精子随尿道黏液流入阴道。

7.使用了不当的润滑剂。若在安全套表面涂上矿物油和植物油如凡士林、普通润肤液等,在5分钟内会减弱乳胶安全套的强度。

8.贮藏不当,如安全套暴露于强光、高热、潮湿和臭氧环境中会丧失其强度。

四、应该怎么购买安全套

在性用品商店里,安全套的花纹和颜色种类日益丰富。很多人以为,这不过是外表上的一种装饰,对性生活没有多大帮助。实际上,这些花纹的出现源自性生活中“利她”的观念,其发展经历了几十年的时间,无论是对生理还是心理,都起到了一定的辅助作用。

1.从花纹样式来看

外表带有颗粒或螺纹凸起的安全套,可以增加对阴道壁的摩擦刺激,能更好地取悦女方。相比较而言,因为太粗的乳胶颗粒容易导致安全套出现裂缝,所以在合格的产品中,颗粒大小会受到限制,这就使螺纹安全套的快感比颗粒安全套更强烈一些。

2.从色彩和香型来看

市场上的避孕套色彩纷呈,有红、白、粉、紫、蓝等20多种。

自20世纪90年代初起,厂家还推出了添加各种香料的安全套,常见的有玫瑰香型、桂花香型等几种。应该说,彩色和香型主要是为了改善一些人对安全套的反感心理,同时也是为了增加吸引力。因为人们可根据对颜色的偏爱或当时的心境,选择使用不同的安全套。

需要提醒大家的是,时下流行的草莓、巧克力等香料型安全套,容易导致妇女阴道发炎。

如果要选这类产品，一定要密切关注女性是否有阴道分泌物异常问题，并且尽量少用。

第三节　怀孕

一、准备怀孕前夫妻的注意事项

1.孕前需做体检项目

建议必查项目：

(1)血常规(血型)：及早发现贫血等血液系统疾病，因为如果母亲贫血，不仅会出现产后出血、产褥感染等并发症，还会殃及宝宝，给宝宝带来一系列影响，例如易感染、抵抗力下降、生长发育落后等。

(2)尿常规：有助于肾脏疾患早期的诊断。10个月的孕期对于母亲的肾脏系统是一个巨大的考验，身体代谢的增加会使肾脏的负担加重。如果肾脏存在疾患，后果会非常严重。

(3)粪常规：消化系统疾病、寄生虫感染诊断，例如弓形虫感染，如果不及早发现，会造成流产、胎儿畸形等严重后果。

(4)肝功能(两对半)：各型肝炎、肝脏损伤诊断。如果母亲是病毒性肝炎患者，没有及时发现，怀孕后会造成非常严重的后果，会导致早产，甚至新生儿死亡。肝炎病毒还可垂直传播给孩子。

(5)胸部透视/摄片：结核病等肺部疾病诊断。患有结核的女性怀孕后，会使治疗用药受到限制，使治疗受到影响。而且，活动性的结核常会因为产后的劳累而加重病情，并有传染给孩子的危险。

(6)妇科内分泌全套：月经不调等卵巢疾病诊断，例如患卵巢肿瘤的女性，即使肿瘤为良性，怀孕后常常也会因为子宫的增大，影响对肿瘤的观察，甚至有导致流产、早产的危险。

(7)白带常规：筛查滴虫、霉菌、细菌的感染，如果患有性传播疾病，最好是先彻底治疗，然后再怀孕，否则会有流产、早产、胎膜早破等危险。

(8)染色体检测：及早发现克氏征、特纳氏综合征等遗传疾病、不育症。

(9)全身体格检查：全身检查及生育能力评估。

2.怀孕前后服用叶酸

叶酸是一种水溶性B族维生素，在绿叶蔬菜、水果及动物肝脏中储存量丰富。叶酸参与人体新陈代谢的全过程，是合成人体重要物质DNA的必需维生素。它的缺乏除了可以导致胎儿神经管畸形外，还可使眼、口唇、腭、胃肠道、心血管、肾、骨骼等器官的畸形率增加。

怀孕前一个月到怀孕后三个月期间，每天服用0.4 mg的叶酸增补剂可以预防胎儿大部分神经管畸形的发生。值得一提的是，妇女服用叶酸应在医生指导下进行，另外，还需注意以下几点：

必须从怀孕前一个月开始服用。怀孕前就要开始服用是为了使妇女体内的叶酸维持在一定的水平，以保证胚胎早期有一个较好的叶酸营养状态。在怀孕早期胎儿神经管形成的敏感期中，足够的叶酸才能满足神经系统发育的需要，而且要在怀孕后的前三个月敏感期中坚持服用才能起到最好的预防效果。

服用叶酸增补剂是为了预防孕妇体内叶酸缺乏而导致胎儿神经管畸形。叶酸缺乏是神经管畸形发生的主要原因,但不是唯一的原因。服用叶酸增补剂可以预防80%的神经管畸形儿出生。

不要用"叶酸片"代替"小剂量叶酸增补剂"。叶酸增补剂每片中仅含0.4 mg叶酸,是国家批准的唯一预防药品(商品名称为"斯利安")。市场上有一种供治疗贫血用的"叶酸片",每片含叶酸5 mg,相当于"斯利安"片的12.5倍。孕妇在孕早期切忌服用这种大剂量的叶酸片,因为长期大剂量服用叶酸片对孕妇和胎儿会产生不良的影响。因此提醒孕妇要听从医生和保健人员的指导,切忌自己滥服药、乱买药。

3.孕前饮食调理

(1)体质和营养状况一般的,孕前3个月至半年就可开始注意饮食调理,每日要摄入足够的优质蛋白、维生素、矿物质、微量元素和适量脂肪,这些营养物是胎儿生长发育的物质基础。优质蛋白是指容易消化吸收的蛋白,如鸡、鸭、鱼、瘦肉、虾、鸡蛋、豆腐、豆制品等;维生素以A、D、C、B为主,新鲜蔬菜和水果含有丰富的维生素、矿物质及微量元素,其中以钙、铁、磷、锌、碘最为重要,钙、磷对胎儿骨骼及牙齿的形成和发育,铁对造血功能,锌、碘对胎儿的智力发育和预防畸形都有直接关系,饮食中牛奶、鸡蛋、骨头汤、动物肝脏、虾皮、水产品、坚果类食物均含有这类物质;适量脂肪的摄入可帮助人体对脂溶性维生素的吸收和利用。

(2)孕前的饮食原则:孕前的营养供给方案还应参照平衡膳食的原则,结合受孕的生理特点进行饮食安排。

第一要保证热能的充足供给,最好在每天供给正常成人需要的2 200 kcal的基础上,再加上400 kcal,以供给性生活的消耗,同时为受孕积蓄一部分能量,这样才能使"精强卵壮",为受孕和优生创造必要条件。

第二要保证充足优质蛋白质的供给,男女双方应每天在饮食中摄取优质蛋白质40～60 g,保证受精卵的正常发育。

第三是保证脂肪的供给。脂肪是机体热能的主要来源,其所含的必需脂肪酸是构成机体细胞组织不可缺少的物质,增加优质脂肪的摄入对怀孕有益。

第四是充足的无机盐和微量元素、钙质、铁、锌、铜的补给。

最后是供给适量的维生素,有助于精子、卵子及受精卵的发育与成长,但是过量的维生素,如脂溶性维生素也会对身体有害,因此建议男女双方多从食物中摄取,慎重补充维生素制剂。

具体来说,建议夫妻双方每天摄入畜肉150～200 g、鸡蛋1～2个、豆制品50～150 g、蔬菜500 g、水果100～150 g、主食400～600 g、植物油40～50 g、硬果类食物20～50 g、牛奶500 mL。

注意:动物可能携带危害胎儿健康的病原体,如弓形体可致胎儿多种畸形,狂犬病毒可致狂犬病。因此计划怀孕的妇女应远离宠物。

4.父亲的饮食

男性饮食与自身的生殖健康有着密切联系,作为繁衍后代的另一半,父亲的饮食对孩子将来的健康也至关重要。

做父亲前,就应该多吃绿叶蔬菜、水果和粗粮。这些食物中叶酸和维生素C含量都很高。如果不能从食物中摄取足够的维生素和叶酸,可在医生的指导下服用叶酸药品和维生素。同时，最好莫沾烟酒，或者最大限度地做到少抽少饮。

5.孕前需注意事项

(1)母亲应坚持锻炼身体，避免因感冒、风疹等病毒侵袭造成胎儿畸形。妈妈进行的身体锻炼应适量，避免参加剧烈的运动竞赛，因为激动、紧张的竞技心理状态，会影响女性生理机能的平衡，如果必须参加时，应推迟受孕。

(2)妊娠早期胚胎所需要的营养可直接从子宫内膜储存的养料中得到，所以孕前的营养准备很重要。为了在孕前调养好身体，应该合理地调配膳食，多吃各种富含营养素的食物，如肉类、豆制品、蔬菜和水果等。

(3)各种各样的有害物质不仅影响未来母亲的身体健康，同时也会影响胎儿的生长发育，是诱发胎儿畸形的重要因素。孕前接触有害物质如放射线、铅、镉、汞等的人应注意检查体内有害物质是否超过正常标准，如有超标，应离开此类工作一段时间，待身体各项指标值正常后再受孕。

(4)药物致畸是造成先天性畸形的一个重要原因。致畸的药物一般都能通过胎盘直接传给胎儿，而在妊娠最初的三个月，胎儿最容易受药物的影响。如果孕前服用的药物在母体内有蓄积，就会对胎儿的发育产生影响。所以，孕前几个月用药必须要谨慎。

(5)优生不只是妻子的事。国外学者发现，男子穿紧身牛仔裤，会把睾丸压向温度较高的腹股沟管，造成生精功能减退。

(6)酒后不入室。酒的主要成分酒精进入体内，会引起人体的染色体畸变和基因突变。如果酒后受孕，就会使胎儿的发育受到很大影响。酒后受孕生出的孩子往往有智力发育不良、细微动作发展障碍以及出现各种各样的畸形，如兔唇、先天性心脏病等。因此，准备怀孕的妇女不要饮酒，并劝阻丈夫也不要饮酒。

6.孕前心理准备

(1)掌握孕育知识。要学习和掌握一些关于妊娠、分娩和胎儿在宫内生长发育的孕育知识，了解如何才能怀孕及妊娠过程中出现的某些生理现象，如早期的怀孕反应，中期的胎动，晚期的妊娠水肿、腰腿痛等。若一旦有这些生理现象的出现，就能够正确对待，泰然处之，避免不必要的紧张和恐慌。怀孕期间，母体为了适应胎儿生长发育的需要，全身各系统都会发生不同程度的生理改变，其中精神与神经系统的正常规律易失衡，由此而出现兴奋与抑制间的不协调。

此外，在相当多的重男轻女的家庭中，重男轻女的思想往往会使孕妇心情紧张、焦虑不安，不知自己怀的是男孩还是女孩，为此容易产生情绪上的波动。另外，还有部分孕妇由于缺乏医疗保健知识，对妊娠及分娩感到不安或恐惧，怕痛、怕手术、怕难产，等等，这些生理与心理上的变化，最终会使得不少怀孕妇女患上焦虑症，出现烦躁、易激动、失眠、食欲差等症状，很不利于母体和胎儿的身心健康。因此，女性要加强自我保健，注意孕前就调整好身心状态，做好充足的怀孕心理准备，积极防止焦虑症的发生。

(2)树立生男生女都一样的新观念。对于这一点，不仅是准妈妈本人要有正确的认识，而且应成为家庭所有成员的共识，特别是老一辈人要从“重男轻女”的思想桎梏中解脱出来，给予子女更多的鼓励和关心，解除孕妇的后顾之忧。特别是在农村，面对社会强大的舆论压力，哪怕没有来自家庭直接的压力，女人也会自觉不自觉地为孩子的性别担心。有了这样的顾虑，怀孕前的心理负担就不会小，这对优生不利。如果能有生男生女都一样的思想准备，则可放松,不再有思想包袱,对优生则大有好处。

(3)保持乐观稳定的情绪状态。怀孕是每个妇女几乎都要经历的人生过程,是件喜事。作为女性能体会到十月怀胎的艰辛滋味也不愧母亲这一光荣称号。不要把生产想得那么可怕,不必为此背上思想包袱。在怀孕的过程中,孕妇要尽量放松自己的心态,及时调整和转移产生的不良情绪,如夫妻经常谈心,给胎儿唱唱歌。

(4)生活规律,饮食科学,保持良好的生活方式。生活和行为方式是受心理支配的,有了足够的思想准备,才能有意识地调整自己的行为方式,使之适应优生胎教的需要。妊娠期要注意适当休息,除保证晚上有充足睡眠外,白天也要有一定时间的短暂睡眠,特别午休是很重要的。妊娠期饮食要清淡而又富有营养,蛋白质、维生素及矿物质(如钙、磷、铁、锌)等营养物质的需求量要比孕前有所增加。要根据自己的胃口和喜爱,适当搭配,品种花样更多些,以增加摄入量,保证膳食营养更合理。烟、酒均对孕妇和胎儿有害而无利,应当戒除。丈夫在家也不能抽烟,以免污染室内空气。良好的生活方式不仅能促进母体和将来怀孕后胎儿的身体健康,而且更是心理健康的保障。

(5)了解体育活动对调节心理状态的积极意义。适当参加体育锻炼和户外活动,放松身心。无论是孕前、孕后女性都要有适当的体育活动。到了妊娠中晚期,孕妇的体形变得臃肿、沉重,这时候许多孕妇懒于活动,整天呆在室内,这是不科学的。可根据自身实际情况,选择适宜的运动,尽可能多做些户外活动,这样有利于血液循环和精神内分泌的调节,还可放松紧张与焦虑的心态。积极的体育活动能振奋精神,最终有利于胎儿的正常生长发育。

(6)要做好怀孕以后出现妊娠反应的心理准备。虽然大多数女性为要一个宝宝,而做好了心理准备。但是她们没有想到的是孕后的种种不适会如此令人难受,如头晕、乏力、嗜睡、恶心、呕吐,有的甚至不能工作、不能进食。可这只是孕育宝宝经历的第一步。要减轻这些症状,方法是:早晨醒来时,可以先吃一些饼干或点心,吃完后休息半小时再起床。无论呕吐轻重,都不要不吃东西。要选择清淡可口的蔬菜、水果,少吃油腻、太甜的食物,以少吃多餐为好。呕吐发作的时候,可以做深呼吸来缓解症状,但嘴里有吐的东西时,不要吸气。如果呕吐严重,就要找医生诊治。

(7)心理上要重视产前检查,接受医生指导。有些准妈妈担心宝宝在肚子里能否健康生长,发育会不会畸形;尤其是怀孕期间遇到伤病会不会影响到宝宝;将来出生的宝宝是否漂亮,是否聪明,是否健康,等等。那么定期的产前检查就是保证母子平安的重要措施,它已形成了一整套程序。产前检查有利于对妊娠情况的循序掌握,发现新的问题可及时得到解决,成为优生的关键。有些妇女不懂得产前检查的重要性,不重视产检,这是不对的。

事实证明,有心理准备的孕妇与没有心理准备的孕妇相比,前者的孕期生活要顺利从容得多,妊娠反应也轻得多。有了这样的心理准备,孕前孕后生活是轻松愉快的,家庭也充满幸福、安宁和温馨,胎儿会在优良的环境中健康成长。

二、孕期性生活如何安排

1.怀孕早期应适当减少性生活

妇女怀孕后因内分泌机能发生改变、早孕反应和顾及对胚胎的影响,对性生活的要求和性反应降低。妊娠前3个月,一方面由于胎盘尚未发育成熟,胎盘与子宫壁的连接还不紧密;另一方面孕激素分泌不足,不能给予胚胎强有力的维护,此时进行性生活,可能会造成流产。

健康提示：孕早期的性生活以每月 1～4 次为好。性交时，应采取不压迫腹部的体位动作，如丈夫手臂伸直的正常体位、不压迫腹部的交叉体位或扩张体位，动作要缓和，避免剧烈刺激。丈夫应关心体谅妻子，为了母子的健康，孕早期尽量减少性生活。

2. 怀孕中期适当性生活

怀孕中期，胎盘已形成，妊娠较稳定，早孕反应也过去了，性欲增加，可以适度地过性生活。孕中期适度地进行性生活，有益于夫妻恩爱和胎儿的健康发育。国内外的研究表明，孕期夫妻感情和睦恩爱，孕妇心情愉悦，能有效促进胎儿的生长和发育，生下来的孩子反应敏捷，语言发育较快且身体健康。但性生活也不是多多益善，需合理安排，对性交姿势与频率要加以注意，避免对胎儿产生不良影响。

健康提示：此时为安全期，性生活以每周 1～2 次为宜，性交可采取夫妻双方习惯和舒适的姿势，但要注意不要压迫腹部，体位可采用前侧体位、侧卧体位、前坐体位或后背体位。丈夫不要刺激孕妇乳头。孕妇要注意自身调节，不要过度兴奋，以免诱发流产。

3. 怀孕晚期应尽量避免性生活

怀孕后期，孕妇腹部明显膨隆，体型和体重发生明显变化，身体笨重，腰背酸痛，性欲减退。子宫敏感性增加，任何外来刺激即使是轻度冲击都易于引起子宫收缩，引发早产。

健康提示：夫妻间应尽可能减少性生活次数，以每月 1～4 次为好，以免发生意外。性生活时间要缩短，动作要柔和，最好采用丈夫从背后抱住孕妇的后侧位，避免造成腹部受压。

第四节　性卫生、性健康

一、男性如何跟医生说性方面的问题

门诊中，常有一些来就诊的患者顾虑重重，不知如何描述自己的病情。这不仅不利于医生了解病情，还可能影响诊断与治疗。其实，在男科医生眼中，性方面的问题就如同高血压、感冒等，是非常普通的疾病，患者在与医生沟通时，不要光等着医生提问，而要积极参与配合。

首先，男性应尽量敞开心扉，尽可能描述清楚自己的性生活情况。以下几句话都是不错的开场：“医生，我那方面出了些问题，有半年多了。”“医生，最近我总是力不从心，硬不起来。”

其次，妻子最好能参与到就医过程中。性生活是夫妻双方的事，有时配偶也可能成为性问题的根源，比如妻子的强势、对性生活的回避，或性生活时不配合等。治疗同样需要妻子的理解和配合。一位善解人意的好妻子可以缓解先生的紧张焦虑，再配合药物所提供的良好疗效，健康回归就成为可能。

最后，复诊时要善于说出体会。复查时，尽量与医生交流治疗的体会，比如：“最近恢复得不错，太太很满意！”或者“我不太习惯这种西药，每次总感觉很仓促，来不及相互满足就匆匆忙忙结束了”。

总之，一定和医生共同讨论治疗的收获并一起制定下一步方案，只有这样，才称得上是

一种完完全全满足个人需求的个性化治疗，才能获得较好的疗效。

二、九个妙招预防妇科病

阴道炎是女性常见且高发的妇科炎症，每个女人都知道要预防妇科疾病的发生，但是很少有人知道如何才能有效预防。专家介绍健康守则，教会女性如何有效预防妇科疾病。

1.放弃滥用抗生素

咳嗽、发烧、头痛，就吃抗生素？殊不知，抗生素可能抑制部分有益菌群，霉菌就会乘机大量繁殖。因此，使用抗生素要慎之又慎。

2.单独清洗内裤

霉菌可以在皮肤表面、胃肠道、指甲内等地方大量繁殖。如果家人或自己患有足癣、灰指甲等，就容易造成霉菌交叉感染。因此，内衣裤一定要单独洗。

3.切忌过度清洁

频繁使用酸性的妇科清洁消毒剂、消毒护垫等，容易营造滋生霉菌的潮湿酸性环境。弱碱配方的妇科洁护产品更适合日常的清洁保养。

4.重视怀孕时的护养

妊娠时性激素水平、阴道内糖原和酸度都会增高，容易受霉菌侵袭。对孕妇而言，不宜使用口服药物，而应选择针对局部的预防和辅助治疗方案。

5.警惕洗衣机

几乎每个洗衣桶内都暗藏霉菌。而且洗衣机用得越勤，霉菌越多。不过不用担心，对付洗衣机里的霉菌有一个百试不爽的杀手锏：用 60 ℃左右的热水清洗洗衣桶就可以消除霉菌。

6.注意公共场所卫生

公共场合可能隐藏着大量的霉菌。出门在外，不要使用宾馆的浴盆，要穿着长的睡衣，使用马桶前垫上卫生纸，等等。同时选用适宜的个人清洁护理产品。

7.正确避孕

避孕药中的雌激素有促进霉菌侵袭的作用。如果反复发生霉菌性阴道炎，就尽量不要使用药物避孕。

8.伴侣同治

如果你感染了霉菌性阴道炎，需要治疗的不仅是你，还有你的他，这样才会有预期的疗效。

9.穿着全棉内裤

紧身化纤内裤会使阴道局部的温度及湿度增高，有利于霉菌滋生。应选用棉质的内裤。

三、性卫生

1.包皮垢是引起男性阴茎癌和其配偶宫颈癌的重要原因，这就是为什么建议所有包茎和包皮过长的男性切除包皮。

2.请注意外阴部的清洁卫生，平时应经常清洗，尤其是男性。性生活之前更是如此。

3.女性阴道有很强的自洁能力，如非遵医嘱，请不要滥用阴道洗液（而外阴洗液是可以使用的）。

4. 使用护垫并不是最佳的选择；选择棉质的内裤、勤换内裤更有利于女性外阴的清洁卫生。

5. 女性应密切注意白带的变化情况，如果出现明显的异味、颜色、性状的变化，则应怀疑有妇科炎症，请尽快去医院检查治疗，自行用药可能会耽误治疗并可能加重症状。

6. 性生活后出现腰酸、背疼等症状，说明体力消耗过大，此时应多注意休息，这是性保健的最基本要求——量力而行。

7. 性心理健康也是值得重视的一方面。如果发现自己有性心理方面的困惑，而自己解决起来很困难，应尽早咨询专业的心理医生。

8. 性幻想是很正常的一种行为，但应注意不应过分依赖性幻想而达到性满足。

9. 性偏离（如恋物癖、窥阴癖等）是一种心理疾病，需要进行系统的心理治疗。

10. 性心理和性生理的健康表现能带给人充沛的活力。正视自己的性需求，追求性健康是应该提倡的行为，而不是什么“不好意思”的事。

第五节　关于流产

1. 无论是人流还是药流，从某种意义上说，都是对女性身心健康的摧残。

2. 人流术要在孕 14 周内进行；如超过 14 周，只能做更痛苦的引产术。

3. 药流要在妊娠 49 天以内进行。药流可能造成流不净的情况，那样还需要进行痛苦的刮宫术。

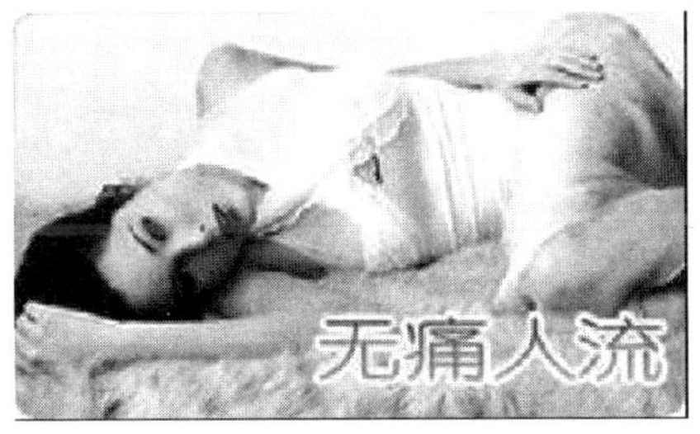

4. 多次流产（无论人流还是药流）会使子宫壁变薄，造成不孕或习惯性流产。

5. 流产后，一般 30～40 天恢复月经。流产后应遵医嘱按时去医院复查。

6. 流产后，一个月内绝对严禁性生活。

7. 药物流产应用的是处方药，千万不可未经医嘱自行操作药流；否则，后果不堪设想。

8. 目前广泛开展的无痛人流手术，能一定程度上降低人流术带给女性的痛苦；如果不幸怀孕需要流产，这也许是众多痛苦选择中相比较而言最佳的方式。

9. 流产术后应注意充分的休息以及适当的调养，以免留下一些后遗症。

10. 如果确定怀孕，确定要流产，手术进行得越早越好，因此一定要密切注意情况，如果试纸提示阳性结果，马上到医院确诊后，联系流产事宜。

第六节　性病及常见性问题

一、性器官的疾病不都是“性病”

中国工程院院士、中国男科创始人郭应禄教授提到，目前在男性朋友中普遍存在一个认识误区，即常把性器官疾病往性病上联系，这种现象让郭院士倍感忧虑。

1.“恐淋症”现象很普遍

郭院士举例说，有人可能只是得了前列腺炎，感到排尿过程中有些发热、疼痛，但由于对生殖器官疾病不了解，就非常容易产生恐慌，如果曾经还有过一次不洁性生活的话，就更害怕了。

郭教授把患者的这种行为称为“恐淋症”，即一种因过分害怕性病而产生的心理恐慌。实际上，性器官疾病与性病并不等同，性器官疾病包含内容很广，凡是男性生殖器官，包括阴囊、睾丸、附睾、输精管、射精管、前列腺、尿道、阴茎都算在内，增生、缺失、病变都是需要治疗的内容。而性病是通过性行为传播的一类传染性疾病的总称，淋病、非淋菌尿道炎、生殖器疱疹等最常见。直接的不洁性生活是主要传播方式，公共场合间接接触传染也有一些，但数量不多。

2.需建立正确的治疗观念

针对“恐淋症”病人，首先我们强调要正确对待自己生殖器官的病症，有病及早治疗。“所有疾病，不管长在什么地方，只要影响到人的正常生活和健康，都要理直气壮地去治疗。就像修自行车一样，轮子坏了要修，脚踏子坏了也要理直气壮地去修……”大大方方做检查，把它单纯地与其他器官等同起来，抛开所谓的羞耻观念来配合医生的诊治。

除此以外，严重的“恐淋症”患者还需要请心理医生帮忙建立信心，帮他分析自己的生活经历、职业特点，结合生殖器官疾病的特点，了解其症状与性病没有必然联系。特别强调，患者一定要到正规医院的泌尿外科或男科就诊。

3.生殖器官的关系重大

郭院士还提到，现在不少男性朋友一方面有了小病就胡乱联系，另一方面又很不在意自己的身体状况。“我们发展男科学，最根本的就是提倡大家关心男性健康，其中生殖健康是很重要的一方面。”

郭院士特别强调，生殖器官的健康对于男性的个人工作、生活相当关键，也是影响家庭、婚姻关系的重要因素，值得引起每一位男性的重视。为了保证健康，男性要接受定期体检。尤其前列腺是个很特殊的器官，炎症问题很常见，中年以后前列腺增生、发生其他严重病变的可能性也大大增加，应及早发现，尽快治疗。

一个健康的男性，应该是身体健康、精力充沛、事业心强、性格开朗、对前途充满信心的。

二、预防性病

1.个人如何预防性病

对于主要通过性接触而传播的性病，如病毒性的尖锐湿疣、细菌性的淋病以及非淋病性尿道炎、软下疳等，首先应避免与患者或可疑带菌者发生性接触。应自觉抵制各种婚外性关系和不正当的性行为，做到自尊、自爱，尤其是对于目前尚无有效治疗方法的艾滋病，做到这一点就显得尤为重要。那些尚未治愈的性病患者，绝对禁止与配偶发生性行为，且不能与家人共用浴缸、浴盆，最好分室分床居住。不要护理儿童尤其是幼女，以避免性病在家庭内传播。

另外，养成良好的个人卫生习惯，不使用他人的毛巾、盆、剃刀等。在公共场所如旅馆、浴池、游泳池等加强自我保护意识，不吸毒，不轻易使用进口的血液制品。总之，以道德准则规范自己的行为，任何性病都是可以预防的。

2.家庭隔离消毒

家庭成员中如有患性病者，应严格隔离。分室、分床，盥洗及餐具饮具分开专用。病人的内衣、内裤要单洗，洗前最好先煮沸或用消毒剂（如消洗灵、高敏碘等）消毒，或用饱和盐水浸泡消毒。养成良好的卫生习惯，做到便前也要洗手。注意阴部卫生，可用温开水或生理盐水每晚清洗1次，保持阴部干净清洁。提醒密切接触性病患者的家庭成员，尤其是配偶，应到性病防治所检查、治疗，及时发现，防患于未然。

3.预防儿童性病

随着性病患者的不断增多，儿童患性病的案例屡有发生。因此，为了下一代的健康成长，杜绝性病蔓延，预防儿童性病已到了刻不容缓的地步，而做到这一点，首先要知道儿童是怎样被感染上性病的。感染儿童性病的途径有三个。一是通过与患病母亲的密切接触而感染，如淋菌性外阴炎、尖锐湿疣等；二是家庭内间接传播，常见父母患有淋病等时，又和幼儿同床、同浴、合用生活用品而感染；三是社会传播，托儿所、幼儿园中的保育人员或同班孩子中有患病者，通过接触被污染的物品而传播给健康儿童，也可在浴池、游泳池、旅馆等公共场所被感染。

三、几个有关性的问题

1.关于阴茎大小的谬误

这是许多男性困惑不解、充满偏见的问题。其实女性的阴道是一个包容性极大的器官，它可以容纳一个婴儿的娩出。性学家发现，女性的阴蒂是最敏感的器官，其次是包括大小阴唇在内的阴道口，而阴道的神经感受器主要集中在外1/3处，越往里分布越少，其敏感性也越小。因此，在性快感方面，阴茎并非越大越好，大的阴茎使女性感到局部疼痛的情况远远高于正常大小的阴茎。

2.关于前列腺

前列腺的生理功能主要可概括为四个方面。第一，具有外分泌功能。前列腺是男性最大的附属性腺，亦属人体外分泌腺之一。它可分泌前列腺液，是精液的重要组成成分，对精子发挥正常的功能具有重要作用，对生育非常重要。射精的时候，前列腺液、精囊液、附睾和输精管里的精子随尿道球腺的分泌液，一同经尿道射出体外，其中前列腺液占一次射精量的15%～30%。前列腺液中含有高浓度的酸性磷酸酶，也含有纤维蛋白溶解酶，可使凝固的精液重新液化。前列腺液为碱性，可缓冲阴道中的酸性分泌物，以适应精子的生存，有利于精子的活动。前列腺液中含有大量透明质酸酶，使精子容易穿过子宫颈黏液栓及卵子的胶状腺，有利于受精及着床。前列腺液的分泌受雄性激素的调控。第二，具有内分泌功能。前列腺内含有丰富的5α-还原酶，可将睾酮转化为更有生理活性的双氢睾酮。双氢睾酮在良性前列腺增生症的发病过程中起重要作用。通过阻断5α-还原酶，可减少双氢睾酮的产生，从而使增生的前列腺组织萎缩。第三，具有控制排尿功能。前列腺包绕尿道，与膀胱颈贴近，构成了近端尿道壁，其环状平滑肌纤维围绕尿道前列腺部，参与构成尿道内括约肌。发生排尿冲动时，伴随着逼尿肌的收缩，内括约肌则松弛，使排尿顺利进行。第四，具有运输功能。前列腺实质内有尿道和两条射精管穿过，当射精时，前列腺和精囊腺的肌肉收缩，可将输精管和精囊中的内容物经射精管压入后尿道，进而排出体外。作为男性的主要附属性腺，前列腺在不同发育时期会发生不同的疾病。在儿童时期，前列腺发育缓慢，很少发病，但也可发生急、慢性前列腺炎等病变，发病率很低。从青壮年时期开始，直至老年期，前列腺疾患的发病率迅速增加，不过随着各阶段的不同变化，发生疾病的种类也有所不同。

在青壮年时期，前列腺易发生的疾病主要为急、慢性前列腺炎。究其原因，首先，青壮年时期正是男性性功能旺盛期，性活动频繁，在性兴奋的刺激下易导致前列腺的反复充血，诱发炎症。其次，青壮年时期是前列腺分泌最旺盛的时期，为细菌的生长提供了良好的条件。如果不注意个人卫生，机体抵抗力低下或其他部位发生感染，病原体就可进入前列腺，形成急、慢性炎症。据国内统计资料显示，前列腺炎以青壮年人患病率为最高，在城市医院中因前列腺炎而就诊的人数约占就诊男性病人的25%～30%。

在老年时期，睾丸功能退化，激素水平降低，前列腺炎发病率下降，而良性前列腺增生症的发病率明显升高。通过尸体解剖发现，51～60岁的人有50%出现病理上的前列腺增生症，至80岁时，有90%出现前列腺增生症。另一种老年常见病为前列腺癌，此种疾病在欧美国家的发病率颇高，在我国的发病率相对较低，但近几年来已有迅速增加的趋势。

3. 手淫有害吗

长期以来，人们认为自慰使人身体虚弱、精神涣散，甚至使人罹患精神病以及其他不治之症。随着性科学知识的普及，越来越多的人认识到自慰是一种正常的生理现象。

性学家说，对年轻人来说，自慰是一道泄洪闸，当年轻人性欲亢奋时，它可使他们免于“爆炸”，为年轻人性的激流找到一条排解之路。而对成年人来说，它可缓解由于性生活贫乏而带来的身心紧张，对人的性系统具有良好的支撑作用。

4. 男性性功能障碍

性能力是男性的健康标志，也等同于男人的信心指数，几乎每个男人都维持这种雄性魅力越久越好。但现实与理想总是存在距离的。男子性功能衰退的情况时有发生，此问题不仅搞得男人灰头土脸，也容易使家庭发生裂变。

性功能障碍的男士绝大多数人是后天发生的，或疾病影响，或心理障碍，或步入误区。部分患者不愿意眼睁睁看着性功能直接下降但又拉不下脸前往正规医院就诊，而慌忙中抓住了“性保健品”这一根救命稻草。

专家指出，造成性功能衰退的原因很多，不是性用品就可以根治和解决的，性用品不能包治性功能衰退。比如，前列腺炎、前列腺肥大、糖尿病等会影响到性功能，而中老年人的性功能衰退属于正常生理现象。

假如在不明原因的情况下，滥用含有性激素的性医药保健品，通过刺激中枢神经使生殖器充血而享一时之快，将会干扰人体正常的内分泌功能，使机体受损。

男性性功能减退并非不能治愈的顽疾，除了器质性病变所造成的问题外，多数是因心理因素或者观点错误所致，一般来说，在专业医生的科学指导下是完全可以恢复正常的。

性功能障碍科学诊治三步走：

(1)查清病因。男性性功能障碍发病原因很多，包括心理性、生理性、病理性等各种病因，传统方法无法准确判断病因。

(2)对症治疗。采用多种治疗方式相结合的方案，根据不同病因进行针对性治疗。

(3)恢复功能。在对症治疗的基础上，采用多种男性性功能康复疗法，结合心理疏导，及时解决患者在性生活中遇到的各种问题，减轻患者的心理障碍，帮助其重建自信心，全面恢复男性生理功能。

5.性爱时间

很多人认为,性爱时间越长越好,其实不然。近日,美国性学研究者发表的一篇报道指出,持久并不能让性爱更美好,相反还可能影响性爱质量和身体健康,7～13分钟最为合适。

同时,英国《性医学杂志》公布的一项最新调查显示,各国夫妻实质性爱时间其实没人们想象的那么长。其中,英国人位居第一,平均时间为7分钟36秒;美国人位居第二,平均时间为7分钟;紧接着是西班牙人5.8分钟,荷兰人5.1分钟,土耳其人3.8分钟。我国国民的性爱平均时间为4分24秒,最长纪录是44分,最短仅为30秒。调查还显示高潮持续时间最长的44秒,最短为30秒。

这项研究是世界上首次针对性爱时长进行的大规模调研。一些研究随机调查了上千人,包括他们的性爱时间和性爱满意度等。结果发现,实质性爱,也就是从性器官开始接触算起,7～13分钟最为合适。多数被调查者表示,实质性爱超过13分钟,疲惫感会增强,且较难恢复体力;而少于7分钟,会有意犹未尽之感。其中,男性受时间的影响比女性更明显。

研究负责人性学教授埃里克·寇特表示,人们对于性爱总是有些不切实际的"假设",比如,男性就该拥有粗壮的阴茎,勃起必须坚挺,整晚缠绵都不知疲倦。"这明明是人们一厢情愿的'白日梦',然而很多人竟将之视为理所当然,甚至拿出来作为衡量性能力的准则。由此导致的结果,就是一些男性为了获得认可,刻意拖延时间。"

实际上,女人对实质性时间并没有太多要求,相反,她们更注重的是前戏和情感交流。埃里克·寇特指出,让女性满足的方法有很多,改变、丰富前戏的内容,在实质性爱前,就吊高她的胃口,这要比单调的机械运动更有效。

6.有意不射精能延年益寿吗

长期以来缺乏性知识教育,使一些谬误在人群中广泛流传,如"一滴精,十滴血,损失精液,大伤元气",认为精子是男人身上的精华,致使一些人把谬误当成真理加以信奉。其实,精液不是什么含高营养物质的补品,有意不射精并不能延年益寿。

正常男性经性交或手淫射出的精液量为3～5 mL。精液呈灰白色,弱碱性,有特殊腥臭味,这种臭味主要是前列腺液的臭味。其中精浆液占95%以上,精子占不到1%。每天每立方厘米睾丸组织能够产生200万个精子,也就是说每天每个男性睾丸能够产生几千万至上亿个精子。这些精子即使不排出体外,它们也会老化、死亡,最后被酶消化掉。

精浆液是由曲细精管的支持细胞、附睾、前列腺、精囊腺、尿道球腺和尿道旁腺的分泌物混合在一起组成的。其中精囊腺和前列腺的分泌液分别约占总体积的65%和30%。精浆液主要是提供输送精子和营养精子的基质,而且可激发精子的活动力。

精液由精子与精浆液组成,精浆液的主要成分为水,约占90%以上,其他成分有脂肪、蛋白质颗粒、色素颗粒、磷脂小体、胺类(有胆碱、精胺、精胺素)、游离氨基酸(含量变化很大,正常人精液射出后4～6小时内氨基酸总量在1.25 g/100 mL)、无机盐(有钙25 mg/dL、镁14 mg/dL、钾89 mg/dL、锌14 mg/dL)、酶类(主要含酸性磷酸酶、乳酸脱氢酶、透明质酸酶)、糖类(主要为果糖224 mg/100 mL)。这些成分与血浆的成分大同小异,只是来源、存在形式与作用不同。

从上面介绍的成分来看,精液成分基本上与血浆相同。我们再拿食物与精液比较,一碗牛奶(250 mL)含蛋白质8 g、脂肪10 g、糖13 g,一碗豆浆(250 mL)含蛋白质11 g、脂肪5 g、糖29 g。从营养人体来看,牛奶和豆浆要比精液的价值高多了;从作用来讲,精液不是营养物质，而是繁衍后代的需要。

7.使用性治疗用具能满足人们的性需求吗

随着人们性观念的变化，性用品逐渐成为一种满足人们正常生理需求、提高性生活质量的生活用品。生活中使用性用品的人在增多，社会对性用品的接受度在加大。有报道称，近年来性用品的年销售额高达100多亿元；计生用品、性用品已经被93%以上的成年人接受；在男性中年人中，有84%的人曾购买过性用品。

虽然人们对于性用品的接受度越来越高，但不少人对于性用品的认知和使用并不正确，应对以下几点加以认识。

(1)正确认识性用品。人们应当消除对性用品的认识误区。生活中有人误认为使用性用品仅仅是为了满足自慰，会伤害伴侣的感情和伤害自己的身体等。事实上，性用品的使用有诸多好处。在生理发育成熟而又没有性伴侣的情况下，或在与伴侣分居两地的情况下，使用性用品是正常的，是缓解性饥渴、释放性紧张的一种方式，能提供性享受，避免不良性行为，减少性病传播。

如果夫妻一起共同使用，可以增添性生活情趣，提升两人的性生活质量。性欲较强者，性伴侣不能满足时，借以释放多余性能量从而稳定相互的关系。性功能较差者可通过性具较强烈的刺激，影响性阈值，达到性高潮，获得性满足。当性生活未能尽兴时，可借助性具刺激、辅助，达到性高潮。而处于绝经期的女性可以通过使用性用品保持阴道弹性。对男性阳痿、女性性冷感患者，可以用性用具进行诱导或治疗。

(2)正确使用性用品。不可否认，性用品能带来不同程度的快感乃至性高潮，的确解决了部分人的性压抑、性烦恼和性焦虑。但它毕竟只是辅助工具，不能完全代替性伴侣，更不能代替伴侣之间的爱抚和温存。过分依赖器具，会导致对正常的性生活逐渐产生厌恶情绪。如果频繁使用性用品，或使用性用品强度过大，容易引起阴道和生殖器的损伤、出血和感染。如果青春年少者过早使用性用品，容易产生前列腺炎、性功能障碍、性欲下降等一系列后遗症。

(3)节制使用性用品。虽然使用性用品可以增加性生活的趣味性，但应谨记不要频繁使用性用品，以免导致身体"性兴奋"敏感度下降，性唤起会越来越难。有的人过分追求刺激、快感而挑选那些稀奇古怪的性用品，长期过度性兴奋和强烈刺激，导致身体已经习惯了强刺激，反而对一般性的正常性生活刺激难起反应，必须一次比一次刺激得更夸张、更猛烈，才能兴奋起来。因此，不能沉迷于性用品的强烈刺激，要适可而止。

8.如何正确看待性高潮

尽管性高潮能使女性得到极大的快乐和满足，但并非是必需的。对绝大多数女性来说，在性生活的最初一段时间是没有性高潮的，比较强烈的性兴奋会使她们感到满足，这是"没有性高潮的性满足"。这时，她们有性器官的湿润和身体紧张感的释放和精神满足。许多性学家认为，如果女性在10次性生活中能有5～7次达到性高潮，已经相当不错。

女性缺乏性高潮有多方面的原因，如在性心理生理上还没有真正"成熟"，激素紊乱，爱抚和性行为的技巧不当以及丈夫射精过快等。当然，还有上面谈到的"没有性高潮的性满足"。

许多女性虽然没有体验到性高潮，但是她们对与丈夫的性生活是满意的，对丈夫也是满意的。妻子没有性高潮的责任未必在丈夫，而更多的可能是他们的性生活不太和谐，比如，妻子过于内向而抑制自己的性反应；丈夫不知道妻子需要什么，而她虽然心里明白但又不愿明说；妻子虽然能够达到性高潮，但是必须采取某种似乎不太“体面”的体位，而她又极力掩饰自己的要求，等等。因此，为了达到性高潮，夫妻之间的相互理解和充分表达是至关重要的。

和谐的性生活需要男女双方同时达到性高潮？其实，一般情况下，男女双方很难在每次性生活中都同时达到性高潮。有资料表明，仅有18%的夫妻在比较自然的情况下能够同时达到性高潮。

而人为地调整性高潮到达的时间往往弊多利少，因为这会增加性行为过程中的思想负担，使人害怕性高潮到来的时间不能如愿，千方百计地克制自己，不使性高潮提前到达，这样一来反而会使性兴奋和性能力受到抑制，甚至会导致“期待性神经症”的发生。其实，和谐的性生活并非要使男女双方同时达到性高潮，而真正需要的是双方最大限度的关心、体贴和理解，并在此基础上产生的身心愉悦。

9.爱抚很重要

夫妻间的温存，特别是妻子向丈夫示爱，并不意味着要有性行为。她们更需要爱抚，包括充满爱意的亲吻、拥抱和抚摸，甚至是娓娓道来的絮语，更能体会来自爱侣的关怀、爱护和安慰。正如婚姻学家斯尔德所说：“爱抚作为一种艺术，可以导致一种极大的快感，其程度绝不亚于性行为本身的快感。在人们所向往和追求的婚姻生活中，爱抚应该受到重视。有人可能不愿意接受急风骤雨般的性行为，但似乎没有人不愿意接受爱抚。”因此，对于爱侣发来的示爱信号千万不要“上错码头登错船”，以为爱侣渴望温存而急于性行为。

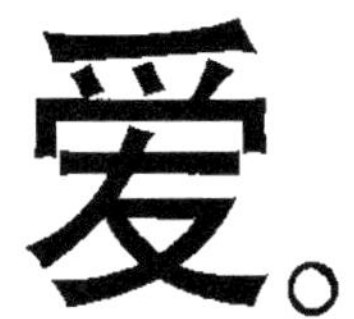

爱，是无时无刻的保护着她

第七节　性的禁忌、性保健

一、性生活中的十个“不要”

1.不要带病过性生活。正患有某些严重器质性疾病，且医生已嘱咐不能过性生活者，不可勉强过性生活；身患结核病具传染性，也应避免性交；尤其是患有某种性病，更不可过性生活。带病过性生活，不仅自己受害，而且还会传给爱人，实应避免。

2.不要疲劳性交。性生活要消耗一定的体力和精力，精神或身体疲惫时过性生活往往达不到高潮，达不到双方满意的效果，特别是劳累后立即过性生活，会损害健康。

3.不要心情不快勉强从事。有的夫妻在一方情绪不佳时勉强过性生活，不仅得不到和谐的性生活，还会使情绪不佳的一方产生反感。如反复发生，会导致女方的性冷淡或男方的阳痿。

4.不要经期过性生活。女方月经期间，子宫颈口开放，这时性交极易感染，导致子宫或附件发炎。

5.不要不讲卫生。在污垢、杂乱不堪的环境里过性生活，会影响男女双方的精神状态，干扰性生活的成功；如性器官不卫生，还会给对方的健康构成威胁，将细菌等病原体带入对方体内，损害对方的健康。相反，整洁、赏心悦目的环境及性交前清洗下身，不仅有益于双方的健康，还有助于性生活和谐、美满。

6.不要有男尊女卑思想。在性生活中，男方为所欲为，不听或不尊重女方的自尊心，不仅破坏夫妻感情，还会使女方逐渐产生厌恶感，最终导致性冷淡，进而引起夫妻关系破裂。

7.不要准备不充分，匆忙而就。有的人不懂得女性生理特殊性点，不做好准备工作就急于性交，或因时间仓促，匆匆而就，草率收兵。这些做法都不能使女方达到性高潮，不但不会使女性对性生活产生兴趣，反而会给她们带来痛苦，这些也是女子产生性冷淡的主要原因。

8.不要饱食或饥饿性交。因饱食使胃肠道充盈并充血，大脑及全身其他器官的血液相对供应不足，故不宜在刚刚吃完饭后就过性生活；相反，饥肠辘辘时，人的体力下降，精力不充沛，此时过性生活，往往也不易达到满意的效果。

9.不要精神过度紧张或羞怯。多见于新婚夫妇。由于精神极度紧张或过于羞怯，易引起男方的早泄，或女方性交时疼痛，影响性快感。要尽量保持轻松、愉快的心情，女方也不必为此感到羞怯，应从容大方，积极主动地与丈夫密切配合，才会使性生活过得和谐、美满。

10.不要浴后或产后房事。浴后立即过性生活，会使血液循环平稳失调，影响身体健康。不要产后房事。如果在产后过早地进行性生活，很容易造成子宫复旧不良和子宫出血。

二、醉酒后同房可影响勃起伤及心脏

家人团聚、朋友相会，免不了喝上几杯。不过，醉酒后性爱会对身体造成很大伤害，严重时可能威胁生命。

首先，醉酒后性爱可能引发性功能障碍。饮酒后，酒精会刺激中枢神经系统，从而增强男人的性欲，但大量饮酒后，大脑局部变得麻木，会降低性器官敏感度，最终导致性功能障碍，出现早泄等问题。精子质量也会受到影响，可能危及下一代。

其次，酒精蓄积在体内，人体心脏、肝脏、肾脏等多器官都会受到不同程度的损害。同时，性交时神经系统高度兴奋，性器官大量充血，会使身体严重“透支”。古人就告诫：“醉饱交接，小者面黯咳喘，大者伤绝脏脉损命。”

再次，由于酒精对心血管系统的强烈刺激，可导致血管痉挛，血流加速，血压升高，有时还可能诱发心脑血管疾病，严重者还会猝死。

最后，醉酒后大脑意识不清醒，性爱动作可能不协调，性爱不适度，会对性器官造成伤害。临床上因醉酒暴力同房伤及性器官送往急诊者不在少数。

三、餐桌上的“性保健品”

1.天然“伟哥”——韭菜

在中医里，韭菜叫作“壮阳草”，也有人把韭菜称为起阳草、长生草。《本草纲目》记载：“生汁主上气，喘息欲绝，解肉脯毒。煮汁饮，能止消咳盗汗。”

推荐一道汤：韭菜生蚝羹。

也可以韭菜为主料做成韭菜炒鸡蛋、韭菜炒肉等，或以韭菜为主料包饺子、包子等。

韭菜具有温中养血，温肾暖腰膝功效。

注意：由于韭菜不易消化，故一次不应吃得太多。同时，中医认为，阴虚火旺者(症状：心烦，颧骨潮红，口干不想喝水，舌红少苔，盗汗等），患疮疡目疾者忌食韭菜。不喜欢吃辣味的人不宜吃，易引起过敏的人也不宜吃。

2. 自古就有——羊肉壮阳

早在 1 800 年前，医圣张仲景就将当归生姜羊肉汤归为食疗方剂，载入《金匮要略》。而《本草拾遗》更是将羊肉与人参相提并论，认为它是温补、强身、壮体的肉类上品。现代营养学也证实，羊肉不仅营养丰富，还含有微量性激素，的确有壮阳作用。

推荐：杜仲炖羊肉。

羊肉是冬季餐桌上的常见菜，属热性，本身就有助阳的作用，而杜仲则是补肾的良药，能缓解腰膝酸软、疲倦遗精的症状。杜仲是杜仲树的树皮，在选择杜仲时可以把它折断，里面有像棉纤维一样的白丝，就是质量较好的杜仲。

可以取 20 g 杜仲配合 250 g 羊肉做成“蜜月菜”进补，一般先把杜仲煎成药汤，然后再把药汁加在炖羊肉里，一周吃一两顿就可以了。

注意：这虽是一道药膳，也不宜连续服用，只要觉得腰膝酸软等症状缓解了，就要停一停。

另外，吃羊肉进补禁忌较多，一是不宜与醋、茶叶同食，否则会降低壮阳效果，产生鞣酸蛋白质，引发便秘；二是忌与西瓜、黄瓜等凉性食物同食，否则不仅会大大降低羊肉的温补作用，还会有碍脾胃功能。

3. 小小豆腐——壮阳有功

别小看一块小小的豆腐，其实，豆腐和中，生津润燥，与其他食物配伍，可有补肾壮阳，养阴益血之功效，为滋补强壮之品。适用于身体虚羸、阳痿遗精、小便频数等症。同时亦可作为中老年人的保健滋补膳食。可用豆腐做成各种各样的“豆腐菜”，如黄豆芽炖豆腐、雪里蕻炖豆腐、麻辣豆腐、五香豆腐等。

推荐：海参豆腐。

海参 400 g，水豆腐 300 g，蛋清 6 个，牛奶 150 g，冬菇片 15 g，青菜心 3 棵，火腿片 20 g，熟鸡片 25 g，料酒、葱姜汁、味精、盐、肉汤、猪油、淀粉各适量。豆腐加蛋清、牛奶、盐、味精拌匀，蒸 20 分钟；海参切片，沸水焯一下。锅内放入猪油，下海参、料酒、葱姜汁、盐、味精、肉汤烧开，焖入味后，加火腿片、冬菇片、熟鸡片、青菜心烧炖片刻，淀粉勾芡，起锅装盘，海参放在盘中间，再将芙蓉豆腐放在海参四周，即可佐餐食用。功效为补肾壮阳，滋阴养血，丰肌。

4. 男虾女蟹——男士壮阳勿忘吃虾

男性食补，虾不可忽视。中医养生认为，虾味甘性温，有补肾壮阳的功能。现代营养学家一致认为，虾营养价值丰富，脂肪、微量元素（磷、锌、钙、铁等）和氨基酸含量甚多，还含有荷尔蒙，有助于补肾壮阳。在西方，也有人用白兰地酒浸虾以壮阳。

推荐：醉虾。

原料：虾 600 g，绍酒适量。

制法：将虾洗净，剪去头须，除净肚肠。再将虾与绍酒一同煮 2 分钟，根据自己喜好，适当加调味品。浸泡 1 小时后可以食用。

功效：主治肾虚、阳痿、性功能减退等症。

5. 海中鸡蛋——淡菜

淡菜又名珠菜、壳菜。含丰富蛋白质、碘、B 族维生素、锌、铁、钙、磷等。中医认为淡菜补肝肾、益精血，可治疗各种虚劳之证。其味咸，性温，有温肾固精、益气补虚的功效。适用于男子性功能障碍、遗精、阳痿、房劳、消渴等症。男子常食可强壮身体，增强性功能。

推荐：松花淡菜粥。

原料：皮蛋1个，淡菜50 g，粳米、盐、味精各适量。

做法：皮蛋、淡菜、粳米共煮粥，加盐、味精调味即可。

功效：补益肝肾，益精血，除烦，降火。适用于高血压病患者。

6. 海洋牛奶——牡蛎

牡蛎，又名蚝。既是食物，也可入药。含有丰富的锌元素及铁、磷、钙、优质蛋白质、糖类等多种营养素。其味咸，性微寒。《神农本草经》中记载："（牡蛎）久服，强骨节，杀邪气，延年。"《本草纲目》记载，吃牡蛎肉"能细洁皮肤，补肾壮阳，并能治虚，解丹毒"。牡蛎壳是一味中药，性微寒，味咸，入肝、肾经，能平肝潜阳，散结软坚，收敛固涩。

男子常食牡蛎可提高性功能及精子质量。可以和山药、芡实、莲子、猪肉一起煮，能治疗肾亏。还可以将牡蛎和甲鱼一起炖，或者做韭菜炒牡蛎肉，放一点牛肉或羊肉，达到蛋白互补，口感也非常好。

7. 鲜活水产——鱼类

人们发现，鱼类是滋养性欲的理想食品，特别是鲨鱼肉，作为性爱的"催化剂"至今仍享有盛誉。鱼肉含有丰富的磷和锌等，有"夫妻性和谐素"之说。

凡体内缺锌者，男性会出现精子数量减少且质量下降，并伴有严重的性功能和生殖功能减退；而女性则体重下降，性交时阴道分泌液减少等。

四、女性独特的助性食谱

部分女性由于身体素质等的原因，婚后性生活比较冷淡。对此宜"里外配合"，注意性爱前的"准备与诱导"，同时可以尝试一些女性助性食物。

女性助性食谱如下：

1. 猪肾2个，枸杞子30 g，将猪肾去筋膜，切片，入枸杞子同煮汤，调味食用。

2. 冬虫夏草5～10枚，雄鸭一只。将雄鸭去毛皮内脏，洗净，放砂锅或铝锅内，加入冬虫夏草、食盐、姜葱、调料少许，加水以小火煨炖，熟烂即可。

3. 肉苁蓉15 g，水煎去渣取汁，和羊肉、粳米各100 g同煮，肉熟米开汤稠，加葱、姜、盐煮片刻，寒冬食用。

4. 麻雀2只，去毛及内脏，放入菟丝子、枸杞子各15 g，共煮熟去药，食肉喝汤。

5. 枸杞子30 g，鸽子1只，去毛及内脏后放炖锅内加适量水，隔水炖熟，吃肉喝汤。

6. 公鸡一只，去内脏，加油和少量盐放锅中炒熟，盛大碗加糯米酒500 g，隔水蒸熟食用。

7. 青虾250 g，韭菜100 g，洗净，切段后，先以素油煸炒青虾，加黄酒、酱油、醋、姜片等，再加入韭菜煸炒，嫩熟即可食用。

五、哪些运动有助于预防早泄

白领的压力大，工作时间长，且较少参加体力运动，越来越多的白领男性开始遭遇早泄的困扰。那么白领男性该如何预防早泄呢？可采取以下几种方法：

1. 慢跑

先在跑前活动一下手脚，甩甩手、压压腿、转转腰。跑的距离长短可以根据自身和客观条件而定，也可以在户外原地高抬腿跑或是使用跑步器。

2. 骑自行车

骑自行车上班是不错的健身运动。如果办公地点离家近的话，放一套革履西装在办公间，穿上运动装和跑鞋活跃在路上，这是全球最流行的白领上班曲。

3. 跳绳和做操

跳绳可以促进血液循环，供给大脑更多氧气和养分，起到通经活络、健脑和温煦脏腑的作用，也可提高思维和想象的能力。跳绳时间以 15 分钟为宜。而做操是为了平和情绪，让身体各部分肌肉都得到运动，也以 15 分钟为宜。

温馨提示：如果患了病，请不要有太多的心理负担，保持良好的心情，做到早预防、早发现、早治疗，才是维护健康之根本。

六、关注乳腺健康

有关资料显示，乳腺癌已经成为威胁女性健康的头号杀手。因此，一过 30 岁，每个女性都应该学会自己检查乳腺。自检的方法是采取仰卧的姿势平躺在床上，用指腹顺时针按压乳房，但不要采取抓的姿势，如果摸到有散在的颗粒状物体就应就医，请医生帮助做最终的判断。如果出现肿块明显增大、持续疼痛不消失等异常现象，应及时去医院检查。

在日常生活中，要少吃高脂、高蛋白、低纤维的食品，同时，不吸烟少喝酒，少吃辛辣刺激性食品，多吃白菜、海带和豆制品；不长期大剂量使用精油；及时治疗慢性便秘；戴合适的胸罩，不过长时间戴，尽量让乳房“有张有弛”；坚持哺乳；在紧张的生活工作中学会自我疏导和调节，放松情绪，学会开怀大笑，与人倾诉；多到户外接触阳光，回归大自然，散散步，跳跳健美操；最重要的是要一年接受一次乳腺专科检查。

（黄晓东）

黄晓东，男，本科学历，副主任医师、高级健康管理师、司法临床鉴定法医师。擅长儿内科疾病的诊治及健康管理，在国家级及省级专业杂志发表论文 15 篇，主持及参与市级科研项目四项，曾获得南安市科技进步二等奖及泉州市自然科学优秀论文三等奖。是福建省中西医结合学会儿科分会、健康管理分会委员，泉州市儿科学会理事、泉州市急诊急救学会理事。